外科専門医への
検査・処置手技の
fundamentals

◇ 監修
北野正剛
大分大学長

◇ 編集
白石憲男
大分大学医学部総合外科・地域連携学講座教授

二宮繁生
臼杵市医師会立コスモス病院 第二外科部長

◇ 編集協力
藤島 紀
大分県立病院 外科副部長

MEDICAL VIEW

本書では，厳密な指示・副作用・投薬スケジュール等について記載されていますが，これらは変更される可能性があります。本書で言及されている薬品については，製品に添付されている製造者による情報を十分にご参照ください。

Fundamental skills of clinical examination and treatment for board certified surgeon

(ISBN978-4-7583-1535-7　C3047)

Chief Editor　：Seigo Kitano
　　Editors：Norio Shiraishi
　　　　　　　Shigeo Ninomiya
Cooperation：Hajime Fujishima

2018. 10. 10　1st　ed

©MEDICAL VIEW, 2018
Printed and Bound in Japan

Medical View Co., Ltd.
2-30　Ichigayahonmuracho, Shinjyukuku, Tokyo, 162-0845, Japan
E-mail　ed @ medicalview.co.jp

監修者ご挨拶

　2017年10月から一般社団法人「日本専門医機構」による新しい専門医制度の専攻医一次登録が始まった。専門医制度の目的は，「国民及び社会に信頼され，医療の基盤となる専門医制度を確立することによって，専門医の質を高め，もって良質かつ適切な医療を提供すること」である。ご存知のように現行の専門医制度においては，「基本領域専門医」と「サブスペシャリティ専門医」の2階建てにより構築することとし，「基本領域専門医」のあり方が論議されてきた。このような制度改革は，臓器別診療の推進という時代の変化によって引き起こされた専門医制度の乱立や，総合的な知識や技術を有する医師の減少に対する反省から生じたものであると考えられる。

　一方，外科領域では，これまで「基本領域」を担当する日本外科学会と「サブスペシャリティ」を担当する臓器別の学会から構成されており，すでに2階建ての外科教育が実践されてきたように思われる。さらに日本外科学会では，早い時期から「外科専門医修練カリキュラム」を策定し，総合的外科医として必要な知識や技術を示している。もちろん，「修練カリキュラム」には外科手術のみならず，診断技術や外科的処置なども含まれている。手術に関する書物は数多く出版されている。しかしながら，診断技術や外科的処置に関して網羅的に掲載した書籍はない。

　本書は，『外科専門医への知識のfundamentals』の姉妹品として，大分大学医学部総合外科・地域連携学講座の白石憲男教授が，若き外科医たちを対象として外科専門医に求められる診断技術や外科的処置の手技を簡便にまとめた書籍である。項目ごとに一般目標や行動目標を提示し，何を習得しなければならないかが提示されており，これまで多くの教育書を編集されてきた先生ならではの書籍になっている。若き外科医が診断技術や外科的処置の手技を習得するための導入書としてのみならず，指導者による若き医師への指導書として，ぜひ一読いただければ幸いである。

　最後に，このような書物を出版していただいたメジカルビュー社編集部の吉田富生氏，宮澤進氏，長沢慎吾氏に心から感謝いたします。

平成30年9月

大分大学長　北野　正剛

序

　外科医は忙しい。しかし，外科はやりがいのある仕事である。「外科専門医修練カリキュラム」に示されているように，外科医の仕事の大半は手術や周術期管理であるものの，幅広い診断技術やさまざまな外科的処置に関する技能も要求される。

　外科医になりたての頃，これらの技術の習得は，先輩の手技を見よう見まねで行ってきた。—どのような技術が外科医に求められるのだろうか？どのようにすれば安全に行うことができるのだろうか？—そのようなことを考えながら，先輩の手技をみては，「先輩はこれらの技術をどのようにして習得したのだろうか」と不思議に思う日々であった。

　2017年から新専門医制度が始まり，基幹施設が「外科専門医修練カリキュラム」に従って作成した独自のプログラムに沿い，連携病院との協働で総合的外科専門医を育成するようになってきた。これまでと最も異なる点は，専攻医が自分の受けたいプログラムを選択することができるようになったということである。これは，新研修医制度と同様，「開かれた競争」の第2弾のように思われる。すばらしいプログラムには多くの志願者が集まるが，逆は厳しい状況になることが想像される。

　このような専門医の育成システムに備えて，質の良い総合的外科専門医教育を行うために，「外科専門医修練カリキュラム」に沿った外科知識について外科専門医取得者と勉強会を行い，書籍『外科専門医への知識のfundamentals』としてまとめた。おかげさまで，多くの方々にご利用していただいている。一方，総合外科専門医に必要な診断技術や外科的処置について，良き指導者を育成する目的で卒後10年以上の外科医たちと勉強会を進めてきた。今回の書籍『外科専門医への検査・処置手技のfundamentals』は，その集大成である。個々の診断技術や処置手技については，多くの成書が出版されている。本書は，若き外科医がこれらを習得する際の必須事項や手技上のコツや落とし穴を解説した導入書である。本書を利用し診断技術や外科的処置に興味をもっていただければ幸いである。

　最後に，情熱を失わず，ともに勉強してきた9名の外科指導者として活躍している執筆者に心から感謝いたします。また，事務業務やイラスト描きを手伝ってくれた教室秘書の安東徳子さんに心から感謝いたします。本書の作成にご理解をいただき，本書を出版していただいたメジカルビュー社編集部の吉田富生氏，宮澤進氏，長沢慎吾氏に心から感謝申し上げます。

平成30年9月

編者　白石　憲男
　　　二宮　繁生

外科専門医への検査・処置手技の fundamentals

編集者・執筆者・協力者一覧

■ 監修　　北野　正剛　大分大学長

■ 編集　　白石　憲男　大分大学医学部　総合外科・地域連携学講座　教授
　　　　　　二宮　繁生　臼杵市医師会立コスモス病院　第二外科　部長

■ 編集協力　藤島　紀　大分県立病院　外科　副部長

■ 執筆者（五十音順）　赤木　智徳　大分大学医学部　消化器・小児外科学講座
　　　　　　　　　　　上田　貴威　大分大学医学部　総合外科・地域連携学講座
　　　　　　　　　　　河野　洋平　大分大学医学部　高度救命救急センター
　　　　　　　　　　　白石　憲男　大分大学医学部　総合外科・地域連携学講座
　　　　　　　　　　　鈴木　浩輔　大分大学医学部　消化器・小児外科学講座
　　　　　　　　　　　田島　正晃　新別府病院　外科
　　　　　　　　　　　二宮　繁生　臼杵市医師会立コスモス病院　外科
　　　　　　　　　　　平下禎二郎　大分大学医学部　消化器・小児外科学講座
　　　　　　　　　　　藤島　紀　大分県立病院　外科

■ 学術アドバイザー　猪股　雅史　大分大学医学部　消化器・小児外科学講座　教授

目　次

監修者ご挨拶 ……………………………………………………………………………… iii
序文 …………………………………………………………………………………………… iv
編集者・執筆者・協力者一覧 ………………………………………………………………… v
コンピテンシー 一覧 ……………………………………………………………………… viii
はじめに ……………………………………………………………………………………… 1

Ⅰ. 検査・診断

1 血液 / 生理検査解析の手技 ……………………………………………………… 6
(1) 周術期に必要な血液検査の解読ができる！(1)：血算・生化学検査 ………… 6
(2) 周術期に必要な血液検査の解読ができる！(2)：凝固・輸血 ………………… 26
(3) 呼吸機能検査と血液ガス検査の解読ができる！ ……………………………… 63

2 体外撮影の画像読影手技 ………………………………………………………… 77
(1) 心臓超音波検査ができる！ ……………………………………………………… 77
(2) 乳房超音波検査ができる！ …………………………………………………… 104
(3) 腹部超音波検査ができる！ …………………………………………………… 126
(4) 胸部ＣＴ検査の読影ができる！ ……………………………………………… 145
(5) 腹部ＣＴ検査の読影ができる！ ……………………………………………… 165

3 体腔内観察手技 …………………………………………………………………… 184
(1) 気管支鏡検査ができる！ ……………………………………………………… 184
(2) 上部消化管内視鏡検査ができる！ …………………………………………… 200
(3) 下部消化管内視鏡検査ができる！ …………………………………………… 216

章末問題 …………………………………………………………………………………… 233

Ⅱ. 処置

1 血管確保の手技 ·· 240
- （1）中心静脈ルート確保の手技ができる！ ·················· 240
- （2）動脈穿刺ができる！ ····································· 259

2 体腔穿刺の手技 ·· 271
- （1）心嚢穿刺ができる！ ····································· 271
- （2）胸腔穿刺と胸腔ドレーン留置・管理ができる！ ·········· 280
- （3）腹腔穿刺ができる！ ····································· 294

3 切開・縫合の手技 ·· 301
- （1）皮膚切開/縫合ができる！ ······························ 301

4 呼吸・循環管理のための特殊手技 ································ 311
- （1）気管切開・輪状甲状靭帯切開ができる！ ················· 311
- （2）人工呼吸器管理ができる！ ······························ 331
- （3）スワンガンツ・カテーテル検査の手技と読影ができる！ ·· 346

5 麻酔手技 ·· 355
- （1）局所・浸潤麻酔ができる！ ······························ 355
- （2）脊椎麻酔と硬膜外麻酔ができる！ ························ 363
- （3）気管挿管による全身麻酔ができる！ ······················ 376

章末問題 ··· 398

索引 ··· 404

コンピテンシー 一覧

Ⅰ. 検査・診断

1 血液 / 生理検査解析の手技

(1) 周術期に必要な血液検査の解読ができる！(1)：血算・生化学検査 ·············· 6

- ☐ 【C1】 採血および適切なサンプル調整ができる。(⇒p.7)
- ☐ 【C2】 貧血を正しく評価できる。(⇒p.8)
- ☐ 【C3】 炎症所見を的確に評価できる。(⇒p.10)
- ☐ 【C4】 肝機能評価項目の生理的な意義を説明できる。(⇒p.12)
- ☐ 【C5】 肝機能異常を適切に評価できる。(⇒p.15)
- ☐ 【C6】 腎機能評価項目の生理的な意義を説明できる。(⇒p.16)
- ☐ 【C7】 腎機能異常を適切に評価できる。(⇒p.18)
- ☐ 【C8】 ３大栄養素 (糖, 脂肪, アミノ酸) の生理的な代謝について説明できる。(⇒p.20)
- ☐ 【C9】 ３大栄養素 (糖, 脂肪, アミノ酸) の検査項目とその意義について説明できる。(⇒p.22)

(2) 周術期に必要な血液検査の解読ができる！(2)：凝固・輸血 ·············· 26

- ☐ 【C1】 「止血」の生理機構 (内因系・外因系・共通系) について概説できる。(⇒p.27)
- ☐ 【C2】 凝固系の調節 (修飾) 機構について説明できる。(⇒p.30)
- ☐ 【C3】 フィブリン血栓の形成と線溶系の調節 (修飾) 機構について説明できる。(⇒p.33)
- ☐ 【C4】 凝固・線溶系異常を評価する検査項目を挙げ, それらを評価できる。(⇒p.35)
- ☐ 【C5】 代表的な凝固・線溶系の先天性素因と後天性素因について説明できる。(⇒p.39)
- ☐ 【C6】 播種性血管内凝固症候群 (DIC) の病態と治療薬について説明できる。(⇒p.41)
- ☐ 【C7】 凝固・線溶系に対する代表的な治療薬物について説明できる。(⇒p.44)
- ☐ 【C8】 静脈血栓症 (術中／術後) の危険因子および予防法について説明できる。(⇒p.46)
- ☐ 【C9】 輸血の適応と輸血量について説明できる。(⇒p.48)
- ☐ 【C10】 血液型判定や交叉適合試験における抗原抗体反応について説明できる。(⇒p.51)
- ☐ 【C11】 血液型検査や輸血のための交叉適合試験の方法について説明できる。(⇒p.54)
- ☐ 【C12】 輸血の有害事象を挙げ, その病態と対処法について説明できる。(⇒p.57)
- ☐ 【C13】 自己血輸血の適応と手順について説明できる。(⇒p.59)

(3) 呼吸機能検査と血液ガス検査の解読ができる！ ·············· 63

- ☐ 【C1】 呼吸機能検査 (スパイロメトリー) の目的と対象患者について説明できる。(⇒p.64)
- ☐ 【C2】 呼吸機能検査 (スパイロメトリー) の検査方法について説明できる。(⇒p.65)
- ☐ 【C3】 肺活量と１秒量の分析および異常について説明できる。(⇒p.66)
- ☐ 【C4】 フローボリューム曲線の分析法および異常について説明できる。(⇒p.67)
- ☐ 【C5】 血液ガス検査の目的とその原理について説明できる。(⇒p.68)

List of competencies

□【C6】 血液ガス検査の実際の方法と禁忌について説明できる。(⇒p.70)

□【C7】 血液ガス検査の分析法について説明できる。(⇒p.71)

□【C8】 血液ガス検査でわかる酸塩基平衡に関わる病態とその診断について説明できる。(⇒p.73)

② 体外撮影の画像読影手技

(1) 心臓超音波検査ができる！ ··· 77

□【C1】 心臓超音波検査のモードの選択とプローブの使い分けについて説明できる。(⇒p.78)

□【C2】 心臓超音波検査の体位と機器の準備について説明ができる。(⇒p.81)

□【C3】 心臓超音波検査のアプローチと観察ポイントが説明できる。(⇒p.84)

□【C4】 急性心不全に対する心臓超音波検査について説明ができる。(⇒p.91)

□【C5】 心筋虚血に対する心臓超音波検査について説明ができる。(⇒p.93)

□【C6】 大動脈弁，僧帽弁の機能不全の評価ができる。(⇒p.94)

□【C7】 三尖弁の機能不全の評価ができる。(⇒p.98)

□【C8】 肺動脈血流の評価ができる。(⇒p.99)

□【C9】 その他の心疾患に対する評価ができる。(⇒p.100)

□【C10】心臓超音波検査の結果を記録用紙に的確に記載できる。(⇒p.101)

(2) 乳房超音波検査ができる！ ··· 104

□【C1】 乳房超音波検査の特徴と適切なプローブの選択について説明できる。(⇒p.105)

□【C2】 乳房超音波検査のための機器の使用法について説明できる。(⇒p.106)

□【C3】 乳腺疾患のスクリーニングのための超音波の走査法について説明できる。(⇒p.107)

□【C4】 正常乳房超音波画像について説明できる。(⇒p.108)

□【C5】 乳房超音波検査における超音波組織特性について説明できる。(⇒p.110)

□【C6】 乳房超音波検査における所見とその表記について説明できる。(⇒p.111)

□【C7】 乳腺の主な良性疾患を挙げ，超音波検査所見で鑑別できる。(⇒p.114)

□【C8】 乳腺の主な悪性疾患を挙げ，超音波検査所見で鑑別できる。(⇒p.116)

□【C9】 乳腺腫瘍に対する乳房超音波ガイド下生検の方法について説明できる。(⇒p.120)

□【C10】乳腺腫瘍に対する乳房超音波ガイド下生検の合併症について説明できる。(⇒p.122)

□【C11】乳房超音波検査の検査所見を記載用紙に正しく記載できる。(⇒p.123)

(3) 腹部超音波検査ができる！ ··· 126

□【C1】 腹部超音波検査の原理とその適応が説明できる。(⇒p.127)

□【C2】 腹部超音波検査の機械設定ができる。(⇒p.128)

□【C3】 腹部超音波検査の準備と走査手順を説明できる。(⇒p.129)

□【C4】　肝臓の描出ができ，代表的な異常所見の説明ができる。(⇒p.130)

□【C5】　胆嚢，胆管の描出ができ，代表的な異常所見の説明ができる。(⇒p.132)

□【C6】　膵臓の観察ができ，代表的な異常所見の説明ができる。(⇒p.134)

□【C7】　脾臓の描出ができ，代表的な異常所見の説明ができる。(⇒p.136)

□【C8】　腎臓の描出ができ，代表的な異常所見の説明ができる。(⇒p.137)

□【C9】　膀胱，前立腺の描出ができ，代表的な異常所見の説明ができる。(⇒p.138)

□【C10】卵巣，子宮の描出ができ，代表的な異常所見の説明ができる。(⇒p.139)

□【C11】急性腹症に対する腹部超音波検査について説明できる。(⇒p.140)

□【C12】所見用紙に記載ができる。(⇒p.141)

(4) 胸部ＣＴ検査の読影ができる！　　145

□【C1】　胸部CT検査の原理（造影も含む）について説明し，その適応について説明できる。(⇒p.146)

□【C2】　胸部CT検査の特殊な画像処理とその適応について説明できる。(⇒p.147)

□【C3】　胸部（肺野と縦隔）における正常臓器の位置関係について説明できる。(⇒p.148)

□【C4】　胸部CT検査における代表的な断面図において描出された臓器を正しく判定できる。(⇒p.152)

□【C5】　胸部CT画像所見から肺野の代表的な腫瘤形成性病変の鑑別診断ができる。(⇒p.154)

□【C6】　胸部CT画像所見から肺野の代表的な炎症性病変の鑑別診断ができる。(⇒p.156)

□【C7】　胸部CT画像所見から縦隔の病変を指摘でき，その鑑別診断ができる。(⇒p.158)

□【C8】　胸部CT画像所見から血管病変を指摘でき，その鑑別診断ができる。(⇒p.160)

□【C9】　胸部CT画像所見から胸膜・胸壁の病変を指摘でき，その鑑別診断ができる。(⇒p.161)

(5) 腹部ＣＴ検査の読影ができる！　　165

□【C1】　腹部CT検査の原理（造影も含む）と，その適応について説明できる。(⇒p.166)

□【C2】　腹部CT検査の特殊な撮影法の目的と適応について説明できる。(⇒p.167)

□【C3】　腹部臓器の位置関係について説明できる。(⇒p.168)

□【C4】　腹部CT検査における代表的な断面図において描出された臓器を正しく読影できる。(⇒p.170)

□【C5】　代表的な消化管病変の腹部CT画像所見について説明できる。(⇒p.171)

□【C6】　代表的な肝臓病変の腹部CT画像所見について説明できる。(⇒p.172)

□【C7】　代表的な膵臓病変の腹部CT画像所見について説明できる。(⇒p.174)

□【C8】　代表的な胆道と脾臓病変の腹部CT画像所見について説明できる。(⇒p.175)

□【C9】　代表的な泌尿器・婦人科病変の腹部CT画像所見について説明できる。(⇒p.177)

□【C10】後腹膜や腸間膜に発生する代表的な病変の腹部CT画像所見について説明できる。(⇒p.178)

□【C11】腹部CT画像所見を正しく所見用紙に記載できる。(⇒p.179)

3 体腔内観察手技

(1) 気管支鏡検査ができる！ 184

- ☐【C1】　気管支鏡検査の適応と禁忌を説明できる。(⇒p.185)
- ☐【C2】　気管支鏡検査の前処置について説明できる。(⇒p.186)
- ☐【C3】　気管支鏡検査時のスコープの基本的操作法について説明ができる。(⇒p.188)
- ☐【C4】　気管支鏡を挿入し，声門を通過できる。(⇒p.189)
- ☐【C5】　気管内麻酔の方法について説明できる。(⇒p.190)
- ☐【C6】　気管支鏡検査の基本的な撮影部位と撮影順序を説明できる。(⇒p.191)
- ☐【C7】　気管支鏡検査時の異常所見について説明できる。(⇒p.193)
- ☐【C8】　所見用紙に記載ができる。(⇒p.194)
- ☐【C9】　気管支鏡検査の合併症とその対応について説明できる。(⇒p.197)

(2) 上部消化管内視鏡検査ができる！ 200

- ☐【C1】　上部消化管内視鏡検査の適応と禁忌を説明できる。(⇒p.201)
- ☐【C2】　上部消化管内視鏡検査の前処置について説明できる。(⇒p.202)
- ☐【C3】　上部消化管内視鏡検査時の内視鏡の把持と操作法について説明ができる。(⇒p.203)
- ☐【C4】　食道への内視鏡挿入法の説明ができる。(⇒p.204)
- ☐【C5】　幽門輪を通過する方法について説明できる。(⇒p.205)
- ☐【C6】　食道，胃，十二指腸を見落としなく観察できる。(⇒p.206)
- ☐【C7】　胃や食道の病変を正確に診断することができる。(⇒p.208)
- ☐【C8】　所見用紙に記載ができる。(⇒p.210)
- ☐【C9】　上部消化管内視鏡検査の合併症とその対応について説明できる。(⇒p.213)

(3) 下部消化管内視鏡検査ができる！ 216

- ☐【C1】　下部消化管内視鏡検査の適応と禁忌を説明できる。(⇒p.217)
- ☐【C2】　下部消化管内視鏡検査の前処置について説明できる。(⇒p.218)
- ☐【C3】　下部消化管内視鏡検査時の内視鏡の取り扱いについて説明できる。(⇒p.220)
- ☐【C4】　下部消化管内視鏡挿入法と操作の基本について説明できる。(⇒p.220)
- ☐【C5】　下部消化管内視鏡の直腸S状部－S状結腸通過法について説明できる。(⇒p.223)
- ☐【C6】　下部消化管内視鏡のSD junction通過法について説明できる。(⇒p.224)
- ☐【C7】　下部消化管内視鏡の脾彎曲部通過法について説明できる。(⇒p.226)
- ☐【C8】　下部消化管内視鏡の肝彎曲部通過法について説明できる。(⇒p.226)
- ☐【C9】　異常所見を見出し，所見用紙に記載できる。(⇒p.228)
- ☐【C10】下部消化管内視鏡検査の合併症とその対応について説明できる。(⇒p.230)

Ⅱ. 処置

1 血管確保の手技

(1) 中心静脈ルート確保の手技ができる！ 240

- □【C1】 中心静脈ルート確保の適応と禁忌について説明できる。(⇒p.241)
- □【C2】 中心静脈ルート確保のための穿刺部位とその解剖学的特徴について説明できる。(⇒p.243)
- □【C3】 中心静脈ルート確保のための超音波検査の条件設定ができ，画像を読影することができる。(⇒p.245)
- □【C4】 中心静脈ルート確保のための準備ができる。(⇒p.247)
- □【C5】 中心静脈ルート確保の際の消毒と無菌操作について説明できる。(⇒p.249)
- □【C6】 鎖骨下静脈へのアプローチの手順について説明できる。(⇒p.250)
- □【C7】 内頸静脈へのアプローチの手順について説明できる。(⇒p.251)
- □【C8】 大腿静脈へのアプローチの手順について説明できる。(⇒p.252)
- □【C9】 上腕静脈へのアプローチの手順について説明できる。(⇒p.253)
- □【C10】 中心静脈ルート確保の確認方法について説明できる。(⇒p.254)
- □【C11】 中心静脈ルート確保の際の合併症とその対策について説明できる。(⇒p.255)

(2) 動脈穿刺ができる！ 259

- □【C1】 動脈穿刺の適応について説明できる。(⇒p.260)
- □【C2】 動脈穿刺の部位とその解剖学的特徴について説明できる。(⇒p.260)
- □【C3】 動脈穿刺のための準備ができる。(⇒p.262)
- □【C4】 橈骨動脈へのアプローチの手順について説明できる。(⇒p.263)
- □【C5】 大腿動脈へのアプローチの手順について説明できる。(⇒p.264)
- □【C6】 上腕動脈へのアプローチの手順について説明できる。(⇒p.265)
- □【C7】 動脈穿刺の失敗原因とその対策について説明できる。(⇒p.266)
- □【C8】 動脈穿刺の際の合併症とその対策について説明できる。(⇒p.267)

2 体腔穿刺の手技

(1) 心嚢穿刺ができる！ 271

- □【C1】 心嚢穿刺の適応について説明できる。(⇒p.272)
- □【C2】 心タンポナーデの診断ができる。(⇒p.273)
- □【C3】 心嚢穿刺に必要な器具の準備ができる。(⇒p.274)

List of competencies

□【C4】 心嚢穿刺の適切な部位や方向について説明できる。(⇒p. 275)
□【C5】 心嚢穿刺が不可能な場合の対応について説明できる。(⇒p. 276)
□【C6】 心嚢穿刺の管理上の注意点と合併症対応について説明できる。(⇒p. 277)

(2) 胸腔穿刺と胸腔ドレーン留置・管理ができる！ ······················280

□【C1】 胸腔穿刺と胸腔ドレナージの適応について説明できる。(⇒p. 281)
□【C2】 胸腔穿刺と胸腔ドレナージに必要な器具の準備ができる。(⇒p. 282)
□【C3】 胸腔穿刺と胸腔ドレナージに必要な解剖について説明できる。(⇒p. 283)
□【C4】 胸腔穿刺と胸腔ドレナージを行う適切な部位の選択や穿刺方向について説明できる。(⇒p.284)
□【C5】 胸腔穿刺と胸腔ドレナージの手順について説明できる。(⇒p. 285)
□【C6】 胸腔低圧持続ドレナージの器具の原理を理解し，その管理ができる。(⇒p. 287)
□【C7】 胸腔穿刺の排液の評価ができる。(⇒p. 288)
□【C8】 胸腔穿刺と胸腔ドレナージの合併症とその対応について説明できる。(⇒p. 290)
□【C9】 胸腔ドレナージチューブの抜去法について説明できる。(⇒p. 291)

(3) 腹腔穿刺ができる！ ···294

□【C1】 腹腔穿刺の目的と適応および禁忌について説明できる。(⇒p. 295)
□【C2】 腹腔穿刺に必要な器具の準備ができる。(⇒p. 295)
□【C3】 腹腔穿刺を行う部位の選択について説明できる。(⇒p. 296)
□【C4】 腹腔穿刺の手順について説明できる。(⇒p. 297)
□【C5】 腹腔穿刺による排液の評価ができる。(⇒p. 298)
□【C6】 腹腔穿刺の合併症とその対応について説明できる。(⇒p. 299)

3 切開・縫合の手技

(1) 皮膚切開/縫合ができる！ ···301

□【C1】 皮膚切開を必要とする病態について説明できる。(⇒p. 302)
□【C2】 皮膚切開/縫合に必要な器具および消毒，無菌操作について説明できる。(⇒p. 302)
□【C3】 炎症性疾患および腫瘍性病変摘出時の皮膚切開の適応と手順について説明できる。(⇒p.304)
□【C4】 皮膚縫合法の種類とその特徴 (選択) について説明できる。(⇒p. 305)
□【C5】 代表的な糸結びの方法について説明できる。(⇒p. 306)
□【C6】 適切な時期に正しい抜糸ができる。(⇒p. 307)
□【C7】 皮膚切開後の治癒形成について説明できる。(⇒p. 308)

4 呼吸・循環管理のための特殊手技

（1）気管切開・輪状甲状靭帯切開ができる！ ⋯⋯⋯⋯⋯⋯⋯⋯⋯⋯⋯⋯⋯⋯ 311

- □【C1】 気管切開・輪状甲状靭帯切開の目的とその適応について説明できる。（⇒p.312）
- □【C2】 気管切開・輪状甲状靭帯切開の禁忌について説明できる。（⇒p.314）
- □【C3】 気管切開・輪状甲状靭帯切開に必要な解剖について説明できる。（⇒p.315）
- □【C4】 気管切開・輪状甲状靭帯切開に必要な器具の準備ができる。（⇒p.317）
- □【C5】 気管切開・輪状甲状靭帯切開時の消毒と無菌操作について説明できる。（⇒p.319）
- □【C6】 気管切開・輪状甲状靭帯切開の手順について説明できる。（⇒p.320）
- □【C7】 気管切開・輪状甲状靭帯切開の短期合併症とその対応について説明できる。（⇒p.324）
- □【C8】 気管切開・輪状甲状靭帯切開の管理ができる。（⇒p.326）
- □【C9】 気管切開・輪状甲状靭帯切開の長期合併症とその対応について説明できる。（⇒p.328）

（2）人工呼吸器管理ができる！ ⋯⋯⋯⋯⋯⋯⋯⋯⋯⋯⋯⋯⋯⋯⋯⋯⋯⋯⋯⋯⋯⋯⋯⋯ 331

- □【C1】 人工呼吸器管理の目的と適応について説明できる。（⇒p.332）
- □【C2】 人工呼吸器の呼吸支援の方法（人工呼吸モード）について説明できる。（⇒p.333）
- □【C3】 病態に応じた適切な人工呼吸法の選択ができる。（⇒p.336）
- □【C4】 人工呼吸器の回路とその設定について説明ができる。（⇒p.337）
- □【C5】 代表的な人工呼吸器の操作ができる。（⇒p.339）
- □【C6】 人工呼吸器管理中のトラブルとその対処法について説明できる。（⇒p.341）
- □【C7】 人工呼吸器からの離脱条件について説明できる。（⇒p.343）
- □【C8】 人工呼吸器からの離脱方法について説明できる。（⇒p.343）

（3）スワンガンツ・カテーテル検査の手技と読影ができる！ ⋯⋯⋯⋯⋯⋯ 346

- □【C1】 スワンガンツ・カテーテル検査の目的と適応について説明できる。（⇒p.347）
- □【C2】 スワンガンツ・カテーテル検査の方法について説明できる。（⇒p.348）
- □【C3】 スワンガンツ・カテーテル検査の器具について説明できる。（⇒p.349）
- □【C4】 スワンガンツ・カテーテル留置時の注意点について説明できる。（⇒p.351）
- □【C5】 スワンガンツ・カテーテル検査の圧波形について説明できる。（⇒p.351）
- □【C6】 スワンガンツ・カテーテル検査から病態を評価できる。（⇒p.352）

5 麻酔手技

(1) 局所・浸潤麻酔ができる！ 355

☐【C1】 局所・浸潤麻酔の目的と作用機序について説明できる。(⇒p.356)
☐【C2】 局所・浸潤麻酔と神経ブロックの相違について説明できる。(⇒p.357)
☐【C3】 局所・浸潤麻酔薬の種類を挙げ，その特徴について説明できる。(⇒p.357)
☐【C4】 局所・浸潤麻酔の適応と注意点について説明できる。(⇒p.358)
☐【C5】 局所・浸潤麻酔に必要な器具と薬剤の準備ができる。(⇒p.359)
☐【C6】 局所・浸潤麻酔の手順について説明できる。(⇒p.360)
☐【C7】 局所・浸潤麻酔の合併症とその対応について説明できる。(⇒p.361)

(2) 脊椎麻酔と硬膜外麻酔ができる！ 363

☐【C1】 脊椎麻酔と硬膜外麻酔の適応と禁忌を説明できる。(⇒p.364)
☐【C2】 脊椎麻酔と硬膜外麻酔で用いる麻酔薬について説明できる。(⇒p.365)
☐【C3】 脊椎麻酔と硬膜外麻酔に必要な器具の準備ができる。(⇒p.366)
☐【C4】 脊椎麻酔と硬膜外麻酔を行う部位と麻酔高について説明できる。(⇒p.368)
☐【C5】 脊椎麻酔の手順について説明できる。(⇒p.370)
☐【C6】 硬膜外麻酔の手順について説明できる。(⇒p.371)
☐【C7】 脊椎麻酔と硬膜外麻酔の合併症とその対応について説明できる。(⇒p.373)

(3) 気管挿管による全身麻酔ができる！ 376

☐【C1】 全身麻酔の目的とその原理について説明できる。(⇒p.377)
☐【C2】 全身麻酔の適応と禁忌について説明できる。(⇒p.378)
☐【C3】 吸入麻酔薬と静脈麻酔薬の特徴について説明できる。(⇒p.378)
☐【C4】 全身麻酔に用いられる筋弛緩薬の特徴(リバース薬も含む)について説明できる。(⇒p.380)
☐【C5】 全身麻酔に併用される鎮痛薬の特徴について説明できる。(⇒p.381)
☐【C6】 全身麻酔器および回路の原理と使用法について説明できる。(⇒p.382)
☐【C7】 気管挿管に必要な器具と気管挿管手順について説明できる。(⇒p.384)
☐【C8】 気管挿管が困難な患者の予測ができ，困難症例に対する対策を説明できる。(⇒p.388)
☐【C9】 全身麻酔(導入)の手順について説明できる。(⇒p.390)
☐【C10】 全身麻酔の維持法について説明できる。(⇒p.391)
☐【C11】 抜管可能であることの評価と抜管の方法について説明できる。(⇒p.392)
☐【C12】 気管挿管と全身麻酔の合併症とその対応について説明できる。(⇒p.393)

はじめに ─外科専攻医の不安と悩み!─

　新しい専門医制度は,基本領域となる外科専門医とサブスペシャリティからなる2階建てによって構築されている。基本領域となる外科専門医を取得するということは,外科医としての総合的な知識,技能,態度を習得しているという証でもある。ありがたいことに,日本外科学会から,外科専門医になるための習得すべき項目が「外科専門医修練カリキュラム」として公表されている。このカリキュラムに沿って自主学習や指導に当たることにより,効率の良い学習が実践できる。

　ふと,われわれが初学者であった頃を思い出す。外科研修医として病棟勤務が始まったものの,「外科的手技として何をマスターすればいいのか」「どのようなことから学習すればいいのか」など不安だらけであった。先輩の外科的手技を「見よう見まね」で習得し,不明な点は専門書籍の拾い読みによって補足してきた。しかしながら,体系的な習得には時間を要したように思う。

　「外科的手技の体得に不安を抱いているのは君だけではない」「外科的手技の教育に頭を悩ませているのは先生だけではありません」─ そのような気持ちから,まず,著者たちが初学者だった頃の手技取得に際し,困った点や悩みを拾い上げてみることとした。きっと,外科的手技を広く浅く習得するためのヒントが潜んでいると思う。本書で用いたコンピテンシーはこのなかから生まれた。1つ1つのコンピテンシーをマスターして外科的手技をマスターしていただきたいと思う。

　まず,確認しておこう! ─ 外科的手技を学ぶ場合の学習態度のポイントは次のようなことである。

外科的手技修練における外科専攻医の学習態度のポイント

手技を実施することを躊躇しない。積極性を発揮しよう!
1. 実施は先輩のもとで!
2. 無理はしない!
3. 「先輩,代わってください」「教えてください」と言う勇気をもつ!

Ⅰ.外科臨床に必要な検査・診断に関する手技

　「外科専門医修練カリキュラム」のなかから,検査・診断に関する手技のなかで専攻医が悩んでいるであろう項目を拾い上げた。

(1) 血液／生理検査解析の手技

　外科臨床現場において,血液検査,凝固検査,呼吸機能検査は術前の全身評価や術後経過観察の際の評価に必須である。学生講義や学生実習で学んだ気がするが,自信がない。どうしてだろうか?

外科専攻医の悩み

> **血液／生理検査解析の手技**
> ①読むに値するデータか否かの評価ができない(検査データ収集から生じるデータの正否)。
> ②病態把握ができない(病態を一義的に解釈できない)。
> ③病態の重症度を評価できない。

(2) 体外撮影の画像読影手技

　体外撮影として比較的頻用される検査としては，心臓超音波検査，乳腺超音波検査，腹部超音波検査，胸部CT検査，腹部CT検査などがある。検査の目的は，①異常所見の有無，②質的診断，③重症度やひろがり診断である。超音波検査では，自らプローブを当てて描出する技能と読影する技能が求められる。一方，CT検査では，読影する技能が求められる。自ら診断する楽しさも感じてほしいと思う。

外科専攻医の悩み

> **体外撮影の画像読影手技**
> ①観察したいところの画像をうまく描出できない。
> ②質的診断ができない(異常所見を指摘できない)。
> ③重症度診断・ひろがり診断ができない。

(3) 体腔内観察手技

　臓器のなかで外界と通じているのは，消化器，呼吸器，泌尿器である。いずれも，内視鏡にて内腔を観察し，診断することが可能となった。外科専門医にとって習得しておきたい手技は，気管支鏡検査，上部消化管内視鏡検査，下部消化管内視鏡検査である。過去30年の間に機器の開発が進み，内視鏡の挿入法，観察法などの定型化が行われてきた。どのようにして挿入するのか，どこの写真か，どこが異常か，などを評価することができる外科専門医が求められている。

外科専攻医の悩み

> **体腔内観察手技**
> ①うまく体腔内に内視鏡を挿入できない。内腔の全壁を観察できない。どこの写真かわからない。
> ②異常所見を指摘できない(凹凸，色調，血管構築など)。
> ③質的診断，範囲診断，深達度診断ができない。

Ⅱ. 処置に関する手技

「外科専門医修練カリキュラム」のなかから，処置に関する手技のなかで専攻医が悩んでいるであろう項目を拾い上げた。

(1) 血管確保の手技

補液，薬液の注入，採血，モニタリングなど，通常の末梢静脈確保とともに中心静脈確保，動脈穿刺などの血管確保の手技が臨床現場では求められる。「あの先生は注射がうまい」「あの先生の注射は痛くない」——患者さんの評価は厳しいが，良好な手技は患者さんの信頼を得る近道でもある。「信頼の一歩は注射から」と自分に言い聞かせて修練したいものである。

 外科専攻医の悩み

血管確保の手技
①清潔操作に自信がない。道具の準備を指示できない。使用器具の後片づけができない。
②痛みの少ない確実な穿刺の自信がない(穿刺部位，方向，深さ)。
③合併症への適切な対応ができない。

(2) 体腔穿刺の手技

人体に存在する空間(体腔)には，心嚢，胸腔，腹腔などがある。さまざまな病態において，これらの空間に液状物や膿が貯留することがある。このような体腔穿刺として日常診療で比較的行われている手技には，心嚢穿刺，胸腔穿刺，腹腔穿刺がある。これらの体腔内への穿刺の目的は，貯留物を採取し，その解析を行う検査や貯留物の排出による症状の軽減などである。外科専攻医にとって，日常生活でイメージしない空間への穿刺であり緊張する。「うまく穿刺できるだろうか」「何か，合併症を起こさないだろうか」と心配している。

 外科専攻医の悩み

体腔穿刺の手技
①消毒した器具の準備ができない。体の消毒野がわからない。ガウンテクニックの必要性がわからない。
②どこから穿刺すればいいのかわからない。確実に体腔を穿刺する自信がない。痛みの少ない穿刺に自信がない(穿刺部位，方向，深さ)。
③合併症への適切な対応ができない。

(3) 切開・縫合の手技

外科専攻医になり，初めて皮膚切開や縫合を行った日のことは忘れがたい。そして「外科医になってよかった」と実感する一瞬である。しかしながら，準備を怠ると皮膚切開や縫合がうまくいかず，「外科医になれるのだろうか」と自信を失うこともある。焦らず，イメージトレーニングをしてから施行しよう。

> **外科専攻医の悩み**
>
> **切開・縫合の手技**
> ①消毒野がわからない。器具の準備ができない。ガウンテクニックができない。
> ②適切な切開線が選べない。器具の使い方がよくわからない。うまく止血できない。
> ③強く美しい傷の創傷治癒を引き起こせない（創傷治癒を活かした傷 —ケロイド形成のない傷，術後目立たない傷，痛くない傷）。

(4) 呼吸・循環管理のための特殊手技

　外科医のミッションは手術であるが，救命・救急の処置や重症患者の周術期における全身管理などもしなければならない。それゆえ，呼吸管理や循環管理に必要な特殊手技についても理解・習得することが必要である。すなわち，気管切開・輪状甲状靭帯切開，人工呼吸器管理手技，スワンガンツ・カテーテル検査の手技と読影などは自分でできるようになりたい手技である。このような手技は，重症患者を担当した場合に経験を積むこととなる。何ごとにも積極的に診療行為に参加する姿勢が求められている。

> **外科専攻医の悩み**
>
> **呼吸・循環管理のための特殊手技**
> ①どのような特殊手技を用いて呼吸や循環管理をすればいいのかわからない。それらの手技の適応がわからない。
> ②特殊手技を用いた呼吸や循環管理のための機器の準備ができない。
> ③回復へ向けての評価とステップの方法がわからない。

(5) 麻酔手技

　原則的に，「全身麻酔は麻酔科標榜医がかけるもの」と考えられている。訴訟社会においては重要なことである。しかしながら，外来での小手術での局所麻酔や緊急時の下腹部の手術での脊椎麻酔など，外科医にも麻酔の知識と手技が要求されることがある。さらに，脊椎麻酔では十分な麻酔効果を得ることができずに気管挿管による全身麻酔を併用することもある。また，腹部外科の術後疼痛コントロールとして硬膜外麻酔が日常的に使用されている。このように，外科診療の現場において麻酔手技は欠かすことのできない手技である。患者さんが「痛みなき外科処置」を望むことは当然であり，外科医が忘れてはならない大切なことの一つである。

> **外科専攻医の悩み**
>
> **麻酔手技**
> ①適切な麻酔方法を選択できない。
> ②麻酔をかける手順を知らない。麻酔の手技を実践できない。麻酔で使用する薬物を使いこなせない。
> ③麻酔時の合併症に対する適切な対応ができない。

検査・診断

I

1 血液 / 生理検査解析の手技
2 体外撮影の画像読影手技
3 体腔内観察手技

章末問題

I 検査・診断

1 血液 / 生理検査解析の手技

周術期に必要な血液検査の解読ができる！(1)：血算・生化学検査

到達目標　（参考）日本外科学会「外科専門医修練カリキュラム」

周術期に必要な血液検査の解読
① 外科診療に必要な検査手技に習熟し，それらの臨床応用ができる。
② 周術期管理に必要な病態生理を理解している。
③ 周術期の管理：病態別の検査計画を立てることができる。

---

1 「できない」ところを探せ！〜自己診断〜　※[ ]は対応するコンピテンシー

Q 正しいものに○，誤っているものには×をつけよ。

( ) 1. 血算用の採血では，採血後直ちに静置しなければならない【C1】。
( ) 2. 貧血は，平均赤血球容積の値から，原因検索を進める【C2】。
( ) 3. 感染症発症後，プロカルシトニンは，CRPより早期に血中濃度が上昇する【C3】。
( ) 4. ALTの低下は，肝細胞障害の程度を表す【C4】。
( ) 5. 脂肪肝では，トランスアミナーゼが高値を示すことはまれである【C5】。
( ) 6. eGFRは，血性Cr値をもとに年齢・性別から算出され，慢性腎臓病の早期発見にも有用である【C6】。
( ) 7. 尿素窒素（UN）は他の要素による影響を受けにくいために，腎機能異常を正確に反映する【C7】。
( ) 8. 血中グルコースの供給源は，食事摂取によるものしかない【C8】。
( ) 9. HDLコレステロールは，体内に蓄積された古いコレステロールを回収し，肝臓に送る働きをもつ高比重リポ蛋白である【C9】。

※正解は次ページ下

2 「できない」から「できる」へのロードマップ（行動目標）

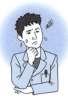

▶若き外科医の悩み
何ができたら，指導医の求める「周術期に必要な血液検査の解読ができる」になるのだろうか？

指導医は，若い外科医に何を期待しているのだろうか？〔コンピテンシー【C】一覧〕

✓ □ 【C1】採血および適切なサンプル調整ができる。(⇒p.7)
　□ 【C2】貧血を正しく評価できる。(⇒p.8)
　□ 【C3】炎症所見を的確に評価できる。(⇒p.10)
　□ 【C4】肝機能評価項目の生理的な意義を説明できる。(⇒p.12)

血液／生理検査解析の手技

□ 【C5】肝機能異常を適切に評価できる。(⇒p.15)

□ 【C6】腎機能評価項目の生理的な意義を説明できる。(⇒p.16)

□ 【C7】腎機能異常を適切に評価できる。(⇒p.18)

□ 【C8】3大栄養素(糖, 脂肪, アミノ酸)の生理的な代謝について説明できる。(⇒p.20)

□ 【C9】3大栄養素(糖, 脂肪, アミノ酸)の検査項目とその意義について説明できる。(⇒p.22)

3 これができれば合格！〜指導医の求める臨床能力(コンピテンシー)〜

【C1】採血および適切なサンプル調整ができる。

- 血液検査において人工的な誤差を回避するため, 血液検査用検体は,「日本臨床検査標準協議会(JCLLS)標準採血法ガイドライン」に準拠して, 静脈穿刺により採取するのが一般的である。

- 人工的な誤差は, ①溶血, ②凝血, ③検査に影響する薬物の混入, などである。

- 静脈採血は, 一般に肘窩の尺側皮静脈や肘正中皮静脈から行う。手袋の使用は必須である。

  ①注射針は21〜23Gを用いる(採血時の溶血防止)。

  ②駆血帯で緊縛して静脈を怒張させる(駆血時間が長引くと血液凝固反応が活性化するため, 原則として駆血後2分以内に採血する)。

  ③穿刺部位を70%エタノール綿[*1]で消毒し, 乾燥するのを待つ(乾燥する頃に消毒の効果は最大となる)。

  ④適度な角度(刺入角は10〜20°)で針を刺入し, 陰圧をかけすぎずに内筒を引いて採血する(強い陰圧をかけると溶血を起こすため)[*2]。

  ⑤駆血帯をはずして, 注射針を抜く。

  ⑥アルコール綿で刺入口を圧迫し止血する。通常, 数分で止血する。

  ⑦試験管に血液を分注する。

  ＊1. 近年では, 患者ごとに使い捨てが可能な小包装のアルコール綿が使用されている。

  ＊2. 最近では真空管採血が主流である。

指導医から 手技マスター のためのアドバイス

採血および適切なサンプル調整をマスターしよう！

「血液検査は採血から」と言われるように, 正しい血液生化学検査を行うためには, まず, 血液サンプルの採取法, 調整法, 保存法が重要です。確かなデータをとることが, 正しい診断の第一歩であることを心に置いておきましょう！

- いずれの抗凝固剤が入った採取用試験管も, 検体注入後は5回以上穏やかに転倒混和し泡立たせない。混和不十分な場合には, 凝血塊や血小板凝集塊が形成されることがある。また, 過度の激しい混和では検体の溶血が生じることがある(**表1**)。

- 検体の採取から検査までの時間が短いほど, 検査の信頼度は高い。

- 採血した検体は蒸発による濃縮を避けるため, 密閉・密栓した容器に保存する。

- 血液検査用検体は室温保存が一般的である。

- エチレンジアミン四酢酸(EDTA)入り採血管では, 約4時間の室温保存にて単球や好中球の形態変化が目立つようになるため, 末梢血塗抹標本は採血後4時間以内に作成する。

- 血漿は4時間を超えて保存する場合は, 凍結する。

- 特にブドウ糖値は, 室温にて全血保存すると赤血球の解糖作用のため低下する。このため, 解糖阻害剤であるフッ化ナトリウム入りの採血管で採血し, 速やかに測定する。

自己診断の正解	1	2	3	4	5	6	7	8	9
	×	○	○	×	×	○	×	×	○

7

表1　検体の採取と保存方法

項目	採取容器	採血後	遠心	保存温度
血算	EDTA-2K（抗凝固薬）入り	転倒混和	不可	室温
一般生化学	血液分離剤入り	転倒混和	必要	冷凍保存
緊急生化学	ヘパリンナトリウム	転倒混和	必要	
ブドウ糖	フッ化ナトリウム＋抗凝固薬	転倒混和	不可	

「できる」へのワンポイント・アドバイス！

手技基本のまとめ

採血および適切なサンプル調整
①人工的誤差を回避するためには，静脈採取，採取容器の取り扱い，検体採取後の保存法が重要である。
②人工的誤差は，溶血，凝血，検査に影響する薬物混入により生じる。
③静脈採取は標準採血法ガイドラインに準拠した方法にて行う。採取容器の取り扱いでは適正容器の選択と混和の方法，検体の保存法では時間と温度が重要である。

【C2】貧血を正しく評価できる。

- 貧血は，外科臨床においても頻度の高い症状であり，正しく評価できるスキルを習得しておく必要がある。
- 貧血は，赤血球数あるいはヘモグロビン（Hb）値の低下した状態を指す。
- Hb値の低下・減少の程度により，貧血の重症度を評価する。
- 平均赤血球容積（Mean Corpuscular Volume: MCV）の値から貧血のタイプを評価し，原因検索を進める（図1）。

指導医から知識マスターのためのアドバイス

貧血の評価法をマスターしよう！
貧血は，外科領域の臨床においても頻度の高い症状の一つです。貧血をみたら，その原因検索と重症度評価が治療方針の決定に重要です。原因検索には，赤血球の大きさの指標であるMCVがキーポイントです。MCVを中心とした貧血検査の解析法をマスターしましょう！

図1　貧血のタイプの評価と原因検索

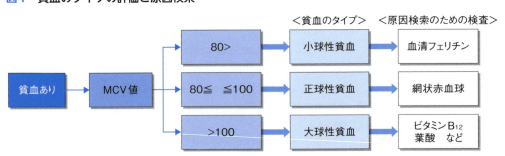

1. 小球性貧血(図2)

- 大半が鉄欠乏性貧血であり，その他は鉄芽球性貧血・サラセミアなどの鉄利用障害に起因した貧血である。
- 原因検索のための最も信頼の高い検査は血清フェリチン値であり，体内の貯蔵鉄を反映する。

図2 小球性貧血の原因検索

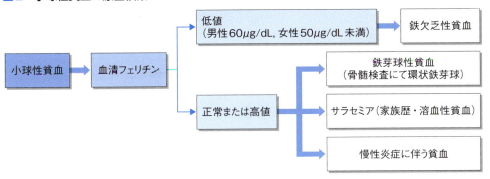

2. 正球性貧血(図3)

- さまざまな原因・疾患が含まれる。
- 網状赤血球の産生亢進もしくは低下にて，原因疾患が分類される。
- 遺伝性赤血球症や異常ヘモグロビン症の診断には，赤血球の形態や家族歴の有無が診断の補助に有用である。

図3 正球性貧血の原因検索

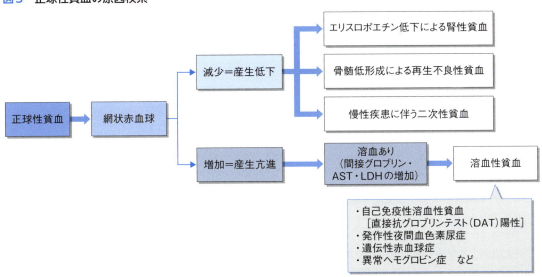

検査・診断

3. 大球性貧血（図4）
- ビタミンB₁₂や葉酸欠乏による貧血や骨髄異形成症候群を考慮する。

図4　大球性貧血の原因検索

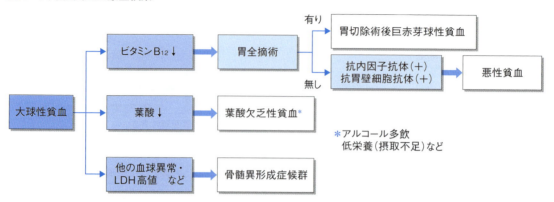

知識習得のためのランドマーク！

基本知識のまとめ

貧血の評価法
①貧血は赤血球数あるいはHb値の低下した状態であり，その重症度はHb値の低下の程度から評価する。
②貧血の治療を考える際には原因の検索が重要であり，MCV値から小球性貧血，正球性貧血，大球性貧血に分類する。
③正球性貧血の原因には種々の疾患が含まれるため，網状赤血球による赤血球産生能の評価，溶血の有無，赤血球の形状などから診断を進めていく。

【C3】炎症所見を的確に評価できる。

- 炎症は腫瘍とならび，外科領域において重要な2大柱の一つであり，その評価を的確にできるようになる必要がある。
- 炎症所見は，主に①白血球数，②赤沈，③CRPにより評価する。また，敗血症などの特殊な場合には，④プロカルシトニンを追加して評価する。

指導医から知識マスターのためのアドバイス

炎症所見の評価法をマスターしよう！
白血球数やCRP値の増減および赤沈の亢進・遅延にかかる時間など，それらの特徴をマスターしましょう！　また，炎症マーカーとして有用なプロカルシトニンとCRPの違いをマスターしておきましょう！　治療のための診断には，①炎症の有無，②重症度，③炎症の局在の診断が重要です。

1. 白血球数
- 発熱などの全身反応を伴う感染症や炎症性疾患の評価や原因の推定に有用である。
- 個人差が多く，妊娠，喫煙，運動やストレスなどによっても増加する。そのため，測定値が基準範囲内であっても，感染症を疑う場合には白血球分画検査まで実施する。
- 10,000/μL以上を白血球増多とし感染症を考慮する。また，20,000/μL以上であれば，重症感染症を考慮する。
- 感染症による高炎症状態では，白血球分画（白血球数×分画（％）/100）の中で，好中球数

血液／生理検査解析の手技

が増加する(7,000/μL以上)。免疫応答による好中球増加である。
● 逆に，敗血症などの重症感染症では，好中球数減少(1,000/μL以下)をきたすこともある(炎症の局所に好中球が集積するため)。

2. 赤沈(赤血球沈降速度)

● 赤血球成分が沈降する速度を調べる検査(血液に抗凝固剤を添加し静止しておき，一定時間後の液の上端から赤い層と透明の層との境界線までの距離で示す)。基準値は，男性：10mm/hr，女性：15mm/hr以下である。
● 炎症時に数値は上昇し，1時間で50mm以上を高度亢進という。
● 赤沈亢進・・・貧血，アルブミンの低下，フィブリノゲンの増加，感染症，リウマチ・膠原病などの慢性炎症(γグロブリンの増加)，癌，腎不全，妊娠中など。
　赤沈遅延・・・多血症，グロブリン低下，フィブリノゲン低下(DIC)など。

3. CRP(C-reactive protein)値(図5)

● CRPは，正常な血液の中には微量しか含まれない成分である。体内の炎症や組織細胞の破壊により誘導されたサイトカイン(IL-6など)が肝臓を刺激してCRPの合成を促進することにより，血液中のCRP値が増加する。
● CRP値は症状の程度に応じて上昇するため，炎症や感染症の重症度の指標として用いられる(ただし，肝臓で合成されるため，肝障害を有する場合や衰弱状態では，上昇しないこともある)。
● CRPは細菌感染に対する生体防御システムとしての役割を持ち，細菌の細胞質膜に含まれるリン脂質の一種であるホスホリルコリンに結合することにより補体を活性化し，溶菌反応や貪食反応を引き起こす(一方，ウイルスは細胞質膜や細胞壁の構造を持たないため，ウイルス感染時にはCRP濃度はあまり上昇しない)。
● CRP値の基準値は0.3mg/dL以下である。
● 炎症の発症後，6時間前後で増加し始め，数値の上昇として表れるまでに12時間程度を要する(肝臓での合成に時間を要するため)。
● 一度上昇すると，薬が効いても数値が下がるまでに24時間程度を要するため，発症直後や治癒直後には指標とならない。
● CRPは，炎症の程度を推測するための指標となりうるが，炎症や細胞組織が破壊されている場所を特定することはできない。

図5　CRP測定の意義

①炎症の有無・重症度の評価
②ウイルス感染と細菌感染の鑑別

感染源	CRP値	治療
ウイルス感染	上昇なし	抗菌薬不要
細菌感染	上昇	抗菌薬投与

③細菌感染の発症時期の推定

CRP値	WBC値	感染時期
→	↑	初期
↑	→	後期

④重篤な疾患の診断

4. プロカルシトニン（PCT）値

- プロカルシトニンは，1992年に重度の炎症マーカーとして初めて報告された．以後，細菌・寄生虫・真菌感染症に特異な血清マーカーとして，また敗血症の重症度評価の指標として用いられている．
- 細菌，寄生虫，真菌による重篤な感染症において，その菌体や毒素などの作用により，TNF-αなどの炎症性サイトカインが産生され，その刺激を受けて肺・腎臓・肝臓・脂肪細胞・筋肉といった全身の臓器から産生され，血中に分泌される．
- ウイルス感染では上昇しない（ウイルス感染時に増加するインターフェロンγによってPCTの産生が抑制されるため）．
- 感染症発症後早期（約3時間後）より血中濃度が上昇する（CRPよりも早期）．
- 半減期は約22時間と長いため，血中で長時間高濃度を維持しやすい．
- 基準値は，0.3ng/mL以下．2.0ng/mL以上で，細菌性敗血症などの疾患の発症が疑われる．

知識習得のためのランドマーク！　　**基本知識のまとめ**

炎症所見の評価

① 白血球数は感染症や炎症性疾患の存在や重症度診断に有用であるものの，重症感染症では増加のみならず，逆に減少することもあるので注意する．
② CRP値は症状の程度に応じて上昇するが，数値の上昇・低下に時間を要する（発症からピークまで24時間）．
③ ウイルス感染では，CRP値もプロカルシトニン値も上昇しないことが多いので注意する．

【C4】肝機能評価項目の生理的な意義を説明できる．

- 肝機能には，①肝細胞壊死（破壊），②蛋白合成障害，③肝臓の線維化，④胆汁のうっ滞，⑤異物の取り込み・排泄障害がある．
- それぞれの肝機能の評価は，2種以上の項目から評価する（**表2**）．

指導医から知識マスターのためのアドバイス

肝機能評価項目の生理的な意義をマスターしよう！

肝機能評価は奥の深い検査です．肝臓のどこに局在している酵素か，肝機能障害の程度と検査の重症度との間に相関はあるのか，評価項目となる物質の半減期はどのくらいか，など解釈には多くの基礎知識が必要です．ここが，肝機能評価の面白さです．肝機能評価により，どのような病態が生じているかを考えてみよう！

表2　肝機能検査の意義

肝機能障害	項目	障害時の変化
肝細胞の壊死 （逸脱酵素）	トランスアミナーゼ（AST・ALT） LDH	↑
肝細胞の 蛋白合成障害	アルブミン（Alb） ChE（コリンエステラーゼ） 凝固因子（PT） 総コレステロール 分枝鎖アミノ酸／芳香族アミノ酸比 （フィッシャー比）	↓
肝臓の線維化の 程度	膠質反応（TTT・ZTT） γグロブリン（IgG・IgA・IgM）	↑
胆汁うっ滞	胆道系酵素（ALP・γ-GTP） 直接ビリルビン 総コレステロール	↑
肝臓での取り込み・ 排泄障害	ICG試験15分値 BSP試験45分値	↑

（医療情報科学研究所編：病気がみえる　vol.1　消化器（第4版）.
メディックメディア，2010より引用改変）

- 代表的な検査項目の特徴について述べる。

- （1）AST/ALT…肝細胞に含まれ肝細胞が破壊されると血液中に流出➡血中濃度の上昇は肝細胞障害の程度を示す（＊肝硬変・劇症肝炎など肝細胞の破壊が著明な場合は枯渇し上昇しないこともある）
- ASTはアミノ酸を代謝する酵素。
  - ◆肝細胞以外にも赤血球・心筋・骨格筋などに広く分布
    - ➡急性心筋梗塞・横紋筋融解・溶血などでも上昇する
  - ◆一部はミトコンドリアにも存在する（mAST）
    - ➡ミトコンドリア膜障害をきたす重篤な肝障害で血中に逸脱する
- ALTはASTと同様の性格を有する酵素。
  - ◆肝細胞に特異的に存在
    - ➡ALTの上昇は肝細胞障害を表す
- AST・ALTともに代表的な逸脱酵素。
  - ◆血中レベルは，細胞障害の程度以外に，放出された酵素の異化速度などによっても規定される（ASTとALTの増減の程度とその比率が重要）（表3）
    - ➡異化速度はASTがALTよりも速い
    - ➡肝臓の細胞が急激に崩壊する急性肝炎では肝含有量を反映してAST>ALT，慢性肝炎，肥満による脂肪肝ではAST<ALT（半減期の長いALT優位）となる。
- アルコール性肝炎では，エタノールによってALT合成が阻害され，かつ障害がミトコンドリアに及んでミトコンドリアに存在するmASTが逸脱するため，AST>ALTとなる。
- 肝硬変，肝癌では正常肝細胞の減少によりAST>ALTとなる。

検査・診断

表3 AST/ALT比による鑑別診断

	AST, ALT ≧ 500 IU/L	AST, ALT < 500 IU/L
AST/ALT ≧ 0.87	急性肝炎の極期 アルコール性肝炎の重症例 劇症肝炎	肝硬変, 肝癌 アルコール性肝炎 アルコール性脂肪肝 非肝疾患(心筋梗塞, うっ血性心不全, 骨格筋障害, 溶血性貧血など)
AST/ALT < 0.87	急性肝炎の回復期	慢性肝炎 過栄養性脂肪肝 胆汁うっ滞

(深津俊明:最新臨床検査項目辞典. 医歯薬出版, 2008より引用改変)

（2）ALP/γ-GTP･･･胆管上皮細胞の細胞膜に分布。胆管障害・胆道閉塞・胆汁分泌障害により血液中へ逆流する。

➡血中濃度の上昇は胆道系障害を示す。

◆ALPはリン酸モノエステルを加水分解する酵素。胆管細胞・骨に分布。

◆γ-GTPは生体内のγグルタミルペプチドのγグルタミル基を他のペプチド・アミノ酸に転移する酵素。総胆管・毛細胆管細胞の細胞膜に存在。

（3）ビリルビン･･･赤血球中のヘモグロビンが分解されてできる色素。脾臓で間接ビリルビンが生成され，肝細胞内にてグルクロン酸抱合され直接ビリルビンとなり，毛細胆管に排泄，胆汁の成分となる。

①直接ビリルビン；胆汁うっ滞・胆管閉塞・肝細胞障害(胆管への分泌障害)により上昇

②間接ビリルビン；溶血により上昇(体質性黄疸でも上昇)

（4）PT／TP／Alb／ChE･･･肝細胞で合成される蛋白➡これらの血中濃度の低下は肝の蛋白合成能の障害を示す。広範に肝細胞が障害(劇症肝炎，急性，慢性肝炎など)される病態にて低下する。

◆PTの低下は急性障害，TP・Alb・ChEの低下は慢性障害の指標とされる

理由)PT：肝細胞にて産生される凝固因子。半減期が5時間なので急性肝細胞障害の指標となる。

TP：総蛋白の約5割が肝臓で合成される。

Alb：肝臓で産生される。半減期が7日間なので慢性肝細胞障害の指標となる。

ChE：肝臓で産生される酵素。半減期が10日間なので慢性肝細胞障害の指標に。

(測定法により基準値が大幅に異なるため，注意が必要)

> **知識習得のためのランドマーク！**
>
> **基本知識のまとめ**
>
> **肝機能評価項目の生理的な意義！**
> ① AST/ALT（特にALT）の上昇は，肝細胞障害の程度を表す！
> ② ALP/γ-GTPの上昇は，胆道系の障害を表す！
> ③ 肝細胞で合成される蛋白（PT/TP/Alb/ChE）の低下は，肝細胞の障害を表し，低下した蛋白の半減期によって，急性障害か慢性障害かの指標となる！

【C5】肝機能異常を適切に評価できる。

- 肝機能検査で異常を認めたら，①原因疾患の検索，②重症度評価を行う。
- 本項では，比較的頻度の高い①トランスアミナーゼ（AST/ALT）の異常高値，②胆道系酵素（ALP，γ-GTP）の上昇，③ビリルビンの異常高値に対する原因検索の評価法について述べる。

1. トランスアミナーゼの異常高値（図6）

（1）**慢性ウイルス性肝炎**・・・まず，B型・C型肝炎ウイルスをチェックする。B型に対してはHBs抗原，C型に対してはHCV抗体を必ずチェックする。

（2）**アルコール性肝障害**・・・AST>ALTのトランスアミナーゼの異常とγ-GTPの高値が特徴。断酒後のトランスアミナーゼやγ-GTPの改善も診断に有用。過度の飲酒にてもγ-GTPが高値を示さないnon-responderも1～2割存在する。

（3）**非アルコール性脂肪性肝疾患**（NAFLD；non-alcoholic fatty liver disease）・・・肥満傾向や腹部超音波検査による脂肪肝を伴っている場合に考慮する。AST<ALTとなることが多い。単純性脂肪肝（SS；simple steatosis）と非アルコール性脂肪肝炎（NASH；non-alcoholic steatohepatitis）に分類される。鑑別には肝生検が必要である。

図6　トランスアミナーゼ高値時の診断の進め方

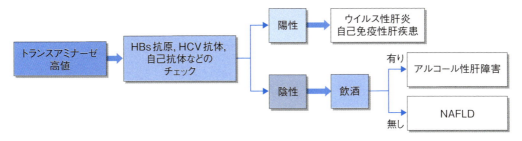

2. 胆道系酵素（ALP・γ-GTP）の上昇

（1）**胆道系の閉塞**・・・腹部超音波検査にて肝内外の胆管拡張の有無を確認する。拡張があれば，その原因を他の画像検査にて検索する。

（2）**肝内胆汁のうっ滞**・・・以下の要因による胆汁のうっ滞を考慮する。

　　a）原発性胆汁性肝硬変（PBC；primary biliary cirrhosis）
　　b）薬剤性肝障害

3. ビリルビンの異常高値

（1）直接型（抱合型）優位・・・肝機能正常ならば、体質性黄疸（先天的・家族性）
　　　　トランスアミナーゼ異常高値ならば、肝細胞性黄疸（肝炎・肝硬変など）
　　　　胆道系酵素異常高値 ⎡➡肝内胆管拡張（＋）➡閉塞性黄疸（肝後性黄疸）
　　　　　　　　　　　　 ⎣➡肝内胆管拡張（－）➡肝内胆汁うっ滞（薬物・ウイルスなど）
（2）間接型（非抱合型）優位・・・溶血（＋）ならば、溶血性黄疸（肝前性黄疸：肝機能異常なし）
　　　　　　　　　　　　溶血（－）⎡➡肝機能異常（＋）ならば、重症肝障害
　　　　　　　　　　　　　　　　 ⎣➡肝機能異常（－）ならば、体質性黄疸

＊直接ビリルビンと総ビリルビンの比によっても黄疸の原因は大別される（表4）。

表4　直接ビリルビン／総ビリルビン比による黄疸の原因

30％以下	溶血性黄疸
30～60％	肝細胞性黄疸
60％以上	閉塞性黄疸

知識習得のためのランドマーク！

肝機能異常の評価！
①トランスアミナーゼの高値は、まず肝炎ウイルス感染の有無のチェックを行う！
②胆道系酵素の上昇は、胆道系の閉塞か胆汁のうっ滞が原因である！
③ビリルビンの異常高値は、直接型と間接型に分けて評価する！

【C6】腎機能評価項目の生理的な意義を説明できる。

- 腎臓では、糸球体での濾過、尿細管での分泌・再吸収が行われる。
- 一般的な腎機能評価としては、①尿素窒素、②血清クレアチニン値、③糸球体濾過量が用いられる。
- 腎機能検査で臨床的に問題となるのは、糸球体濾過量であり、精密な検査として、①シスタチンCを用いる方法、②クレアチニンクリアランスなどがある。

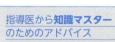

指導医から知識マスターのためのアドバイス

腎機能評価項目の生理的な意義をマスターしよう！

腎臓の主たる機能は、老廃物の除去です。最も大切な指標は、糸球体濾過量（GFR）であり、その簡便な評価法をマスターしましょう！　さらにシスタチンCとCCrとGFRの関連をマスターすれば、鬼に金棒です！

1. 尿素窒素（UN）

- 腎機能を反映する指標として評価される。
- 血液中のUN濃度は、血中尿素窒素（BUN；blood urea nitrogen）が頻用されている。
- 肝の尿素回路で生成される尿素は、蛋白代謝の最終産物であり、腎臓から尿中に排泄される。
- 血中尿素濃度は、腎からの排泄以外にも、①蛋白負荷、②肝臓での合成などの腎外性因子の影響を受ける。すなわち、異化亢進、消化管出血、高蛋白食、脱水、薬剤性などでも

上昇するため，特異的指標ではない。

2. 血清クレアチニン(Cr)値

● 腎機能の代表的な測定項目で，スクリーニング検査として行われる。
● クレアチニンは，クレアチン(筋肉収縮のエネルギー源であるクレアチンリン酸の構成成分)から産生される最終の代謝産物であり，腎臓から尿中に排出される。そのため，筋肉量と関連するので評価には注意が必要である(筋肉量の少ない高齢者ではCr産生が少なく，血清Cr値のみでは，腎機能低下を見逃しやすい)。
● 腎機能障害を認める場合にはクレアチニンの排泄量が減少し血清クレアチニン値が上昇。
● 臨床的な病態を考える際に，UN/Cr比がよく用いられる。健常人では10であるが，低下している場合には腎性要因，上昇している場合には腎外性要因を考える(表5)。

表5 UN/Cr比と臨床像

UN/Cr比	臨床像
<10	腎機能低下，妊娠，重症肝不全，低蛋白血症など
≒10	基準値
>10	消化管出血，高蛋白食，脱水，発熱など

3. 糸球体濾過量(値) (GFR；glomerular filtration rate)と推算GFR(eGFR；estimated GFR)

● 糸球体の濾過機能を示す臨床的な指標が糸球体濾過量(値)(GFR)であり，腎機能指標として最も標準的。
● 臨床で簡便に腎機能を評価する場合，eGFRを用いる。
● eGFRは，血性Cr値をもとに年齢・性別から算出(推測)される。
● eGFRによって，自覚症状に乏しい慢性腎臓病(CKD；chronic kidney disease)の早期発見が可能とされる。

4. シスタチンC

● シスタチンCは，糸球体から濾過され，近位尿細管にて99％再吸収・分解され，血中には再循環しない。それゆえ，シスタチンCの血中濃度はGFRに依存する。
● シスタチンCは，全身の有核細胞から分泌される小分子蛋白であり，男女差・年齢差や筋肉量による影響を受けにくい。そのため，血清Cr値をもとにしたeGFRでは評価が困難な症例に有用である。
● シスタチンCを用いたeGFRは，Crに比し早期の腎機能低下も反映可能なため，2005年に腎機能のマーカーとして保険適用となっている。

5. クレアチニンクリアランス(CCr)

● 糸球体濾過量(GFR)は，糸球体でほぼ100％濾過されて尿細管で分泌も再吸収もされない物質の血中濃度と排泄を調べれば，算出可能である。

- クレアチニンを指標としたものをクレアチニンクリアランス(CCr)とよび，簡便なため臨床で使用される．ただし，Crは尿細管で分泌されるため，CCrは実測したGFRよりも約30%高いとされる(GFR=0.715×CCrと補正)．
  - ＊臨床的に，イヌリンは糸球体ですべて濾過され，尿細管で分泌も再吸収もされないことから，正確な腎機能評価が必要な場合(腎移植ドナーなど)は，イヌリンクリアランスを用いる．

> **知識習得のためのランドマーク！**
>
> **腎機能評価項目の生理的な意義！**
> ①一般的な指標である尿素窒素(UN)と血清クレアチニン(Cr)はともに，特異的な糸球体機能評価の指標とはならない！
> ②糸球体濾過量(GFR)は糸球体の濾過機能を示し，臨床的な腎機能の指標となる！
> ③クレアチニンクリアランス(CCr)は，クレアチニンを指標としてGFRを算出したものである！

【C7】腎機能異常を適切に評価できる．

- 腎機能の異常を認めたら，①原因検索，②重症度評価を行う．
- 腎機能評価法である①尿素窒素(UN)，②血清クレアチニン(Cr)値，③糸球体濾過値，④シスタチンC，⑤クレアチニンクリアランス(CCr)の特徴から，総合的に評価する．

指導医から知識マスターのためのアドバイス

腎機能異常の評価をマスターしよう！
UNやCrが異常値を示す病態と鑑別診断をマスターしましょう！　術前評価として，GFR値によりCKD重症度分類ができるようになりたいものです！

1. 尿素窒素(UN)

- 基準値：8〜20 mg/dL
- 肝臓でアンモニアから合成され血流により腎臓へ➡糸球体で濾過され一部は尿細管にて分泌・再吸収された後，尿中に排泄される．
  (＊腎血流量が低下した場合には，濾過量が低下し尿細管流量が低下する．その結果，尿中排泄量が減少し血中UNが上昇する)
- ただし，GFRが50%以上低下しないと，UNは明らかな異常値を示さない．
- UNの上昇には，多くの要素が影響するため，必ずしも腎機能の悪化を意味しない(表6)．
- 逆に，肝硬変や低蛋白食，栄養不良では，UNは腎障害が発生しても上昇しにくくなる(表6)．

表6　UNが異常値を示す病態

UNの上昇	蛋白負荷(高蛋白食)，異化亢進(感染，ステロイド)，消化管出血(血液が腸管から再吸収➡UNに変換)，テトラサイクリン系抗生剤投与
UNの低下	低蛋白食，栄養不良，肝硬変など

2. 血清クレアチニン(Cr)値(表7)

- 基準値は，男性：0.61〜1.04 mg/dL，女性：0.47〜0.79 mg/dL
- 生理的変動がみられる(低値➡筋肉量の少ない女児・高齢者・妊婦など，増加➡強度の運

動, 肉類摂取など)。

表7 Crが異常値を示す病態

異常高値	GFRの低下 (腎前性:腎血流量の低下, 腎性:糸球体疾患・間質性腎炎, 腎後性:尿路閉塞) 筋肉量の増加(運動選手, 末端肥大症など)
異常低値	尿中排泄の増加(妊娠・尿崩症), 筋肉量の低下(長期臥床, るいそう, 筋疾患) 肝におけるクレアチン生成の低下(肝障害)

3. 糸球体濾過量(値) (GFR)と推算GFR(eGFR)

- 正常値:90 mL/分/1.73 m²
- 腎機能低下=60 mL/分/1.73 m²未満
- 慢性腎臓病(CKD)の定義は,「腎臓の障害, もしくはGFRが60 mL/分/1.73 m²未満の腎機能低下が3カ月以上持続するもの」と定義されている。
- GFR値によってCKDの重症度が分類されている(**表8**)。
- CKD1〜3期では, 腎保護(利尿や腎毒性薬剤の不使用など)を行えば, 周術期にても問題とならないことが多い。4期では術前・術後透析が必要となることが多い。5期では, すでに透析導入されており, 多くのリスクを考慮して, 手術適応や術式選択を行う必要がある。

表8 GFR値によるCKD重症度分類

GFR区分	G1	正常または高値	≧90
	G2	正常または軽度低下	60〜89
	G3a	軽度〜中等度低下	45〜59
	G3b	中等度〜高度低下	30〜44
	G4	高度低下	15〜29
	G5	末期腎不全(ESKD)	<15

(日本腎臓学会:CKD診療ガイド2012. 東京医学社より引用改変)

4. シスタチンC

- 基準値:0.5〜1.0 mg/L
- 末期腎不全でも, 5〜6 mg/Lにて頭打ちになる。
- 基準値以上の場合には, 腎機能障害, 甲状腺機能亢進症, 悪性腫瘍を考える。
- 基準値以下の場合には, 甲状腺機能低下症, HIV感染を考える。

5. クレアチニンクリアランス(CCr)

- 基準値:80〜120 mL/分/1.73 m²
- 異常値を示す場合には, 糸球体機能低下をきたす病態(一次性・二次性糸球体疾患)を考える。

検査・診断

> **知識習得のためのランドマーク！**
>
> **腎機能異常の評価！**
> ①尿素窒素(UN)の上昇は，必ずしも腎機能の悪化を意味しない！
> ②血清クレアチニンの上昇は，GFRの低下を反映しやすい！
> ③GFR値によってCKDの重症度は分類される！

【C8】3大栄養素（糖，脂肪，アミノ酸）の生理的な代謝について説明できる。

- 外科周術期管理において栄養管理は重要であり，3大栄養素の生理的代謝機構について理解しておく必要がある。

指導医から知識マスターのためのアドバイス

3大栄養素の生理的な代謝をマスターしよう！
栄養学は，外科周術期管理においても必須の知識です。3大栄養素の代謝とともに，各々の供給先や生成物，さらに最終産物も併せてマスターしましょう！

1．栄養素とは

- 栄養素···①生命維持に必要な物質を作るための原料となるもの
   ＝糖，脂肪，アミノ酸（＝3大栄養素）
  ②①の代謝および合成反応に必要であるが，生体内では作れないもの
   ＝ビタミン，ミネラルなどの微量元素

2．3大栄養素について

- 3大栄養素の主な代謝経路について図7にまとめた。

図7　3大栄養素の主な代謝経路

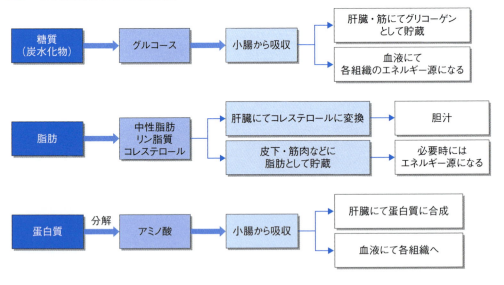

(1) 糖質
- 生体内で酸化（代謝）されることによりエネルギーが産生され，最終的にはCO_2とH_2O

に分解される。
- すなわち，糖質は，主要なエネルギー源として重要であり，その大きさにより単糖類・二糖類・多糖類の3グループに分けられる。
- 食事として摂取した多糖類を消化により単糖類（グルコース）へ分解し，小腸から吸収される。
- 吸収されたグルコースは門脈系を介して肝臓へ運ばれる。
- 肝臓へ運ばれたグルコースは，修飾された後，筋肉や赤血球で利用される。
- グルコースは筋肉中で直ちにリン酸化される。
- 血中グルコース値は3つの供給源の影響を受ける。すなわち，①食事と②グリコーゲンの分解と③糖新生（gluconeogenesis）である。
  - ①食後の血中に過剰なグルコースがあるときは，肝臓がグルコースを取り入れ，グリコーゲンに転換か，脂肪に転換する。
  - ②絶食時には，肝臓と腎臓に貯蓄されていたグリコーゲンが迅速に分解され，血中にグルコースが放出される。ただし，筋肉のグリコーゲンは運動中の筋肉内で分解され重要な筋肉のエネルギー源として用いられる。
  - ③空腹時には，糖以外の物質，すなわち筋タンパクの分解による糖原性アミノ酸や脂肪分解によるグリセロールからのグルコース合成（糖新生）でまかなわれる。糖新生は，少し反応は遅いが，持続的にグルコースを合成し供与する反応である。
- 解糖（glycolysis）はグルコースを利用する主経路であり，2つの目的を有する：①解糖によりエネルギーからATPを生成・獲得すること，②多くの生合成経路への前駆体となる中間体を作り供給することである。
  - ➡ 解糖には，酸素を利用する好気的解糖（aerobic glycolysis）と，酸素が全くない場合でも働く嫌気的解糖（anaerobic glycolysis）がある。

（2）脂肪
- 生体内にある脂質は，単純脂質，複合脂質，および誘導脂質に分類される。
- 単純脂質には，中性脂肪やコレステロールエステル（コレステロールと脂肪酸がエステル結合したもので，血中で大部分のコレステロールはこの形で存在する）などがある。
- 中性脂肪はトリグリセリドともよばれ，エステル結合で脂肪酸3分子とグリセリン1分子が結合した化合物である。
- 食物から摂取した脂質は，中性脂肪，リン脂質，コレステロールやタンパク質とともにカイロミクロンとなってリンパ管に入る。
- リンパ管から胸管を通って静脈に入り，全身・肝臓に運ばれ，皮下，腹腔，筋肉間などの脂肪組織に運ばれ体脂肪として貯蔵される。一方，エネルギーが不足すると必要に応じてエネルギー源として消費される。
- 肝臓に蓄えられた脂質からはコレステロールが生成され，その大部分が胆汁の成分として使われる（一部，ステロイドや性ホルモンなどの材料になる）。

（3）アミノ酸
- アミノ酸は蛋白質の構成成分として働くことは当然であるが，糖新生をはじめとした糖質合成の酵素や脂質合成の酵素としても働いている。
- ペプチド結合でつながるアミノ酸の数がおよそ40以上の場合をタンパク質，それ以下の場合をポリペプチドとよび，10個程度以下の場合は，オリゴペプチドとよぶ。

検査・診断

- アミノ酸は，①糖の合成，②ケトン体や脂肪酸の合成に利用される。
- 食物から摂取した蛋白質は，消化されペプチドとなり，さらにアミノ酸に分解されて，小腸から吸収される。肝臓に運ばれたアミノ酸は，一部が蛋白質に合成され，その他のアミノ酸は血液によって体の各組織に運ばれ，細胞を構成する成分や酵素，ホルモンなどになる。
- アミノ酸から生じた窒素は尿中排泄される。
- 必須アミノ酸のうちで，分岐している構造を有するバリン，ロイシン，イソロイシンの3種を総称して，分岐鎖アミノ酸（BCAA；branched chain amino acids）とよぶ。
- BCAAは筋肉で代謝され，BCAA以外の多くのアミノ酸は肝臓で代謝される。
- BCAAは，外科侵襲時に糖新生に利用されエネルギー源となることがある。

知識習得のためのランドマーク！

基本知識
の
まとめ

3大栄養素の生理的な代謝！
①血中グルコースは，⑦食事摂取，⑦グリコーゲン分解，⑦糖新生の3つの供給源から得られる！
②脂肪は，肝臓では主に胆汁成分となり，また皮下・筋肉などでは体脂肪として貯蔵される！
③食物として摂取・分解され，小腸から吸収されたアミノ酸は，肝臓にて蛋白質に，また血液によって各組織に運ばれ細胞を構成する成分となる！

【C9】 3大栄養素（糖，脂肪，アミノ酸）の検査項目とその意義について説明できる。

- 3大栄養素の代謝異常に対する検査とその評価について簡単にまとめた。

1．糖
- 糖代謝の検査項目および異常を示す原因疾患には次のようなものが挙げられる。
- 糖代謝はインスリンとその標的である肝臓や筋肉の影響を受けるが，自律神経などの影響も受けている。

（1）**血糖**・・・血液中に存在する糖質。9時間以上絶食したのちの空腹時に採血して測定する。
- ■高血糖値：糖尿病，クッシング症候群，甲状腺機能亢進症，膵炎，肝炎，肝硬変など
- ■低血糖値：インスリノーマなどの膵疾患など
  - ＊「糖尿病型」：空腹時血糖値126mg/dL以上
  - 「境界型」：空腹時血糖値110〜125 mg/dL

（2）**ヘモグロビンA1c**・・・ヘモグロビンとブドウ糖が結合したグリコヘモグロビンの一種。過去1〜2カ月の血糖値の状態を知ることができる。5.2％以上で境界域，6.5％以上で糖尿病を考慮。
- ■高値：糖尿病，腎不全など
- ■低値：肝硬変，消化管悪性腫瘍，溶血性貧血など

22

（3）**インスリン**・・・膵臓から分泌され，血液中のブドウ糖の量を調節するホルモン。50%
が肝臓で作用し不活化され，残りが血中へ放出（肝臓以外では，骨格筋・脂肪組織に作用）。
血糖値と合わせて，高血糖を引き起こす疾患や低血糖の状態を推定するのに用いられる。

　　基準値：2.2〜12.4μU/mL（空腹時）。

　　　■高値：クッシング症候群，肝硬変，インスリノーマ，インスリン自己免疫疾患など
　　　■低値：糖尿病，急性膵炎，慢性膵炎，副腎機能不全など

● （注意）肝性糖尿病

　　重症肝障害（肝硬変など）では，肝臓におけるインスリン代謝が低下し，グリコーゲン
合成が正常に行われず，肝臓で代謝を受けないブドウ糖が直接末梢へ流れ込むため，食
後高血糖をもたらす（血中インスリン値も高値）。

2．脂肪

● 脂質代謝の検査項目には次のような項目がある。

（1）**総コレステロール（TC）**・・・吸収不良，栄養失調，肝実質障害などで低値を示す。基準値：
128〜219（mg/dL）。

（2）**LDLコレステロール**・・・肝臓で作られたコレステロールを各臓器に運搬する低比重リ
ポ蛋白。基準値：60〜119（mg/dL）。

（3）**HDLコレステロール**・・・体内（細胞）に蓄積された古いコレステロールを回収し，肝臓
に送る働きをもつ高比重リポ蛋白。基準値：男性…30〜80（mg/dL），女性…40〜90
（mg/dL）。

（4）**中性脂肪（TG：トリグリセライド）**・・・体内にある脂質の一種。糖質（炭水化物），動物
性脂肪を主な原料として肝臓で作られる。基準値：30〜149（mg/dL）。

● 脂質異常症の新しい基準では，以下の3つのタイプを明確にしている（**表9**）。

表9　脂質異常症の新しい診断基準（空腹時採血による数値）

	コレステロール	数値
高LDLコレステロール血症	LDLコレステロール値	140mg/dL以上
低HDLコレステロール血症	HDLコレステロール値	40mg/dL未満
高トリグリセライド血症	トリグリセライド値	150mg/dL以上

（日本動脈硬化学会：動脈硬化性疾患予防ガイドライン2007年版より引用）

● なお，コレステロールは，副腎皮質（コルチゾール），精巣（アンドロゲン），卵巣（エスト
ロゲン），胎盤（プロゲステロン）で作られるホルモンの原料となる。

3．アミノ酸（蛋白質）

● アミノ酸代謝に関する代表的な検査項目には次のようなものがある。

（1）**総蛋白（TP）**・・・血液中の総蛋白濃度。基準値：6.7〜8.3（g/dL）。

（2）**アルブミン（Alb）**・・・肝臓で合成される水溶性蛋白。膠質浸透圧の保持，血中のさまざ
まな物質の運搬などに関与。栄養評価指標だけではなく，悪性腫瘍の予後因子として注
目されている。基準値：4.0〜5.0（g/dL）。

(3) プレアルブミン‥‥‥半減期が短く，栄養状態を最も反映する蛋白質。基準値：22.0〜40.0（mg/dL）。
(4) コリンエステラーゼ（ChE）‥‥栄養低下や肝細胞障害で低値を示す。基準値：214〜466（U/L）。

- 蛋白代謝異常で肝性脳症を示すことがある。その原因として，①蛋白質代謝の結果生じるアンモニアや，②アミノ酸バランスの異常などが考えられている（図8）。
- ただし，血中アンモニア濃度と神経症状の有無は必ずしも相関しない。

図8 原因別の肝性脳症の発症機序

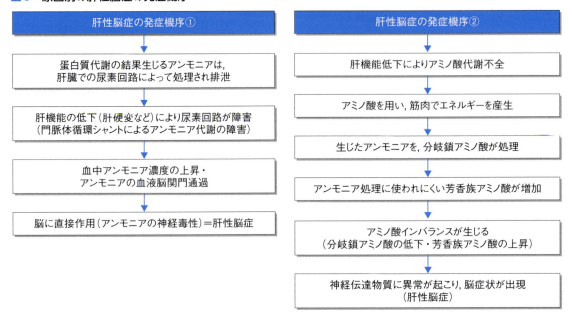

知識習得のためのランドマーク！

3大栄養素の検査項目とその意義！
①血糖値の異常においては，糖尿病以外の疾患を見逃さないようにする！
②脂質異常症の新しい基準を理解する！
③アルブミンは栄養指標のみならず悪性腫瘍の予後因子の指標になる。また，プレアルブミンは現在の栄養状態の指標となる！

基本知識のまとめ

4 「できた！」の実感 〜確認問題〜

Q 正しいものに○，誤っているものには×をつけよ。

（ ） 1. EDTA入り採血管では，室温保存約4時間にて単球や好中球の形態変化が目立つようになる。
（ ） 2. 小球性貧血の大部分は，溶血性貧血である。
（ ） 3. CRP値は，炎症が軽快しても数値が下がるまでに24時間を要する。
（ ） 4. 直接ビリルビンは，溶血によって著明に上昇する。
（ ） 5. 非アルコール性脂肪性肝疾患（NAFLD）は，AST＞ALTとなることが多い。
（ ） 6. シスタチンCは，早期の腎機能低下のマーカーとして有用である。
（ ） 7. 肝臓に蓄えられた脂質からはコレステロールが生成され，その大部分が胆汁の成分として使われる。

※正解はページ下

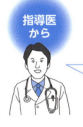
指導医から

▶ 今だから語れる失敗談

「たかが採血，されど採血」である。以前は外科医が実際に採血を行うことが多かった。そのため，慣れない看護師さんが採血できずに「お願いします！」とバトンを渡されたときなどは，若手外科医の腕の見せ所とばかりにアドレナリンが出てしまう。「任せなさい！」と言いつつ，祈るような気持ちで患者さんの腕を見つめたものである。かなりの時間を要しつつ，なんとか細い血管から必要量を採取し，意気揚々とナースステーションに戻ったところ，上級医より「あ，その患者，動脈血もお願いね！」と言われ，しぶしぶと「…わかりました」と答え，患者さんのところへ向かったものだ。「またですか？」と言う患者さんの不機嫌な顔を見て，患者さんの信頼を損ねたことに気が付いた。「たかが採血，されど採血」である。

▶ アドバイス 〜手技を習得するために〜

1. 採血を行う前に，保存方法や採取容器を確認しておこう！
2. 貧血の分類・整理は，平均赤血球容積（MCV）値から行おう！
3. 炎症所見のマーカーとなる項目の特徴を理解しよう！
4. 術前症例ごとに必ず肝・腎機能の評価を行うという姿勢を続けよう！
5. 3大栄養素の大まかな代謝経路は理解しておこう！

📖 さらに勉強したいあなたへ 〜指導医からの推薦図書〜

- 野口善令編『診断に自信がつく検査値の読み方教えます！』羊土社，2013
  （病態生理から検査の特性までわかりやすく記載されている）
- 野村文夫ほか編『日常診療のための検査値のみかた』中外医学社，2015
  （多数・多岐にわたる検査項目が網羅されている）
- 本田孝行編『ワンランク上の検査値の読み方・考え方 第2版』総合医学社，2014
  （Q&A形式で記載されているので，理解しやすい）

確認問題の正解	1	2	3	4	5	6	7
	○	×	○	×	×	○	○

周術期に必要な血液検査の解読ができる！(2)：凝固・輸血

1 血液/生理検査解析の手技

到達目標　(参考)日本外科学会「外科専門医修練カリキュラム」

血液凝固と線溶現象
①出血傾向を識別でき，対処できる．
②血栓の予防，診断および治療法を述べることができる．
③輸血量を決定し，成分輸血を指示できる．

1 「できない」ところを探せ！ 〜自己診断〜 　※【　】は対応するコンピテンシー

Q 正しいものに○，誤っているものには×をつけよ．

(　) 1. 一次止血とは，フィブリン血栓を形成して止血する過程をいう【C1】．
(　) 2. ワーファリンの作用機序は，肝臓でのビタミンK依存性凝固因子の合成阻害である【C2】．
(　) 3. 安定化フィブリンを分解することを一次線溶という【C3】．
(　) 4. 凝固因子X，V，II，Iの異常があると，PTとAPTTがともに延長する【C4】．
(　) 5. 血友病患者に対してアセトアミノフェンは使用できる【C5】．
(　) 6. 敗血症によるDICの病型は，線溶亢進型である【C6】．
(　) 7. アスピリンを服用中の患者に対しては，術前2〜3日前から休薬する【C7】．
(　) 8. 術前のHb値が10g/dL未満の患者さんには，術前の赤血球輸血は必須である【C8】．
(　) 9. 血液型のO型患者では，血清中に抗A抗体と抗B抗体が存在する【C9】．
(　)10. 血液型検査や輸血のための交叉試験で用いられる赤血球浮遊液は10〜20％に調整する【C10】．
(　)11. 輸血後GVHDの病態は，輸血供給者のリンパ球が生着し，患者の体組織を攻撃，障害することである【C11】．
(　)12. 血管迷走神経反射(VVR)は貯血式自己血輸血の血液採取においてよく観察される有害事象である【C12】．

※正解は次ページ下

2 「できない」から「できる」へのロードマップ(行動目標)

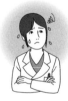

▶若き外科医の悩み
何を理解したら，指導医の求める「血液凝固と線溶現象について説明できる」になるのだろうか？

指導医は，若い外科医に何を期待しているのだろうか？〔コンピテンシー【C】一覧〕

- ✓ ☐ 【C1】「止血」の生理機構（内因系・外因系・共通系）について概説できる。（⇒p.27）
- ☐ 【C2】凝固系の調節（修飾）機構について説明できる。（⇒p.30）
- ☐ 【C3】フィブリン血栓の形成と線溶系の調節（修飾）機構について説明できる。（⇒p.33）
- ☐ 【C4】凝固・線溶系異常を評価する検査項目を挙げ，それらを評価できる。（⇒p.35）
- ☐ 【C5】代表的な凝固・線溶系の先天性素因と後天性素因について説明できる。（⇒p.39）
- ☐ 【C6】播種性血管内凝固症候群（DIC）の病態と治療薬について説明できる。（⇒p.41）
- ☐ 【C7】凝固・線溶系に対する代表的な治療薬物について説明できる。（⇒p.44）
- ☐ 【C8】静脈血栓症（術中／術後）の危険因子および予防法について説明できる。（⇒p.46）
- ☐ 【C9】輸血の適応と輸血量について説明できる。（⇒p.48）
- ☐ 【C10】血液型判定や交叉適合試験における抗原抗体反応について説明できる。（⇒p.51）
- ☐ 【C11】血液型検査や輸血のための交叉適合試験の方法について説明できる。（⇒p.54）
- ☐ 【C12】輸血の有害事象を挙げ，その病態と対処法について説明できる。（⇒p.57）
- ☐ 【C13】自己血輸血の適応と手順について説明できる。（⇒p.59）

3 これができれば合格！ ～指導医の求める臨床能力（コンピテンシー）～

【C1】「止血」の生理機構（内因系・外因系・共通系）について概説できる。

- 凝固・線溶系の生理や検査について，苦手意識を持っている若き外科医が多い。
- ①カスケードが複雑，②因子が多く番号記載に馴染めない，③阻害因子など聞き慣れない言葉が続出することなどが，習得を困難にしている。
- 「止血機構」と「抗凝固機構」は常に併存し，過剰な凝固や抗凝固作用をお互いに調節している。
- まず，「止血機構」をイメージ図で理解しよう！

指導医から知識マスターのためのアドバイス

凝固，線溶のカスケードをマスターしよう！

凝固開始のスイッチ，内因系と外因系カスケード，線溶系のカスケード，それぞれの因子とフローチャートをマスターしましょう！ 実臨床で凝固・線溶系マーカーの評価と処置は重要です。特に，出血時間，PT，APTT，FDP，D-dimerが異常値を示す病態を理解しておきましょう！

1. 止血機構の概観

- 止血機構は，血管の破綻や血管内皮障害が生じたときにスイッチが入る。
- まず，損傷部で，血漿中のvon Willebrand（VW）因子が露出したコラーゲンと接着する（図1）。
- 次に血小板がVW因子を介して粘着し，さらに，血小板同士がVW因子やフィブリノゲン（血小板表面のGPⅡb／Ⅲレセプター）を介して凝集し血栓を形成する（一次止血，図1）。しかしながら，血小板血栓のみでは脆弱である。
- そこで，外因系（血管外に存在する組織トロンボプラスチンによって生じる凝固反応）や内因系（血管内に存在する因子により生じる凝固反応）といわれる凝固因子のカスケード

自己診断の正解	1	2	3	4	5	6	7	8	9	10	11	12
	×	○	×	○	○	×	×	×	○	×	○	○

(**表1**, **図3**)の活性化により, フィブリノゲンをフィブリン(モノマー)に変え, さらに, フィブリンをポリマー化し, 強固なフィブリン血栓を形成して止血を完成する(二次止血, **図2**)。

図1　一次止血

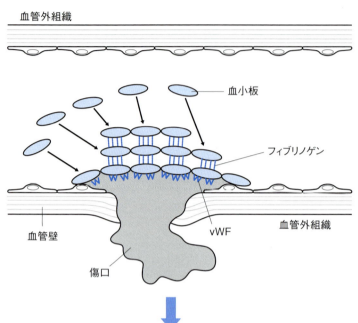

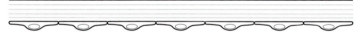

図2　二次止血

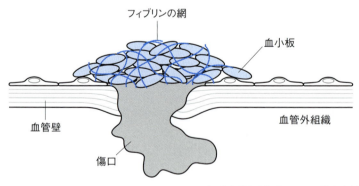

(日本血液製剤協会HPより引用改変)

表1　血液凝固因子の種類

	同義語	分子量（万）	血漿中含量 （mg/100mL）
I	フィブリノゲン	34.0	200〜400
II	プロトロンビン	7.2	15〜20
III	組織因子	4.4	—
IV	Ca^{2+}（カルシウムイオン）	—	—
V	AC グロブリン（プロアクセリン）	30	2.5
VI	（欠番）		
VII	プロコンバーチン	4.8	0.05
VIII	抗血友病因子	33	0.001
IX	クリスマス因子	5.5	0.34
X	スチュワート因子	5.5	0.75
XI	PTA	14.3	0.5
XII	ハーグマン因子	7.4	2.5
XIII	フィブリン安定化因子	31.0	1〜2

（日本血液製剤協会HPより引用改変）

2. 凝固系のカスケード

- いわゆる凝固因子カスケードを構成する凝固因子は，I〜XIII 因子（VIは欠番，IVはカルシウム）の12個からなる（**表1**）。
- カスケードは，外因系，内因系，共通系からなる（**図3**）。臨床では外因系が主体。
- 注目すべきは，①開始，②分岐点，③最終反応であり，因子の活性化は蛋白分解酵素の連動作用による凝固因子の活性化である。
- カスケードの最終目的は，フィブリノゲン（I）からフィブリンを産生することである。
- この反応は，活性化されたプロトロンビン（IIa）によって生じる。
- 凝固活性の指標（検査項目）は，①外因系活性（PT），②内因系活性（APTT），③個々の因子［フィブリン（Fb），トロンビン−アンチトロンビン複合体（TAT）など］。
- 凝固カスケードに影響する因子は，①全身的因子（血漿内），②局所産生因子，③薬物が挙げられる（次項目参照）。

図3 凝固カスケード

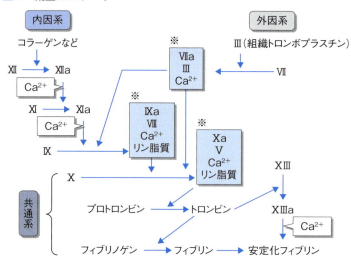

（※青枠は，凝固因子，Ca^{2+}，リン脂質が複合体となり作用）

知識習得のためのランドマーク！

「止血」の生理機構！⇒ 3つのステップからなる。
① 血小板血栓の形成（VW因子）（一次止血）
② フィブリン血栓の形成（二次止血）
③ フィブリン・ポリマーへのカスケード（血液凝固因子）

基本知識のまとめ

【C2】凝固系の調節（修飾）機構について説明できる。

- 凝固系の検査や病態を理解する前に，凝固系の生理をもう少し復習しよう！
- 凝固（と線溶）系の調節（修飾）は，①血小板の粘着・凝集，②凝固カスケード，③血管内皮レベルでの調節で行っている。
- 凝固（と線溶）系の調節（修飾）機構で問題となる病態は，①凝固系の抑制（または線溶系亢進）による出血傾向，②過凝固（または線溶系の抑制）による血栓症の発生，③凝固系と線溶系の亢進である播種性血管内凝固症候群（DIC）などである。
- ここでは，凝固系の調節（修飾）機構について確認したい。

1. 血小板粘着・凝集での調節（止血機構の始まり）（図4）

- 血小板の粘着・凝集の調節は，①血小板の数，②血小板粘着因子，③血小板凝集因子によって行われている。
- 血小板の粘着には，血漿中のVW因子が重要であり，血小板の凝集にはVW因子と血小板の膜表面に存在するGPⅡb/Ⅲレセプターの発現が関与している。
- VW因子は肝臓で合成され，血漿中に存在するが，遺伝的に欠損した人（von Willebrand病）が存在している。

- また，血小板のGPⅡb/Ⅲレセプターの発現には，①アラキドン酸カスケード，②アデニル酸カスケード，③イノシトールリン脂質系カスケードが関与しており，薬物［血小板凝集抑制剤（アスピリンなど）］での修飾が可能である（次項参照）。

図4　血小板の凝集

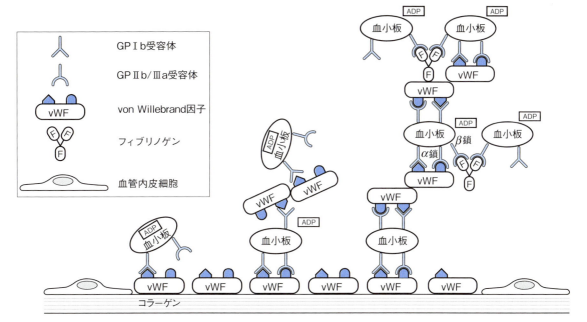

（日経メディカル2000年1月号を参考に作成）

2. 凝固系カスケードでの調節（止血機構の主役）

- カスケードでの調節（修飾）は，①遺伝による凝固因子や凝固抑制因子の欠損，②肝機能障害による凝固因子や凝固抑制因子の低下（ビタミンK依存性凝固因子），③凝固因子の阻害（抗体，薬物）によって受けている。
- 遺伝的な凝固因子の欠損としては，先天的Ⅻ因子欠損症，血友病A（第Ⅷ因子欠損），血友病B（第Ⅸ因子欠損）がある。また，von Willebrand病においても第Ⅷ因子欠損が併存することがある。
- 凝固カスケード（蛋白分解酵素主体のカスケード）に関与する因子の中でタンパク質は肝臓で作られる（図3）（⇒肝機能不全患者では凝固異常）。
- 肝臓で作られる因子の中で，ビタミンK依存性凝固因子は4つある（学生時代の覚え方：「泣くとに～（Ⅶ, Ⅸ, Ⅹ, Ⅱ）（半減期の短い順）」）（図5）。
- ビタミンK低下の影響は，APTTよりPTで早く出現（半減期が短いⅦの障害）。
- ビタミンK欠乏の原因は，①摂取量低下，②抗菌薬（細菌によるビタミンK産生抑制），③閉塞性黄疸（ビタミンKの再吸収低下）など。
- ワーファリンの作用機序は，肝臓でビタミンK依存性凝固因子の合成阻害。
- その他の調節因子として，リン脂質（Caや凝固因子と複合体を形成し作用する）が関与している（⇒抗リン脂質抗体症候群患者では凝固異常を示す）。
- さらに，後天的血友病（第Ⅷ因子の抗体産生）や薬物（後述）がある。

図5 ビタミンK依存性凝固因子

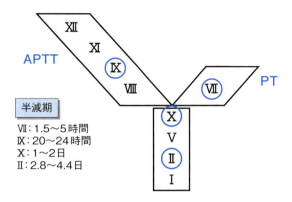

（金沢大学血液内科・呼吸器内科　情報ブログより引用改変）

3. 血管内皮細胞レベルでの調節（過凝固・血栓防止機構）
- 凝固の最前線である血管の内皮では凝固阻止（血栓防止）機構が作動している（図6）。
- 血管内皮から分泌される一酸化窒素（NO）やプロスタグランジンは，血小板凝集抑制や血管拡張作用がある。
- 血管内皮の表面の膜に存在するトロンボモジュリン（TM）は，トロンビンと結合し，プロテインCを活性し，第Ｖa因子や第Ⅷa因子を不活性化する。
- アンチトロンビン（AT）は肝臓で産生されるが，血管内皮で修飾されている。
- 血管内皮に接着するヘパリン様物質にアンチトロンビン（AT）や組織因子経路インヒビター（TFPI）などのカスケード阻害剤が付着し貯蓄している。
- また，過凝固を防ぐため，できた血栓を溶解する組織プラスミノーゲンアクチベータ（t-PA）が血管内皮から分泌される（後述）。

図6 血管内皮での調節機構

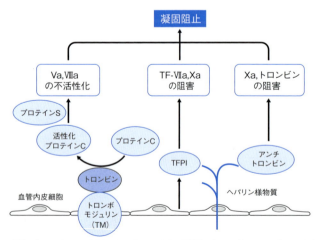

TF：tissue factor, TM：thrombomodulin, TFPI：tissue factor pathway inhibitor

（金沢大学血液内科・呼吸器内科　情報ブログより引用改変）

血液 / 生理検査解析の手技

知識習得のためのランドマーク！

基本知識のまとめ

凝固系の調節機構！

①凝固調節機構には，⑦血小板，⑦凝固系カスケード，⑨血管内皮での抗凝固因子！

②血小板粘着と凝集の調節は，⑦VW因子，⑦GPⅡb/Ⅲレセプター！

③凝固系カスケードでの全身的な調整は凝固因子と抑制因子であり，⑦凝固因子や抑制因子の遺伝的欠損，⑦肝臓機能障害による凝固因子産生低下（ビタミンK依存性蛋白など），⑨凝固因子の阻害（抗体や薬物），に影響される！

④血管内皮での調節機構（凝固抑制因子の貯蓄と活性化，血栓の溶解）！

【C3】フィブリン血栓の形成と線溶系の調節（修飾）機構について説明できる。

- 血管の破綻により出血が生じると，①血小板の粘着・凝集⇒②凝固系カスケードの活性⇒フィブリン血栓が形成され止血が完成する。
- 一方，血管内皮細胞の障害に伴い，血栓症が引き起こされることも知られている。生体では凝固系と線溶系の巧みなバランスから成り立っている。
- 本項では，強固なフィブリン血栓の形成とその溶解である線溶系についての調節（修飾）機構について復習しよう。

1. フィブリン血栓の形成とその調節機構

- 凝固カスケードの最終段階は，プロトロンビン（Ⅱ）がトロンビンとなり，フィブリノゲン（Ⅰ）をフィブリンへ変化させ，フィブリン安定化因子（ⅩⅢ）によって重合とポリマー化が完成する（図7）。
- フィブリノゲンは肝臓で産生される蛋白質で血中に大量に存在し，トロンビン（セリンプロテアーゼの一種）によって，フィブリン（モノマー）と変換される。
- トロンビンは，凝固カスケードにおいて，プロトロンビン（Ⅱ）（肝臓で産生）がⅩa＋Ⅴ＋Ca＋リン脂質の複合体から活性化され生じる。
- また，トロンビンは，肝臓で生成された後，血管内皮表面に存在するヘパリン様物質に付着しているアンチトロンビン（AT）と結合して不活化している。
- トロンビンは半減期が短いため，それらの複合体（TAT）を測定してトロンビンの量を類推する。
- 一方，トロンビンによって変換されたフィブリンモノマーの大半は活性化されたフィブリン安定化因子（ⅩⅢa）によって重合化され，安定化フィブリンとなる。
- 一部のフィブリンモノマーは，可溶性フィブリン（SF）や血液中のフィブリノゲン，FDP，フィブロネクチンなどと結合し可溶性フィブリンモノマー複合体（SFMC）として存在する。

2. 線溶系の調節機構

- 過剰な血栓形成や病的な血栓形成が生じた場合，血栓を溶解する機構が活性化される（図8）。

- 血管内皮細胞から分泌される組織プラスミノゲンアクチベーター(t-PA)は，肝臓で生産され血中に存在するプラスミノゲンをプラスミン(蛋白分解酵素の一種)に変換する。そのプラスミンは，フィブリノゲン(一次線溶)や安定化フィブリン(二次線溶)を分解する(図7)。

図7 フィブリンの線溶と産物

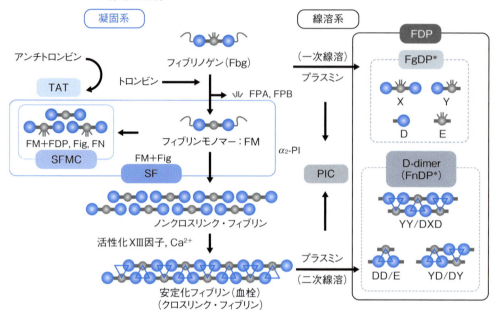

(金沢大学血液内科・呼吸器内科　情報ブログより引用改変)

図8 フィブリン血栓の溶解(線溶)

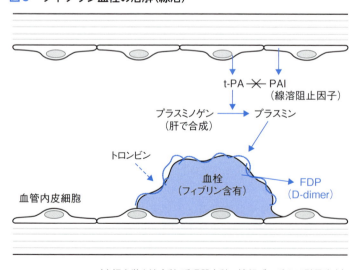

(金沢大学血液内科・呼吸器内科　情報ブログより引用改変)

- フィブリンの分解産物としては，フィブリノゲン／フィブリン分解産物(FDP)が生じる。安定化フィブリンからの分解物であるD-dimerもFDPの中に含まれる。
- 血栓症の発症からの時間診断(経時的にFDPが増加し，少し遅れてD-dimerが上昇)やDICの際の型分類に応用される(後述)。
- また，凝固系が亢進しているにもかかわらず，線溶系が亢進しない場合もあるので注意する(血栓ができているが溶解していない状態であり危険)。
- 線溶系の調整因子としては，血管内皮細胞から分泌される①組織プラスミノゲンアクチベーター(t-PA)，②組織プラスミノゲンアクチベーター・インヒビター(PAI)，や肝臓で生産される③α_2プラスミンインヒビター(α_2PI)がある(これらは蛋白分解酵素阻害作用を有する)。
- プラスミンは半減期が短いので，臨床では，プラスミン・α_2プラスミンインヒビター複合体(PIC)を測定することが多い(図7)。

> **知識習得のためのランドマーク！**
>
> 「フィブリン血栓形成と線溶系」の生理機構！
> ①フィブリン血栓形成は，トロンビンによるフィブリンモノマーの形成とフィブリン安定化因子(XIII)による安定化フィブリン形成からなる。
> ②フィブリン血栓形成における調整はアンチトロンビン作用による。
> ③線溶系は，組織プラスミノゲンアクチベーターによって活性化されたプラスミンにより行われる。
> ④線溶系の調整は，㋐組織プラスミノゲンアクチベーター(t-PA)，㋑組織プラスミノゲンアクチベーター・インヒビター(PAI)，や肝臓で生産される㋒α_2プラスミンインヒビター(α_2PI)がある。

【C4】凝固・線溶系異常を評価する検査項目を挙げ，それらを評価できる。

- 外科臨床で問題となる凝固・線溶系の疾患は，①出血傾向と②血栓症の2つである。
- 出血傾向は凝固活性の低下のために生じ，血栓症は基礎疾患に伴う凝固活性の亢進のために生じる。
- 凝固・線溶系の検査は，①凝固線溶系異常の存在(スクリーニング)，②カスケードのどこで異常が生じているか，③どのような病態が生じているか，を判断するために行う。

指導医から知識マスターのためのアドバイス

凝固・線溶系マーカーの評価をマスターしよう！

まずは出血時間，PT，APTT，FDP，D-dimerの評価の方法をマスターしよう！ そうすれば，さらに詳細な検査の評価法にも興味がわいてきます。

1. 凝固系異常の存在診断(スクリーニング検査)

- 血小板異常(数や機能)や血管壁の異常をチェックする方法として出血時間がある(表2)。
- 臨床検査室での凝固活性異常のスクリーニング検査としては，①プロトロンビン時間(PT)と②活性化部分トロンボプラスチン時間(APTT)がある。これらは，凝固時間やコントロールとの活性比率で示される(図9，表3)。
- PTは外因系(VII)と共通経路(X，V，II，I)の活性を検査するものであり，APTTは内因系と共通経路の活性を検査するものである(外因系と共通経路を暗記)。
- それぞれの活性低下(凝固時間の延長)の際に関係する因子を表3に示した。

- PTは，国際間で異なる試薬の影響を補正するため，国際感度指数(ISI)を導入し，PT-INR(international normalized ratio)で表記する。
- PT-INRは，[患者PT(秒)／コントロールPT(秒)]ISIで示される(**表2**)。
- PT(第Ⅶ⇒Ⅹ，Ⅴ，Ⅱ，Ⅰ因子)が延長する原因としては，①因子の産生低下(遺伝や肝障害)，②ビタミンK欠乏症による因子の合成不良(㋐摂取量低下，㋑抗菌薬投与，㋒閉塞性黄疸)，③因子の消耗(DIC)，④阻害因子などがある。
- ビタミンK欠乏に伴う出血性疾患は，因子の半減期からAPTTよりPTで出現しやすい(ビタミンKの合成阻害のワーファリンのモニターとしてPTを利用)。
- 同様に，APTT(第Ⅻ，Ⅺ，Ⅸ，Ⅷ⇒Ⅹ，Ⅴ，Ⅱ，Ⅰ因子)が延長する原因としては，①因子の産生低下(遺伝や肝障害)，②ビタミンK欠乏症による因子の合成不良，③因子の消耗(DIC)，④阻害因子などがある。
- このように，凝固異常症を考える際には，①PTとAPTTがともに延長しているか，②PTのみの延長か，③APTTのみの延長かをチェックし，最終反応物であるフィブリンの量の増減を判断すると，どのような凝固異常が生じているかが推測できる。
- また，凝固因子の減少なのか，阻害因子の出現なのかを判定する方法として，患者血漿と正常血漿を一定比率で混入して活性をみるクロスミキシング試験が行われる。

図9 臨床検査室での凝固活性異常のスクリーニング検査

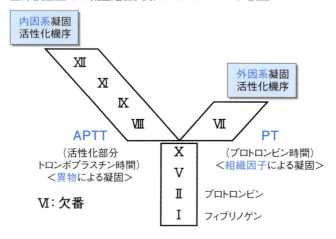

(金沢大学血液内科・呼吸器内科　情報ブログより引用改変)

血液／生理検査解析の手技

表2 凝固機能のスクリーニング検査

<table>
<tr><th colspan="2">検査項目</th><th>方法</th><th>意義</th><th>正常値</th><th>延長（活性低下）</th></tr>
<tr><td rowspan="6">スクリーニング</td><td rowspan="2">出血時間</td><td>Duke法</td><td>出血傾向のスクリーニング</td><td>2〜5分</td><td>血小板減少症</td></tr>
<tr><td>Ivy法</td><td>出血傾向のスクリーニング</td><td>2〜5分</td><td>血小板機能異常</td></tr>
<tr><td>APTT
（活性化部分トロンボプラスチン時間）</td><td>内因系凝固活性</td><td>凝固活性のスクリーニング検査</td><td>24.6〜32.0秒</td><td>内因系・共通系因子異常</td></tr>
<tr><td>PT
（プロトロンビン時間）</td><td>外因系凝固活性</td><td>凝固活性のスクリーニング検査</td><td>11〜12秒
80〜120%</td><td>外因系・共通系因子異常</td></tr>
<tr><td>PT-INR</td><td>［患者PT（秒）／コントロールPT（秒）］^{ISI}</td><td>国際感度指数ISIにて補正
国際的なワーファリン療法のモニタリング</td><td>0.80〜1.20</td><td>外因系・共通系因子異常</td></tr>
<tr><td rowspan="2">補足</td><td>TT
（トロンボテスト）</td><td>PIVKA*（ビタミンK欠乏，ワーファリン存在下で産生される蛋白）の存在下の第Ⅱ，Ⅶ，Ⅹ因子活性の測定</td><td>PIVKA存在下の第Ⅱ，Ⅶ，Ⅹ因子活性
ワーファリン療法のモニタリング</td><td>70〜140%
（30〜50%で止血機能維持）</td><td>抗凝固療法の治療域としては10〜30%</td></tr>
<tr><td>HPT
（ヘパプラスチンテスト）</td><td>PIVKA非存在下の第Ⅱ，Ⅶ，Ⅹ因子活性測定</td><td>PIVKA非存在下の第Ⅱ，Ⅶ，Ⅹ因子活性
肝機能低下やビタミンK欠乏の指標</td><td>70〜140%</td><td>肝機能低下，ビタミンK欠乏</td></tr>
</table>

* PIVKA：protein induced by vitamin K abscence or antagonist

表3 PTおよびAPTTからみた凝固異常

<table>
<tr><td rowspan="2" colspan="2"></td><th colspan="2">APTT</th></tr>
<tr><th>延長</th><th>正常</th></tr>
<tr><td rowspan="2">PT</td><td>延長</td><td>Ⅹ, Ⅴ,
Ⅱ, Ⅰ*</td><td>Ⅶ</td></tr>
<tr><td>正常</td><td>Ⅷ Ⅸ
Ⅻ, Ⅺ,
PK（プレカリクレイン）</td><td>ⅩⅢ</td></tr>
</table>

（□：ビタミンK依存, ○：血友病）

2. 凝固系異常の精密検査（凝固因子異常の解析）

● 前項のようにPT，APTT，フィブリンの変化によって，凝固異常の部位を推測した後は，それに関与するカスケード中の凝固因子を測定し，詳細に検討する。

● 測定できる項目は，①凝固・線溶系の（酵素）活性（凝固時間など），②凝固因子や阻害因子の濃度，③反応生成物の濃度，である。

● 表4に凝固異常症の精密検査項目についてまとめた。

● 凝固系カスケードのどの部位が，どのような原因で異常を示しているのかを判断することが可能となる。

検査・診断

表4 凝固異常症の精密検査

	検査項目	方法	意義	正常値	減少(低値)	増加(高値)
凝固系（凝固因子）	フィブリノゲン（第1因子）	トロンビン時間法（Claus法）	凝固・線溶系の中心的基質蛋白	200～400mg/dL（半減期3～4日）	・先天性欠損・低下 ・重症肝障害(産生障害) ・線溶亢進, DIC(消耗)	・感染症 ・悪性腫瘍 ・糖尿病 ・脳血栓症
	第Ⅷ因子	APTT一段法	血友病Aなどの出血傾向	60～140%	・血友病A ・von Willebrand病 ・第Ⅷ因子に対する抗体 ・DIC(消耗)	・感染症 ・悪性腫瘍
	第Ⅸ因子	APTT一段法	血友病Bなどの出血傾向	60～140%	・血友病B ・重症肝疾患(産生障害) ・ビタミンK欠乏症(産生障害) ・ワーファリン投与(産生障害) ・第Ⅸ因子に対する抗体 ・DIC(消耗)	・深部静脈血栓症
	第ⅩⅢ因子（フィブリン安定化因子）	直接法, 抗原法	血栓形成と損傷治癒	70～120%	・先天性欠乏症 ・DIC(消耗) ・縫合不全や瘻孔(70%以下)(消耗) ・Schönlein-Henoch紫斑病(消耗)	―
凝固系生成物	可溶性フィブリンモノマー複合体（SFMC）	パラコアギュレーションテスト（ゲル化フィブリン様物質形成能）	凝固亢進状態を示す	陰性	・DIC(消耗) ・血栓症(消耗)	―
	可溶性フィブリン（SF）	免疫学的測定法	凝固亢進状態を示す	7μg/mL	・DIC(消耗) ・血栓症(消耗)	―
凝固因子阻害因子	TAT（トロンビン・アンチトロンビンⅢ複合体）	免疫学的測定法	トロンビン産生マーカーとしての複合体(トロンビンの半減期は短いので)(半減期は15分)	3.0ng/mL	・DIC(消耗) ・血栓症(消耗) ・体外循環(消耗)	―
	プロテインC(PC)	免疫学的測定法	・肝臓で産生⇒血管内皮細胞に付着⇒プロテインSを補酵素として活性化 ・活性化第Ⅴ, Ⅷ因子を阻害し, 過凝固を抑制	2.5～5.5μg/mL	・先天性欠乏症 ・ビタミンK欠乏(産生障害) ・ワーファリン服用中(産生障害) ・肝障害(産生障害) ・DIC(消耗)	―
	トロンボモジュリン	免疫学的測定法	・血管内皮細胞から産生され, 内皮細胞表面に存在 ・トロンビンと結合し, トロンビンの凝固因子活性作用を死活し抗凝固作用	3.2～4.5FU/mL	―	・自己免疫疾患 ・DIC ・虚血性心疾患 ・末梢動脈疾患

3. 線溶系の検査

● 凝固系と線溶系は, 生理的には均衡して活性化されるように思われるが, 実際には病態に応じて凝固系が優位であったり, 線溶系が優位であったりする。

● そのため, 線溶系も独自に精査する必要がある。表5に代表的な線溶系の検査項目をまとめた。

● スクリーニングとしてはFDPが測定され, 精査としてはそれぞれの反応物や阻害物質が測定される。

血液 / 生理検査解析の手技

表5 線溶系の検査

	検査項目	方法	意義	正常値	減少(低値)	増加(高値)
線溶系因子	プラスミノゲン (PLG)	免疫学的測定法	・フィブリンを溶かすプラスミンの前駆物質 ・肝臓で産生され, 組織型プラスミノゲンアクチベーターによりプラスミンへ変換	10〜30mg/dL (活性値80〜130%)	・肝疾患(産生障害) ・DIC(消耗) ・先天性欠損・異常症	−
線溶系因子	プラスミン・α_2プラスミンインヒビター複合体 (PIC)	免疫学的測定法	・プラスミンの半減期が短い(約0.1秒)ので複合体を測定(約90分) ・線溶系活性の指標	0.8µg/mL未満	−	・DIC(特に急性白血病) ・血栓症
線溶系生成物	フィブリノゲン/フィブリン分解産物(FDP)	免疫学的測定法	・フィブリノゲン溶解(一次線溶)とフィブリン溶解(二次線溶)の活性亢進の指標	5µg/mL未満	−	・DIC ・悪性腫瘍や線溶薬 ・血栓症
線溶系生成物	D-dimer	免疫学的測定法	・FDPの中で, 安定フィブリン(二次線溶)の分解産物	1.0µg/mL未満	−	・DIC ・血栓症
線溶系因子抑制	プラスミノゲンアクチベーターインヒビター1(PAI-1)	免疫学的測定法	・血管内皮, 脂肪細胞, 平滑筋で産生 ・血小板内に存在 ・過剰な線溶活性を抑制	50ng/dL以下	−	・DIC(特に敗血症) ・心血管障害 ・肥満 ・糖尿病
線溶系因子抑制	α_2プラスミンインヒビター(α_2-PI)	免疫学的測定法	・肝臓で産生され, プラスミン活性を抑制する(線溶活性の抑制)	5.5〜8.5mg/dL	・先天性欠損・異常症 ・肝疾患(産生障害) ・DIC(消耗)	−

知識習得のためのランドマーク!

基本知識の まとめ

凝固・線溶系の異常の評価のための検査!

①凝固・線溶系のスクリーニング検査として, PT, APTTの遅延の有無を検討する(遅延パターンが重要)。

②PT, APTTが遅延していれば, ⑦凝固因子の消耗(凝固活性による), ⑦凝固因子の産生低下(肝機能障害など), ⑦凝固因子阻害物質の増加, を明らかにするため, フィブリンやFDPを測定し, さらに個々の凝固因子や阻害因子の濃度を測定する。

③このように凝固・線溶系の検査の目的は, ⑦凝固・線溶系のカスケードの活性化と抑制の有無(スクリーニング), ⑦カスケード中の異常部位, ⑦その原因(病態)を明らかにすることである。

【C5】 代表的な凝固・線溶系の先天性素因と後天性素因について説明できる。

● 外科臨床の場において, 凝固・線溶系が問題となる病態は, 出血傾向と血栓症であり, 凝固・線溶系異常素因はしばしば術前検査において問題となる。

● 術前検査において,

(1)PTが延長する場合には, ①ビタミンK欠乏症, ②肝機能障害, ③薬物, を考える。

(2)APTTが延長する場合には, 次のことを考える。

  a. 出血性疾患としては, ①血友病(A, B, 後天性), ②von Willebrand病, ③ビタミンK欠乏(肝機能障害, 薬物)

  b. 血栓性疾患としては, ①抗リン脂質抗体症候群, ②先天性第Ⅻ因子欠損症, などを考慮する。

● 以下, 代表的な凝固・線溶系の異常素因について先天性と後天性別に復習しておこう。

1. 先天的異常(遺伝性疾患)

(1)血友病A, B(図10)

● 凝固因子の遺伝子の変異が原因である。

39

検査・診断

- 伴性劣性遺伝で，通常男子のみに発症する。出生10,000人に1人の割合。
- 凝固Ⅷ因子が先天的に欠乏している疾患を血友病A，第Ⅸ因子が欠乏している疾患を血友病Bという。
- 血友病Aは，血友病Bよりも頻度が高い（血友病全体の80〜85％）。
- 症状は出血傾向（術後出血など）であり，周術期の出血予防が重要。
- 2/3は家族歴を有するが，1/3は家族歴なし。
- PTは正常だが，APTTの延長⇒確定診断は凝固因子の欠損。
- 術前，補充療法（凝固因子製剤）やデスモプレッシン（DDAVP：血管内皮細胞からⅧ因子の放出作用）により凝固因子レベルを上げておく。
- COX-2阻害剤を除く非ステロイド性抗炎症薬，アスピリンは使用しない。アセトアミノフェンは使用可能。
- 適切な治療（凝固因子の補充療法）により，予後は正常人と同等。
- 凝固因子製剤に対する抗体が生じる場合があり注意を要する。

（2）von Willebrand 病（図10）
- von Willebrand因子の異常により，血小板の血管内皮下組織への粘着に障害が生じ，出血傾向が生じる。
- また，von Willebrand因子は血中で第Ⅷ因子と結合し，第Ⅷ因子を安定化させる役割がある。そのため，von Willebrand 病では，血中の第Ⅷ因子活性が減少しAPTTが延長する（PTは正常）。

（3）その他
- 先天性凝固阻止因子欠乏症として，アンチトロンビン欠乏症，プロテインC欠乏症，プロテインS欠乏症などがある。

図10　先天性凝固異常症

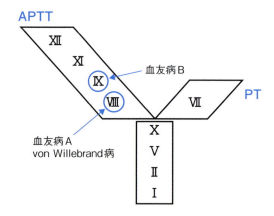

2. 後天性の凝固・線溶系の異常素因

（1）抗リン脂質抗体症候群
- "細胞膜のリン脂質"または"リン脂質と蛋白質との複合体"に対する自己抗体が産生され，不育症（習慣性流産）や血栓症（動脈系・静脈系）を発症する病態を抗リン脂質抗体症候群という。
- 後天性のものの中では最多。

血液 / 生理検査解析の手技

- 血中に抗カルジオリピン抗体やループスアンチコアグラント（LAC）などの自己抗体が検出され、リン脂質依存性凝固反応を抑制する（凝固因子の第Ⅴ因子、第Ⅹ因子、プロトロンビン活性複合体に影響を与え、APTTを延長する）。
- 特発性血小板減少性紫斑病（ITP）の約30％に抗カルジオリピン抗体を有する。

（2）凝固因子産生低下

- 肝機能障害による凝固因子の産生低下、閉塞性黄疸時のビタミンK吸収障害などでビタミンK依存性凝固因子が減少し出血傾向を示す（ビタミンKに依存する凝固因子は第Ⅶ、Ⅸ、Ⅹ、Ⅱ因子）。

知識習得のためのランドマーク！

基本知識のまとめ

代表的な凝固・線溶系の先天性素因と後天性素因！

①術前PT延長を認めた場合には、①ビタミンK欠乏症、②肝機能障害、③薬物、を考える。

②APTT延長を生じる先天的異常で比較的頻度の高い疾患は①血友病A, Bと②von Willebrand病であり、ともに出血傾向を示す。

③APTT延長を生じる後天性異常素因の中で最多の疾患は抗リン脂質抗体症候群であり、血栓症を生じる。

【C6】 播種性血管内凝固症候群（DIC）の病態と治療薬について説明できる。

- 外科臨床の現場において、しばしば遭遇する重篤な凝固線溶系異常として播種性血管内凝固症候群（DIC）が挙げられる。DICについて十分に理解しておこう！
- DICは、基礎疾患が存在し、全身的に持続的に凝固系と線溶系が活性化した病態である。すなわち、全身臓器の微小血管内で、血栓の形成と血栓の溶解が活性化している病態である。
- 原因となる3大基礎疾患は、①感染症（敗血症）、②急性白血病、③固形癌、である。
- 厚生労働省研究班の報告では、DICの罹患者は年間73,000人に及び、その死亡率は56％である。

1. DICの症状と診断

- 症状としては、①臓器の微小血管に生じる血栓のための臓器障害、②凝固因子消耗のための出血傾向が挙げられる。
- DICの存在診断としては、厚労省や国際血栓止血学会（ISTH）による診断基準が用いられてきた（**表6**）。2014年には日本血栓止血学会から新しい診断基準暫定案が提示されている。

検査・診断

表6　DIC診断基準の比較

	厚労省	ISTH	急性期
基礎疾患 臨床症状	有：1点 出血症状：1点 臓器症状：1点	必須項目 — —	必須項目，要除外診断 SIRS（3項目以上）：1点
血小板数（×10⁴/μL）	8～12：1点 5～8：2点 <5：3点	5～10：1点 <5：2点	8～12 or 30%以上減少/24h：1点 <8 or 50%以上減少/24h：3点
FDP（μg/mL）	10～20：1点 20～40：2点 >40：3点	FDP, DD, SF 中等度増加：2点 著明増加：3点	10～25：1点 >25：3点
フィブリノゲン （mg/dL）	100～150：1点 <100：2点	<100：1点	—
PT	PT比 1.25～1.67：1点 >1.67：2点	PT秒 3～6秒延長：1点， 6秒以上延長：2点	PT比 >1.2：1点
DIC診断	7点以上	5点以上	4点以上

ISTH：国際血栓止血学会

- これらの診断基準では，①基礎疾患・臨床症状，②血小板数，③FDP値，④フィブリノゲン，⑤PTの項目をスコアー化し，合計点で判断している。
- さらに病態を把握するために，凝固活性化のマーカーとしてはTAT（トロンビン-AT複合体）を，線溶活性マーカーとしてPIC（プラスミン-α_2PI複合体）を指標とする（ともに半減期が短いため複合体を測定）。
- 次に治療選択のために重要な「DICの病型診断」を行う。
- 病型には，①線溶抑制型，②線溶均衡型，③線溶亢進型がある（**表7**）。
- 敗血症によるDICにおいては，単球と血管内皮から産生される組織因子（TF）とリポポリサッカライド（LPS）やサイトカインによりトロンボモジュリン（トロンビンと結合⇒プロテインCの活性化⇒第Ⅴ因子や第Ⅷ因子の不活性化）の発現を低下させる。⇒凝固系が亢進する。
- さらに，敗血症が原因のDICにおいては，プラスミノゲン・アクチベーター・インヒビター（PAI）が増加し，線溶系が抑制される。すなわち，PICやD-dimerの上昇も軽度である。⇒線溶抑制型を示す。
- このような線溶抑制型では，臓器内の微小血管での血栓が問題となり，臓器不全に注意する必要がある。出血症状はまれである。
- 一方，腹部大動脈瘤や急性前骨髄性白血病（APL）においては，PAIは微増であり，PICやD-dimerが増加する。⇒線溶亢進型。
- 線溶亢進型では，出血傾向が症状の主体となる。
- また，固形癌が原因のDICでは線溶均衡型を示すと言われている。

2. DICの治療

- DICは，基礎疾患の存在下に全身性に持続的に凝固・線溶活性が亢進した病態である。
- DICの治療の原則は，①原因の除去，②抗凝固療法（血栓形成抑制），③補充療法（出血傾向抑制）である。
- 抗凝固療法として，①ヘパリン（アンチトロンビンⅢ依存性凝固因子阻害）とアンチトロン

42

ビン製剤，②蛋白分解酵素阻害薬（フサン®，FOY®）（凝固系カスケードは蛋白分解酵素によるカスケードなので，カスケードの亢進を阻害する），③トロンボモジュリン製剤（トロンビンとの結合を介して凝固系の活性阻害）

●補充療法としては，血小板輸血（目標：血小板2万以上），新鮮凍結血漿（FFP）（目標：フィブリノゲン100mg/dL以上）を行う。

表7 DICの病型分類（2010年改訂版）

病型	凝固（TAT） 線溶（PIC）	症状	D-dimer	PAI	代表的疾患
線溶抑制型		臓器症状	軽度上昇	著増	敗血症
線溶均衡型					固形癌
線溶亢進型		出血症状	上昇	微増	腹部大動脈瘤 APL

D-dimer：フィブリン（血栓）分解産物を反映
PAI：plasminogen activator inhibitor
APL：急性前骨髄球性白血病
（APLはannexin Ⅱによる線溶活性化が加わる点で特殊病型）

（朝倉英策：モダンメディア，p.152-158，2016より引用改変）

知識習得のためのランドマーク！

基本知識のまとめ

播種性血管内凝固症候群（DIC）の病態と治療薬！

①DICの病態は基礎疾患（敗血症，急性白血病，固形癌）が存在し，全身性に持続的に凝固系と線溶系が活性化した病態である。

②敗血症によるDICは線溶抑制（血栓形成）による臓器障害，急性白血病は線溶亢進による出血傾向を示す。

③DICの治療原則は，㋐原因除去，㋑抗凝固療法，㋒補充療法である。

【C7】凝固・線溶系に対する代表的な治療薬物について説明できる。

- ここでは,外科の実臨床で比較的頻用される凝固・線溶系についての薬物について復習しよう。
- 頻用される凝固・線溶系の薬物としては,①抗血小板薬,②抗凝固薬,③アンチトロンビンⅢ,④トロンボモジュリン製剤,⑤血栓溶解剤などが挙げられる。
- 抗血小板薬やワーファリン服用中の患者さんの周術期においては,ヘパリン置換の必要性が論じられる。DICの治療においては,アンチトロンビンⅢ製剤やトロンボモジュリン製剤が用いられ,血栓症の治療には血栓溶解剤が用いられる。

指導医から手技マスターのためのアドバイス

凝固・線溶系に関わる薬剤をマスターしよう!

代表的な薬剤は①抗血小板薬,②抗凝固薬,③アンチトロンビンⅢ,④トロンボモジュリン製剤,⑤血栓溶解剤です。術前の休薬期間や拮抗薬の選択,術後の合併症対策としての使用法を習得してください。

1. 抗血小板薬

- 代表的な抗血小板薬としては,①アスピリン,②チクロピジン塩酸塩,③クロピドグレル硫酸塩,④シロスタゾール,⑤サルポグレラート塩酸塩がある(**表8**)。
- 血小板が血小板凝集反応や顆粒放出反応を生じる情報伝達機構として,これまで主に4つのレセプターと3つの情報伝達経路が知られている。抗血小板薬は,これらのレセプターレベルでの阻害やカスケード内の酵素阻害を行うものである。特に血小板同士の結合に作用するレセプター(GPⅡb/Ⅱa)を阻害する薬物が頻用されている。
- 一方,血小板内の情報伝達経路には,①コラーゲン・エピネフリン受容体を介するカスケード(アラキドン酸カスケード),②ADP受容体とプロスタグランジン受容体の共通カスケード(アデニールサイクラーゼカスケード),③セロトニン受容体を介するカスケード(イノシトールリン脂質系)があり,これらを阻害する薬物も用いられる。
- 表8に抗血小板薬の作用機序と術前の休薬期間をまとめた。
- アスピリンは血小板シクロオキシゲナーゼ阻害,チクロピジン塩酸塩とクロピドグレル硫酸塩は血小板膜の接着レセプター(GPⅡb/Ⅱa)の拮抗阻害,シロスタゾールは血小板のc-GMP阻害,サルポグレラート塩酸塩は5-HT受容体の阻害活性を有している。
- 作用機序や薬物の半減期に応じて術前休薬期間が設定されている。術前休薬の必要な期間は外科医にとって重要な情報である。

表8 代表的な抗血小板薬

	アスピリン	チクロピジン塩酸塩	クロピドグレル硫酸塩	シロスタゾール	サルポグレラート塩酸塩
商品名	バファリン® バイアスピリン®	パナルジン®	プラビックス®	プレタール®	アンプラーグ®
作用機序	血小板 シクロオキシゲナーゼ阻害	血小板膜 GPⅡb/Ⅲa拮抗 アデニールサイクラーゼ阻害	血小板膜 GPⅡb/Ⅲa拮抗 アデニールサイクラーゼ阻害	血小板 cGMP阻害	選択的 5-HT$_2$受容体拮抗
術前休薬期間	7~10日	10~14日	14日	2~4日	1日

血液 / 生理検査解析の手技

2. 抗凝固薬

- 代表的な抗凝固薬は，ヘパリン類とワーファリンがある（表9）。
- ヘパリン類には，未分画ヘパリン，低分子ヘパリン，ヘパラン硫酸がある。
- 最も頻用されている未分画ヘパリンはATⅢに結合してATⅢ活性を不活化する。すなわち，ATⅢ依存性凝固因子を阻害することにより抗凝固作用を示す。
- ヘパリンの特徴は半減期が短く（手術前4〜6時間まで継続可能），硫酸プロタミンという中和薬があることである。
- ヘパリン置換中の患者においては，周術期にAPTTによってモニタリングする（ヘパリン投与前の1.5〜2.5倍を目安にコントロールする）。また，手術直前には硫酸プロタミンにて中和・死活する。
- 術後は，抗トロンビン作用の少ない低分子ヘパリンを用いることが多い（未分画ヘパリンより出血のリスクが少ない）。
- ワーファリンはビタミンK依存性凝固因子阻害によって抗凝固作用を示す⇒肺血栓塞栓症／深部静脈血栓症の高リスクや最高リスクにおいて使用する。
- ワーファリンは，効果の発現に36〜48時間かかり，持続時間が長い。
- ワーファリン投与中の術前患者に対してはPT-INRにてモニタリングする（半減期の短いⅦの活性にてモニタリング）。術前5日前より投与を中止しヘパリン置換する。
- 緊急時にはビタミンKを静注しワーファリンの活性を中和する（その後はヘパリン置換を考慮する）。

表9　代表的な抗凝固薬

抗凝固薬	未分画ヘパリン	ワーファリン
作用機序	ATⅢと結合しATⅢ依存性凝固因子阻害 （Ⅱa，Ⅹa，Ⅶa，Ⅸa，Ⅺa，Ⅻa）	ビタミンK依存性凝固因子阻害 （Ⅱ，Ⅶ，Ⅸ，Ⅹ）
投与法	水溶性⇒非経口（静注，筋注，皮下）	脂溶性⇒経口
効果発現	投与時	約7時間後
モニタリング	APTT	PT-INR
術前処置／投与中止期間	硫酸プロタミン投与	5日前より投与中止 緊急時はビタミンK静注

3. アンチトロンビンⅢ製剤

- アンチトロンビンは，凝固第Ⅹ因子とトロンビンを阻害して血液凝固系を阻害する。
- また，アンチトロンビンは血管内皮細胞上のヘパリン様物質と結合し（図7），血管内皮からのPGI$_2$産生を促進する。その結果，好中球と血管内皮細胞の接着を阻害し，内皮細胞障害から防ぐ。
- それゆえ，アンチトロンビンⅢは，DICや先天性アンチトロンビンⅢ欠乏症に用いられる。
- 使用に関しては，血中アンチトロンビンⅢが70％未満の際に適応となる。
- トロンボモジュリンとの併用により，相乗的な抗凝固作用を示す。

4. トロンボモジュリン製剤
- トロンボモジュリン製剤は，①トロンビンの作用の抑制，②トロンビン・トロンボモジュリン複合体を形成し，プロテインCの活性化を介して凝固因子（V，Ⅷ）を抑制，③抗炎症作用がある．
- トロンボモジュリン製剤の適応は，DICである．
- DICに対する離脱率において，トロンボモジュリン製剤は，ヘパリンと比較し非劣性であることが示されている．
- また，DICによる出血症状の消失率は，トロンボモジュリン製剤のほうがヘパリンよりも良いことも示されている．
- 出血症状に関する有害事象の発現率は，ヘパリンよりもわずかに低いものの，使用に関しては十分な注意が必要である（40〜50％に出現）．

5. 血栓溶解剤
- 血栓溶解剤として代表的な薬剤として，ウロキナーゼがある．
- ウロキナーゼは，ウロキナーゼ型プラスミノゲン活性化因子（uPA）ともよばれ，プラスミノゲンをプラスミンに変換・活性化して血栓溶解作用を示す．
- ウロキナーゼには，フィブリン親和性がないため，血栓近傍部位への局所投与が効果的である．
- ウロキナーゼの重篤な副作用としては，出血性脳梗塞，脳出血，ショックなどがあるので注意する．

> **「できる」へのワンポイント・アドバイス！**
>
> **凝固・線溶系に対する代表的な治療薬物！**
> ①血栓性疾患の既往や危険性のある患者においては，抗血小板薬やワーファリンを服用している．このような患者の手術に際しては，術前休薬やヘパリン置換を考慮しなければならない．
> ②DICに対する治療としては，ヘパリン，アンチトロンビンⅢ製剤，蛋白分解酵素阻害薬，トロンボモジュリン製剤を用いる．
> ③術後血栓症を発症した場合には，血栓溶解剤（ウロキナーゼ）の局所投与を行う．

【C8】静脈血栓症（術中/術後）の危険因子および予防法について説明できる．

1. 静脈血栓症の危険因子
- 周術期に発生する主な静脈血栓症としては，深部静脈血栓症と肺血栓症があり，予防が最も重要である．
- 一般的に静脈血栓の発生の要因として，(1)血流の停滞，(2)血管内皮障害，(3)血液凝固能の亢進が考えられる．
- 表10に一般的な深部静脈血栓症，肺血栓症の危険因子を示した．
- 表10の青字で示したように外科手術の周術期に多くの危険因子が存在する．

血液／生理検査解析の手技

表10　深部静脈血栓症，肺血栓症の危険因子

要因	後天性因子	先天性因子
血流停滞	長期臥床 肥満 心肺疾患 全身麻酔 下肢麻痺 下肢静脈瘤　など	
血管内皮障害	各種手術 外傷，骨折 中心静脈カテーテル留置 カテーテル検査・治療 血管炎 抗リン脂質抗体症候群 高ホモシステイン血症　など	高ホモシステイン血症
血液凝固能亢進	悪性腫瘍 各種手術，外傷 薬物（エストロゲン製剤） 感染症 ネフローゼ症候群 炎症性腸疾患 血液疾患（骨髄増殖性疾患，多血症） 脱水　など	アンチトロンビン欠乏症 プロテインC欠乏症 プロテインS欠乏症　など

[肺血栓塞栓症／深部静脈血栓症（静脈血栓塞栓症）予防ガイドラインより一部引用改変]

2. 静脈血栓症の予防

●静脈血栓症のリスク分類を①年齢，②手術の性状，③静脈血栓塞栓の既往の有無により，低，中，高，最高の4つに分類している（**表11**）。
●静脈血栓の予防法として，①早期歩行，積極的な運動，②弾性ストッキング，③間欠的空気圧迫法，④抗凝固療法（低用量未分画ヘパリン，低分子量ヘパリン，ワーファリンなど）がある。また，静脈血栓症のリスクに応じて，予防法が推奨されている（**表11**）。

表11　静脈血栓症のリスク分類と予防法

リスク	一般外科手術	予防法
低リスク	①60歳未満の非大手術 ②40歳未満の大手術	早期離床，積極的運動
中リスク	①60歳以上あるいは危険因子がある非大手術 ②40歳以上あるいは危険因子がある大手術	弾性ストッキングあるいは間欠的空気圧迫法
高リスク	40歳以上の癌の大手術	間欠的空気圧迫法あるいは低用量未分画ヘパリン
最高リスク	静脈血栓塞栓症の既往あるいは血栓性素因のある大手術	低用量未分画ヘパリンと間欠的空気圧迫法あるいは弾性ストッキングとの併用

[肺血栓塞栓症／深部静脈血栓症（静脈血栓塞栓症）予防ガイドラインより一部引用改変]

> **知識習得のためのランドマーク！**
>
> **静脈血栓症（術中・術後）の危険因子と予防法！**
> ①周術期に発生する静脈血栓症として，深部静脈血栓症と肺血栓症が重要である。
> ②周術期の静脈血栓症に対しては，危険因子の評価を行い，予防を行う。
> ③静脈血栓症の予防として，㋐早期歩行，積極的な運動，㋑弾性ストッキング，㋒間欠的空気圧迫法，㋓抗凝固療法がある。

【C9】輸血の適応と輸血量について説明できる。

- 主な血液製剤には，赤血球濃厚液，血小板濃厚液，新鮮凍結血漿，アルブミン製剤などがある。
- もちろん，インフォームド・コンセントの取得は基本である。
- 輸血の適応や輸血量については，厚生労働省から「血液製剤の使用指針」や「輸血療法の実施に関する指針」が示されている。
- これらの指針を参考に，外科領域に関する適応と輸血量をまとめた。

指導医から手技マスターのためのアドバイス

血液製剤使用の適応と投与量をマスターしよう！

血液製剤は血液から精製されたものであり，使用の適応と投与量には慎重な配慮が必要です。血液製剤の代表として，赤血球濃厚液，血小板濃厚液，新鮮凍結血漿，アルブミン製剤があります。特に，アルブミン製剤も血液製剤であることを忘れないでください。

1．適応と使用法
(1) 赤血球濃厚液
- 赤血球濃厚液の輸血の目的は，末梢循環系への酸素の供給である。
- 急性出血においては，Hb値のみで輸血の開始を決定することは適切ではないが，6g/dL以下では必須である。
- 術前の輸血の必要性は，患者さんの心肺機能，原疾患の種類（良性または悪性），患者さんの特殊な病態と全身状態を評価して適応を決める。
- 術中の輸血については，次のように適応を決定する。
  ①循環血液量の20～50％の出血
  ・原則的には人工膠質液を投与する。
  ・組織への酸素供給不足が懸念されるときには，赤血球濃厚液を使用する。
  ・基本的には，等張アルブミン製剤の併用は必要ない。
  ②循環血液量の50～100％の出血
  ・適時，等張アルブミン製剤を投与する。
  ・人工膠質液を1,000mL以上必要な場合には，等張アルブミン製剤を考慮する。
  ③24時間以内に100％以上，または100mL/分の急速輸血を必要とする場合
  ・新鮮凍結血漿（FFP）や血小板濃厚液の投与も考慮する。
- 通常，Hb値が7～8g/dLあれば臓器への酸素供給は問題ないが，冠動脈などの心疾患，肺機能障害，脳循環障害がある患者さんにはHb値が10g/dL程度に維持する。
- 術後1～2日間は細胞外液と血清アルブミン値の減少がみられるが，バイタルサインが安定していれば輸血は不要である。
- 輸血時に注意すべきことは，感染症の伝播，鉄の過剰負荷，高カリウム血症，溶血性・非溶血性副作用，不適合輸血（ABO型，Rh型）などである。

（2）血小板濃厚液

● 血小板輸血の目的は，止血と出血の防止である。
● 血小板輸血の目安は，①血小板数が2～5万/μLで止血困難な場合，②血小板が1～2万/μLで重篤な出血をみる場合，③血小板数が1万/μL以下の場合である。
● 一般に血小板数が5万/μL以上では血小板輸血は不要である。
● 外科手術の術前において，血小板数が5万/μL未満では，手術の内容により，血小板濃厚液の準備や術前輸血の準備を考慮する。
● 人工心肺使用手術の術中・術後においては，血小板数が3万/μL未満に低下している場合は血小板輸血の適応である。
● 急速失血により，24時間以内に循環血液量相当量および2倍以上の輸血が行われ，血小板数の減少や止血困難な出血がある場合には血小板輸血の適応である。
● DICにおいて，血小板が急速に5万/μL未満となり，出血症状を認めた場合には，血小板輸血の適応である。

（3）新鮮凍結血漿

● 新鮮凍結血漿輸血の主目的は，凝固因子の補充による治療的投与である。予防的投与は意味がない。
● 新鮮凍結血漿の投与にあたっては，投与前にプロトロンビン時間（PT）と活性化部分トロンボプラスチン時間（APTT）を測定する。大量出血では，フィブリノゲン値を測定する。
● 新鮮凍結血漿投与の適応は，①他に血漿分画製剤やリコンビナント製剤がない場合，②PTが延長している場合（PT-INRが2.0以上，PTが30％以下），③APTTが延長している場合（基準値の2倍以上，APTTが25％以下）である。
● DICにおいては，上記PTやAPTTの延長以外に，フィブリノゲン値が100mg/dL未満の場合に適応となる。
● 不適切な使用として，①循環血液量減少の改善，②創傷治癒促進，③末期患者への投与，などがある。
● 新鮮凍結血漿投与時に注意すべきことは，感染症の伝播，クエン酸中毒（低カルシウム血症），ナトリウム付加，非溶血性副作用，不適合輸血（ABO型）などである。

（4）アルブミン製剤

● アルブミン製剤の目的は，①血漿膠質浸透圧の維持による循環血漿量の確保，②体腔内液や組織間液の血管内移行による浮腫の改善である。
● 循環血漿量の確保については等張アルブミン製剤が用いられ，体腔内液や組織間液の血管内移行には高張アルブミン製剤が用いられる。
● 外科的疾患に対するアルブミン製剤の適応は，①出血性ショック，②人工心肺を使用する心臓手術，③肝硬変に伴う難治性腹水，④循環動態不安定な血液透析などの体外循環時，⑤重症熱傷，⑥低蛋白血症による肺水腫，⑦循環血漿量の著明な減少を伴う急性膵炎，などである。
● 出血性ショックにおいては，循環血液量の50％以上の大量出血が疑われる場合や血清アルブミン値が3.0g/dL未満の場合には等張アルブミン製剤を用いる。
● アルブミン製剤使用中に注意することは，肺水腫や心不全の悪化，ナトリウムの含有量，利尿，血圧低下，アルブミンの合成能の低下である。

検査・診断

2. 輸血量の決定

- 赤血球濃厚液，血小板濃厚液，新鮮凍結血漿，アルブミン製剤は，前述の適応に従い，不足分を推定して，輸血量を決定する。
- 厚生労働省「血液製剤の使用指針」の記載に沿って**表12**に血液製剤の投与量の計算式と目安をまとめた。
- 輸血療法は効果的な治療法であるものの，実施にあたっては，最小限の輸血を心がけるべきである。

表12 血液製剤の投与量

その1	赤血球濃厚液	血小板濃厚液
血液製剤	赤血球濃厚液のHb値は19g/dLである 1パック（280mL）のHb量は19g/dL×280/100dL＝53g	血小板濃厚液5単位には1.0×10^{11}個の血小板を含有
投与量のための計算式	予測上昇Hb値（g/dL）＝投与Hb量（g）/循環血液量（dL） 循環血液量は70mL/kgなので 循環血液量（dL）＝体重×70mL/kg/100	血小板輸血直後の予測血小板増加数（/μL）＝ （輸血血小板総数/循環血液量（mL）×10³）×2/3
目安	体重50kgの患者に1パック（2単位）輸血するとHb値が1.5g/dL増加	体重70kgの患者に5単位輸血すると13,500/μL増加

（厚生労働省：血液製剤の使用指針より引用改変）

その2	新鮮凍結血漿	アルブミン製剤
血液製剤	新鮮凍結血漿中の凝固因子の血中活性を100%と考える	等張：5%アルブミン，高張：20%や25%アルブミンがある
投与量のための計算式	正常値の20～30%の活性が存在すれば生理的な止血効果を有する。 循環血漿量は40mL/kgである（70mL/kg×（1－Ht/100）より）ので，その20～30%とすると8～12mL/kg	投与の算定式 必要投与量（g）＝期待上昇濃度（g/dL）×循環血漿量（dL）×2.5 ＊循環血漿量は0.4dL/kg，投与アルブミン血管内回収率は40%
目安	体重50kgの患者では500mL	必要投与量を2～3日で分割投与する

（厚生労働省：血液製剤の使用指針より引用改変）

手技習得のためのランドマーク！

手技基本
の
まとめ

輸血の適応と輸血量！

①周術期に頻用される輸血には，赤血球濃厚液，血小板濃厚液，新鮮凍結血漿，アルブミン製剤などがある。

②血液製剤の目的は，生体の維持が困難なほどの不足が発生した際の補充療法として用いられる。

③血液製剤の使用に際しては，不足量，目標値，輸血量などを科学的に算出して，最小限の投与を行う。

血液 / 生理検査解析の手技

【C10】血液型判定や交叉適合試験における抗原抗体反応について説明できる。

- 臨床現場で，輸血治療を行うためには，①血液型検査と②交叉適合試験を理解する必要がある。
- 血液型は，赤血球の壁に存在する抗原によって分類する方法である。
- 交叉適合試験は，輸血の際の抗原抗体反応の有無を検査する方法である。

1. 血液型

- 血液型は，赤血球の壁に存在する抗原によって分類する方法である。
- これまでに赤血球の壁に存在する40種類以上の抗原が同定されている。実際の輸血においては，溶血性の副作用が問題となり，頻度の高い① ABO 血液型，② Rh 血液型 D 抗原，③不規則抗体について理解しておく必要がある（輸血では，ABO 血液型と Rh 血液型 D 抗原が同型であることが基本）。

（1）ABO 血液型

- 表13に ABO 型分類による抗原（赤血球壁）と抗体（血清中）の有無についてまとめた。
- 例えば，A 型の血液型の人は，赤血球表面に A 型抗原を有し，血清には B 型に対する抗体を有している。
- 注意すべきは，O 型は赤血球表面に抗原を持たず，血清中に A 型 B 型の抗体を有することである。
- また，AB 型は，血清中に抗体を有していない。

（2）Rh 血液型（D 抗原）

- D 抗原は抗原性が強いため，D 抗原を有していない患者さんに D 抗原陽性の血液を輸血すると抗体が産生される危険がある。
- Rh 血液型は，D 抗原が存在する Rh 陽性と D 抗原のない Rh 陰性に分かれる。日本人の99.5% が Rh 陽性である。

（3）不規則抗体とその他の抗原

- ABO 型血液型のように抗原と抗体が一連として存在する規則抗体とは異なり，輸血歴や妊娠・出産歴のある患者において抗体を有している例が2%にみられ，溶血反応を有することがある。
- その他，増殖する白血球に抗原がある場合があり，このような白血球が混入した血液製剤を輸血すると重篤な副作用が発生することがある移植片対宿主病（GVHD）。それゆえ，最近の赤血球濃厚液などでは放射線照射を行う。

表13　ABO 型の抗原と抗体

	血球の抗原	血清の抗体
A型	Ⓐ	Ⓑ
B型	Ⓑ	Ⓐ
O型	×	Ⓐ Ⓑ
AB型	Ⓐ Ⓑ	×

51

検査・診断

2. 血液型検査

- 患者の血液と試薬（血清やO型血球）を用いて，赤血球のABO抗原をチェックする「オモテ試験」と患者血清中の抗体の有無をチェックする「ウラ試験」を行う（**表14**）。
- すなわち，オモテ試験では，患者血球液に抗A抗体液または抗B抗体液を作用させ，凝集の有無をチェックする。
- 一方，ウラ試験では，患者血清にA型赤血球液やB型赤血球液やO型赤血球液を加え，凝集の有無をチェックする。
- オモテ試験とウラ試験が一致した場合には問題はないが，不一致の場合には，オモテ試験の結果を優先する。
- Rh血液型の検査においては，抗D抗体とRhコントロール試薬（抗D抗体液からD抗体のみを除去した液）を反応させて凝集の有無をチェックする（**表15**）。
- 両者とも陰性であっても，まれにweak D抗原が存在する場合があるので注意する。

表14　ABO型の血液型判定

オモテ試験		ウラ試験			判定結果
抗A	抗B	A血球	B血球	O血球	
＋	－	－	＋	－	A
－	＋	＋	－	－	B
－	－	＋	＋	－	O
＋	＋	－	－	－	AB

＋：凝集あり　　　－：凝集なし

表15　Rh型の血液型判定

抗D	コントロール	判定結果	輸血用血液
＋	－	D　陽性	D　陽性または陰性
－	－	D　陰性またはweakD＊	D　陰性

＋：凝集あり　　　－：凝集なし
＊weakD：Dの変異型，確定するにはD陰性確認試験を行う

3. 交叉適合試験（クロスマッチ試験）

- 交叉適合試験の目的は，輸血による溶血性副作用が発生しないかを確認するための検査である。
- 検査は，輸血する可能性のあるバッグ1個1個に対して行う。
- 患者の血清と輸血用血液の血球の反応をみる「主試験」と患者の血球と輸血用血液の血清の反応をみる「副試験」がある（**図11**）。
- コントロールとして，患者の血球と患者の血清の反応をみる（自己対象試験）。
- **表16**に交叉適合試験の判定について示す。
- 通常，輸血は適合したものに限り行われる。
- 緊急時で，交叉適合試験ができない場合には，O型D陽性の赤血球濃厚液を使用する。

図11 交叉適合試験

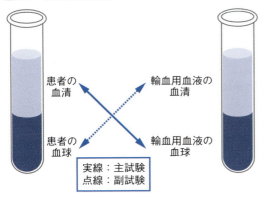

実線：主試験
点線：副試験

表16 交叉適合試験の判定

主試験	副試験	自己対象	判定	輸血
−	−	−	適合	可能
＋	−	−	不適合	不可能
−	＋	−	不適合	他に選択の余地がなければ注意しながら輸血可能
−	＋	＋	不適合	他に選択の余地がなければ注意しながら輸血可能
＋	−	＋	不適合	不可能
＋	＋	＋	不適合	不可能

＋：凝集あり　−：凝集なし

知識習得のためのランドマーク！

基本知識のまとめ

血液型判定や交叉適合試験に対する抗原抗体反応！

①血液型検査は，㋐ABO型検査，㋑Rh型検査，㋒不規則抗体の有無について検討する。

②ABO型検査では，㋐赤血球の壁の抗原の有無について検討するオモテ試験と㋑血清中の抗体の有無を検討するウラ試験がある。

③輸血のための交叉適合試験では，㋐患者血清が供給される赤血球に反応しないかを検討する「主試験」，㋑患者血球が供給される血清に反応しないかを検討する「副試験」，㋒コントロールとしての「自己対象試験」が行われる。

【C11】血液型検査や輸血のための交叉適合試験の方法について説明できる。

- 血液型検査では，患者の①3～5％赤血球浮遊液と②血清（血漿）が用いられる。
- 輸血の交叉適合試験では，この患者の3～5％赤血球浮遊液と血清のほか，輸血予定の輸血バッグに内包されているセグメントチューブからの③3～5％赤血球浮遊液と④血清が用いられる。

指導医から手技マスターのためのアドバイス

血液型検査や輸血のための交叉適合試験の方法をマスターしよう！

医師が，血液型検査や交叉適合試験を行うことが少なくなりました。しかし，検査結果の確認を求められることは少なくありません。また，当直時や緊急時にやむを得ず医師が行うこともあります。そのような場合に，正確に対応できるように検査の原理を理解し，手技をマスターしておきましょう！

1．赤血球浮遊液と血清の調整

（1）血清の調整
- 患者から採取した血液，および輸血バッグからのセグメントチューブ（図12）を1,200G（3,000rpm）で5分遠心し，赤血球沈渣と血清（血漿）に分離する（図13）。
- この上層の部分の血清を採取する（患者用および輸血サンプルの血清）。

（2）3～5％赤血球浮遊液の調整
- 上記，赤血球沈渣層から採取した赤血球1滴を1mLの生理食塩水に滴下し撹拌する（試験管で操作）。
- その後，試験管の7～8分目まで生理食塩水を加え，900～1,000G（3,400rpm）で1～2分遠心し，赤血球沈渣が流れ出ないように生理食塩水を捨てる（洗浄目的）。
- その赤血球沈渣に約1mLの生理食塩水を加えると3～5％の赤血球浮遊液ができる。

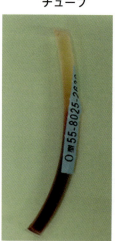

図12 セグメントチューブ

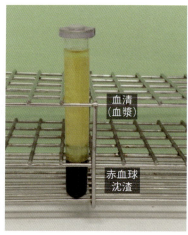

図13 遠心後の血液

2．血液型検査の方法
- 図14に血液型の検査方法を示した。
- 血液型の検査は，①オモテ試験，②ウラ試験，③Rh（D）検査からなる。
- 血液型検査では，3～5％の患者赤血球浮遊液は1滴ずつ使用し，患者血清は2滴ずつ使

用する。
- 試薬としては，オモテ試験には，①抗A試薬と②抗B試薬，ウラ試験には①A型赤血球と②B型赤血球，Rh(D)検査には①抗D試薬と②Rhコントロールを用いる。

図14 血液型の検査方法

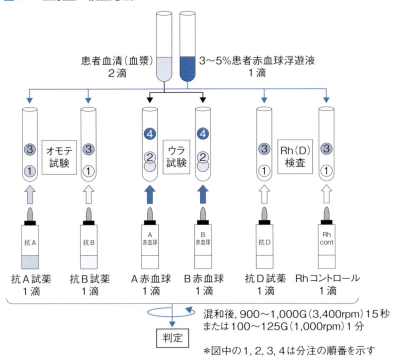

(日本輸血・細胞治療学会：輸血のための検査マニュアルより引用改変)

3. 輸血の交叉適合試験の方法

- 図15に輸血のための交叉適合試験の概略を示した。
- 輸血の交叉適合試験は主試験(患者血清と供給者血球浮遊液)と副試験(患者血球浮遊液と供給者血清)からなる。
- 主試験において，臨床的に有用な37℃反応性の同種抗体(IgG)の有無を確認するため，不規則抗体スクリーニングとして間接抗グロブリン試験を行う。
- 間接抗グロブリン反応の増強剤として，感度が高く反応の速いPEG(polyethylene glycol)やLISS(low-ionic-strength solution)を用いる(図16)。
- 間接抗グロブリン反応を判定した後，3〜5％のIgG感作赤血球を1滴入れて反応が正しく行われていたかを確認する。

検査・診断

図15 輸血のための交叉適合試験の方法

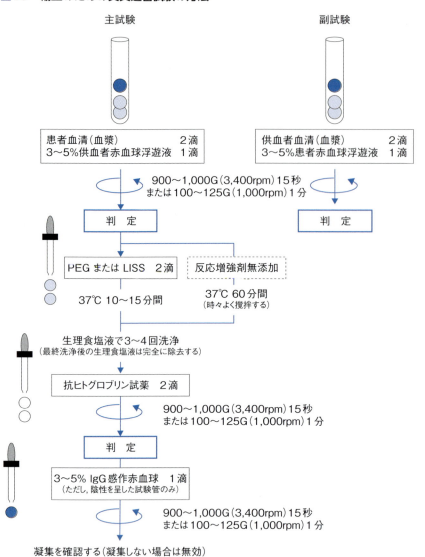

（日本輸血・細胞治療学会：輸血のための検査マニュアルより引用改変）

図16 交叉適合試験の際の試薬

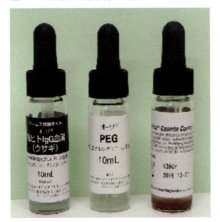

手技習得のためのランドマーク！

血液型検査や輸血のための交叉適合試験の方法！
①血液型検査や交叉適合試験では，3〜5％の赤血球浮遊液と血清の作製法を習得する。
②血液型検査で用いる試薬は，㋐抗A試薬，㋑抗B試薬，㋒A型赤血球，㋓B型赤血球，㋔抗D試薬，㋕Rhコントロール試薬である。
③輸血のための交叉適合試験では，主試験に不規則抗体スクリーニングとして間接抗グロブリン試験が組み込まれている。

【C12】輸血の有害事象を挙げ，その病態と対処法について説明できる。

- 輸血の有害事象には，①感染性，②溶血性反応，③非溶血反応（免疫反応など）がある。
- 輸血の有害事象の発症時期により，①急性と②亜急性〜遅発性がある（**表17**）。
- 対処法と予防法を**表17**にまとめた。

1. 感染性の有害事象
- 日本赤十字社でB型肝炎，C型肝炎，HIVなどのウイルスの遺伝子検査や梅毒検査を行って感染陰性の血液が供給される。
- しかしながら，献血者が感染直後の場合は検出できない。
- そのため，輸血後2〜6カ月をめどとして感染の有無をチェックする。
- また，検査の対象となっていない細菌感染やウイルス感染を生じる危険がある。

2. 溶血性反応による有害事象
- 溶血性反応には，①ABO不適合輸血（輸血開始直後）や②赤血球抗体による溶血反応（輸血後数時間〜数週間）がある。
- 治療としては，①輸血の中止，②輸液による循環動態の維持，③利尿による腎不全の予防が重要である。

検査・診断

3. 非溶血性反応による有害事象

- 輸血による非溶血性反応において，急性型では①アナフィラキシー反応，亜急性〜遅延型では②輸血後GVHD，③輸血関連急性肺障害（TRALI）に注意する必要がある。

（1）アナフィラキシー反応

- 輸血の有害事象の中でアレルギー反応の頻度が最も高い。
- アレルギー反応の中で，反応が著しく全身性のものをアナフィラキシー反応という。
- 原因は不明なことが多いが，予防としては洗浄赤血球製剤を用いる。
- 予防としての抗ヒスタミン剤やステロイド投与のエビデンスはない。

（2）輸血後GVHD（Post-transfusion graft-versus-host disease）

- 輸血用血液製剤中の供給者リンパ球が生着し，患者の体組織を攻撃，障害する病態である。
- 輸血後1〜2週間で発症（発熱，紅斑）し，多臓器不全にて1カ月以内に致死的経過をたどる。
- 予防が第一であり，輸血用血液の放射線照射や白血球除去フィルターが予防に重要である。

（3）輸血関連急性肺障害（TRALI：transfusion-related acute lung injury）

- 輸血用血液製剤中の白血球抗体が患者の白血球や血管内皮細胞と反応し，肺の毛細血管の透過性が亢進することが原因。
- 輸血中または輸血後6時間以内に発症する。
- 男性血液の血漿製剤の優先使用に予防的効果があると言われている。

表17　輸血の副作用・合併症とその対策・予防

発症時期	副作用	症状	対応・処置	予防
急性	溶血性反応 （ABO不適合輸血）	発熱・悪寒・Hb尿	輸血中止・輸液	血液型や患者の確認
	非溶血性発熱反応	体温1℃以上の上昇	経過観察・解熱剤	予防は必須ではない
	細菌感染症 （セラチア，エルシニア）	菌血症	輸血中止・全身管理	血液製剤の凝固や 溶血がないかを確認
	アナフィラキシー反応	嘔吐，呼吸困難	輸血中止，輸液， エピネフリン	洗浄製剤の使用
亜急性〜遅発性	皮下の過敏性反応	蕁麻疹様反応	ゆっくり輸血	洗浄製剤の使用
	循環過負荷	呼吸困難，心不全	酸素，利尿剤	ゆっくり輸血
	輸血関連急性肺障害	呼吸困難	輸血中止，ステロイド	抗体の有無を確認
	溶血性反応	発熱，貧血，黄疸	全身管理	不規則抗体の確認
	輸血後肝炎・HIV感染	発熱・肝機能障害	肝炎治療	輸血後抗体検査
	輸血後GVHD	発熱，皮疹，肝炎	全身管理	製剤の放射線照射， 白血球除去フィルター

血液 / 生理検査解析の手技

知識習得のためのランドマーク！

基本知識
の
まとめ

輸血の有害事象の病態と対処法！
①輸血の有害事象には，⑦感染性，⑦溶血性反応，⑦非溶血反応（免疫反応など）がある。最も頻度の高い
有害事象は溶血性反応であり，その対処は，⑦輸血の中止，⑦輸液による循環動態の維持，⑦利尿によ
る腎不全の防止である。
②感染症対策としては，輸血後2〜6カ月後にウイルス検査などを行う。
③非溶血性反応としては，⑦アナフィラキシー反応，⑦輸血後GVHD，⑦輸血関連急性肺障害（TRA）など
に注意する。

【C13】 自己血輸血の適応と手順について説明できる。

1. 自己血輸血とは
● 自己血輸血とは，自らの血液を回収し輸血することである。
● 通常の同種血輸血では，前項のような有害事象が生じる⇒適応に合致する患者さんには
自己血輸血が望ましい。
● しかしながら，自己血輸血の特徴として，①予想よりも出血が少なかった場合には使用
しなかった自己血は破棄されること，②自己血の回収ができない場合があること（手術
までの時間が短い，高度の貧血など）が挙げられるので，適応や禁忌について十分な理解
が必要である。

2. 自己血輸血の方法
● 自己血輸血には3つの方法がある。
　①術直前採血・血液希釈法：全身麻酔導入後，1,000mL前後の自己血を回収し，その分輸
　　液する。手術終了時に返血する。
　②出血回収法：術中・術後の出血を回収し返血する（遠心分離機を用いた赤血球のみと
　　フィルターを用いた全血の返血）。
　③貯血式自己血輸血（貯血法）：手術前に2〜3回採血し保存しておく方法。自己血の保存
　　法には，⑦全血冷蔵保存，⑦濃厚赤血球液（MAP）と新鮮凍結血漿（FFP）として保存，
　　⑦冷凍赤血球とFFPとして保存，の3種類の方法がある。
● 実臨床で頻度の高い自己輸血の方法は貯血式自己血輸血である。
● 貯血式自己血輸血の例としては，手術2週間前，1週間前に400mLずつ採血する。

3. 貯血式自己血輸血の適応と禁忌
● 表18に貯血式自己血輸血の適応と禁忌についてまとめた。
● 貯血式自己血輸血の適応は，①輸血の必要性，②全身状態，③血液の抗原性などを考慮
して決定する。
● 自己採血を行うために鉄剤や造血剤（エリスロポエチン）などを投与する。
● 一方，貯血式自己血輸血の禁忌は，①自己血液採取時に全身的な危険が発生する場合，
②自己血を返血した場合に有害事象を生じる可能性のある場合である。

検査・診断

表18　貯血式自己血輸血の適応と禁忌

【適応】
◆循環血液量の15％以上の出血が予想される場合 ◆全身状態が良好（ASA　Ⅰ度－Ⅱ度，NYHA　Ⅰ度－Ⅱ度） ◆まれな血液型，不規則抗体のある場合 ◆採血時にHb11.0g/dL以上の場合 ◆インフォームド・コンセントが得られていること
【禁忌】
・菌血症の危険のある感染患者 ・全身状態の不良な患者 ・不安定狭心症患者 ・高度の大動脈弁狭窄症の患者

（日本自己血輸血学会HPより引用改変）

4. 貯血式自己血輸血の有害事象

- 通常の同種血輸血に比べれば，溶血性有害事象や非溶血性有害事象の発生は少ない。
- しかしながら，採取や保存に伴う感染性の有害事象に注意する。
- また，採血時や採血終了直後に発生する血管迷走神経反射（VVR）の発生に注意する。
- 血管迷走神経反射により，血管拡張による血圧低下や徐脈を発症する。
- 血管迷走神経反射の重症度診断では，Ⅰ度［血圧低下，徐脈（41／分以上）］，Ⅱ度［Ⅰ度に加えて，意識消失，徐脈（40／分以下），血圧低下（収縮期90未満）］，Ⅲ度（Ⅱ度に加えて，痙攣，失禁）である。
- 血管迷走神経反射に対する対応は，①早期発見と採血の中止，②体位変換（頭低位），③低血圧の改善のないときには，輸液と昇圧剤である。

知識習得のためのランドマーク！

基本知識のまとめ

自己血輸血の適応と手順！

①自己血輸血の適応は，㋐輸血の必要性，㋑全身状態，㋒血液の抗原性，により決定される。

②自己血輸血の方法には，㋐術直前採血・血液希釈法，㋑出血回収法，㋒貯血式自己血輸血（貯血法）がある。

③貯血式自己血輸血の血液採取に際して，特に注意すべきことは，血管迷走神経反射（VVR）である。

血液／生理検査解析の手技

4 「できた！」の実感 〜確認問題〜

Q 正しいものに○，誤っているものには×をつけよ。

( ) 1. 血小板同士が凝集し血栓を形成する止血を一次止血という。
( ) 2. 凝固系カスケードの共通部分は，凝固因子X⇒V⇒Ⅱ⇒Ⅰである。
( ) 3. ビタミンK依存性凝固因子は半減期の短い順にⅦ, Ⅸ, Ⅹ, Ⅱである。
( ) 4. 敗血症におけるDICは線溶促進型であり，出血傾向に注意する必要がある。
( ) 5. ワーファリン投与中の術前患者に対しては，APTTを用いてモニタリングする。
( ) 6. 緊急時で交叉適合試験ができない場合には，O型D陰性の赤血球濃厚液を使用する。
( ) 7. 輸血後GVHDの発生予防として，輸血用血液の放射線照射や白血球除去フィルターなどが用いられる。

※正解は次ページ下

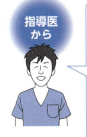
指導医から

▶今だから語れる失敗談

　研修医の頃，当時の教授の専門領域であった「食道静脈瘤」の患者を担当することが多かった。現在のように内視鏡治療が盛んな時代ではない。手術の朝に，ご家族・親戚一同から新鮮血の輸血用の採血をしては交叉適合試験を行うのが研修医の日課だった。先輩医師から「不適合輸血をしては大変だから，慎重にやるように！」と言われ，手を震わせながら試験管を握っていた。回を重ねるごとに交叉適合試験は上手くなっていった。しかしながら，最も頭を悩ませたことは，凝集反応の有無の判定であった。小さな凝集塊，部分的な凝集，溶血を伴う場合など，どのように判定すればいいのかがわからない。「不適合」と判断した場合には，協力してくれた供血者に申し訳なく思い，「適合」と判断した場合には，「大丈夫だろうか」と不安になる。もっと科学的な判定法はないのだろうかと考えることもあった。あれから30年の月日が経った。いろいろな機器や手技が開発されている。しかし，判定は現在もなお，目視で行われている。やはり，目視にまさるものはないのかもしれない！

▶アドバイス 〜手技を習得するために〜

1. 一次止血，二次止血を頭の中でイメージできるようになろう！
2. 血小板の凝集機構を理解し，抗血小板薬の作用機序と外科手術の周術期の扱いを理解しよう！
3. PTやAPTT検査の異常値の解釈ができるようになるため，凝固系カスケードを理解し，共通部分，ビタミンK依存凝固因子，血友病の原因となる凝固因子，カスケード調節薬物を確認しておこう！
4. 凝固系のキーであるトロンビンと線溶系のキーであるプラスミンの活性測定法と反応物を確認しておこう！
5. 血管内皮における凝固調節機構とそれらを調整する製剤を確認しておこう！
6. DICの亜型分類と，その際に使用する凝固・線溶系の調節薬物について理解しよう！
7. 血液型検査の「オモテ試験とウラ試験」，輸血のための交叉試験の「主試験と副試験」の方法と意義について理解しよう！
8. 輸血の有害事象に対して適切に対処できるようになろう！

検査・診断

さらに勉強したいあなたへ ～指導医からの推薦図書～

- 『やさしく考える抗血栓薬・止血薬～凝固・線溶の基本から，病態ごとの使い分けまで』レジデントノート，2017年8月号，羊土社
  (初学者にもやさしく解説している)
- 朝倉英策 編著 『しみじみわかる血栓止血 Vol.1 DIC・血液凝固検査編』
  中外医学社，2014
- 朝倉英策 編著 『しみじみわかる血栓止血 Vol.2 血栓症・抗血栓療法編』
  中外医学社，2015
  (図と簡単な記述で理解しやすい。内容はしっかりしている)
- 朝倉英策 編著 『臨床に直結する血栓止血学』 中外医学社，2013
  (内容が豊富であり，詳しく勉強したい方に向いている)
- 金沢大学血液内科HP，情報ブログ
  (毎回，簡単にまとめられており，わかりやすく説明されている。必見の価値がある)
- 日本輸血・細胞治療学会 『輸血のための検査マニュアル』
  (実践的内容であり，手順書として優れている)

確認問題の正解	1	2	3	4	5	6	7
	○	○	○	×	×	×	○

I 検査・診断

1 血液／生理検査解析の手技

呼吸機能検査と血液ガス検査の解読ができる！

到達目標　（参考）日本外科学会「外科専門医修練カリキュラム」

呼吸機能検査と血液ガス検査の適応を決定し，結果を解釈できる。

1 「できない」ところを探せ！〜自己診断〜　※【　】は対応するコンピテンシー

Q 正しいものに○，誤っているものには×をつけよ。

（　）1. 消化器外科手術前の呼吸機能評価として，呼吸機能検査が原則的に行われる【C1】。
（　）2. %VCが減少する病態として，るいそう，腸閉塞症などがある【C2】。
（　）3. 1秒量（FEV_1）：%FEV_1が70％以上を正常とする【C3】。
（　）4. フローボリューム曲線の形状は，いかに呼気努力が行われたかにより決定する【C4】。
（　）5. 血液ガス検査の酸素分圧は加齢により低下する。安静時呼気時に肺の一部が虚脱することが主な原因の一つである【C5】。
（　）6. 通常の術前検査での呼吸機能検査は侵襲性を考慮し，スパイロメトリーが行われる【C6】。
（　）7. 酸素分圧値（PaO_2）により呼吸不全が定義され，室内気（1気圧）で$PaO_2<70$ Torrでは呼吸不全である【C7】。
（　）8. 重炭酸（H_2CO_3）は二酸化炭素となって呼吸器から排泄（呼吸性代償作用），重炭酸イオン（HCO_3^-）は腎臓から排泄される（代謝性代償作用）【C8】。

※正解は次ページ下

2 「できない」から「できる」へのロードマップ（行動目標）

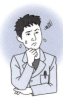

▶ 若き外科医の悩み
何ができたら，指導医の求める「呼吸機能および血液ガス検査の解読ができる」になるのだろうか？

指導医は，若い外科医に何を期待しているのだろうか？〔コンピテンシー【C】一覧〕

- ✓ ☐ 【C1】呼吸機能検査（スパイロメトリー）の目的と対象患者について説明できる。（⇒p.64）
- ☐ 【C2】呼吸機能検査（スパイロメトリー）の検査方法について説明できる。（⇒p.65）
- ☐ 【C3】肺活量と1秒量の分析および異常について説明できる。（⇒p.66）
- ☐ 【C4】フローボリューム曲線の分析法および異常について説明できる。（⇒p.67）
- ☐ 【C5】血液ガス検査の目的とその原理について説明できる。（⇒p.68）

63

検査・診断

- □ 【C6】 血液ガス検査の実際の方法と禁忌について説明できる。(⇒p.70)
- □ 【C7】 血液ガス検査の分析法について説明できる。(⇒p.71)
- □ 【C8】 血液ガス検査でわかる酸塩基平衡に関わる病態とその診断について説明できる。(⇒p.73)

3　これができれば合格！ ～指導医の求める臨床能力（コンピテンシー）～

【C1】 呼吸機能検査（スパイロメトリー）の目的と対象患者について説明できる。

- ●呼吸機能検査（スパイロメトリー）は呼吸機能（特に換気障害）の基本検査（スクリーニング）である。
- ●既往症として呼吸器疾患のある患者の場合，術後に呼吸器合併症を発症することはめずらしくない。
- ●呼吸機能検査は被験者の口元における気量の出入りを計測することにより，各種の肺気量を求める検査である。
- ●呼吸機能検査の適応を決める際に考えるべきことは，①本検査に対する承諾，②検査に耐えうる全身状態（立位もしくは座位が可能），である。
- ●本検査はeffort-dependencyな検査である（被験者の努力にかかっている）。
- ●本検査施行時の注意を要する状態や疾患を**表1**に示す。
- ●万一，術前に全身状態不良により（座位不能，意思疎通不能など），本検査ができない場合には，血液ガス検査により代替する。
- ●外科診療において，呼吸機能検査の目的は，①耐術能の判定，②術後合併症の予測，③術後合併症の予防的ケアの実践，である。
- ●すなわち，術前の呼吸機能評価により，呼吸予備力の把握，併存する肺疾患の発見，術後肺合併症のリスク評価を行い，耐術能の判定や術式選択などを行う。
- ●呼吸器疾患併存症例では，術後合併症の発生予防として，術前より理学療法（呼吸器リハビリ）を行うことが有用である。

表1　呼吸機能検査施行に注意を要する状態および疾患

1．呼吸器疾患	気胸 気縦隔 肋骨骨折などの縦隔疾患 急性感染症
2．基礎疾患	全身状態がきわめて不良な状態 重篤な循環器系疾患 脊椎に異常があり立位・臥位不能患者
3．その他	高齢者 精神病者 呼吸機能検査に協力できない被験者

自己診断 の正解	1	2	3	4	5	6	7	8
	○	×	×	○	○	○	×	○

知識習得のためのランドマーク！

呼吸機能検査の目的と対象患者！

①外科診療領域における呼吸機能検査の目的は，㋐耐術能の判定，㋑術後合併症の予測，㋒術後合併症の予防的ケアの実践，である。
②呼吸機能検査はeffort-dependencyな検査であり，全身状態や併存疾患により，検査が不可能な場合がある。
③術前の呼吸機能検査が不可能な場合には，血液ガス検査にて代替する。

【C2】呼吸機能検査（スパイロメトリー）の検査方法について説明できる。

1. 呼吸機能検査（スパイロメトリー）による肺活量分画

- 緊急手術でない限り，全身麻酔の患者のリスクを把握するため，ほぼすべての術前患者に呼吸機能検査を施行する。
- 特にスパイロメトリーでは，肺活量分画を計測することによって呼吸機能（特に換気障害）を評価することが可能となる。
- 図1にスパイロメトリーによる肺活量分画を示す。
- 肺活量（vital capacity：VC）は，最大呼気位と最大吸気位の差を意味する。
- 息を吐いて続いて吸うことで得られる肺活量を吸気肺活量という。一方，息を吸ってから吐くことで得られる肺活量を呼気肺活量という。
- 肺活量は性別，年齢，身長により異なるため，実測値よりも「予測値に対する実測値の比」である肺活量比（%VC）により主に評価する。正常値は80％以上。
- %VCが減少する病態として肥満，腸閉塞症，腹水貯留などによる胸郭の運動制限，血胸，気胸などがある。
- 肺活量は，次項目で述べる努力性肺活量とは異なり，ゆっくりした呼吸により得られるため，slow vital capacity（SVC）ともよばれる。

指導医から知識マスターのためのアドバイス

呼吸機能検査の評価法をマスターしよう！

呼吸機能検査は術前・術後管理，全身麻酔を行うためには不可欠な検査です。特に，呼吸器疾患（障害）が存在する場合には，閉塞性か拘束性かの評価が重要です。%肺活量（%VC）と1秒率（FEV1.0%）を中心とした評価ができるようになりたいものです！

図1 肺活量分画

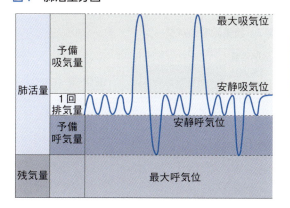

＊スパイロメトリーにより測定可能な項目

予備吸気量	inspiratory reserve volume（IRV）
1回換気量	tidal volume（TV）
予備呼気量	expiratory reserve volume（ERV）
最大吸気量	inspiratory capacity（IC）

2. 努力性肺活量

- 一方，努力性肺活量（forced vital capacity：FVC）は最大吸気位から，これ以上は吐ききれない気量位までの差の分画を指す。これは閉塞性換気障害の重要な指標である。
- 気道閉塞がない場合は，FVCとVCはほぼ等しいが，気道閉塞があるとVC＞FVCを示す。
- 1秒量（forced expiratory volume in one second：FEV_1）は，呼出開始から1秒間に吐けた気量を指す。性別，年齢，身長による標準値が計算され，（実測1秒量）／（標準1秒量）×100（％）を％FEV_1（対標準1秒量）という。
- 1秒率（forced expiratory volume in one second per forced vital capacity：FEV_1/FVC）はFEV_1/FVC×100（％）である。通常FEV_1％と記す。

知識習得のためのランドマーク！

呼吸機能検査（スパイロメトリー）の検査方法！

① スパイロメトリーは，肺活量分画を計測することによって呼吸機能（特に換気障害）を評価する検査である。
② 肺活量（vital capacity：VC）は，最大呼気位と最大吸気位の差を示したものであり，胸郭の運動制限を生じる病態や血胸，気胸などにより低下する。
③ ％VCは肺活量の予測値に対する実測値の比，1秒量は呼出開始から1秒間に吐けた気量，1秒率はFEV_1/FVC×100（％）である。

【C3】 肺活量と1秒量の分析および異常について説明できる。

- 肺活量，1秒量などの気量はL（リットル）で表記する。
  - 肺活量（VC）は，％VCによって評価されることが多い。
  - 年齢，身長により標準値［予測肺活量（VC）］が計算される。％肺活量（％VC）は，
      ％肺活量（％VC）＝実測VC／予測VC×100（％）
    により算出される。％VCの正常値は80％以上である。
  - 努力性肺活量（FVC）：肺活量と同じく，％FVC 80％以上を正常とする。
  - 1秒量（FEV_1）：％FEV_1にて評価することが多い。
  - 1秒率（FEV_1％）：FEV_1/FVC×100（％）で計算し，70％以上を正常とする。
- 肺活量の分析により，①換気障害の有無と②換気障害のパターン（閉塞性障害，拘束性障害，混合性障害），および③閉塞性障害の重症度評価が可能となる。
- すなわち，％肺活量と1秒率によって換気障害のパターン分類が可能となる（図2，表2）。
- また，努力性肺活量（FVC）や1秒量は，慢性閉塞性肺疾患（COPD）の呼吸障害の重症度の判定に用いられる（表3）。

図2　換気障害のパターン

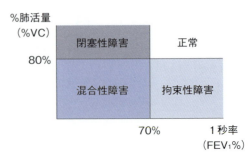

血液 / 生理検査解析の手技

表2　換気障害別の代表的な疾患

換気障害のパターン	判定基準	主な疾患
正常	%VC≧80％，かつFEV₁％≧70％	―
閉塞性換気障害	%VC≧80％，かつFEV₁％＜70％	慢性肺気腫などの慢性閉塞性肺疾患，気管支喘息発作時
拘束性換気障害	%VC＜80％，かつFEV₁％≧70％	各種の間質性肺炎・肺線維症，胸郭形成術後など
混合性換気障害	%VC＜80％，かつFEV₁％＜70％	進行した肺気腫症，上記の合併例

表3　閉塞性障害の重症度分類

病期	特徴
Ⅰ期：軽度の気流閉塞	FEV₁/FVC＜70％ FEV₁≧80％予測値
Ⅱ期：中等度の気流閉塞	FEV₁/FVC＜70％ 50％≦FEV₁＜80％予測値
Ⅲ期：高度の気流閉塞	FEV₁/FVC＜70％ 30％≦FEV₁＜50％予測値
Ⅳ期：きわめて高度の気流閉塞	FEV₁/FVC＜70％ FEV₁＜30％予測値， またはFEV₁＜50％予測値で慢性呼吸不全を合併

知識習得のためのランドマーク！

基本知識のまとめ

肺活量と1秒量の分析および異常を理解しよう！

①%VCは拘束性障害の有無の指標，1秒率は閉塞性障害の指標となる。

②各値の正常値は，%VCは80％以上，1秒率（FEV₁％）はFEV₁/FVC×100（％）で計算し70％以上が正常！

③閉塞性障害の重症度を示す指標は，1秒量と努力性肺活量（FVC）である。

【C4】 フローボリューム曲線の分析法および異常について説明できる。

● スパイロメトリーで行う検査の後半部分の「最大吸気位から，なるべく急いで完全に吐き切る動作」でフローボリューム曲線（最大呼気努力曲線）が得られる。

● フローボリューム曲線は，縦軸に気体の流速（気速）と横軸に肺気量の関係を示した曲線である（図3）。

● フローボリューム曲線の形状パターンは，いかに呼気努力が行われたかにより決まり，曲線形状パターンによって評価される。

● フローボリューム曲線は，末梢気道病変の検出に特に有用である。

● 曲線の前半部は比較的太い気道の抵抗によって決定する部分で，呼気努力に依存する（effort-dependency）。一方，後半部は末梢気道の抵抗によって決定する部分で，呼気努力に依存しない（effort-independency）。

67

- 健常者は速やかに最大の気流速度に達した後は，ほぼ直線的に最大呼気位まで下降する。しかし，呼気閉塞部位より末梢の抵抗とコンプライアンスに影響される下降部は種々の疾患で特徴的な曲線をとる。
- フローボリューム曲線の形状により呼吸器疾患の鑑別が可能となる。それゆえ，臨床の場において広く受け入れられている。

図3　フローボリューム曲線

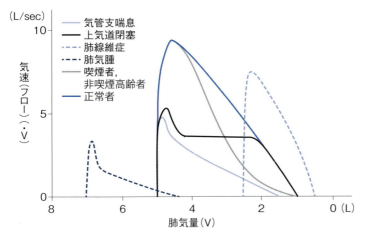

＊縦軸は気速（フロー），横軸は肺気量（V）であることに注意

知識習得のためのランドマーク！

フローボリューム曲線の分析法および異常を理解しよう！
① フローボリューム曲線とは最大呼気努力曲線のことである！
② 曲線の前半部は比較的太い気道の抵抗によって決定する部分であり呼気努力に依存する。一方，後半部は末梢気道の抵抗によって決定する部分で呼気努力に依存しない！
③ フローボリューム曲線の形状パターンにより呼吸器疾患の鑑別が可能となる！

【C5】血液ガス検査の目的とその原理について説明できる。

1. 血液ガス検査の項目とその意義

- 血液ガス検査において，分析装置で測定しているものは，pH，動脈血中の酸素分圧[注1]（ガスの拡散能），二酸化炭素分圧（換気能），酸素飽和度[注2]，重炭酸イオン濃度である。それにより，①換気の状態，②肺における酸素化の状態，③体内の酸塩基平衡の状態を明らかにすることができる。

　（注1）気体中の酸素分圧＝気圧×酸素濃度で表される。液体中の酸素分圧とは，酸素が溶解している液体と平衡に達する気体の酸素分圧をいう。
　（注2）動脈血中のヘモグロビンの何％が酸素と結合しているかを示したもの。
- 換気の指標として二酸化炭素分圧が用いられる（二酸化炭素の拡散能は大きいので拡散の影響を無視することができるため，動脈血の二酸化炭素分圧は換気機能を反映している）。

- ガスの拡散能（酸素化）の指標として，動脈血中の酸素分圧，さらには肺胞内と血管内との酸素分圧（AaDO₂）が用いられる。

2. 血液ガス検査項目の正常値

- 次の正常値は知っておく必要がある。

pH	7.40 ± 0.05	
pO₂	104 − 0.25 × 年齢	mmHg
pCO₂	40 ± 5	mmHg
SaO₂	97〜100	%
BE	− 3〜3	mmol/L
HCO₃⁻	24 ± 2	mmol/L
AaDO₂	5〜15	Torr

3. 動脈血中の酸素分圧の生理的変化

- 血液ガス分析における酸素分圧は生理的に変化するので，データの評価には注意が必要である。
- 加齢による酸素分圧の低下：誰もが加齢により低下する。補正式は「酸素分圧 ＝ 100 − 0.4 × 年齢」である。加齢による酸素分圧の低下の原因はいくつか考えられるが，安静時呼気時に肺の一部が虚脱することが主な原因である。
- 体位による酸素分圧の変化：一般に若年者では，酸素分圧は座位と仰臥位では等しいが，高齢者では仰臥位のほうがやや高い。加齢につれてクロージングボリュームが増加すること，また機能的残気量（FRC）は仰臥位で低下することにより，仰臥位のほうが肺が虚脱し酸素分圧が低下することによると考えられている。
- 肥満による酸素分圧の変化：肥満度が高いほど酸素分圧は低下する。

知識習得のためのランドマーク！

基本知識のまとめ

血液ガス検査の目的と原理の理解！

①血液ガス検査にて，㋐換気の状態，㋑肺における酸素化（ガスの拡散能），㋒体内の酸塩基平衡の状態を評価できる。

②換気の指標として二酸化炭素分圧，酸素化（ガスの拡散能）の指標として酸素分圧やAaDO₂が用いられる！

③酸素分圧は加齢，体位，肥満により影響を受ける！

【C6】血液ガス検査の実際の方法と禁忌について説明できる。

1. 血液ガス検査の実際

- 大腿動脈，上腕動脈，橈骨動脈から採血する。採血管には抗凝固剤が添加されている。
- allen's test：橈骨動脈から手掌にかけての解剖学的特徴として，橈骨動脈と尺骨動脈が手のひらでループを作り，そこから手指に動脈血を供給している（動脈の二重支配）。もしこのループが不完全な場合は，血液ガス検査のために万一，橈骨動脈が閉塞した場合，尺骨動脈から第1指への血流が確保できなくなり虚血状態となる。それを防ぐためにループの存在の有無を確認するのがallen's testである（図4）。

指導医から手技マスターのためのアドバイス

動脈血採血をマスターしよう！

動脈血ガス検査は，呼吸状態のみならず全身状態の評価としても重要な検査です。正しい診断をするためには，採取にかかる時間，酸素投与量，患者の体温が結果に影響を及ぼすことを心に置いておきましょう！

図4　allen's test

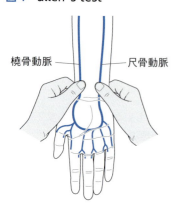

allen's testの実際

①験者の手で被験者の橈骨動脈および尺骨動脈を十分に圧迫する。
②次に被験者に手の運動をしてもらい，最後に手を開いた状態にする。
　（そのとき手は血の気が失せて白くなっている。）
③その状態でどちらか一方（穿刺しないほう）の圧迫を解除。
④判定：速やかに血の気が戻ってくるようであればOK。
　　　　回復に10秒以上かかるようであると，圧迫しているほうの動脈穿刺は避ける。

2. 血液ガス検査の注意点

- 検査において技術的問題により見かけ上の検査結果が異なってしまうことがある。その原因として，
  ①採血時の患者の状態，特に体温が異常であるにもかかわらず補正しなかった場合(注1)
  ②採血から測定まで時間がかかってしまった場合(注2)
  ③採血が動脈血でなかった場合

(注1) 体温と血液ガスについて

　気体は一般的に温度の上昇に伴い，溶解係数は小さくなるので，ガス相の分圧は高くなる。例えば，患者の体温が39℃では，採血したサンプルを37℃で較正した電極で測定すると，見かけ上動脈血中の酸素分圧は15%低く，二酸化炭素分圧は10%低く，pHは0.03高く出ると言われている（J Appl Phsiol 1484-1490 1966）。

(注2) 採血から測定までの時間

　すぐに測定できない場合は，氷ではなく氷水につけ保存する（0℃近くに保存するため）。サンプルを放置することにより，血液中に存在する白血球が，酸素を消費し二酸化炭素を発生する。そのため，一般的に30分室温で放置すると，酸素分圧が100Torrであれば13Torr低下すると言われている（J Appl Phsiol 1484-1490 1966）。

3. 血液ガス検査の禁忌
- 呼吸不全症，意識障害，ショックなどの患者に対しても術前後の患者に施行できる。そのため，呼吸状態や酸塩基平衡の評価が必要な場合は通常行われ，原則的に禁忌はない。
- しかしながら，一般的な術前検査での呼吸機能検査としてはスパイロメトリーが行われることが多い。
- 出血傾向のある場合には皮下血腫ができる可能性があるので注意する。

> **手技習得のためのランドマーク！**
>
> **血液ガス検査の実際の方法と禁忌！**
> ① allen's test により橈骨動脈と尺骨動脈が手のひらでループを作っていることを確認！
> ② 血液ガス検査において結果が変化してしまう原因として，採血時に患者の体温が異常であることが挙げられる。補正必要！
> ③ 採血後すぐに測定できない場合は，氷ではなく氷水につけ保存する（0℃近くに保存するため）！

【C7】血液ガス検査の分析法について説明できる。

1. 動脈血の二酸化炭素分圧
- $PaCO_2$ は酸素吸入などの条件に関係なく，肺胞換気の指標となる。
- 酸素に比べ，二酸化炭素は分子の性質上，局所の毛細血管から肺胞への拡散は20倍以上良好である。
- $PaCO_2 > 45\,Torr$ であれば肺胞低換気，$PaCO_2 < 35\,Torr$ では肺胞過換気である。

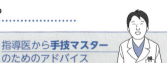

肺胞気二酸化炭素分圧（$PACO_2$） ＝ 毛細血管の二酸化炭素分圧（$PcCO_2$）
＝ 体動脈血二酸化炭素分圧（$PaCO_2$）

> **指導医から手技マスターのためのアドバイス**
>
> **血液ガス検査の評価法をマスターしよう！**
>
> 血液ガス検査は，呼吸状態の評価に加え，酸塩基平衡の評価にも不可欠な検査です。評価においては，pH，PaO_2 と $PaCO_2$，BE，HCO_3^- に注目しましょう！

- 高炭酸ガス血症を起こす換気障害は，肺気腫，びまん性汎細気管支炎，気管支喘息発作などのように高度の閉塞性換気障害により気道抵抗が上昇している場合や，高度の拘束性障害のため呼吸仕事量が増加し呼吸筋の疲労によって必要な換気ができなくなった場合に生じる。

2. 動脈血の酸素分圧
- 酸素分圧（PaO_2）の値により呼吸不全が定義される。室内気（1気圧）で $PaO_2 < 60\,Torr$ を呼吸不全と診断する。
- 酸素は肺胞から毛細血管側へ移動する（二酸化炭素は逆）。
- 酸素は二酸化炭素の拡散と異なり，毛細血管から血液中のヘモグロビンと結合するまでにガス交換の障壁がある（図5）。
- 肺胞内酸素分圧と血管内酸素分圧の差（$PAO_2 - PaO_2$）は二酸化炭素と異なり 0 にならない。この較差を肺胞気動脈血酸素分圧較差（alveolar arterial tension difference of O_2：$AaDO_2$）とよぶ。

- すなわち，AaDO$_2$＝肺胞気酸素分圧（P$_A$O$_2$）－動脈血酸素分圧（PaO$_2$）と定義される。
- 肺胞気酸素分圧P$_A$O$_2$は直接測定できないので，「P$_A$O$_2$＝吸入酸素分圧（PIO$_2$）－肺胞二酸化炭素分圧（P$_A$CO$_2$）÷呼吸商」で計算する。
  * 肺胞二酸化炭素分圧＝血中二酸化炭素分圧と考えることができる。
  * 呼吸商とは生体が酸素を1消費するときに，二酸化炭素をどれだけ産生しているかということ。
  * 肺胞では毛細血管から二酸化炭素が拡散しているため，分圧として含まれるので引き算する。
- AaDO$_2$の正常値は5～15であり，20より大きいと肺胞レベルのガス交換障害があると判断する。
- すなわち，AaDO$_2$が大きくなる場合は，①換気血流不均等，②拡散障害，③シャントなどが原因である。
- 換気血流不均等や拡散障害の原因としては，間質性肺炎，肺水腫，急性呼吸促迫症候群（ARDS），慢性閉塞性肺疾患などがある。
- シャントの原因には，無気肺や肺動静脈瘻などがある。

図5　肺胞と毛細血管のガス交換

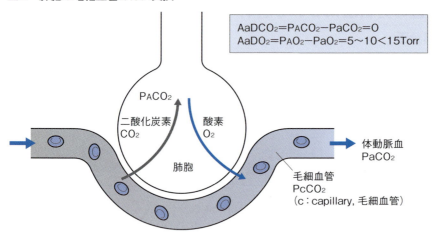

肺胞でのガスの受け渡し：酸素と二酸化炭素各分子は濃度勾配に従って物理的に移動するが，二酸化炭素の拡散能が優れているのでP$_A$CO$_2$＝PaCO$_2$とみなす。

3. 肺胞気動脈血酸素分圧較差（AaDO$_2$）

- 拡散能が低い酸素においては，肺胞気中の分圧と動脈血内の分圧に較差が生じることとなり，肺胞気動脈血酸素分圧較差（AaDO$_2$）が発生する。
- AaDO$_2$は，「AaDO$_2$＝肺胞気酸素分圧（P$_A$O$_2$）－動脈血酸素分圧（PaO$_2$）」であるが，P$_A$O$_2$は測定できないため，「P$_A$O$_2$＝吸入酸素分圧（PIO$_2$）－肺胞二酸化炭素分圧（P$_A$CO$_2$）÷呼吸商」を用いて次のような計算式で算出する（呼吸商については前述）。

$$AaDO_2 = P_AO_2 - PaO_2 = 713 \times FiO_2 - PaCO_2/0.8 - PaO_2$$
（FiO$_2$；吸入気酸素濃度）

- AaDO$_2$の正常値は5～15 Torrである。20 Torrあればかなり息苦しい状態であり，肺胞レベルのガス交換障害ありと判断する。

血液／生理検査解析の手技

● AaDO$_2$は，肺胞レベルのガス交換要因によって左右される。その要因としては次のようなものがある。

（1）**換気血流不均等**：換気が不良な肺胞や血流が不良な領域の存在のために酸素の受け渡しがうまく行われない状態。

　①換気不良（PaCO$_2$低下）で血流正常の場合 ➡ AaDO$_2$増加，PaO$_2$低下 ➡ COPD，肺炎など。

　②換気正常（PaCO$_2$正常）で血流不良の場合 ➡ AaDO$_2$増加，PaO$_2$低下 ➡ 肺血栓塞栓症。

（2）**シャント**：酸素化されない血流が肺静脈を通って体循環に流れてしまうこと。肺動静脈瘻，ARDS（acute respiratory distress syndrome）が代表的。シャント率の測定には右心カテーテル法，肺血流シンチグラフィーで測定できる。

（3）**拡散障害**：安静時の低酸素血症の原因となることはほとんどなく，間質性肺炎の労作時の低酸素血症の原因となる場合が多い。

手技習得のためのランドマーク！

手技基本のまとめ

血液ガス検査の分析法！

①「肺胞気二酸化炭素分圧（PACO$_2$）＝毛細血管の二酸化炭素分圧（PcCO$_2$）＝体動脈血二酸化炭素分圧（PaCO$_2$）」であるので，動脈血の二酸化炭素分圧（PaCO$_2$）は換気能の指標となる。

②「AaDO$_2$＝吸入気酸素分圧 － 肺胞気酸素分圧」で示され，動脈血の酸素分圧（PaO$_2$）は肺胞レベルでのガス交換能の指標となる。AaDO$_2$が20より大きい場合には肺胞レベルのガス交換障害がある！

③AaDO$_2$は，肺胞レベルのガス交換要因によって左右される。その原因となる病態は，換気血流不均等，シャント，拡散障害である！

【C8】 血液ガス検査でわかる酸塩基平衡に関わる病態とその診断について説明できる。

1. 動脈血の酸塩基に関する実測値

● 動脈血のガス分析による酸塩基平衡に関する実測値は，pH，PaCO$_2$，HCO$_3^-$の3つである。

● これらの正常域は，

　　pH 7.35〜7.45，　PaCO$_2$ 40 ± 5 mmHg，　HCO$_3^-$ 24 ± 2 mmol/L

である。

● pH＜7.35ならばアシデミア（アシドーシス），pH＞7.45ならばアルカレミア（アルカローシス）と診断される。

● 酸塩基の調節は生命維持にとって重要であり，pHの大きな変動は危険である。そのためそれを安定させるシステムがあり，これを緩衝系という。

● 上記の動脈血分析の酸塩基平衡に関する実測値は，生体の緩衝系が働いた結果であることを理解しておく。

2. 生体の酸塩基の緩衝系

● さまざまな緩衝系の中で最も重要なものは重炭酸（H$_2$CO$_3$）緩衝系である（図6）。

73

検査・診断

- 重炭酸(H_2CO_3)は，呼吸と腎臓によって調節されている。
- 呼吸においては，体内にH^+が蓄積(酸性)したら過換気となり二酸化炭素として排泄される(呼吸性代償作用)。
- 一方，腎臓は，H^+を排泄しHCO_3^-を再吸収する作用がある。体内にH^+が蓄積(酸性)した場合には，H^+を排泄しHCO_3^-を再吸収する。一方，体内にH^+が減少(塩基性)の場合にはH^+の排泄が低下しHCO_3^-の再吸収が低下する(代謝性代償作用)。
- 酸塩基平衡状態ではHenderson-Hasselbalchの式が成り立つ(図6)。

図6　重炭酸緩衝系(Henderson-Hasselbalch)

$$CO_2 + H_2O \rightleftarrows H_2CO_3 \rightleftarrows H^+ + HCO_3^-$$

$$pH = 6.1 + \log \frac{[HCO_3^-]}{0.03 \times PaCO_2}$$

3. 動脈血の血液ガス検査の解析：酸塩基平衡

- 酸塩基解析において着眼・考察すべき点は，①pH，②pHの変化の原因(一次性因子)，③Base Excess(BE)，④アニオンギャップ(AG)，⑤代償性修飾の有無，である。
- まず，動脈血の血液ガス分析の結果から，アシドーシスがあるのか，アルカローシスがあるのかを判定する(表4)。
- 外科臨床で問題となるのは，アシドーシスであることが多い。アシドーシスと判断した場合には，代謝性か，呼吸性かを判断する。
- HCO_3^-は代謝性でも呼吸性でも変化するため，それだけでは代謝性か呼吸性かの判断ができない。そこで，代謝性変化のみを反映する指標としてBEが考案された。
- BEは，Buffer base(緩衝に関与している塩基の総和：正常48mEq/L)の正常値からの偏位であり，正の場合は塩基が過剰であり代謝性アルカローシスを意味し，負の場合は代謝性アシドーシスを意味する。
- さらにアニオンギャップ(AG)は，HCO_3^-やCl^-以外の通常の測定では検出されない陰イオンの総和を示し，代謝性アシドーシスの原因疾患を考えるうえで重要である(AGが正常域か，上昇しているのかを判断することにより病態が推測できる)。
- また，生体ではpHを正常範囲内に保つための緩衝系システムが働いているので，上記分類に代償性パターン(混合性障害)が加わるので注意が必要である(表5)。

表4　酸塩基平衡の4つの異常

酸塩基の異常	pH	$PaCO_2$	$[HCO_3^-]$
呼吸性アシドーシス	<7.35	>45 Torr	→or代償性に↑
呼吸性アルカローシス	>7.45	<40 Torr	→or代償性に↓
代謝性アシドーシス	<7.35	→or代償性に↓	<24 mEq/L
代謝性アルカローシス	>7.45	→or代償性に↓	>24 mEq/L

血液 / 生理検査解析の手技

表5 混合性の酸塩基障害（代償作用に起因する混合性障害による分類）

混合性障害の組み合わせ	pH	$PaCO_2$	[HCO_3^-]	備考
呼吸性アシドーシス＋代謝性アシドーシス	＜7.35	＞45 Torr	＜24 mEq/L	このパターンであれば診断してよい
呼吸性アシドーシス＋代謝性アルカローシス	さまざま	＞45 Torr	＞24 mEq/L	代償作用との鑑別が必要
呼吸性アルカローシス＋代謝性アシドーシス	さまざま	＜35 Torr	＜24 mEq/L	代償作用との鑑別が必要
呼吸性アルカローシス＋代謝性アルカローシス	＞7.45	＜35 Torr	＞24 mEq/L	このパターンであれば診断してよい

知識習得のためのランドマーク！

基本知識のまとめ

血液ガス検査でわかる酸塩基平衡に関わる病態とその診断！

①まず，pHからアシドーシスかアルカローシスかを判断し，その病態を一次元的に解釈する。

②外科臨床で多いアシドーシスにおいては，呼吸性か代謝性かを判断するために，⑦$PaCO_2$とHCO₃⁻，

　⑦Base Excess（BE），⑦アニオンギャップ（AG）に着目する！

③代償作用による混合性障害があるので解釈には注意する。

4　「できた！」の実感 〜確認問題〜

Q 正しいものに○，誤っているものには×をつけよ。

（　）1. フローボリューム曲線は縦軸に気流，横軸に気速の関係を示したものである。

（　）2. フローボリューム曲線の後半部は末梢気道の抵抗によって影響される部分であり，呼気努力に依存しない。

（　）3. 血液ガス検査による酸素分圧の変化として加齢による低下があり，酸素分圧＝100−0.6×年齢である。

（　）4. 血液ガス検査の禁忌事項は原則的にない。

（　）5. $PaCO_2$は酸素吸入などの条件に関係なく，肺胞換気の指標。

（　）6. $AaDO_2$は，「713×FiO_2−$PaCO_2$/0.8−PaO_2」で算出され，正常は5〜15 Torrである。

（　）7. 重炭酸（H_2CO_3）は二酸化炭素となって呼吸器から排泄（呼吸性代償作用），重炭酸イオン（HCO_3^-）は腎臓から再吸収される（代謝性代償作用）。

※正解は次ページ下

呼吸機能検査と血液ガス検査の解読ができる！

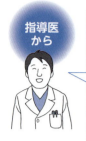

▶︎ 今だから語れる失敗談

　研修医のときに，静脈採血，尿導カテーテル留置に引き続き，早い時期に手技を習得したのが血液ガス検査のための動脈採血だった．大腿動脈から採血を終了し，血液ガス分析装置にまで急いで行き，測定開始．結果はすぐに出て，結果のプリントを持って指導医のもとへ．すると一言「この結果はどのような病態を意味しているの？」．動脈採血の手技だけにしか考えが及んでいなくて，教科書で勉強していたつもりでも，とっさに返答できなかった．ベッドサイドですぐに使える知識こそが，本当に役立つ知識だと痛感した日を思い出す．

▶︎ アドバイス ～手技を習得するために～

1. 何気に行っている呼吸機能検査の目的と禁忌を体に染み込ませよう！
2. 呼吸機能検査は患者の理解と協力があってこそ．必要であれば血液ガス検査を！
3. 肺活量分画の曲線を理解しよう！
4. 呼吸機能検査を適切に評価し，術後合併症を防ぐ手術と周術期管理を行おう！
5. 生命維持のために調節されている酸塩基平衡が崩れる病態を理解しよう！

BOOK　さらに勉強したいあなたへ　～指導医からの推薦図書～

- 滝澤始 編 『楽しく学べる血液ガスと呼吸生理』 文光堂，2014
  （病態の説明がわかりやすく，実用的な書物である）
- 田中竜馬 『竜馬先生の血液ガス白熱講義150分』 中外医学社，2017
  （非常に理解しやすい書籍であり，外科医にも役立つ）

確認問題の正解	1	2	3	4	5	6	7
	×	○	×	○	○	○	○

I 検査・診断

2 体外撮影の画像読影手技
心臓超音波検査ができる！

到達目標 （参考）日本外科学会「外科専門医修練カリキュラム」

心臓超音波検査の必要性を判断し，検査および診断することができる。

1 「できない」ところを探せ！〜自己診断〜　※【　】は対応するコンピテンシー

Q 正しいものに○，誤っているものには×をつけよ。

( ) 1. 心臓超音波検査には，通常セクタプローブが最も適している【C1】。
( ) 2. 心臓超音波検査は，通常右側臥位で行うのが望ましい【C2】。
( ) 3. 心臓超音波検査のアプローチの中では，傍胸骨左縁アプローチが最も基本となる【C3】。
( ) 4. 心臓超音波検査による心不全の評価は収縮能のみを評価すればよい【C4】。
( ) 5. 心筋虚血の評価は壁運動のみでなく，壁の厚さや性状も評価する必要がある【C5】。
( ) 6. 大動脈弁閉鎖不全症では，拡張期に左室内へ逆流するジェットを観察する【C6】。
( ) 7. 三尖弁閉鎖不全症では，三尖弁逆流速度が2.5m/秒以上であれば，肺高血圧症を疑う【C7】。
( ) 8. 肺動脈血流の評価は，通常左室長軸断面像にて行う【C8】。
( ) 9. 原発性心臓腫瘍の多くは粘液腫であり，左心室内に発生することが多い【C9】。
( )10. 心臓超音波検査における評価法は，世界共通であるので，記録用紙に評価法を記載する必要はない【C10】。

※正解は次ページ下

2 「できない」から「できる」へのロードマップ（行動目標）

▶若き外科医の悩み

何ができたら，指導医の求める「心臓超音波検査ができる」になるのだろうか？

指導医は，若い外科医に何を期待しているのだろうか？〔コンピテンシー【C】一覧〕

✓ □ 【C1】 心臓超音波検査のモードの選択とプローブの使い分けについて説明できる。（⇒p.78）
　□ 【C2】 心臓超音波検査の体位と機器の準備について説明ができる。（⇒p.81）
　□ 【C3】 心臓超音波検査のアプローチと観察ポイントが説明できる。（⇒p.84）
　□ 【C4】 急性心不全に対する心臓超音波検査について説明できる。（⇒p.91）

検査・診断

- □ 【C5】心筋虚血に対する心臓超音波検査について説明ができる。(⇒p.93)
- □ 【C6】大動脈弁，僧帽弁の機能不全の評価ができる。(⇒p.94)
- □ 【C7】三尖弁の機能不全の評価ができる。(⇒p.98)
- □ 【C8】肺動脈血流の評価ができる。(⇒p.99)
- □ 【C9】その他の心疾患に対する評価ができる。(⇒p.100)
- □ 【C10】心臓超音波検査の結果を記録用紙に的確に記載できる。(⇒p.101)

3 これができれば合格！ ～指導医の求める臨床能力（コンピテンシー）～

【C1】心臓超音波検査のモードの選択とプローブの使い分けについて説明できる。

- 心臓超音波検査は断層像を示すものであり，それに加えて時間の因子が加味される。
- 心臓超音波検査の目的は，心房・心室の広さ，壁の厚みと可動性，弁口の広さ・可動性・逆流の有無と程度などを解析することである。
- 心臓超音波検査の基本となっているのは経胸壁心臓超音波検査であり，基本であるBモード法により観察対象を描出し形状の計測を行う。その後，Mモード法（経時的変動）やドプラ法（流量や流速）により機能を解析する。
- また経食道心臓超音波検査，負荷心臓超音波検査，コントラスト心臓超音波検査なども行われる。
- 本項では経胸壁心臓超音波検査法について詳しく述べる。

> **指導医から手技マスターのためのアドバイス**
>
> **心臓超音波検査におけるモードとプローブの使い分けをマスターしよう！**
>
> セクタプローブを使って，まず，Bモードで対象構造物を描出しましょう。心臓をどのスライスで観察しているのかを想像できますか？着目点は，心房，心室，心臓壁，心臓弁（左心系は狭窄と逆流，右心系は逆流）です。心臓超音波検査には，「動き」を科学する面白さがあります。「動き」の解析法をマスターしましょう！

1．心臓超音波画像の表示方法

- 心臓超音波画像の表示方法には，Bモード（基本断面），Mモード（時間軸），ドプラモード（流量・流速）などがある。
- 図1に示すようにスイッチ1つで各モードが切り替えられるようになっている。

図1 心臓超音波検査のモード切り替え

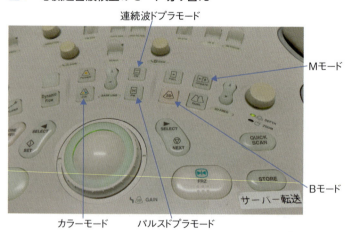

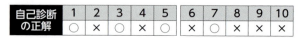

自己診断の正解	1	2	3	4	5	6	7	8	9	10
	○	×	○	×	○	×	○	×	×	×

（1）Bモード法（Brightness：輝度）
- 反射エコーの強さの変化を明るさに変換し表示する方法。
- 反射エコーが得られた位置で断面図を表示するモードである。
- 図2に胸骨左縁左室長軸断面像のBモード画像を示す（矢印は大動脈弁）。

（2）Mモード法（Motion：動き）
- 断層画像上にMモードのサンプリングカーソルを設定し，横軸に時間を，縦軸に反射輝度を表す方法。
- 図3に僧帽弁前尖のMモード画像を示す。

図2　Bモード画像
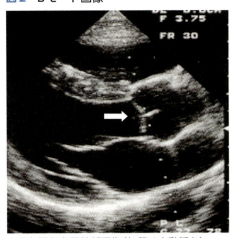
胸骨左縁左室長軸断面像（矢印は大動脈弁）

図3　Mモード画像
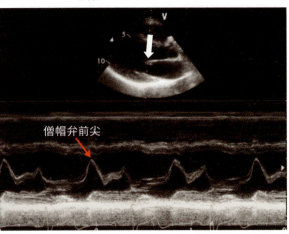
（矢印は僧帽弁前尖）

（3）パルスドプラ法
- 間欠的に送受信をする方法で，目的とする部位にサンプルボリュームを設定し任意の位置の血流信号を得る方法。
- 高速の血流は測定が不可能。
- 図4に肺静脈にサンプルボリュームを合わせた流入波形を示す。

図4　パルスドプラ法
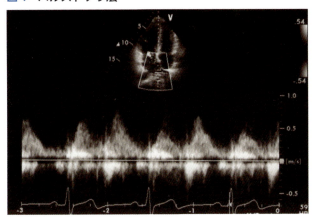

(4)連続波ドプラ法
- 連続的に送受信を行い，任意のサンプルラインの流速を知ることができる。
- 高速の血流速の測定が可能である。
- 図5に左室流出路の連続波ドプラ像を示す。

図5　連続波ドプラ法

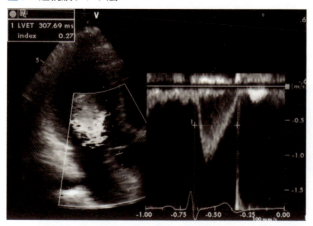

(5)カラードプラ法
- カラードプラ法は速度分布を二次元的画像としてカラー表示することが可能な方法である。
- 一般的に近づいてくる血流を赤色に，遠ざかる血流を青色に表示する。
- 逆流の評価などに有用。
- 図6に実際のカラードプラ法の画像を示す。
- 図6では，右心房内への逆流(三尖弁逆流)を認める。

図6　カラードプラ法

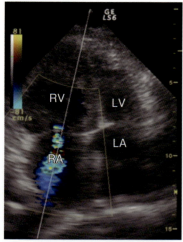

RA：右心房　　LA：左心房
RV：右心室　　LV：左心室

2．心臓超音波検査におけるプローブの使い分け

- 一般的に心臓超音波検査にはセクタプローブ(図7)を使用する。
- 一方，腹部超音波検査にはコンベックスプローブ(図8)を使用し，表在病変(乳腺など)にはリニアプローブ(図9)を使用する。
- しかしながら，体型などに応じて使用するプローブを変えることもある。
- 近年では広帯域のプローブも使用されることがある。
- 心臓超音波検査で使用されるプローブは中心周波数が2.5〜3.5MHzのものが使用されることが多い。

図7　セクタプローブ　　　図8　コンベックスプローブ　　　図9　リニアプローブ

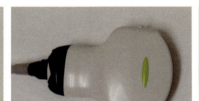

手技習得のためのランドマーク！

心臓超音波検査におけるモード選択とプローブの使い分け

①心臓超音波検査では，主にBモード(基本断面)，Mモード(経時的変動)，ドプラモード(流量・流速)が使用される。
②まず，Bモードにより対象物を描出し形態を解析した後，Mモードやドプラモードによって機能を解析する。
③心臓超音波検査に用いるプローブは，主にセクタプローブを使用する。

【C2】心臓超音波検査の体位と機器の準備について説明ができる。

- 心臓超音波検査の準備としては，患者さんの体位と検査機器の調整が必要である。

1．心臓超音波検査の体位と前処置

- 心臓超音波検査の体位は，一般的に左側臥位または左半側臥位にしたほうが，心臓が胸壁に近づくため，きれいに描出できることが多い(図10)。
- ただし，胸骨上窩からのアプローチは仰臥位で行う。
- 体位変換が困難な場合は仰臥位で行う。
- 通常，左手を挙上し肋間を広くする。右手は尾側に下ろし，両足とともに心電計を装着する(図10，11)。
- 心電図は第Ⅱ誘導が基本であるものの，実際には調律と心拍数を確認するために装着し

指導医から手技マスターのためのアドバイス

心臓超音波検査の体位と機器の準備

腹部超音波検査と比べ，心臓超音波検査はモードの選択や機器の設定が多いのが特徴です。しかしながら，これらの設定がより正確な診断を可能にします。しっかりと機器の設定をマスターしましょう！

ている。
- この際，通常，呼気時に息止めを行い5心拍程度観察する。
- なお，心臓超音波検査は，腹部超音波検査と異なり絶食の必要はない。

図10　心臓超音波検査の体位①（左側臥位）　　図11　心臓超音波検査の体位②（心電計装着）

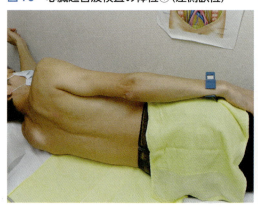
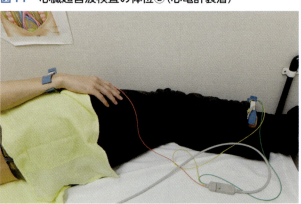

2. 心臓超音波検査における機器の準備（設定調整）
- 心臓超音波検査では，観察したい部位の解像度を増すため，図12，13のように手元操作およびタッチパネル操作にて詳細な設定を行う。
- 機器の調整は，Bモード調整とドプラモード調整を行う。

図12　超音波検査における機器の設定　　図13　超音波検査における機器の設定
　　　　　　　　　　　　　　　　　　　　　　　　　　（タッチパネル操作）

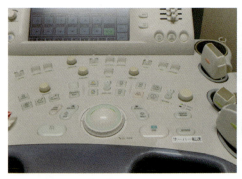
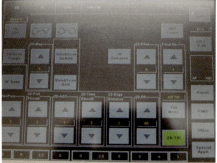

（1）Bモードにおける機器の設定
　①ゲインの調整（図14）：入力信号の増幅度を変更し，モニターに表示する信号レベルを変更する。
　②STCの調整（図15）：Sensitivity time control(STC)とは，深さに応じた減衰の補正のことである。深さにかかわらず，同じ明るさで表示するようにする。
　③視野深度の調整（図16）：視野深度とは，観察域の深さのことである。観察域が浅ければ，深度を浅く設定し，観察域が深ければ，深いところまで見えるように調節する。
　④フォーカスの調整（図17）：各振動子にパルス電圧を加える際に遅延線を用いて，少しずつ駆動のタイミングを遅らせることにより，フォーカスの調整を行う。
　⑤ダイナミックレンジの調整（図18）：入力される信号の幅を調整する。

図14　ゲインの調整
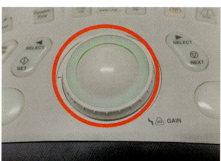

図15　STCの調整
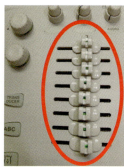

図16　視野深度の調整
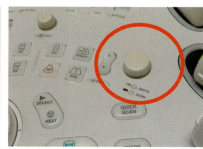

図17　フォーカスの調整
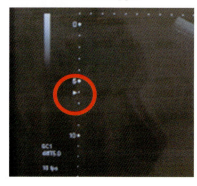

図18　ダイナミックレンジの調整
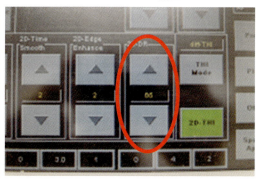

（2）ドプラモードにおける装置の設定
　①ドプラゲインの調整（図19）：ゲインを上げると入力信号を増加させるが，上げすぎるとノイズが増えて見にくくなる。
　②フレームレートの調整（図20）：フレームレートが高いほうが連続性の高い画像になる。
　③流速レンジの調整（図21）：流速レンジを調整することで，血流の速い場合にも適切な画像表示が可能となる。
　④フィルタの調整（図22）：血管壁などの非常に遅い運動を消去する。

図19　ドプラゲインの調整
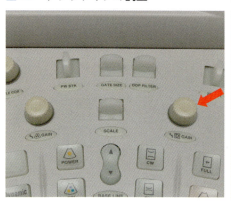

図20　フレームレートの調整
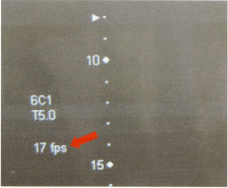

検査・診断

図21 流速レンジの調整
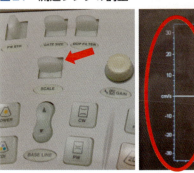
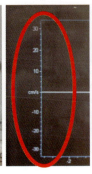

図22 フィルタの調整
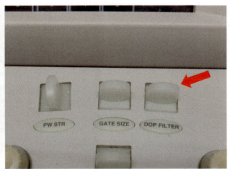

> **手技基本のまとめ**
>
> **手技習得のためのランドマーク！**
>
> **心臓超音波検査の体位と機器の準備**
> ①心臓が胸壁に近づく見やすい体位で観察する（原則的に左側臥位）。
> ②機器の準備は，まず基本画像を描出するBモードの調整から始める。
> ③続いて，ドプラモードの調整を行う。
> これらにより，より鮮明な画像を得ることで，診断精度が高くなる！

【C3】心臓超音波検査のアプローチと観察ポイントが説明できる。

- 心臓超音波検査の主なアプローチには，①傍胸骨左縁からのアプローチ，②心尖部からのアプローチ，③肋骨弓下からのアプローチ，④胸骨上アプローチがある。

1．傍胸骨左縁からのアプローチ
（1）胸骨左縁左室長軸断面像（図23）
- 最も基本となる断面像であり，大動脈弁，僧帽弁，左室を観察する（図23）。
- 第3もしくは4肋間の胸骨左縁からアプローチし，大動脈の前面と心室中隔が一直線になるように描出する。
- Bモードでの観察のポイントを表1に示す。
- Bモード断面（図23）でカーソルを大動脈弁，僧帽弁，左心室に合わせ，Mモードを描出し，後述の各種測定を行う。
- 大動脈弁，僧帽弁，左心室のMモード観察像を図24，25，26に示す。

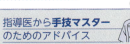

> **指導医から手技マスターのためのアドバイス**
>
> **心臓超音波検査のアプローチと観察ポイント**
>
> 心臓超音波検査において，観察部位の描出のためのアプローチは重要です！　まず，目的の対象構造物を映し出せるようになりましょう！
> 次は，その評価と重症度分類ができるように練習しましょう！

図23 胸骨左縁左室長軸断面像（Bモード）

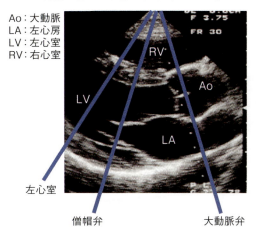

Ao：大動脈
LA：左心房
LV：左心室
RV：右心室

表1 胸骨左縁左室長軸断面像（Bモード）での観察のポイント

- □ 全体のバランスはどうか
- □ 上行大動脈の拡大はないか
- □ 大動脈弁の狭窄はないか
- □ 大動脈弁に疣贅はないか
- □ 左房の拡大はないか
- □ 左房内に血栓はないか
- □ 僧帽弁の逸脱・疣贅はないか
- □ 左室拡大・肥大はないか
- □ 心嚢水はないか

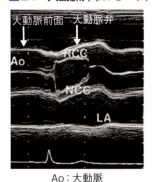

図24 大動脈弁（Mモード）

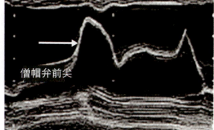

図25 僧帽弁（Mモード）

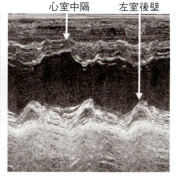

図26 左心室（Mモード）

（2）胸骨左縁左室短軸断面像

- 大動脈弁（図27），僧帽弁（図28），乳頭筋（図29），心尖部（図30）を観察する。
- 大動脈弁レベルでは，①弁構成，②左室流出路評価（弁口面積，狭窄や閉鎖不全の重症度評価）を行う。
- 大動脈弁構成では，大動脈弁が左冠尖，右冠尖，無冠尖で構成されているのを確認する（図27）。
- また，左心室からの左室流出路の評価では，大動脈弁口面積を計測する。
- 大動脈弁口面積は収縮中期に計測する。
- 大動脈弁口面積による大動脈弁狭窄症の重症度評価を**表2**に示す。
- なお，弁口面積は図27，28のようにフリーハンドでトレースすることにより自動的に計算できる。
- 一方，僧帽弁レベルでは，①弁構成，②壁運動，③左心房から左心室への流出評価（弁口面積，狭窄や閉鎖不全の重症度評価），④乳頭筋や心尖部の観察を行う。
- 僧帽弁構成では，前尖，後尖および前交連，後交連を観察し，壁運動も評価する（図28）。
- 僧帽弁口面積は拡張早期に計測する。
- 僧帽弁口面積による僧帽弁狭窄症の重症度評価を**表3**に示す。

- 僧帽弁レベルからさらにプローブを外側下方へ向けると，左室内腔の両足に腱索エコーが見えてくる。さらに傾けると乳頭筋が描出される（図29）。
- 乳頭筋レベルから，さらに外側下方へ向けると心尖部が観察される（図30）。

図27 胸骨左縁左室短軸断面像（大動脈弁）

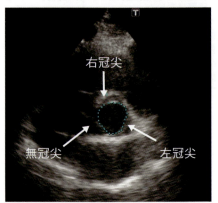

------ 大動脈弁口面積

図28 胸骨左縁左室短軸断面像（僧帽弁）

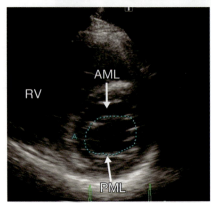

AML：僧帽弁前尖
PML：僧帽弁後尖
RV：右心室

------ 僧帽弁口面積

図29 胸骨左縁左室短軸断面像（乳頭筋）

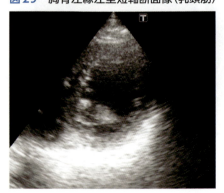

図30 胸骨左縁左室短軸断面像（心尖部）

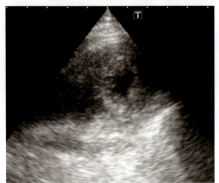

表2 大動脈弁口面積による大動脈弁狭窄症の重症度評価

	弁口面積（cm²）
軽症	＞1.5
中等症	1.5〜1.1
重症	≦1.0

表3 僧帽弁口面積による僧帽弁狭窄症の重症度評価

	弁口面積（cm²）
軽症	1.6〜2.5
中等症	1.1〜1.5
重症	≦1.0

2. 心尖部からのアプローチ
（1）心尖部アプローチにおける画像の描出
- 心尖部にプローブを当てて四腔断面像（図31），二腔断面像（図32），三腔断面像（図33）を描出する。
- 心臓がなるべく垂直になるように描出するのがコツである。

- また左心室, 左心房が最も広くなるように描出する。
- 表4に心尖部アプローチによる観察のポイントを示す。
- 中でも, 左室機能については, ①左室の容量と駆出量の計測, ②弁の逆流評価, に用いられるほか, 精密検査として, ③左室流入血流波形計測, ④僧帽弁輪後退速度などの評価が行われる。

図31 四腔断面像

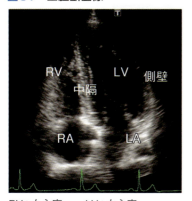

RV：右心室　LV：左心室
RA：右心房　LA：左心房

図32 二腔断面像

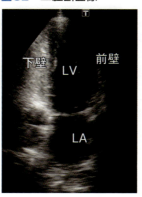

LV：左心室
LA：左心房

図33 三腔断面像

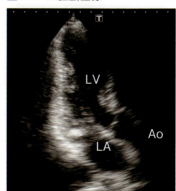

LV：左心室
LA：左心房
Ao：大動脈

表4　心尖部アプローチにおける観察のポイント

- □ 全体のバランスを見る
- □ 壁運動を観察する
- □ 僧帽弁逆流, 三尖弁逆流, 大動脈弁逆流はないか
- □ 僧帽弁, 大動脈弁の逸脱・疣贅はないか
- □ 左室拡大・肥大はないか
- □ 心機能の評価（計測）を行う（後述）

（2）左室機能の計測

- Modified Simpson法（表5）により左室容積の計測を行う。
- Modified Simpson法は, 図34, 35のように20個の楕円柱の体積の総和として, 左室容積を計測する方法である。
- 実際の症例を図34, 35に示す。
- 本症例の左室の長径は図34の四腔断面像では85.7mm, 図35の二腔断面像では82mmであり, 誤差は10%以内である。
- 二断面で得られた左室長径の誤差が20%以上の場合には, 精度に問題があると考えられ, 再測定する必要がある。
- なお, 1回拍出量（SV）は, 左室拡張末期容積（EDV）－左室収縮末期容積（ESV）で表される。
- また, 左室駆出率（EF）は, SV/EDV×100（%）で表される。
- 左室駆出率（EF）の正常値は, 40～90%である。

検査・診断

表5 Modified Simpson法

$$左室容積(V) = \frac{\pi}{4} \Sigma ai \times bi \frac{L}{20}$$

ai：各ディスクの長径，bi：各ディスクの短径，L：左室長径

図34 左室容積の計測（四腔断面像）

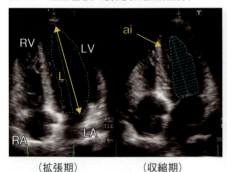

（拡張期）　　　　（収縮期）

L：左室長径　ai：各ディスクの長径

図35 左室容積の計測（二腔断面像）

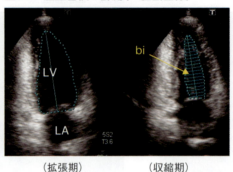

（拡張期）　　　　（収縮期）

bi：各ディスクの短径

（3）弁の逆流の評価
- カラードプラ画像で評価を行う。
- 四腔断面像のカラードプラ表示にて僧帽弁逆流の有無および三尖弁逆流の有無を観察する（図36，37）。
- 三腔断面像のカラードプラ表示にて大動脈弁逆流の有無を観察する（図38）。

図36 四腔断面像
（カラードプラ画像）

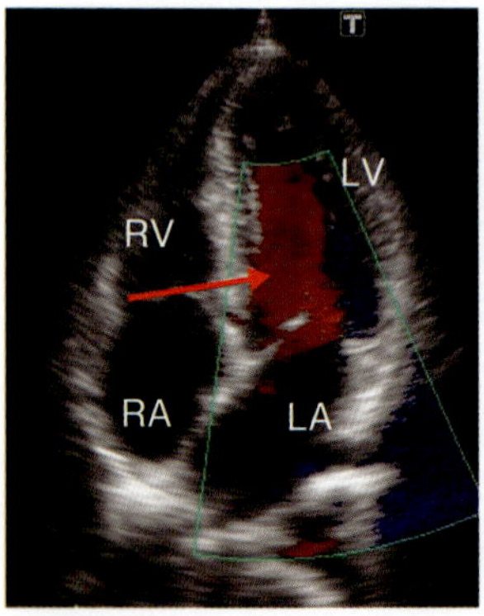

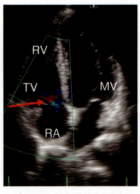

正常の左室流入血流（赤色）を認める。

RV：右心室
RA：右心房
LV：左心室
LA：左心房

図37 四腔断面像
（カラードプラ画像）

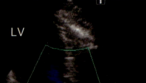

わずかの三尖弁逆流（青色）を認める。

RV：右心室
RA：右心房
TV：三尖弁
MV：僧帽弁

図38 三腔断面像
（カラードプラ画像）

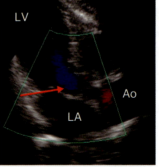

正常の左室流出血流（青色）を認める。

LV：左心室
LA：左心房
Ao：大動脈

（4）左室流入血流波形の計測

- さらに詳細に評価するため，心尖部四腔断面像の左室流入血流波形（図39）から左室への急速流入期（E波）のピーク流速，心房収縮期（A波）のピーク流速，E波の減速時間（DcT：deceleration time）を計測する。これらを評価することにより左室拡張能の詳細な評価が可能である。
- 心尖部四腔断面像のカラードプラ表示で，左室流入血流を確認のうえ，サンプルボリュームを拡張早期の僧帽弁尖端におき，パルスドプラ法で左室流入血流波形を記録する。
- ドプラ画像を描出する際にBモード画像を静止しておくことにより良好なドプラ画像が得られる。
- 左室流入血流は，急速流入期（E波）と心房収縮期（A波）の二峰性であり，若年者ではE波の最大血流はA波の最大血流より速く（E波＞A波），加齢に伴いE/Aが低くなる（図40）。
- また，E波の減速時間（DcT）は，左室弛緩障害が進行するとともに延長する。
- つまり，加齢により拡張能が低下する。
- 高齢にもかかわらずE/Aが2以上の場合や，DcTが130m/秒以下の場合は，心不全の可能性が高い。
- なお，E波の正常値は70〜110cm/秒，A波の正常値は45〜70cm/秒，DcTの正常値は160〜240m/秒である。

図39　左室流入血流波形

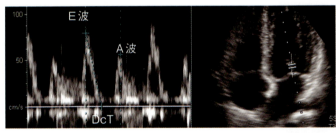

本症例はE波80cm/秒，A波50cm/秒，DcT200m/秒で正常範囲である。

図40　加齢に伴う左室流入血流波形の変化（シェーマ）

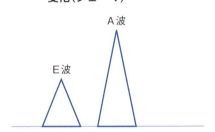

- 本図ではE/Aが1以下となり，左室弛緩能低下を認める。
- 通常，50歳以上ではE/Aは1以下になることが多い。

（5）パルスドプラによる僧帽弁輪後退速度（e'）の測定

- 心室は心腔方向へ収縮するだけでなく，心尖方向にも収縮する。
- 拡張期に僧帽弁が心尖部から離れていく速度を僧帽弁輪後退速度（e'）という。
- 僧帽弁輪後退速度（e'）は左室弛緩能の指標となる。
- 左室弛緩能が低下すると，e'は低下する。
- E/e'≦8が正常，E/e'≧15以上は，左室弛緩能の低下状態と判断する（Eは左室流入速度）。
- E/e'の上昇から左室拡張末期圧の上昇を推測できる。
- また，E/e'が8〜15であっても左室拡張末期圧の上昇がないとは断定できない。他の所見と合わせ判断する。

- 図41に心尖部四腔断面のパルスドプラ画像を示す。
- 図41の症例ではe'が15cm/秒であり，左室流入血流波形（図39）のE波の測定値が100cm/秒であった場合，E/e'＝6.67で，左室弛緩能は正常と判断する。

図41 心尖部四腔断面（パルスドプラ画像）

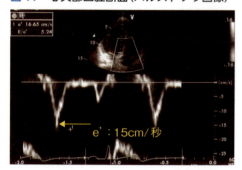

3. 肋骨弓下アプローチ（図42）

- 被験者を仰臥位にし，下肢を屈曲させて剣状突起下から下大静脈を観察する。
- 下大静脈の呼吸性変動および肝静脈・右房が観察可能である。
- 下大静脈径と呼吸性運動の有無により，右房圧の推定が可能である（表6）。

図42 肋骨弓下アプローチ

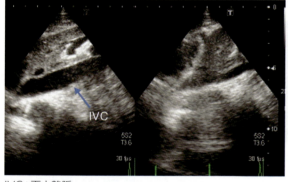

IVC：下大静脈

表6 下大静脈径の呼吸性変動および右房圧の推定

右房圧 mmHg	下大静脈径	呼吸性変動
0～5	20mm以下	あり
5～10	20mm以下	なし
10～15	20mm以上	あり
15～20	20mm以上	なし

4. 胸骨上アプローチ（図43）

- 上行大動脈，大動脈弓，下行大動脈および大動脈弓からの分枝が観察可能である。
- 大動脈解離（図44）や胸部大動脈瘤（図45）の診断が可能である。

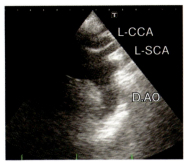
図43 胸骨上アプローチ

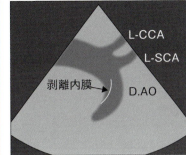
図44 大動脈解離

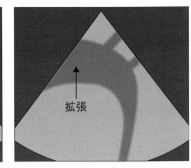
図45 胸部大動脈瘤

L-CCA：左総頸動脈
L-SCA：左鎖骨下動脈
D.AO：下行大動脈

手技習得のためのランドマーク！

心臓超音波検査のアプローチと観察のポイント
①傍胸骨左縁アプローチでは，大動脈弁，左心房，僧帽弁，左心室の評価が可能である．
②心尖部アプローチでは，左心室機能，弁逆流，拡張能，弛緩能の評価が可能である．
③肋骨弓アプローチでは，右心房，下大静脈の観察が可能である．
④胸骨上アプローチでは，大動脈疾患の診断が可能である．

手技基本のまとめ

【C4】急性心不全に対する心臓超音波検査について説明ができる．

- 心機能の異常には，①ポンプ機能の異常，②伝導系の異常，③心筋を養う冠動脈の異常がある．このうち，心臓超音波検査では，ポンプ機能異常の評価を行うことができる．
- 急性心不全とは，急激に心機能（ポンプ機能）が保たれなくなり，必要とする心拍出量が維持できなくなった状態であり，臨床的な傷病名である．
- 心臓超音波検査では収縮能および拡張能を評価する．
- 心臓超音波検査では，臨床的な傷病名である「心不全」の確定診断は難しいものの，心不全の原因となる器質的疾患や機能低下の程度を評価することが可能となる．
- 具体的にはカラードプラを用い，左心室・左心房・大動脈基部・右心室の観察を行い，心不全の原因疾患を特定し，重症度を評価することができる．
- すなわち，「心不全」は，心臓の収縮能，拡張能および壁運動異常の有無を観察し，臨床所見とともに総合的に診断される．

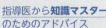
指導医から知識マスターのためのアドバイス

急性心不全に対する心臓超音波検査の意義を知ろう！

急性心不全は，ポンプ機能の異常であり，心臓の収縮能，拡張能，壁運動の異常によって生じる病態です．心不全を疑ったら，機能評価を行うことが重要です．心臓超音波検査によるポンプ機能の評価の方法をマスターしましょう！

1．収縮能の評価

- 収縮能の評価は，左心室の容積の計測によって行われる．すなわち，①駆出率，②1回拍出量，③1回拍出係数，④心拍出係数などで評価する．

- 各々の求め方を**表7**に示す。
- 例えば，**図46**の症例では，拡張期容積が58.6mLで，収縮期容積が18.6mLであり，駆出率は68.3％，また1回拍出量が40mLである。

表7　心臓収縮能の評価項目

- □ 駆出率(％)：[(拡張期容積－収縮期容積)/拡張期容積]×100
- □ 1回拍出量(SV)：拡張期容積－収縮期容積
- □ 1回拍出係数(SI)：1回拍出量÷体表面積
- □ 心拍出量(CO)：1回拍出量×心拍数
- □ 心拍出係数(CI)：心拍出量÷体表面積

図46　心臓収縮能の評価(心尖四腔像)

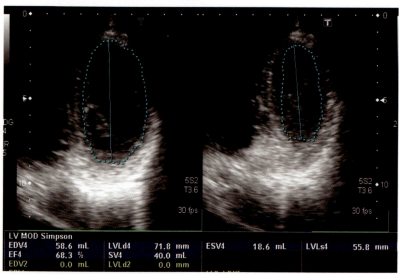

EDV4：拡張期容積　ESV4：収縮期容積
EF4：左室駆出率　SV4：1回拍出量

2. 拡張能の評価

- p.89の左心室流入血流波形を計測することで拡張能を評価する。
- 左心室流入波形を観察し，拘束型になっていないか，左心室等容拡張時間が延長していないか確認する(左心室等容拡張時間とは，動脈弁が閉じ，僧帽弁が開くまでの時間でパルスドプラモードで求めることができる)。
- **図47**に加齢等に伴う左心室流入血流波形の変化を示す。
- **図47a**は若年者の左心室流入血流波形であり，加齢とともに**図47b**へと移行する。
- 通常加齢に伴い，E/Aが低下し，45歳前後にはE/Aが1以下になることが多い。
- さらに加齢等により拡張障害が進行すると，左心室拡張末期圧が上昇し，心房収縮による左心室への流入が制限され，E/Aは偽正常化する(**図47c**)。
- **図47a**と**図47c**の鑑別にはE波の減速時間

図47　加齢等に伴う左心室流入血流波形の変化

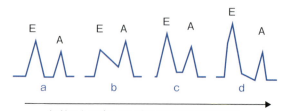

を測定する。
- 左心室拡張末期圧が上昇していればE波の減速時間が短縮している。
- さらに左心房圧が上昇すれば，E/Aは2以上となる（図47d）。

3. 壁運動の評価（図48）
- 正常時は，心臓が収縮する際に壁厚が40〜50％増加する。
- 壁運動は低下していないが，収縮時に壁圧が20〜30％しか増加しない場合を低収縮（hypokinesis）という（図48b）。
- また，収縮期の壁厚増加および壁運動を認めない場合を無収縮（akinesis）という（図48c）。
- 心室壁が拡張末期よりも収縮末期に外側に膨隆し，壁厚増加が認められないか減少する場合を収縮期外方運動（dyskinesis）という（図48d）。

図48　心臓壁運動の変化

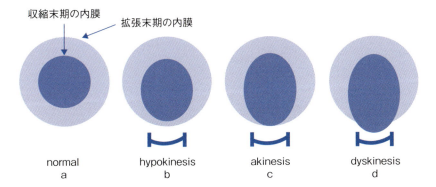

知識習得のためのランドマーク！
急性心不全に対する心臓超音波検査
①心臓超音波検査は，心不全の原因疾患の同定に有用である。
②心臓超音波検査は，心不全の重症度評価に用いる。
③心臓超音波検査により，収縮能，拡張能および壁運動異常の有無を評価する。

【C5】心筋虚血に対する心臓超音波検査について説明ができる。

- 心筋虚血に対する心臓超音波検査においては，心電図異常に相当する心筋部位の壁運動異常を観察する。
- 壁運動評価には，米国心エコー図学会が推奨する左室壁を16分画する方法が用いられている（図49）。
- 壁運動の評価は，冠動脈の支配領域の壁運動を観察し，前述のnormal, hypokinesis, akinesis, dyskinesisと表記する。
- 16分画は心基部6分割，中部6分割，心尖4分割で16の区域に分けられる（図49）。
- 壁運動のみではなく，厚さの変化や性状，心膜の動きにも注意する。

検査・診断

図49 心筋虚血の評価

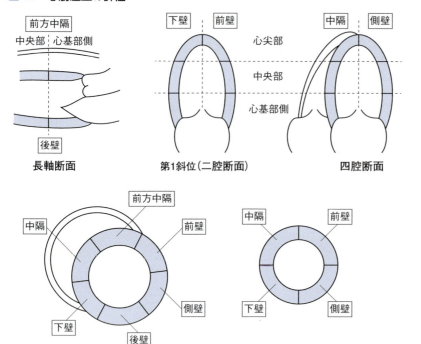

（米国心エコー図学会より引用改変）

知識習得のためのランドマーク！　

心筋虚血に対する心臓超音波検査
①心筋虚血では壁運動異常が生じる。心電図で虚血が疑われた場合には，その部位の壁運動異常の有無を判定する。
②特に，左室壁運動異常は，米国心エコー図学会の指針に従って左室壁を16分割し評価する。
③心臓壁の運動異常は，normal，hypokinesis，akinesis，dyskinesisに分類し評価する。

【C6】大動脈弁，僧帽弁の機能不全の評価ができる。

1. 大動脈弁機能評価

（1）大動脈弁閉鎖不全症
- 収縮期に左室内へ逆流するジェットを観察し，重症度評価を行う。
- 半定量的評価として，表8の逆流ジェットの到達部位を判定する方法が用いられる。
- 逆流の程度により，Ⅰ，Ⅱ，Ⅲ，Ⅳ度の四段階に分類する。
- 図50にⅠ度の大動脈弁閉鎖不全症（僧帽弁までの逆流）の心臓超音波像を示す。

指導医から知識マスターのためのアドバイス　

大動脈弁，僧帽弁の機能不全の評価！
大動脈弁と僧帽弁の機能不全は，閉鎖不全と狭窄です。閉鎖不全では逆流の範囲や面積，狭窄では弁口面積，血流速度，圧半減時間の評価を行います。診断法と重症度評価をマスターしましょう！

94

表8 大動脈弁閉鎖不全症の重症度評価

	逆流ジェットの到達部位	シェーマ
Ⅰ度	僧帽弁	
Ⅱ度	乳頭筋手前	

	逆流ジェットの到達部位	シェーマ
Ⅲ度	左室内腔	
Ⅳ度	心尖部	

図50 大動脈弁閉鎖不全症（Ⅰ度）の心臓超音波検査

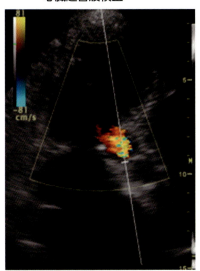

(2) 大動脈弁狭窄症
- 正常の成人の大動脈弁口面積は2.5〜4.0cm^{2}である。
- 大動脈弁狭窄症の心臓超音波検査における診断法には，①大動脈弁口面積を直接測定する方法（プライメトリ法）（図51）もしくは，②連続波ドプラ法により最大血流速度を測定する方法がある（図52）。
- 各々の方法によって，表9のように，大動脈弁狭窄症は3段階に分類される。

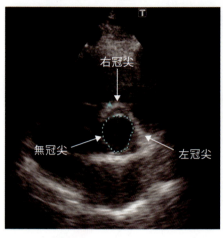

図51 大動脈弁口面積測定法
（プライメトリ法）

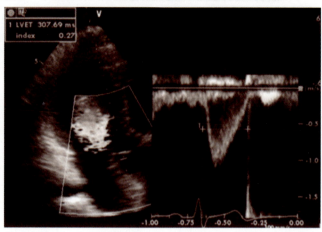

図52 大動脈弁口面積測定法（最大血流速度から推測）

サンプルラインを大動脈弁口に合わせ，連続波ドプラ法で血流速波形のトレースにより最大速度を求めることで弁口面積を推測する方法。

表9 大動脈弁狭窄症の重症度分類

	プライメトリ法 （大動脈弁口面積 /cm²）	連続ドプラ法 ［最大血流速度（m/秒）］
軽症	＞1.5	3＞
中等症	1.5〜1.0	3.0〜4.0
重症	1.0≦	4＞

2．僧帽弁機能評価

（1）僧帽弁閉鎖不全症
- 僧帽弁逆流（図53）を描出し，重症度評価を行う。
- 具体的には左心房内に逆流するジェットを観察し，その到達距離や逆流面積を測定し，逆流面積が大きい場合には重症と判定する。
- 図54に左心房内に逆流するジェットの到達距離を用いた評価法を示す。
- 図54は，左心房内を4等分し，逆流ジェットの左心房内への到達距離を評価する方法である。
- 図55では，逆流ジェットの面積が左心房面積の何％を占めるかで重症度を評価する。
- 通常，％ジェット/左心房＜20％を軽度，％ジェット/左心房40％を高度，それ以外を中等度と評価する。

図53 僧帽弁逆流のシェーマ　　図54 左心房内の逆流距離による僧帽弁閉鎖不全症の重症度評価

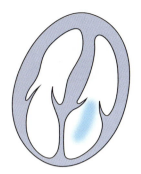
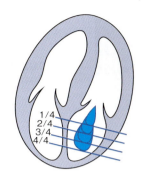

図55 左心房内の逆流面積による僧帽弁閉鎖不全症の重症度評価

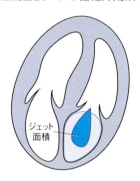

（2）僧帽弁狭窄症

- 長軸断層像，短軸断層像で弁口面積を測定し，評価する。
- 胸骨左縁短軸断面より僧帽弁口を描出し，直接トレースする方法と，圧半減時間（pressure half time：PHT）から弁口面積を算出する方法がある。
- 図56に胸骨左縁短軸断面で僧帽弁口を描出しトレースした図を示す。
- また，図57にPHT計測方法を示す。
- 図57では，左室流入路に連続波ドプラのカーソルを合わせ，ドプラ波形のPHTを計測している。
- 表10にPHTと僧帽弁口面積の関係を示す。
- また求めた弁口面積により，表11のごとく僧帽弁狭窄症の重症度評価を行う。

検査・診断

図56 僧帽弁口面積測定

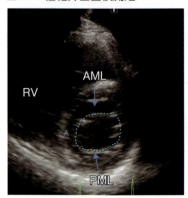

AML：僧帽弁前尖
PML：僧帽弁後尖
RV：右心室

------ 僧帽弁口面積

図57 圧半減時間の測定による僧帽弁口面積算出法

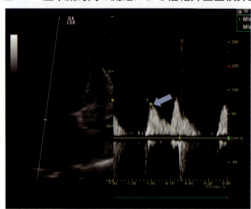

表10 圧半減時間（PHT）と僧帽弁口面積

PHT（msec）	弁口面積（cm^2）
40〜70	4〜6
90〜150	1.6〜2.5
150〜210	1.1〜1.5
220以上	1以下

表11 僧帽弁狭窄症の重症度評価

	弁口面積（cm^2）
軽症	1.6〜2.5
中等症	1.1〜1.5
重症	≦1.0

知識習得のためのランドマーク！

大動脈弁，僧帽弁の機能不全の評価
①大動脈弁と僧帽弁の機能不全には，閉鎖不全症と狭窄症がある。
②閉鎖不全症は，ドプラエコーでの逆流範囲や逆流面積にて評価する。
③狭窄症は，弁口面積の直接測定，血流速度もしくは圧半減時間により間接的に評価する。

基本知識のまとめ

【C7】三尖弁の機能不全の評価ができる。

1．三尖弁機能評価

（1）三尖弁閉鎖不全症（図58）
- 三尖弁閉鎖不全症は，通常，リウマチ性僧帽弁疾患や大動脈弁疾患に併発することが多く，単独で発症することはない。
- 通常，三尖弁逆流を伴う。
- 心臓超音波検査では，三尖弁の硬化，開放制限，逆流の有無を観察する。
- 三尖弁閉鎖不全症の重症度評価は，僧帽弁閉鎖不全症と同様にカラードプラ法で逆流ジェットの到達距離を測定する方法や，逆流面積を計測する方法が用いられる（図59）。
- なお，三尖弁逆流速度を測定し，2.5m/秒以上であれば肺高血圧症を疑う。

図58 三尖弁閉鎖不全症　　　　図59 三尖弁閉鎖不全症の重症度評価

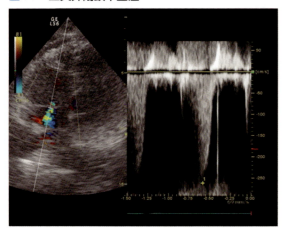 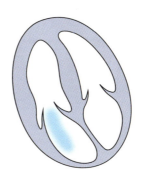

p.97の僧帽弁逆流と同様に逆流部分の面積・到達距離などにより評価する。

(2) 三尖弁狭窄症
- 三尖弁狭窄症はほとんどリウマチ熱により発症する。
- 通常，症状を認めないか軽度の場合が多く，治療が必要となることはまれである。
- 心臓超音波検査では，三尖弁口面積の縮小や右心房拡大，心室中隔の左心房側への偏位，下大静脈の拡大を認める。

知識習得のためのランドマーク！

三尖弁の機能不全の評価
①三尖弁疾患は比較的まれであり，リウマチ性僧帽弁疾患や大動脈弁疾患に併存するので病歴に注意することが重要！
②三尖弁閉鎖不全症（逆流）はドプラエコーでの逆流の評価を行い，2.5m/秒以上の場合には，肺高血圧症を疑う！
③三尖弁狭窄症は軽症が多く，治療を要する場合はまれである！

【C8】肺動脈血流の評価ができる。

- 肺動脈で着目すべき病態は，肺高血圧症である。
- 連続波ドプラ法で，肺動脈血流を計測する。
- 左心室短軸断面像により肺動脈血流を描出し，右心室駆出時間とピークまでの加速時間を計測する（図60）。
- 正常の加速時間は120m/秒以上である。
- 肺動脈血流は，正常では収縮中期にピークを有する最高流速0.7～1.1m/秒の波形を呈する。
- ピークまでの加速時間（AcT）（図60赤色矢印）が駆出時間（ET）（図60黄色矢印）の1/3以下となれば肺動脈圧が上昇していると判断する（肺高血圧症）。

図60 左室短軸断面像による肺動脈血流測定

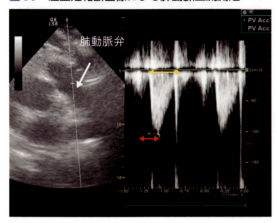

> **知識習得のためのランドマーク!**
>
> **肺動脈血流の評価**
> ①肺動脈で注目すべき病態は，肺高血圧症である。
> ②肺動脈血流の評価は右心室駆出時間とピークまでの加速時間の計測にて行う！
> ③肺動脈血流がピークに達するまでの加速時間（AcT）が駆出時間（ET）の1/3以下の場合には肺高血圧症と診断する！

【C9】その他の心疾患に対する評価ができる。

1. 心タンポナーデ(図61)

- 心筋と心膜との間に液体貯留を認め，拡張早期に心臓が虚脱する。100 mL以上あれば心周期すべてにわたり認める。

図61 心タンポナーデの心臓超音波検査像のシェーマ

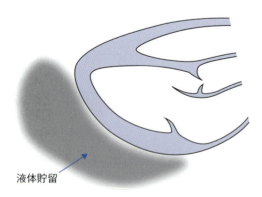

液体貯留

2. 心臓腫瘍
- 心臓腫瘍は，原発性腫瘍と転移性腫瘍に分けられる。
- 原発性心臓腫瘍の多くは粘液腫であり，左心房に発生する（図62）。
- 粘液腫は茎を有し，可動性があることが多い。
- 転移性腫瘍は肝細胞癌，腎細胞癌，乳癌などから生じることが多い。

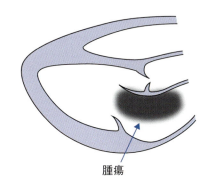

図62　心臓粘液腫の心臓超音波検査像のシェーマ

腫瘍

知識習得のためのランドマーク！

その他の心疾患に対する心臓超音波検査
①その他の心疾患としては，心タンポナーデや心臓腫瘍がある。
②心筋と心膜との間に液体貯留を認める場合には心タンポナーデを疑う。
③左心房に有茎性の腫瘤を認める場合には，粘液腫を疑う。

【C10】心臓超音波検査の結果を記録用紙に的確に記載できる。

1. 記載上の注意点
- 臨床医の求める検査目的を十分理解し，それに対する所見を的確に記載する。
- 計測値には，計測方法を記載する必要がある場合がある。
- 洞調律では3～5拍，心房細動では8～10拍の連続した心拍で計測し，平均値を用いることが望ましい。
- 精度の高い計測を行うためには，良好な画像を記録することが大切である。
- 記録用紙は，シェーマを利用し，わかりやすい記載をする。
- 図63に心臓超音波検査の実際の所見用紙を示す。

検査・診断

図63　心臓超音波検査の所見用紙（例）

臨床診断および検査目的　☑スクリーニング、□精査、□経過観察

HT. DM

大動脈（弁）
　　大動脈径　22.9　mm
　　弁開口径　16.1　mm
　　弁：石灰化（−・+）　疣贅（−・+）
　　狭窄：（−・+）　弁口面積　2.8 cm²
　　逆流：（−・+）
左房
　　左房径　33.9　mm
　　血栓：（−・+）
左室
　　心室中隔厚　7.5　mm
　　後壁厚　11.6　mm
　　拡張期径　48.9　mm
　　収縮期径　29.4　mm
　　SV　79　ml
　　EF　70.3　%
壁運動　☑normal　□mild hypo　□hypo　□severe hypo
　　　　□akinesis　□dyskinesis　□hyper

僧帽弁（弁）
　　弁：石灰化（−・+）　疣贅（−・+）
　　狭窄：（−・+）　弁口面積　6　cm²
　　逆流：（−・+）
左室流入波形
　　E波 0.79 m/sec　A波 0.51 m/sec　DcT 252 msec
　　☑正常　□弛緩障害　□偽正常化　□拘束型
右室
　　径　30　mm
右房
　　径　30　mm
三尖弁逆流　：（−・+）
肺動脈弁逆流　：（−・+）
IVC径（吸気/呼気＝　5 mm/ 10 mm）
心嚢水　（−・+）

知識習得のためのランドマーク！

基本知識のまとめ

心臓超音波検査の結果の記録用紙への的確な記載
①良好な画像を得ることで，正確な値の計測が可能となる。
②計測した手法を記載する。
③計測したすべての値を記録に残す（後でのフィードバックとなる）。

4　「できた！」の実感 〜確認問題〜

Q 正しいものに○，誤っているものには×をつけよ。

（　）1．1回拍出量（SV）は，左心室の拡張末期容積（EDV）−収縮末期容積（ESV）で表される。
（　）2．左室駆出率は，1回拍出量/左室収縮末期容積×100で表される。
（　）3．高齢にもかかわらずE/Aが2以上の場合や，DcTが130 m/秒以下の場合は，心不全の可能性が高い。
（　）4．下大静脈径と呼吸性運動の有無により，右室圧の推定が可能である。
（　）5．大動脈閉鎖不全症症例で左室内まで逆流を認める場合には，Ⅳ度と判定する。
（　）6．僧帽弁口面積が1.0 cm²以下の場合，僧帽弁狭窄症の中等度と判断する。
（　）7．心臓粘液腫は，左房に発生し，無茎性で可動性を認めないことが多い。

※正解は次ページ下

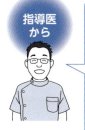

指導医から

▶▶ 今だから語れる失敗談

　消化器外科研修時のことである．術前心機能評価として心臓超音波検査をオーダーした．カンファレンスで指導医から「心機能は大丈夫なの？」と聞かれ，「イジェクションフラクション（EF）は70％です」と返答したところ，「じゃあ，大丈夫だね」との返答であった．心臓超音波検査のレポートを見てもさっぱり意味がわからなかったが，「EFが良ければ大丈夫なんだな」と勝手に思い込んでいた．その後，心臓血管外科研修になり，指導医から「心臓超音波検査はどうだった？」と聞かれ，「EFが60％なので，大丈夫です！」と自信を持って答えたところ，「EFが良いだけで，大丈夫なはずがある訳ないじゃないか！」と厳しく指導された．心臓超音波検査の奥深さを思い知った苦い経験であった．

▶▶ アドバイス ～手技を習得するために～

1. 検査の目的を理解しよう！
2. 検査手順を自分なりにパターン化することを心がけよう！
3. 計測方法がたくさんあるので，どの方法を組み合わせて用いるかを頭の中で整理しておこう！
4. 検査の結果（診断）は，計測結果を総合的に判断しよう！

さらに勉強したいあなたへ ～指導医からの推薦図書～

- 岩倉克臣『そうだったのか！絶対わかる心エコー』羊土社, 2012
  （1つ1つ細かく解説しているのでわかりやすい）
- 谷口信行 編『基本をおさえる心エコー改訂版』羊土社, 2014
  （初心者にわかりやすく説明されている）
- 増山理『スタートアップ心エコーマニュアル 改訂第2版』南江堂, 2007
  （詳細な解説や設定などあり，わかりやすい）
- 芦原京美, 大門雅夫『これから始める心エコー－絶対撮れる，1人で撮れる』メジカルビュー社, 2014
  （初心者にわかりやすい）

確認問題の正解	1	2	3	4	5	6	7
	○	×	○	×	×	×	×

I 検査・診断

2 体外撮影の画像読影手技
乳房超音波検査ができる！

到達目標 （参考）日本外科学会「外科専門医修練カリキュラム」

乳房超音波検査：自分自身で実施し，診断できる。

1 「できない」ところを探せ！〜自己診断〜
※[　]は対応するコンピテンシー

Q 正しいものに○，誤っているものには×をつけよ。

(　) 1. 乳房超音波検査で用いるプローブは腹部超音波検査で用いるプローブより高周波である【C1】。
(　) 2. 乳房超音波検査は暗室で消灯下に行う【C2】。
(　) 3. 乳房超音波検査では，体表に対してプローブの角度を変えながら検査を行う【C3】。
(　) 4. 乳腺は年齢や妊娠，ホルモン環境により変化する【C4】。
(　) 5. ハロー(halo)は腫瘍の辺縁部において腫瘍浸潤により腫瘍組織と周囲組織が混在するために見られる所見である【C5】。
(　) 6. 縦横比が大きい腫瘤は悪性の可能性が高い【C6】。
(　) 7. 乳腺の線維腺腫は高齢者に多い【C7】。
(　) 8. カテゴリー0と診断された腫瘤は良性であり，心配ないと説明する【C8】。
(　) 9. 硬癌にはハロー(halo)を伴うことが多い【C8】。
(　)10. 穿刺吸引細胞診で乳癌のサブタイプまで診断できる【C9】。
(　)11. 超音波ガイド下生検による合併症で起こる皮下出血は圧迫でコントロールできることが多い【C10】。
(　)12. 乳房超音波検査において所見は異常があったもののみを記載する【C12】。

※正解は次ページ下

2 「できない」から「できる」へのロードマップ (行動目標)

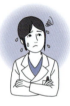

▶若き外科医の悩み
何ができたら，指導医の求める「乳房超音波検査ができる」になるのだろうか？

指導医は，若い外科医に何を期待しているのだろうか？〔コンピテンシー【C】一覧〕

- ✓ □【C1】乳房超音波検査の特徴と適切なプローブの選択について説明できる。(⇒p.105)
- □【C2】乳房超音波検査のための機器の使用法について説明できる。(⇒p.106)
- □【C3】乳腺疾患のスクリーニングのための超音波の走査法について説明できる。(⇒p.107)

104

- □ 【C4】 正常乳房超音波画像について説明できる。(⇒p.108)
- □ 【C5】 乳房超音波検査における超音波組織特性について説明できる。(⇒p.110)
- □ 【C6】 乳房超音波検査における所見とその表記について説明できる。(⇒p.111)
- □ 【C7】 乳腺の主な良性疾患を挙げ，超音波検査所見で鑑別できる。(⇒p.114)
- □ 【C8】 乳腺の主な悪性疾患を挙げ，超音波検査所見で鑑別できる。(⇒p.116)
- □ 【C9】 乳腺腫瘍に対する乳房超音波ガイド下生検の方法について説明できる。(⇒p.120)
- □ 【C10】乳腺腫瘍に対する乳房超音波ガイド下生検の合併症について説明できる。(⇒p.122)
- □ 【C11】乳房超音波検査の検査所見を記載用紙に正しく記載できる。(⇒p.123)

3 これができれば合格！〜指導医の求める臨床能力（コンピテンシー）〜

【C1】乳房超音波検査の特徴と適切なプローブの選択について説明できる。

- 乳房超音波検査は乳房に超音波を当て，反射してくる超音波を画像に映し出す検査である。触診では指摘できない小さな腫瘤の検出に優れている。
- 検査中の痛みがなく，放射線の被曝もない。
- マンモグラフィでは検出することが難しい乳腺の発達した若年者乳房の腫瘤も検出することができる。
- 表1に乳房超音波検査とマンモグラフィの比較を示す。
- 探触子（プローブ）は各メーカーが表在用としているもので，リニア式またはアニュラアレイ方式のものを使用する。
- 使用周波数は約10MHzとするが，乳房の大きさにより適宜変更することが必要である（周波数が大きくなるほど，分解能は高くなるが，深部まで届かなくなる）。

指導医から知識マスターのためのアドバイス

乳房超音波検査の特徴と適切なプローブ選択をマスターしよう！

乳房の検査においては表1に示すように乳房超音波検査とマンモグラフィの2種類の検査があります。それぞれの利点，欠点をしっかり理解して，診断に役立てましょう！

表1 乳房超音波検査とマンモグラフィの比較

	超音波検査	マンモグラフィ
簡便性	○	○
無侵襲性	○	△
腫瘤の描出	○	△
腫瘤内部構造の評価	○	×
萎縮性乳腺の判定	△	○
微細石灰化の描出	△	○
客観性	△	○

検査・診断

> **知識習得のためのランドマーク！**
>
> **乳房超音波検査の特徴と適切なプローブの選択！**
> ①乳房超音波検査は，超音波を用いる検査であり，高い分解能を有するため非触知乳癌の発見に役立つ．
> ②侵襲がなく，放射線の被曝もない．
> ③表在用プローブを用いて，約10MHzの周波数を用いる．

【C2】乳房超音波検査のための機器の使用法について説明できる．

- 検査室内の明るさは必要以上に暗くしないようにする．
- モニタの背後が明るすぎず，かつモニタには光が直接映り込まないよう注意する．
- ゲイン（図1）により画面全体の明るさと，ダイナミックレンジによるグレーレベルの調整を行い，正常乳房の断層像として，皮膚が多層構造に描出でき，皮下脂肪組織，浅在筋膜浅層，乳腺組織，乳腺後隙，大胸筋などの構造物が明瞭に描出できるように調整する．
- Sensitivity time control(STC)（図2）はツマミがすべて中央位置にある状態で，画面の浅い部分から深い部分まで均一の明るさで表示されることが望ましい．あらかじめ調整されているが，浅部が明るく，深部が暗いときに調整する．
- 表示深度は50mm程度を標準とし，大胸筋までが明瞭に描出できるようにする．乳房の大きさにより，適宜拡大・縮小を行う（図3）．
- フォーカスは必ず，関心領域に合わせるようにする．

図1　ゲインの調整

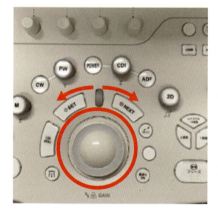

図2　Sensitivity time control

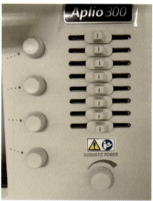

図3　表示深度調整

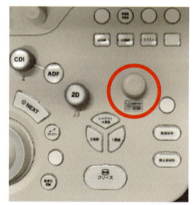

> **「できる」へのワンポイント・アドバイス！**
>
> **乳房超音波検査の機器の使用法**
> ①検査室内は必要以上に暗くならないようにする．
> ②観察画面の環境設定は，⑦ゲイン（明るさ），④画面の広さと深度（大胸筋までが描出される深度），⑦Sensitivity time control(STC)が重要である．
> ③フォーカスを関心領域の位置に合わせる．

【C3】乳腺疾患のスクリーニングのための超音波の走査法について説明できる。

- 被験者を仰臥位にさせ，両腕を頭上で組ませる。検査側の乳房が真上を向くようにする。すなわち，必要に応じて肩の下に枕等を入れて軽く伸展させ，乳房を胸郭の上に均等に乗せる（図4）。
- プローブはできるだけ先端部分を把持することで安定する。プローブの先端部分を母指と第2〜4指とで把持し，第5指は乳房に添える。小指球，第5指，プローブの3点固定となるようにする。
- 被験者にプローブのコードが触れないよう配慮する。プローブのコードは重く，そのままぶら下げると，プローブの操作に影響が及ぶ。著者は自分の首から肩にコードをかけて，検査を行っている。
- プローブは皮膚に垂直に当て，ビームが常に垂直に皮膚に入射するようにする。斜めの入射では超音波の屈折，反射が強くなり，ビームの拡散により画質が劣化してしまう。
- 乳房超音波検査時は病変の見落としを防ぐため，乳房をくまなく走査（scanning）することが重要である。そのための代表的な走査法を示す（図5）。

  (1) 縦走査
  　プローブを頭側から尾側へ，あるいは尾側から頭側へと移動させて乳房を走査する方法。

  (2) 横走査
  　プローブを内側から外側へ，あるいは外側から内側へと移動させて乳房を走査する方法。

  (3) 回転走査
  　乳管と腺様走行を意識した走査法。限局する乳管拡張像や構築の乱れの検出，区域性の判断に有効である。

  (4) 遠心性走査
  　乳管，腺様に沿った病変の検出に有効。往復走査が頻回となるため，時間がかかる。
  2方向の走査法で，乳房全体をくまなく走査することが重要である。著者は縦，横の2方向で走査し，半分ずつ画像をずらしながら走査することで，同じ部位を2度走査し，見落としを少なくするようにしている。

> **指導医から手技マスターのためのアドバイス**
>
> **乳房超音波検査時の注意点**
>
> 検査中はモニターを見ています。自分がまっすぐプローブを動かしているつもりでも実際にはずれていることがあり，スキャンされない部位が生じることがあります。腹部超音波検査と違って，モニターに表示される画像を見ながら走査を修正することができないので，手元を見なくて正確にプローブを操作できるように訓練する必要があります。

図4　体位の工夫

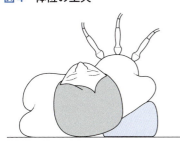

図5　走査法

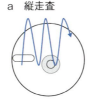
a　縦走査

b　横走査

c　回転走査

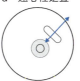
d　遠心性走査

検査・診断

> **「できる」へのワンポイント・アドバイス！**
>
> **乳腺疾患のスクリーニングのための超音波の走査法**
> ①体位は重要で，特に乳房が大きい場合，枕を用いて乳房を胸郭に均等に乗せるようにする。
> ②プローブは皮膚に垂直に当て，平行移動させながら観察する。
> ③2方向の走査法で，かつ同じ部位を2度スキャンすることにより見逃しのない検査を心がける。

手技基本のまとめ

【C4】正常乳房超音波画像について説明できる。

1. 乳腺の構造
- 乳房は皮膚，乳腺，脂肪でできている。
- 乳管は15〜20本あり，乳頭を中心に放射状に伸びている。それぞれの乳腺の先に葡萄の房状の小葉が存在している。
- 小葉で作られた乳汁は細い乳管に流れ，太い乳管に合流しながら乳頭に達する(図6，7)。

2. 正常乳房超音波画像(図8)
- 乳腺は皮下脂肪組織内に高エコー像として描出される。
- 一般に表面から皮膚，浅在筋膜浅層，皮下脂肪組織，乳腺，乳腺後脂肪組織，浅在筋膜深層，乳腺後隙，大胸筋が描出される。
- クーパー靱帯は潜在筋膜浅層と乳腺の間にテント状または線状に認められる。

指導医から手技マスターのためのアドバイス

乳房超音波検査における正常画像をマスターしよう！

乳房超音波検査で観察する乳腺には個人差があります。
しかしながら正常乳房の場合，左右の乳腺には差を認めないため，左右差を検出した場合には異常所見であることがあります。乳房超音波検査では左右の比較も重要です。

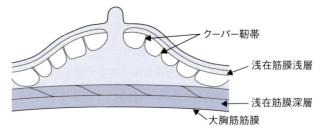

図6　乳腺の構造

図7　乳房の垂直断面の解剖模式図

図8　正常乳腺超音波画像

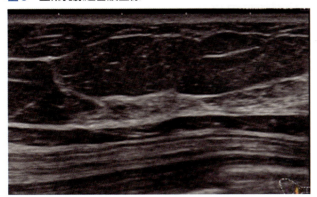

3. 乳腺像に変化を与える要素
- 乳腺は年齢や妊娠などホルモン環境に応じて変化する。
- 乳腺が成熟するにつれ間質は密な線維性結合織で満たされ，厚くなり，斑状，豹紋状エコーを呈する。
- 妊娠期では特に乳腺が肥厚する。授乳期では乳管の拡張が認められる。
- 加齢により乳腺は徐々に退縮し，脂肪に置換されていく。特に閉経後は乳腺の厚みは著しく減少する。しかしながらその程度には個人差がある。
- 妊娠後期には，授乳期でなくても乳管拡張像がみられることがある。乳管拡張が乳輪の範囲内であれば正常と判断される。ただし超音波画像では乳輪の範囲を判断できないため，肉眼上の乳輪の位置を確認して判断する必要がある。

「できる」へのワンポイント・アドバイス！

基本知識のまとめ

正常乳房超音波画像の理解
① 乳房超音波検査では乳房の解剖を理解しておくことが重要である。乳房は皮膚，乳腺，脂肪で構成されており，乳腺は乳頭を中心に放射状に存在している。
② 乳腺は皮下脂肪織内に高エコー像として描出される。表面から皮膚，浅在筋膜浅層，皮下脂肪組織，乳腺，乳腺後脂肪組織，浅在筋膜深層，乳腺後隙，大胸筋が描出される。
③ 乳腺は年齢や妊娠などホルモン環境により変化する。

【C5】乳房超音波検査における超音波組織特性について説明できる。

1. 超音波組織特性とは
- 超音波画像は，プローブから発せられた超音波が，検査対象の組織で反射してきた超音波(エコー)を画像化して得られる。
- 組織の性状，すなわち減衰係数，音速，散乱特性によって検査画像の見え方に違いがあり，その関連性は超音波組織特性といわれる。
- この超音波組織特性を理解することにより，超音波画像をより深く解析することができる。

指導医から手技マスターのためのアドバイス

乳房超音波検査における超音波組織特性をマスターしよう！

乳房超音波検査では，腫瘤の組織性状により画像の見え方に違いがあります。理解しながら覚えると，記憶が定着しやすくなるばかりか，腫瘤の病理組織との対比ができるようになり，より興味を持って検査ができるようになります。

(1) 減衰(attenuation)
- プローブから発せられた超音波は拡散，吸収，散乱，反射により減衰する。
- 生体において減衰の大きな組織は線維組織であり，線維成分の多い腫瘍(硬癌，浸潤性小葉癌)では後方エコーが減弱する(図9)。一方，水分を多く含む腫瘍(粘液癌，囊胞)では後方エコーは増強する(図10)。

(2) 後方散乱(back attenuation)
- エコーは音響インピーダンス(エコーの通りやすさ)の異なる組織との境界で発生する。組織がビーム幅あるいは波長より小さな散乱体として集簇している場合には，境界面での反射ではなく，その組織からまとまったエコーの群として得られる。
- 肝臓がグレー調に見える，乳腺が高エコーに見えるのはこの現象によるものである。乳癌の内部は音響学的には一様性が高いため，内部エコーは低くなる。
- 一方，粘液癌は腫瘍内に粘液，隔壁，浮遊する癌細胞と小さな散乱体が集簇しているため，内部エコーレベルが上昇する。同様に，乳頭状病変も内部に線維血管成分が錯綜しているため，後方散乱により，内部エコーレベルが上昇する。
- ハロー(halo：境界部高エコー像)(図11)も後方散乱の一つである。腫瘍浸潤部では腫瘍細胞とともに脂肪組織，線維組織が混在するため，後方散乱により境界部のエコーレベルが増強する。

2. 超音波組織特性によるアーチファクト
- 超音波の特性により発生するアーチファクトがあり，超音波所見を読むにあたり注意しなければならない。しかしながら組織診断に有用な所見のときもある。

(1) 多重反射(multiple reflection)
内部エコーレベルが低い腫瘤内に腫瘤の壁が複数映り込むようなアーチファクトが出現する。この内部エコーを見て不均質と判定してはならない。プローブを上下させると，腫瘤とアーチファクトがずれて表示される。

(2) サイドローブ(side lobe)
腫瘤の周囲の靭帯での反射により，あたかも腫瘤内に線維性の隔壁が存在するように見えることがある。腫瘤外から内部まで連続して見える線状エコーはサイドローブとよばれる。

(3) スペックルパターン
超音波の波長に比べて，小さな散乱体群によって生じる干渉像で，後方散乱によるものをスペックルパターンという。線維腺腫の内部エコーはこれによる。

図9 硬癌での減衰像	図10 後方エコー増強	図11 halo
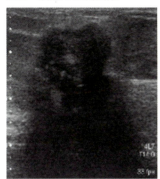	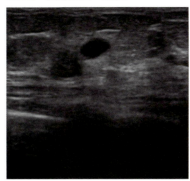	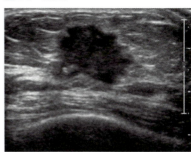

> **「できる」へのワンポイント・アドバイス！**
>
> **乳房超音波検査における超音波組織特性**
> ①プローブから発せられた超音波は拡散，吸収，散乱，反射により減衰する．減衰の大きな組織の後方ではエコーが減弱し，減衰の小さな組織の後方ではエコーが増強する．
> ②ハロー(halo)は腫瘍の辺縁部で観察される所見であり，腫瘍の浸潤により腫瘍組織と周囲の組織が混在するために観察される所見である．
> ③超音波組織特性により特有のアーチファクトがあり，所見を読むにあたり注意しなければならないが，組織診断に有用な所見となるときもある．

【C6】乳房超音波検査における所見とその表記について説明できる．

1．腫瘤像形成性病変の所見用語
（1）形状
- 腫瘤全体から受ける形の印象．
- 円形，分葉形，多角形，不整形などに分類される（**表2**）．

> **指導医から手技マスターのためのアドバイス**
>
> **乳房超音波検査における所見用語をマスターしよう！**
> 超音波検査は簡単に行うことができ，侵襲がない反面，客観性に欠ける検査です．画面に映った腫瘤をただ撮影するのではなく，診断した根拠となった所見のわかる画像を記録し，所見用紙に記載するように心がけましょう．

検査・診断

表2 腫瘍の形状

	くびれ	かど
円形／楕円形 (round/oval)	−	−
分葉形 (lobulated)	+	−
多角形 (polygonal)	−	+
不整形 (irregular)	+	+

（2）境界部

辺縁・・・境界付近の腫瘍部分

境界・・・腫瘍と非腫瘍部が接する面

周辺・・・腫瘍に近い非腫瘍部分

＜境界の性状＞

境界明瞭　　辺縁と周辺が1本の線で区分されるもの。明瞭平滑と明瞭粗糙がある。

境界不明瞭　境界不明瞭な場合には，その不明瞭な部分では平滑か粗糙かは評価できない。境界部高エコー像(halo)を有するかどうかを判定する。

（3）内部エコー

腫瘍内部のエコーであり，内部の組織により性状が変化する。

①均質性・・・内部エコーの規則性。均質または不均質と表現する。

②エコーレベル・・・皮下脂肪織のエコーレベルと比較し，無，極低，低，等，高の5段階に区分する。

③高エコースポット・・・微細点状(1mm未満)，点状(1〜3mm)，粗大(3mm以上)と表現する。

④液面形成(fluid-fluid level：FFL)・・・嚢胞性病変の内部が2層性に観察されるもので，出血によるものは悪性を疑う。

（4）後方エコー (posterior echoes)

腫瘍の後方に認めるエコーで，腫瘍内部の音響的な性質を反映する。同じ深さの周囲のエコーレベルと比較して増強，不変，減弱，消失／欠損の4段階に分ける。

（5）縦横比 (D/W, DW比)（図12）

腫瘍の最大径断面の低エコー部分の縦径(D)／横径(W)で算出したもの。基準は0.7であり，腫瘍径5〜10mmにおいて0.7を超えるものは悪性である可能性が高いとされている。

112

（6）その他の随伴所見

①外側陰影（lateral shadow）

腫瘤後方の外側に存在する音響陰影。表面平滑な腫瘤にエコーが入射したときに生じる（図13）。

②前方・後方境界線の断裂

乳腺とその周辺組織との境界線を乳腺境界線といい，皮膚方向を前方境界線，胸壁側を後方境界線という。浸潤癌を示唆する所見である（図14）。

（7）エコーパターン

腫瘤像形成性病変のエコーパターンは以下のように分類される。

①囊胞性（cystic pattern）：腫瘤内部のエコーがない。
②混合性（mixed pattern）：腫瘤内部に充実性部分と囊胞性部分とが混在して認められる。
③充実性（solid pattern）：腫瘤内部全域にエコーを認める。

腫瘤形成性病変における超音波所見での良悪性診断基準を表に示す（表3）。

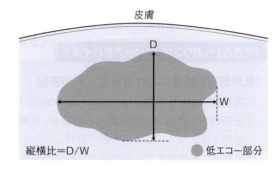

図12　縦横比

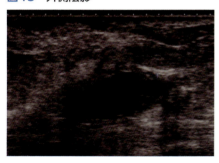

図13　外側陰影

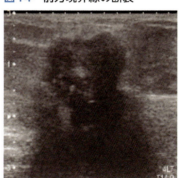

図14　前方境界線の断裂

表3　超音波所見からみた良悪性診断基準

超音波所見	良性（に多い）	悪性（に多い）
形状	円形／楕円形，分葉形	多角形，不整形
境界部	明瞭平滑	不明瞭
内部エコー	均質	不均質
石灰化	粗大	微細点状
縦横比（基準 0.7）	小	大
乳腺境界線の断裂	なし	あり

図19 女性化乳房

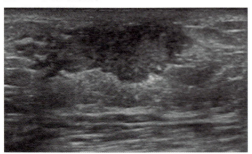

6. 乳腺炎
- 皮膚の発赤や痛み，熱感を伴う授乳期に多い炎症性疾患。母乳がうまく流出できず乳管が詰まることにより，うっ滞性の乳腺炎が発生する。
- ＜超音波所見＞
  皮膚の層構造が消失，エコーレベルが低下し，脂肪組織の輝度が上昇する。膿瘍形成を伴う場合は不整形で内部が不均質の高輝度エコーを伴う無エコー域を認める。

> 「できる」へのワンポイント・アドバイス！
>
> **基本知識のまとめ**
>
> **乳腺の主な良性疾患を挙げ，超音波検査所見で鑑別できる。**
> ①頻度の高い疾患は線維腺腫，乳腺症，乳管内乳頭腫，葉状腫瘍，女性化乳房，乳腺炎である。
> ②超音波検査の所見だけではなく，理学所見，基礎疾患などを組み合わせて診断を絞り込む。
> ③乳管内乳頭腫など，非浸潤性乳管癌との鑑別が困難なものもあるので，必要に応じて組織診，細胞診を追加する。

【C8】乳腺の主な悪性疾患を挙げ，超音波検査所見で鑑別できる。

- 乳腺の悪性疾患とは，すなわち乳癌である。
- 乳房超音波検査では，組織学的推定診断が目標とされている。
- 乳癌は「非浸潤癌」，「浸潤癌」，「Paget病」に大別される。さらに非浸潤癌は非浸潤性乳管癌と非浸潤性小葉癌に，浸潤癌は浸潤性乳管癌と特殊型に分類される（図20）。
- 頻度が高いのは硬癌，乳頭腺管癌，充実腺管癌の順である。
- 乳腺超音波検査では，腫瘍性病変の良悪性の判定についてカテゴリーを用いて表す（表4）。

> **指導医から手技マスターのためのアドバイス**
>
> **乳腺の悪性疾患に対する超音波検査を用いた鑑別をマスターしよう！**
>
> 乳癌の最終的な診断は病理検査によってなされますが，超音波検査でも組織型を推定することができます。腫瘍性病変を検査する際には組織型まで絞り込むように心がけましょう。

図20 乳癌の分類

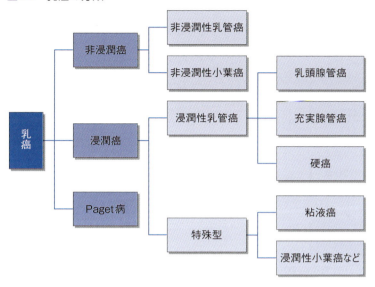

1. カテゴリー判定

乳房超音波診断では，良悪性判定については，確診度を含めたカテゴリーを用いて表す（**表4**）。検診において有用な表現である。

表4 腫瘤形成性病変のカテゴリー分類

カテゴリー			説明	推奨
0		判定不能	装置の不良，被験者，験者の要因により判断できないもの	再検または他の検査による精査
1		異常なし	異常所見はない。性状のバリエーションを含む	要精査としない
2		良性	明らかな良性所見を呈する	
3	3a	良性の可能性が高い	ほぼ良性と考えられるが断定できない	2年間は半年ごとに経過観察
	3b		どちらかというと良性	穿刺吸引細胞診を含むさらなる検査が望ましい
4	4a	悪性の可能性が高い	どちらかというと悪性	穿刺吸引細胞診や生検が望ましい
	4b		悪性と考えられるが断定できない	
5		悪性	明らかな悪性所見を呈する	適切な治療を考慮する

（日本乳癌検診学会：超音波による乳がん検診の手引き．南江堂，2016より引用改変）

2. 腫瘤形成性病変の診断

腫瘤のエコーパターン分類，次いで充実性腫瘤の内部エコーレベル判定を行うことをstep1（**図21**）とし，その後充実性腫瘤の大部分を占める等～低エコーの鑑別診断をstep2（**図22**）とする。

検査・診断

図21 腫瘤形成性病変のカテゴリー診断フローチャート（step 1）

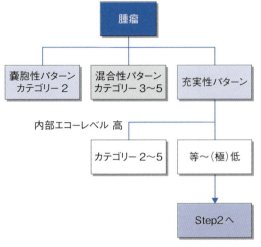

（日本乳癌検診学会：超音波による乳がん検診の手引き．南江堂，2016より引用改変）

図22 腫瘤形成性病変のカテゴリー診断フローチャート（step 2）

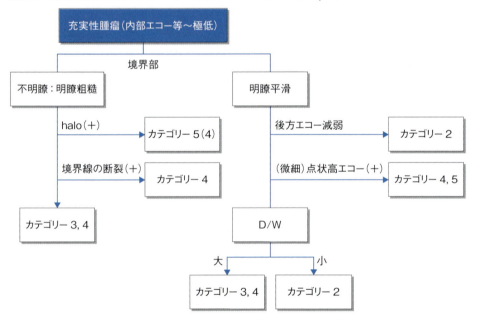

（日本乳癌検診学会：超音波による乳がん検診の手引き．南江堂，2016より引用改変）

3．硬癌（図23）

- 乳癌の中で最も頻度が高く，全体の約40％を占める．乳管外へびまん性に浸潤しながら発育する．分化度が低く，浸潤性乳管癌の3つの中で最も予後不良．
- ＜超音波所見＞
  形状は不整形，内部エコーはきわめて低く，境界不明瞭で粗糙．D/W比が高く，後方エコーは減衰，消失する．ハロー（halo）を伴う．

4. 乳頭腺管癌（図24）

- 浸潤性乳管癌の中では最も分化度が高い。リンパ節転移の頻度が低く，予後は良好。乳管内の乳頭状増殖と管腔形成が特徴。
- ＜超音波所見＞
  形状不整，辺縁粗糙，境界は比較的明瞭。D/W比は低めのことが多い。腫瘍内にしばしば石灰化を伴う。

5. 充実腺管癌（図25）

- 充実性の浸潤癌巣が周囲組織に対し圧排性，膨張性発育を示す。分化度は乳頭腺管癌と硬癌の中間程度。
- ＜超音波所見＞
  形状は円形，分葉形，多角形を呈し，境界は明瞭平滑または粗糙。内部エコーは低く，囊胞変性をきたすことがある。D/W比は高い。後方エコーは増強する。

＊浸潤性乳管癌の3型の比較を表に示す（表5）。

図23　硬癌　　**図24　乳頭腺管癌**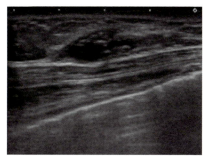　　**図25　充実腺管癌**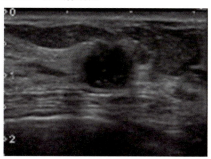

表5　浸潤性乳管癌の比較

	進展形式	分化度	リンパ節転移	予後	年齢
硬癌	管外浸潤	低	高	やや不良	高齢
乳頭腺管癌	管内進展	高	低	良好	若年
充実腺管癌	管外圧排	低～中	中間	中間	一律

「できる」へのワンポイント・アドバイス！

乳腺の主な悪性疾患を挙げ，超音波検査所見で鑑別できる。

①乳癌の中で頻度の高いのは硬癌，乳頭腺管癌，充実腺管癌の順である。
②乳房超音波検査では，腫瘤性病変の良悪性の判定についてカテゴリーを用いて表す。
③乳房超音波検査では，組織学的推定診断が目標とされている。

【C9】乳腺腫瘍に対する乳房超音波ガイド下生検の方法について説明できる。

1. 超音波ガイド下生検の種類

乳腺腫瘍に対する超音波ガイド下生検としては穿刺吸引細胞診[fine needle aspiration cytology(FNAC)]，針生検[core needle biopsy(CNB)]，吸引式組織生検[vacuum-assisted biopsy(VAB)]がある。

それぞれの方法の比較を表に示す(**表6**)。

表6 超音波ガイド下生検の比較

	穿刺吸引細胞診	針生検	吸引式組織生検
採取検体	細胞	組織	組織
針の太さ	21～23G	14～18G	8～14G
簡便性	容易	→	困難
侵襲度	小	→	大
長所	簡便，低侵襲	組織採取法として最も簡便。組織診断が可能。	多くの組織が採取できる。採取組織の変形・挫滅が少ない。
短所	採取量が少なくなりやすい。浸潤癌，非浸潤癌の鑑別は不可能。	採取組織が変形・挫滅しうる。	後出血のリスクが最も高い。手技に熟練を要す。

指導医から手技マスターのためのアドバイス

乳腺腫瘍に対する乳房超音波ガイド下の生検をマスターしよう！

確実に穿刺を行うコツは，プローブが描出する平面上に生検針の全長と腫瘍を描出することである。すなわち，腫瘍と刺入点がつくる平面を常に描出しておいて，その平面の中を生検針が進むよう，画面と手元の両方を確認することが重要です。生検から1週間後に検体が不十分であったことを伝えるのはとても残念なことです。確実な診断ができるようトレーニングしましょう。

2. 超音波ガイド下穿刺方法

- 乳腺腫瘍を穿刺する際，プローブに補助具を装着し，表示される穿刺ライン上に病変の位置を合わせて穿刺するProbe-guided法と，補助具を使用せずに穿刺するFree-hand法とがある。
- Probe-guided法は確実な穿刺が可能となるが，乳房の大きさや病変の位置により穿刺ライン上に病変の位置を合わせるのが難しいことがある。
- Free-hand法は術者の意のままに刺入経路を選択できる点で優れているが，穿刺の成否が術者の力量に大きく依存する。
- 穿刺を行う際の超音波画面の描出法には，同一面法と交差法の2つの方法がある。同一面法は穿刺針の全長を描出するようにプローブを当てる方法で(**図26**)，交差法とは穿刺針とプローブが直交し，穿刺針の短軸面が描出される方法である。
- それぞれに長所・短所があるが，針生検，吸引式組織生検を行う場合には常に穿刺針の先端部の状況を把握する必要があることから，同一面法を用いるのが安全である(**図26**)。
- プローブの表面はアルコールなどにより劣化する場合があるので，プローブを直接消毒するのではなく，ラップフィルムで覆った後に消毒を行う。専用の滅菌被覆材もある。

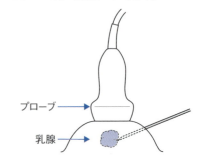

図26 同一面法による穿刺

3. 超音波ガイド下穿刺吸引細胞診(FNAC)
- 適応:良悪性の鑑別が必要とされる腫瘤形成性および非形成性病変。
- 器具:21〜23Gの注射針またはカテラン針,注射器や吸引用器具,スライドグラス。
- 手技:超音波ガイド下に施行する。穿刺針の先端が腫瘍内にあることを確認して,吸引により十分な陰圧を負荷し,細胞を採取する。原則的に穿刺を担当する術者と吸引を担当する助手の2名で施行する。
- 皮膚穿刺部位は後日手術になることも考慮して,可能な限り切除範囲内に穿刺経路が含まれるように決定する。
- 局所麻酔は通常不要である。皮膚はアルコールで消毒する。
- 十分な量の細胞を採取するため,吸引時に穿刺針を回転させつつ前後に細かく動かす。細胞採取時の画像を記録することにより,確かに穿刺針の先端が腫瘍内にあり,そこから細胞を採取したことの証明とする(図27)。
- 穿刺後,いったん針を外し,十分量の空気で満たした注射器を接続し,吸引材料をスライドグラスに吹き付ける。
また,針にキャップを付け,スライドグラスに針を叩きつけ,内容を排出させる方法もある(叩き出し法)。
- 穿刺終了後は穿刺部にガーゼを当て5分ほど圧迫し,止血を確認する。同日の入浴も可能である。

4. 超音波ガイド下針生検(CNB)
- 適応:細胞診で確定できない場合,細胞診では確定診断が困難と予想される場合。術前化学療法前で組織採取が必要な場合。特殊染色,免疫染色,DNA診断が必要とされる場合。
- 器具:専用の穿刺針を用いる。自動cutting針が使用されることが多い(図28)。
- 手技:穿刺部位,経路は手術時の切除範囲を想定して選択する。安全性を確保するため,刺入角度が胸壁に平行に近くなるように決定する。このときカラードプラーで穿刺経路に太い血管がないことを確認しておくと出血を回避することができる。皮膚はポビドンヨードやアルコールで消毒する。
- 局所麻酔薬を用いて穿刺部皮膚,乳腺後隙,穿刺経路に局所麻酔を行う。
- 穿刺部位はあらかじめ皮膚の小切開を行う。

図27 FNAC(矢印は穿刺針)

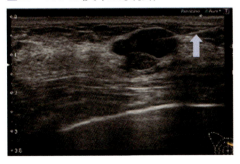

図28 針生検の針

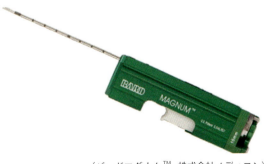

(バードマグナム™,株式会社メディコン)

- 組織採取（ファイヤー）時，外筒内から内針が1〜2cm（器具により異なる）飛び出して組織を削り取る。ファイヤー時に腫瘍からずれないような位置に針先を進め，かつ組織採取後の針先の位置を予測して安全に行う。
- ファイヤーに伴い，スプリングの音，振動，多少の疼痛があることをあらかじめ説明しておく。
- 採取した切片は屈曲しないように濾紙などに伸展させて固定液に入れる。
- 必要に応じて穿刺針の角度を変更しながら複数回組織の採取を行う。
- 穿刺終了後は穿刺部にガーゼを当て5分ほど圧迫し止血を確認する。必要に応じて圧迫帯を用いることもある。過度な運動は避けるべきであるが，日常生活には問題ない。当日のシャワー浴も可能である。

5. 超音波ガイド下吸引式組織生検（VAB）
- **適応**：細胞診，針生検で確定診断が得られない場合。良性病変の診断にも用いられることがある。明確な適応は定められていない。
- **原理**：生検針につけられた複数の側孔に組織を吸着させ，組織をそぎ取って採取する。
- **手技**：穿刺前の準備に関しては針生検と同様に行う。
- 穿刺の際，病変の手前までは皮膚からやや角度をつけて乳腺後隙まで刺入する。その後，生検針を寝かせて腫瘍の背側に誘導し，針の側孔から組織を吸引できるようにする。
- 組織採取中は絶えず超音波で生検針を描出し，進行状況を観察する。病変部が側孔に引き込まれ，削られていく状況が観察できる。
- 生検針を抜去した後は血腫がないことを超音波で確認する。血腫を認めた場合には血液を吸引した後に生検針を抜去する。約10分間の用手圧迫を行い，必要に応じて圧迫帯を用いる。鎮痛剤を処方することもある。

> **「できる」へのワンポイント・アドバイス！**
>
> **乳腺腫瘍に対する乳房超音波ガイド下の針生検の方法について説明できる。**
> ① 乳腺腫瘍に対する超音波ガイド下生検としては穿刺吸引細胞診（FNAC），針生検（CNB），吸引式組織生検（VAB）がある。
> ② 穿刺を行う際の超音波画面の描出法には同一面法と交差法の2つの方法がある。針生検，吸引式組織生検を行う場合には同一面法を用いるのが安全である。
> ③ 穿刺部位，経路は手術時の切除範囲を想定して選択する。

【C10】乳腺腫瘍に対する乳房超音波ガイド下生検の合併症について説明できる。

- 乳房超音波ガイド下生検の合併症として起こりうるものは，皮下出血，感染，大胸筋損傷，気胸などである。
- （1）**皮下出血**：大多数が圧迫でコントロール可能。抗血栓剤・抗凝固剤を内服している患者では注意深く観察する。
- （2）**感染**：頻度は少ない。炎症の程度により切開等を考慮する。

（3）**大胸筋損傷**：出血，播種の可能性を考慮する。
（4）**気胸**：通常の操作では起こりえないが，針の先端を見失った状態で操作した場合や，穿刺角度によっては起こりうる。刺入角度はなるべく胸壁に平行になるようにする。常に針の先端を超音波で描出するよう心がける必要がある。
● 患者に十分な説明を行い，急な体動をしないようにする。

> **「できる」へのワンポイント・アドバイス！**
>
> **乳腺腫瘍に対する乳房超音波ガイド下生検の合併症について説明できる。**
> ① 起こりうるのは，㋐皮下出血，㋑感染，㋒大胸筋損傷，㋓気胸などである。
> ② 皮下出血に対しては，圧迫でコントロール可能である。
> ③ 穿刺針の先端を見失わないよう，超音波でのモニタリングが重要である。

【C11】乳房超音波検査の検査所見を記載用紙に正しく記載できる。

1. 記載上の注意点
● 記載用紙を図29に示す。
● 左右両側の乳腺について，①腫瘤形成性病変の有無，②病変の部位，③病変の大きさ，性状，④腫瘤非形成性病変の有無に着目して記載していく。
● 前回検査がある場合にはその所見と比較する。

2. 主に記載する項目
（1）病変の存在領域表示（図30）

　内上　→　A領域
　内下　→　B領域
　外上　→　C領域
　外下　→　D領域
　腋窩　→　C'領域
　乳頭　→　E領域

　乳頭を中心とした時計盤表示で表すこともある。

　30分表示で表す（例：1時30分方向）。
　注）同じ表示でも右と左では示す部位が異なる！
（2）腫瘤のサイズ：長径×短径×高さ
（3）腫瘤の性状：
　　形状（円形・多角形・分葉形・不整形）
　　内部エコー（無・極低・低・等・高）
　　　　　　（均質・不均質）

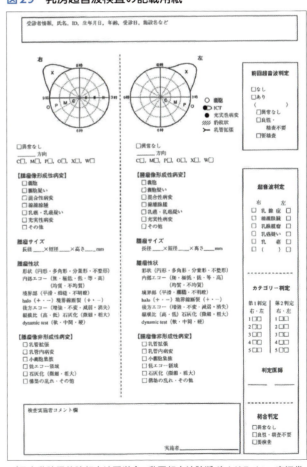

図29　乳房超音波検査の記載用紙

（日本乳腺甲状腺超音波医学会：乳房超音波診断ガイドライン．南江堂，2014より引用）

検査・診断

境界部（平滑・粗糙・不明瞭）
ハロー（＋・－）　　境界線断裂（＋・－）
後方エコー（増強・不変・減弱・消失）
縦横比（高・低）　　石灰化（微細・粗大）

（4）腫瘤非形成性病変についての所見を記載する
　乳管拡張，乳管内病変，小嚢胞集簇，低エコー領域，構築の乱れ，など．

図30　病変の存在領域表示

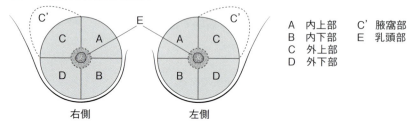

A　内上部　　C'　腋窩部
B　内下部　　E　乳頭部
C　外上部
D　外下部

右側　　左側

「できる」へのワンポイント・アドバイス！

乳房超音波検査の検査所見の記載法

①病変を見つけたら，㋐存在領域，㋑サイズ，㋒性状，を定められた用語で記載しよう．
②検査で得られた所見の中で最も明瞭に描出されている画像を記録しよう．
③必要に応じてシェーマを用いてわかりやすく記載しよう！

基本知識のまとめ

4　「できた！」の実感 〜確認問題〜

Q 正しいものに○，誤っているものには×をつけよ．

（　）1. 乳房超音波検査は簡便で侵襲がないが，客観性に乏しい．
（　）2. 観察時の体位はあまり重要ではない．
（　）3. クーパー靱帯は大胸筋筋膜と乳腺の間にある．
（　）4. 超音波での減衰が大きいのは水分より線維組織である．
（　）5. 大きな石灰化を認めるほど悪性の可能性が高い．
（　）6. 硬癌のほうが，乳頭腺管癌よりも分化度が高い．
（　）7. 超音波ガイド下生検の際，同一面法で見たほうが安全である．

※正解は次ページ下

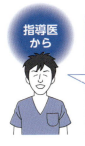

指導医から

▶▶ 今だから語れる失敗談

　乳腺外来を担当していた頃，40代女性が精密検査のため受診した。私が乳房超音波検査を担当し，左乳房に腫瘤を発見した。幸い乳頭からの距離も離れており，腫瘤径は小さい。これなら乳房温存が可能だなと考えながら，超音波ガイド下に生検まで行った。癌の確定診断を得て，患者さんに説明した。当時の病院では術中迅速病理検査ができなかったため，乳房温存は他院に紹介した。これなら乳房が温存できますよと紹介状を書いて紹介したのだが，返書を見てびっくり！ 左乳房にもう1カ所病変があり，結局その患者さんは乳房切除術を受けていた。1カ所病変を見つけて，頭がいっぱいになり，別の病変を見逃してしまった。病変は1カ所とは限らない。身をもって経験しました。

▶▶ アドバイス ～手技を習得するために～

1. よい画像が得られるよう，検査環境，機器の設定を覚えよう！
2. 手元を見なくても正確に乳房を走査できるように練習しよう！
3. 多くのスクリーニングの検査を経験して，まずは正常の画像を覚えよう！
4. 所見用語を正しく使って，第三者に正しく所見を伝えられるようになろう！
5. 超音波ガイド下穿刺では，常に穿刺針の先端を描出できるよう練習しよう！

さらに勉強したいあなたへ ～指導医からの推薦図書～

- 日本乳腺甲状腺超音波医学会 編『乳房超音波診断ガイドライン 改訂第3版』
南江堂，2014
（誰に聞いてもまずこれを薦められます）
- 佐久間浩 編『乳房超音波トレーニングブック』ベクトル・コア，2011
（実際の症例に沿った解説があり理解しやすい）
- 桜井正児，岡村隆徳『動画像でトレーニング 乳腺エコー』医療科学社，2012
（DVD-ROMが付属しており，エキスパートのプローブ走査画像が見られる）

確認問題の正解	1	2	3	4	5	6	7
	○	×	×	○	×	×	○

2 体外撮影の画像読影手技
腹部超音波検査ができる！

> **到達目標** （参考）日本外科学会「外科専門医修練カリキュラム」
>
> 腹部超音波検査：自分自身で実施し，診断できる。

1 「できない」ところを探せ！〜自己診断〜　※【　】は対応するコンピテンシー

Q 正しいものに○，誤っているものには×をつけよ。

(　) 1. 超音波検査では，高周波ほど深部まで観察できる【C1】。
(　) 2. 腹部超音波検査では，主にコンベックスタイプのプローブを用いる【C2】。
(　) 3. 腹部超音波検査では，検査前の絶食の必要がない【C3】。
(　) 4. 肝臓の輝度および肝臓と腎臓のエコーレベルの差で脂肪肝を診断する【C4】。
(　) 5. 急性胆嚢炎では，胆嚢腫大を描出した部位をプローブで圧迫すると圧痛があり，Sonographic Murphy's sign とよばれる【C5】。
(　) 6. 急性膵炎を疑った。膵体部の幅が1cm以上の場合，膵体部の腫大があると判断した【C6】。
(　) 7. 脾臓の長径が10cmあったので，脾腫ありと診断した【C7】。
(　) 8. 腹部超音波検査では，尿管結石の診断は困難である【C8】。
(　) 9. 前立腺肥大症は，腹部超音波検査で左右対称に肥大した前立腺を認める【C9】。
(　)10. 腹部超音波検査で子宮や卵巣を観察する際には，排尿後に行う【C10】。
(　)11. 急性虫垂炎を疑った際は，虫垂の先端の方が盲端となっており探しやすい【C11】。
(　)12. 所見用紙は異常があったもののみ記載する【C12】。

※正解は次ページ下

2 「できない」から「できる」へのロードマップ（行動目標）

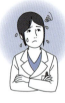

> ▶若き外科医の悩み
> 何ができたら，指導医の求める「腹部超音波検査ができる」になるのだろうか？

指導医は，若い外科医に何を期待しているのだろうか？〔コンピテンシー【C】一覧〕

- ✓ ☐ 【C1】 腹部超音波検査の原理とその適応が説明できる。(⇒p.127)
- ☐ 【C2】 腹部超音波検査の機械設定ができる。(⇒p.128)
- ☐ 【C3】 腹部超音波検査の準備と走査手順を説明できる。(⇒p.129)
- ☐ 【C4】 肝臓の描出ができ，代表的な異常所見の説明ができる。(⇒p.130)

- ☐ 【C5】胆嚢,胆管の描出ができ,代表的な異常所見の説明ができる。(⇒p.132)
- ☐ 【C6】膵臓の観察ができ,代表的な異常所見の説明ができる。(⇒p.134)
- ☐ 【C7】脾臓の描出ができ,代表的な異常所見の説明ができる。(⇒p.136)
- ☐ 【C8】腎臓の描出ができ,代表的な異常所見の説明ができる。(⇒p.137)
- ☐ 【C9】膀胱,前立腺の描出ができ,代表的な異常所見の説明ができる。(⇒p.138)
- ☐ 【C10】卵巣,子宮の描出ができ,代表的な異常所見の説明ができる。(⇒p.139)
- ☐ 【C11】急性腹症に対する腹部超音波検査について説明できる。(⇒p.140)
- ☐ 【C12】所見用紙に記載ができる。(⇒p.141)

3 これができれば合格！ 〜指導医の求める臨床能力（コンピテンシー）〜

【C1】腹部超音波検査の原理とその適応が説明できる。

- 超音波検査は人には聞こえない20 kHz以上の音波を利用する検査である。プローブから出る超音波が体内の臓器に反射し,その反射波を利用して画像を形成する。
- 高周波では解像度は良いが,深部の観察ができない。低周波では深部まで観察できるが,解像度が悪い。
- 腹部超音波検査では,多重反射,屈折などのアーチファクトがある。場合によってはコメットエコー(胆嚢の壁在結石でみられる多重反射),側方陰影(腫瘍の側面でみられる屈折による陰影)など,診断に利用できる。
- ドプラとは血流の方向や速さを画像化したものである。血流方向をみるカラードプラ,低流速血流を表示するパワードプラ,血流方向や波形をみるパルスドプラがある。
- 腹部超音波検査での観察部位と適応疾患を表1に示す。
- 腫瘍のみならず,変性,炎症など形態学的に異常を示す疾患が対象となる。
- 管腔臓器よりも実質臓器の観察に有用である。

指導医から知識マスターのためのアドバイス

腹部超音波検査の原理とその適応をマスターしよう！

検査の原理を理解することは,検査所見から病態を診断するうえで大切なことです。腹部超音波検査は,簡便に施行でき,被曝（侵襲）がないので,「腹部の聴診器」と言われるほど頻用されています。積極的に使用し,異常と判断した場合には,他の検査(CT検査など)の所見と見比べてみましょう！

表1 腹部超音波検査での観察部位と適応疾患

肝臓	脂肪肝,急性肝炎,慢性肝炎,肝硬変,肝嚢胞,肝血管腫,肝細胞癌,肝内胆管癌,転移性肝癌
胆嚢・胆管	胆石症,急性胆嚢炎,慢性胆嚢炎,胆嚢ポリープ,胆嚢癌,胆嚢腺筋症,総胆管結石症,肝外胆管癌
膵臓・脾臓	急性膵炎,慢性膵炎,膵癌,膵嚢胞性腫瘍,脾腫
腎臓・膀胱・前立腺	腎嚢胞,腎結石症,水腎症,腎血管筋脂肪腫,腎細胞癌,尿管結石,尿管腫瘍,膀胱炎,膀胱腫瘍,前立腺肥大症,前立腺癌
子宮・卵巣	子宮筋腫,子宮体癌,子宮頸癌,卵巣嚢腫,卵巣癌

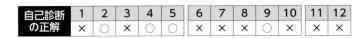

検査・診断

> **知識習得のためのランドマーク!**
>
> **腹部超音波検査の原理とその適応**
> ①腹部超音波検査は, 20kHz以上の音波を利用した検査であり, 主に実質臓器の検索に役立つ.
> ②高周波は解像度は良好だが, 深部観察ができない. 一方, 低周波は深部観察ができるが解像度が不良.
> ③ドプラにおいては, 血流方向をみるカラードプラ, 低流速血流を表示するパワードプラ, 血流方向や波形をみるパルスドプラがある.

基本知識のまとめ

【C2】腹部超音波検査の機械設定ができる.

- 主なプローブの種類にはコンベックスタイプ, リニアタイプがある(図1). 腹部超音波検査では主にコンベックスタイプを用いる.
- 超音波検査機器の設定ボタンを確認する(図2).
- ゲインの調整で画面の明るさを調整する(図3).
- 画面の広さと深度を調整する(図3). スクリーニングは一定の画面の大きさで行う. 異常所見があれば必要に応じて変更する.
- Sensitivity time control(STC)を調整する(図4). あらかじめ深さごとのゲインは調整されており, 浅部が明るいときや深部が暗いと

> **指導医から手技マスターのためのアドバイス**
>
> **腹部超音波検査の機械設定の手技をマスターしよう!**
>
> まずは, 超音波検査機器の操作に興味をもち, 操作ボタンを扱ってみましょう! 次に操作法を理解したら, 観察画面の調整(画面の広さ, 深さ, 明るさ, sensitivity)を行ってみてください. ドプラにもチャレンジすると楽しいですよ!

図1　プローブの種類

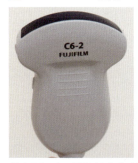

(左)コンベックスタイプ, (右)リニアタイプ
（富士フイルム株式会社）

図2　設定ボタン
　　　①図3へ　②図4へ

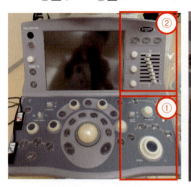

図3　ⓐ画面の明るさ
　　　ⓑ画面の広さと深度

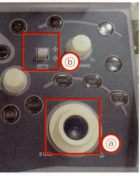

図4　Sensitivity time control

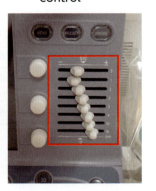

きに調整する。
- ダイナミックレンジの調整により白黒の濃淡の設定や周波数の変更が可能であるが，通常行うことは少ない。
- ドプラ法を行う場合は流速レンジ，カラードプラゲインを設定する。

手技習得のためのランドマーク！

腹部超音波検査の機械設定
①腹部超音波検査に使用するプローブは，主にコンベックスタイプである。
②観察画面の環境設定として，㋐ゲイン（明るさ），㋑画面の広さと深度，㋒Sensitivity time control (STC) を調整する。
③ドプラ法を使用する場合は，流速レンジとカラードプラゲインを調整する。

【C3】腹部超音波検査の準備と走査手順を説明できる。

- 消化管の内容物による観察不良を避けるため，空腹時に行う。
- 基本的には臥位で観察を行い，観察不良時には体位を工夫する（座位，左右側臥位）。
- プローブは患者の足側から持つことが多い。肋骨弓下からの見上げ走査などは，手が邪魔になるので患者の頭側から持つこともある（図5）。
- 基本となる走査法は，横断走査（図6），縦断走査（図7）である。
- 縦断走査は画面左側が頭側となるようにする。
- 著者が行っている走査の手順は，上腹部正中横断・縦断⇒左右肋骨弓下横断・縦断⇒左右肋間⇒下腹部正中横断・縦断走査である。
- ①プローブの角度を変える方法，②プローブを平行移動させる方法，③プローブを回転させる方法を用いて，見逃しのないように観察を進める（図8）。
- このように自分独自のスクリーニングの手順を決めておくことが重要である。
- 観察すべき臓器を描出する方法，代表的な異常所見を知っておき，見落としがないように系統的な観察を心がける。

指導医から**手技マスター**のためのアドバイス

腹部超音波検査の準備と走査手順をマスターしよう！
腹部超音波検査のプローブは，検査の案内人です。プローブを置く位置とプローブの動かし方がポイントです！ プローブの走査には，プローブの角度の調整，平行移動，回転走査があります！ 観察臓器と観察場所の順番を決めてください！ お腹の中を簡単に観察できる腹部超音波検査は医師にとっても楽しい検査になることでしょう！

図5 患者頭側からのプローブの握り方

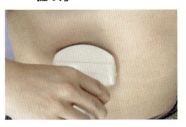

図6 横断走査（心窩部）

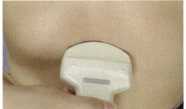

図7 縦断走査（心窩部）

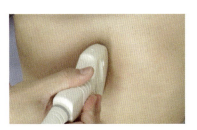

図8 プローブの動かし方

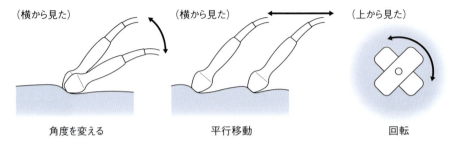

（横から見た）角度を変える　　（横から見た）平行移動　　（上から見た）回転

> **手技習得のためのランドマーク！**
>
> **手技基本のまとめ**
>
> **腹部超音波検査の準備と走査手順**
> ① 腹部超音波検査の際に考慮すべき患者側の因子は，絶食と検査体位である。
> ② 走査手順の一例としては，上腹部正中横断・縦断⇒左右肋骨弓下横断・縦断⇒左右肋間⇒下腹部正中横断・縦断走査がある。
> ③ プローブの角度変更，平行移動，回転走査を行い，見逃しのない観察を行う。

【C4】肝臓の描出ができ，代表的な異常所見の説明ができる。

1. 肝臓の観察

- 腹部超音波検査で肝臓の評価は，肝辺縁，肝表面，実質エコーレベル，肝内脈管，肝内の腫瘍性病変の有無によって行う。すなわち，①びまん性の疾患，②腫瘍性の疾患の有無を形態学と色調から判定する。
- 肝臓は，横隔膜直下の右上腹部を中心に位置する臓器で，下大静脈と胆嚢床を結ぶ線（Rex-Cantlie線）によって右と左に分けられる。さらに脈管との位置関係で，Healey-Schroyの4区域，Couinaudの8区域に分けられる（図9）。⇒脈管との位置関係で病変の局在が判断できる（上下の境界は門脈，縦の境界は肝静脈）。
- 健常者の肝表面は平滑で辺縁は鋭角である。
- **観察の手順（著者の方法）：**
  びまん性病変の有無を確認した後，区域ごとに腫瘍性病変の有無を確認する。
  ① **心窩部縦断走査**：肝外側区域を観察する。肝表面の凹凸不整や辺縁の鈍化はこの部位が最も見やすい。横断走査では門脈臍部が描出される（図10①）。
  ② **右肋骨弓下横断走査**：右肝全体を観察する（図11）。中肝静脈（図11②）や右肝静脈（図11③）が観察できることがある。何度も吸気位を繰り返し観察する必要がある（S7,8の観察が可能となる）。縦断走査では可能な範囲で右肝を観察し，特にブラインドになりやすい肝上縁を観察する。
  ③ **右肋骨弓下縦断走査**：肝腎コントラストの観察を行う。肝臓と腎臓がなるべく同じ高さになるように観察する。
  ④ **右肋間走査**：吸気位と呼気位でどちらがより広い観察ができるかは個人差がある。中

> **指導医から手技マスターのためのアドバイス**
>
> **腹部超音波検査による肝臓の観察をマスターしよう！**
>
> 腹部超音波検査による肝臓の観察で重要なことは，肝臓のすべての区域を観察するということです。そのために肋骨弓下・肋間走査や縦断・横断走査を行います。区域は門脈と肝静脈との位置関係で決まります。見えにくい横隔膜直下の肝臓観察では，呼吸性移動や体位変換などを上手に利用しましょう！

肝静脈，右肝静脈，右門脈からの枝を描出しながら，区域ごとに右肝を観察する。
- 腫瘍の鑑別に造影剤（ソナゾイド®など）も使用される。

2. 異常所見
- 比較的頻度の高い異常所見として次のようなものがある。
- **脂肪肝**（図12）：肝腎コントラスト，高輝度な実質エコー，深部減衰，脈管の不明瞭化。
- **急性肝炎**：肝実質エコーレベル低下，脈管描出明瞭化，肝辺縁の鈍化。
- **慢性肝炎**：外側区域辺縁の鈍化，肝実質の粗雑化。
- **肝硬変**：肝表面の凹凸像，肝実質の粗雑化。右肝の萎縮と左肝の肥大。
- **肝血管腫**（図13）：境界は明瞭で，細かい凹凸不整がある。内部はさまざまなエコー像を示すが，2cm以下の小さなものは高エコーが多い。
- **肝細胞癌**（図14）：類円形，境界明瞭，辺縁に低エコー帯（halo），内部はモザイクパターン，側方陰影，後方エコー増強。
- **肝内胆管癌**：等～低エコー，境界不明瞭，内部不均一。末梢胆管の拡張を伴うこともある。

図9 肝臓の区域

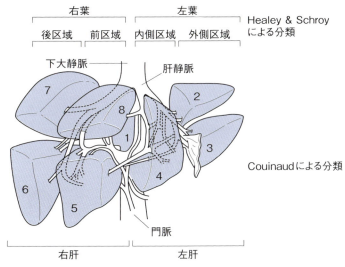

（日本肝癌研究会：臨床・病理原発性肝癌取扱い規約第6版．金原出版，2015より引用改変）

図12 脂肪肝

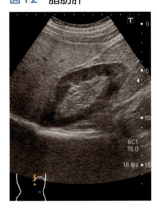

図13 肝血管腫

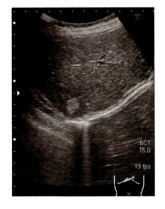

図10 正常肝臓（心窩部横断走査）

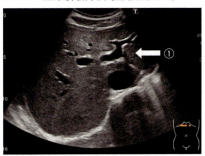

①門脈臍部

図11 正常肝臓（右肋骨弓下横断走査）

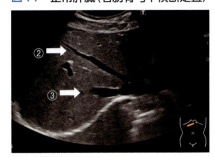

②中肝静脈
③右肝静脈

- **転移性肝癌**(図15):腫瘍が多発することが多い。中心が高エコーで辺縁が低エコー(bull's eye, target pattern)。多数の転移巣が癒合するとcluster signを呈する。

図14 肝細胞癌

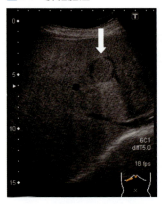

図15 転移性肝癌

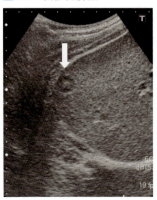

> **手技習得のためのランドマーク!**
>
> **腹部超音波検査による肝臓の観察**
> ①腹部超音波検査における肝臓の観察で重要なことは,プローブ操作ですべての区域を観察することである。門脈と肝静脈との位置関係から肝臓は8つの区域に分けられている。
> ②観察は,びまん性疾患(脂肪肝,慢性肝炎など)の有無を評価した後,局在病変(肝血管腫,肝細胞癌,肝内胆管癌,転移性肝癌など)の有無を評価する。
> ③肝腫瘍の鑑別は,単発か多発か,形態(特殊形態を含む),内部構造,造影パターンなどにより評価する。

【C5】胆嚢,胆管の描出ができ,代表的な異常所見の説明ができる。

1. 胆嚢・胆管の観察

- 胆嚢は病変の診断に超音波検査が有用な臓器の一つである。
- 観察の方法

　右乳輪と臍を結ぶ線上にプローブを置くと胆嚢が描出される。胆嚢の位置確認の後,次のように観察する。

①**右肋骨弓下横断走査**:圧迫や呼吸を利用して,胆嚢全体を観察する。胆嚢とプローブが近いときは多重反射やサイドローブによる内腔の虚像が見えることがあるため,多方向から観察する。

②**右肋間走査**:胆嚢,肝門部,上部胆管を観察する。第9肋間を中心としたいくつかの肋間から胆嚢全体を観察する。

③**右肋骨弓下縦断走査**:呼吸を利用し,プローブ走査により胆嚢頸部から底部まで描出されるように観察する(図16①)。横断走査同様,胆嚢とプローブが近いときはアーチファクトによる内腔の虚像が見えることがあるため,多方向から観察する。肝門部の門脈を同定してその腹側の総胆管を描出する(図16②)。

>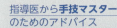
>
> **腹部超音波検査による胆嚢・胆管の観察をマスターしよう!**
>
> 胆嚢・胆管の検査においても,腹部超音波検査は有用です。右乳輪と臍を結ぶ線上にプローブを置くと胆嚢が描出されます。腹腔内の胆嚢の位置を想定しながら,多方向で胆嚢と総胆管を観察しましょう! 圧迫,呼吸,体位変換が観察に有用なこともあります。内腔全面をみることを心がけることが大切です!

2. 異常所見

- 頻度の高い胆道疾患には，胆石症，急性胆嚢炎，慢性胆嚢炎，胆嚢ポリープ，胆嚢癌，胆嚢腺筋症，総胆管結石症，肝外胆管癌などがある。
- **胆石症**：胆嚢内に存在する高エコーと後方音響エコー（アコースティックシャドー）が特徴的な所見（図17）。体位変換により移動する。
- **急性胆嚢炎**（図18）：胆嚢の腫大，胆嚢壁肥厚（3mm以上）を認める。壁肥厚は3層構造（高・低・高エコー）を呈することが多い。胆石が原因であることが多く，胆嚢内に音響陰影を伴う高エコー（胆石）を認める。明らかな胆石がない場合でも胆砂，胆泥がないか確認する。胆嚢壁外に膿瘍を形成し，低エコーを呈することがある。胆嚢腫大を描出した部位をプローブで圧迫すると圧痛があり，Sonographic Murphy's sign とよばれる。
- **慢性胆嚢炎**：胆嚢の萎縮，内腔の狭小化を伴う。胆嚢壁は肥厚し，高エコーとして描出される。
- **胆嚢ポリープ**（図19）：有茎性で振り子状に動く場合はコレステロールポリープであることが多い。広基性，壁肥厚を伴う場合，長径10mm以上，エコーレベル変化や径の増大があれば腺腫や癌を疑う。
- **胆嚢癌**：エコーレベルは低～高エコーとさまざまで，早期病変では10mm以上の広基性の隆起性病変であることが多い。進行すれば壁の層構造の消失，肝浸潤を認める。

図16 正常胆嚢・総胆管（右肋弓下縦断走査）

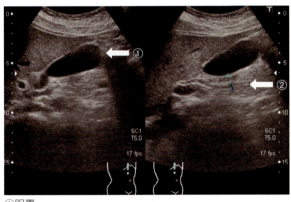

①胆嚢
②総胆管

図17 胆石症

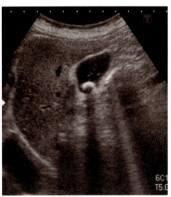

図18 急性胆嚢炎

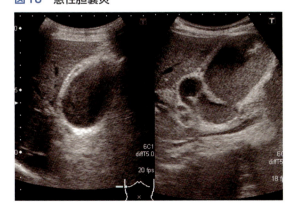

図19 胆嚢ポリープ

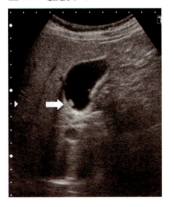

- **胆嚢腺筋症**：壁肥厚を認め，限局型やびまん型がある。壁肥厚にRokitansky-Aschoff sinus(RAS)構造やコメットサインを認める。
- **総胆管結石症**：胆管内の音響陰影を伴う高エコー像として描出される。結石が嵌頓すれば上流の胆管は拡張する（総胆管の内径の正常値は7mm以内）。
- **肝外胆管癌**：胆管内腔に体位変換により移動しない腫瘤像を認める。上流胆管は拡張していることが多い。

手技習得のためのランドマーク！

腹部超音波検査による胆嚢・胆管の観察

①胆嚢と総胆管は，「胆嚢の位置確認⇒門脈⇒総胆管」と描出し観察していく。
②胆嚢の頻度の高い疾患は，胆石症，胆嚢炎，胆嚢腺筋症，胆嚢ポリープ，胆嚢癌であり，胆嚢の大きさ，胆嚢の壁の厚み，胆嚢周囲の変化，胆石の存在，ポリープ，腫瘍の存在に着目しよう！
③総胆管の頻度の高い疾患は，総胆管結石症，胆管癌（や膵頭部癌），先天的総胆管拡張症などであり，総胆管の拡張を見出し，十二指腸側へと連続して描出し，観察する。

【C6】膵臓の観察ができ，代表的な異常所見の説明ができる。

1. 膵臓の観察

- 膵臓は腹部超音波検査で全体が観察しにくい臓器である。消化管ガスを避ける必要があり，プローブによる圧迫，半坐位や側臥位などの体位，呼吸などを利用して観察する。
- 膵臓の形状，エコーレベル，膵管径（主膵管は内径2mm以上のとき，拡張ありと判定），腫瘍の有無を評価する。
- 膵周囲の上腸間膜動脈，門脈，脾動静脈の解剖を理解する。
- 観察の方法
  心窩部縦断走査にて，上腸間膜動脈を描出し（図20①），膵臓の矢状断面を描出する（図20②）。膵臓断面を画面の中央に位置した状態でプローブを横断位置に置くと膵臓の水平断が描出される（図21矢印）。
  ①心窩部横断走査：膵頭部から尾部まで観察できる（水平断）。

> **指導医から手技マスターのためのアドバイス**
>
> **腹部超音波検査による膵臓の観察をマスターしよう！**
>
> 膵臓の描出ができるか否かが腹部超音波検査のポイントです。まず，心窩部縦断面にて大動脈から分岐する上腸間膜動脈(SMA)を見つけましょう！　SMAに乗っかる膵臓の矢状断が観察できます！　その断面像を画像の真ん中に位置させ，プローブを約90°回転させて水平方向にすると膵臓の水平断が観察されます！

図20　正常膵の描出（矢状断）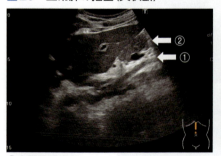

図21　正常膵の描出（水平断）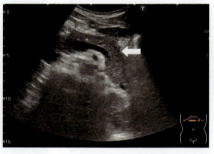

①上腸間膜動脈
②膵臓

②**心窩部縦断走査**：膵頭部，鈎部の観察に有用（矢状断）。下大静脈が目印。
③**左肋弓下横断，肋間走査**：膵体部側から膵尾部をのぞき込むように観察する。肋間走査により脾臓側から膵尾部を観察する。

2. 異常所見

- 頻度の高い膵臓疾患には，びまん性疾患としては，急性膵炎，慢性膵炎，自己免疫性膵炎，腫瘍性疾患としては，膵癌，膵嚢胞性腫瘍などがある。
- **急性膵炎**：膵臓全体が腫大（膵体部の幅2cm以上）し，内部は低エコーと高エコーが混在する。周囲臓器との境界は不明瞭となる。炎症の程度によっては腹水や胸水が出現する。
- **慢性膵炎**：膵石を認めると確定診断となる。膵内の粗大高エコー，膵管の不整拡張，辺縁の不規則な凹凸も診断の手助けとなる所見である。初期には膵臓は腫大するが，次第に線維化が進むと萎縮する。
- **自己免疫性膵炎**：膵頭部を中心に腫大し，辺縁は平滑で低エコーとなる。腫大した膵臓に貫通する膵管を認める（duct penetrating sign）。
- **膵癌**（図22）：不正な形状の低エコー域を呈し，その末梢膵管は拡張する。
- **膵嚢胞性腫瘍**：主膵管や分枝膵管が拡張する膵管内乳頭粘液性腫瘍（図23，24），境界明瞭な嚢胞を形成して内腔に隔壁をもつ（cyst in cyst）粘液性嚢胞性腫瘍，小嚢胞が集簇する漿液性嚢胞性腫瘍などがある。

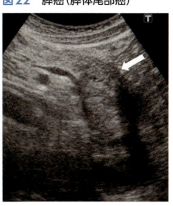

図22 膵癌（膵体尾部癌）

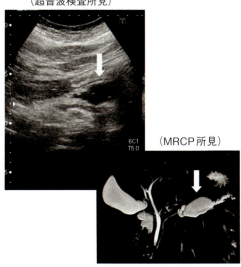

図23 膵管内乳頭粘液性腫瘍（主膵管型）
（超音波検査所見）
（MRCP所見）

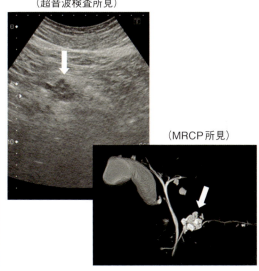

図24 膵管内乳頭粘液性腫瘍（分枝膵管型）
（超音波検査所見）
（MRCP所見）

手技習得のためのランドマーク！

腹部超音波検査による膵臓の観察
①膵臓描出には大動脈から分岐する上腸間膜動脈（SMA）がランドマークになり，門脈左縁が膵頭部と膵体部の境界となる。
②膵臓の観察では，膵臓の腫大（幅2cm以上），膵実質のエコー，腫瘤の存在，主膵管の拡張（内径2mm以上）や不整，膵石の有無などを観察する。
③膵囊胞性腫瘍を見つけたら，多胞性か単胞性か，囊胞の局在と大きさ，囊胞と主膵管の交通の有無，囊胞内の結節の有無，造影効果の有無などを観察する。

【C7】脾臓の描出ができ，代表的な異常所見の説明ができる。

1. 脾臓の観察
- 脾臓は内部が均一な低エコーとして描出される。
- 観察の方法
  ・左肋間走査で呼吸を調節しながら観察する。
  ・脾臓全体が見える最大断面を描出する。
  ・第9～10肋間で通常描出される。
- 体位変換などを行い全体を観察するが，横隔膜下の観察が不十分となることがある。

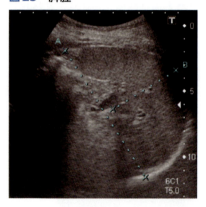

図25　脾腫

2. 異常所見
- 脾臓観察の主な目的は脾腫の有無の評価であり，腫瘍性病変の評価は可能な範囲で行う。
- 脾臓の長径が12cmを超えれば脾腫を疑う。脾臓の長径とそれに直行する脾門部での短径の積をSpleen index（SI）とし，正常上限を30とする方法もある（図25）。

知識習得のためのランドマーク！

腹部超音波検査による脾臓の観察
①脾臓の頻度の高い病変は脾腫である。
②脾臓の大きさの評価法はさまざまである。脾臓の長径12cm以上の場合や脾臓の長径とそれに直行する脾門部での短径の積（SI）が30以上の場合，脾腫と診断する。
③その他，腫瘍性病変に着目する。

【C8】腎臓の描出ができ，代表的な異常所見の説明ができる。

1. 腎臓の観察
- 腎臓は超音波検査で観察しやすい臓器である。
- 観察の方法
  - 仰臥位では前面から描出する方法と側腹部の背側から見上げる方法がある。深呼吸により腎臓を足側に移動させると全体像が把握できる（図26）。
  - 遊走腎など位置異常を示すものがあるので注意する。

2. 異常所見
- 頻度の高い疾患としては，水腎症，尿管結石，腫瘍（腎細胞癌，腎血管筋脂肪腫，腎盂腫瘍，尿管腫瘍）がある。
- 水腎症（図27）：腎盂，腎杯の拡張を認める。
- 尿路結石：腎結石は腎盂腎杯に音響陰影を伴った高エコーを認める。尿管結石は音響陰影を伴う高エコーとして描出され，水腎症（図27）を伴うことが多い。腎盂尿管移行部，尿管総腸骨動脈交叉部，尿管膀胱移行部に認めることが多い。
- 腎細胞癌（図28）：類円形，膨張性発育を示し，腎外へ突出することも多い。内部エコーは低エコー〜高エコーまで多彩。カラードプラでは血流が豊富であることが観察される。
- 腎血管筋脂肪腫：脂肪成分は高エコーになるが，血管や平滑筋を含み，多彩な像を呈する。血流は乏しい。
- 腎盂腫瘍：腎盂内に低エコー腫瘤を認める。水腎症を伴うことが多い。
- 尿管腫瘍：拡張した尿管と内部の腫瘤像を認める。水腎症を伴うことが多い。

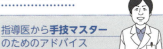

指導医から手技マスターのためのアドバイス

腹部超音波検査による腎臓の観察をマスターしよう！

腎臓は，腹部前面や側腹部からのアプローチによって比較的容易に描出できます。ただし，遊走腎などでは位置が正常と異なっているので注意しなければなりません。水腎症，尿路結石，腫瘍の有無などについて検討しましょう！

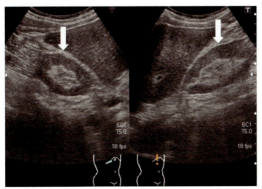

図26　正常腎

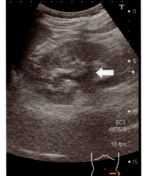

図27　水腎症

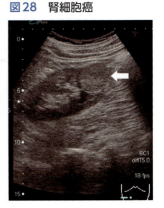

図28　腎細胞癌

手技習得のためのランドマーク！

腹部超音波検査による腎臓の観察
① 腎臓の描出は，腹部前面からと側腹部から見上げる方法がある。
② 頻度の高い腎臓疾患は，水腎症，尿管結石，腎腫瘍であり，形態異常として比較的わかりやすい。
③ 水腎症と診断した場合には，原因検索として尿管の狭窄部位に着目する。

検査・診断

【C9】膀胱,前立腺の描出ができ,代表的な異常所見の説明ができる。

1. 膀胱,前立腺の観察
● 観察の方法
・尿が貯留していれば,下腹部正中横断・縦断走査で膀胱の観察が可能である。
・膀胱を観察できると前立腺の描出が可能である。
・前立腺の横断像で横径と前後径が計測できる。縦断像で上下径が測定できる。
● 前立腺の正常上限は横径35mm,前後径20mm,上下径25mmである。

2. 異常所見
比較的,頻度の高い病変としては,前立腺肥大症,前立腺癌,膀胱癌がある。その他,膀胱炎なども挙げられる。
● 前立腺肥大症(図29):左右対称の肥大を呈する。
● 前立腺癌(図30):左右非対称,前後径が有意に肥大,表面不整があれば前立腺癌を疑う。
● 膀胱癌(図31):膀胱内に突出する腫瘤や不正な壁肥厚を認める。

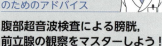

指導医から手技マスターのためのアドバイス

腹部超音波検査による膀胱,前立腺の観察をマスターしよう!

膀胱と前立腺の観察は,膀胱に尿が貯留しているときに行いましょう。膀胱の観察では,内腔の異物,膀胱壁の肥厚,ポリープ,腫瘍をチェックします。膀胱頸部の背側に前立腺が観察されます。前立腺の観察では,大きさ,腫瘍,石灰化の有無,周囲の変化などに着目しましょう!

図29 前立腺肥大症
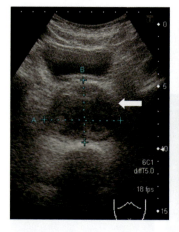

図30 前立腺癌
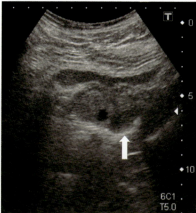

図31 膀胱癌
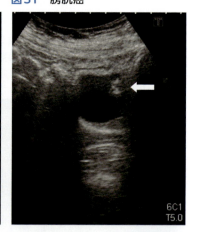

手技習得のためのランドマーク!

手技基本のまとめ

腹部超音波検査による膀胱,前立腺の観察
①前立腺と膀胱の観察は,膀胱に尿が貯留した状態で下腹部正中横断・縦断走査にて観察する。
②前立腺において頻度の高い疾患は,前立腺肥大症,前立腺腫瘍であり,大きさ,形状,腫瘤の有無を検討する。
③膀胱において頻度の高い疾患は,膀胱癌であり,内腔面への隆起性病変や膀胱壁の厚みに着目する。

【C10】卵巣, 子宮の描出ができ, 代表的な異常所見の説明ができる。

1. 子宮, 卵巣の観察
- 尿を貯留した状態での観察が基本である(図32)。
- 観察の方法
  ・下腹部正中縦断, 横断走査で子宮の大きさ, 腫瘤の有無, 子宮筋層や内膜の厚みを観察する。
- 正常卵巣は位置や大きさに差があり, 観察しにくい臓器である。膀胱周囲, 子宮周囲を丁寧に観察する。

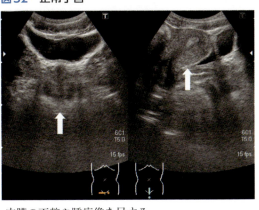

図32　正常子宮

2. 異常所見
- 子宮筋腫：漿膜下筋腫(図33), 筋層内筋腫(図34), 粘膜下筋腫がある。子宮と連続性のある境界明瞭な充実性腫瘤として描出される。
- 子宮体癌：子宮内膜に由来し, 病変の主座が内膜側にある。内膜の不整や腫瘤像を呈する。
- 子宮頸癌：子宮頸部の腫大や不正像を呈し, 頸管の狭窄がある場合には子宮留膿腫を認めることがある。
- 卵巣腫瘍(図35)：囊胞性腫瘍が多い。囊胞性腫瘍には卵巣囊腫, チョコレート囊胞などがあり, 充実成分を伴う混合型のものとして成熟囊胞性奇形腫, 類内膜腺癌, 粘液性囊胞腺癌などがある。悪性化の指標となるのは充実成分の存在である。

図33　漿膜下筋腫

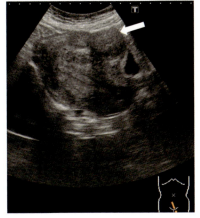

図34　筋層内筋腫

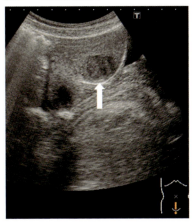

図35　卵巣腫瘍

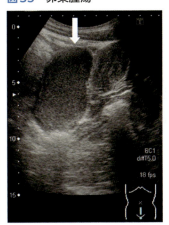

検査・診断

知識習得のためのランドマーク！

基本知識
の
まとめ

腹部超音波検査による子宮・卵巣の観察

①腹部超音波検査による子宮・卵巣描出のランドマークは，尿の貯留した膀胱である。

②子宮において頻度の高い疾患は，子宮筋腫，子宮体癌，子宮頸癌であり，卵巣においては腫瘍，嚢胞である。

③子宮の悪性腫瘍の超音波検査所見は，境界不整な腫瘤像，周囲への浸潤像，子宮頸部腫大と子宮瘤膿腫などであり，卵巣嚢胞の悪性所見は，充実成分の存在である。

【C11】急性腹症に対する腹部超音波検査について説明できる。

1. 急性腹症の観察

● 急性腹症に対する腹部超音波検査では，腹痛の部位，発症パターン，時間経過，理学所見などにより急性腹症の鑑別診断を考える。腹部超音波検査は，確定診断と重症度診断のために行う。

● 急性腹症の原因は多岐にわたるが，消化管病変が最も多い。

● 消化管病変の中で最も頻度の高い疾患は，急性虫垂炎であり，鑑別診断として結腸憩室炎，右尿路結石がある。急性虫垂炎では，臍周囲の不快感から時間経過とともに右下腹部痛を示す（腹痛の最も出現しやすい部位は右下腹部痛）。

● その他，突然の激痛を示す疾患として，3つの結石（尿管結石，胆石，膵石）の嵌頓，消化管穿孔や破裂（卵巣）による腹膜炎，臓器虚血などがある。

● 突然の下腹部の激痛（臍より下）の場合には，骨盤内病変である卵巣茎捻転や卵巣破裂を考える。また，側腹部の激痛では尿管結石を考慮する。

● 腹膜炎を疑った場合には腹水の有無と性状，腹腔内膿瘍の有無，原因疾患を検索する。

● 背部痛を伴う急性腹症では，尿管結石，膵炎，大血管疾患を考慮する。

● いずれにしても，圧痛点の下に病巣があることが多い。

2. 異常所見

● 主な急性腹症の腹部超音波検査所見を以下に示す。

● **急性虫垂炎**（図36）：

・診断能に差が出る原因は体格や機器の性能の影響もあるが，描出する技術の差も大きい。

・上行結腸から描出を開始し，終末回腸，回盲弁を同定した後，その尾側で虫垂根部を同定する。

・重症度としてカタル性（粘膜の肥厚），蜂窩織炎性（粘膜下層の肥厚），壊疽性（虫垂壁の層構造の消失）を判定する。

・虫垂に近接した液体貯留は，膿瘍形成の可能性を考える。

● **結腸憩室炎**：腸管壁から突出する低エコー域として描出される。憩室内のガス等が高エコー像を呈することがある。憩室周囲の腸管壁の肥厚を認める。

● **卵巣茎捻転**：腫大した卵巣（卵巣腫瘍）に発症しやすい。卵巣腫瘍の描出と，卵巣の偏位に伴う子宮軸の偏位を呈する。卵巣破裂との鑑別が必要である。

図36 急性虫垂炎

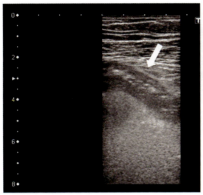
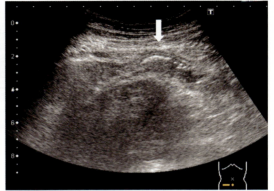

知識習得のためのランドマーク！

基本知識のまとめ

腹部超音波検査による急性腹症の観察

①急性腹症の原因疾患は，痛みの局在，発症パターンと経過，理学所見などから推測される。急性腹症に対する腹部超音波検査は，確定診断と重症度診断のために行う。
②急性腹症で最も腹痛が出現しやすい部位は右下腹部痛であり，急性虫垂炎，結腸憩室炎，尿管結石などを疑う。下腹部痛は骨盤内の疾患を考える。背部痛を伴う腹痛は尿路結石，膵炎，大血管疾患を考える。
③突然の激痛を示す疾患として，3つの結石（尿管結石，胆石，膵石）の嵌頓，消化管穿孔や破裂（卵巣）による腹膜炎，臓器虚血などを考慮する。

【C12】所見用紙に記載ができる。

1. 記載上の注意点

- 腹部超音波検査の記載用紙を図37に示す。
- 肝臓，胆嚢，胆管，膵臓，脾臓，腎臓，膀胱，前立腺，子宮，卵巣について記載する。
- 所見の記載においては，①病変の部位，②病変の大きさと形状，③エコーレベルに着目して記載していく。
- 診断が明らかでない場合は客観的な所見を記載する。
- 異常を認めなかった場合にもその旨を記載する。
- 手書きの所見用紙であれば，所見のシェーマを書く。

2. 主に記載する項目

以下に記載する要点を列記する。

【肝臓】肝辺縁，肝表面，実質エコーレベル，肝内胆管拡張の有無，肝内の腫瘍性病変の有無，肝腎コントラストなど
【胆嚢・胆管】胆嚢の腫大・壁肥厚の有無，胆石・ポリープの有無，総胆管拡張の有無
【膵臓】腫瘍性病変，主膵管拡張の有無
【脾臓】脾腫の有無
【腎臓】腫瘍性病変，腎盂拡張の有無
【膀胱・前立腺】膀胱腫瘍，前立腺肥大の有無

【子宮・卵巣】腫瘍性病変の有無

＊観察困難であった部位（例：膵尾部は観察困難）

＊観察困難であった理由（例：右肋骨弓下は消化管ガスのため観察困難，尿貯留不良で前立腺観察困難）

3. 実際の所見の記載例

- 所見は，客観的な記載を心がける。
- 記載は，上記の項目順に行う。
- 腫瘍性病変は，①病変の部位，②病変の大きさと形状，③エコーレベルを記載する。
- 超音波検査上の診断を記載し，診断が確定できない場合には，その客観的所見や鑑別診断を記載する。

図37　腹部超音波検査の記載用紙

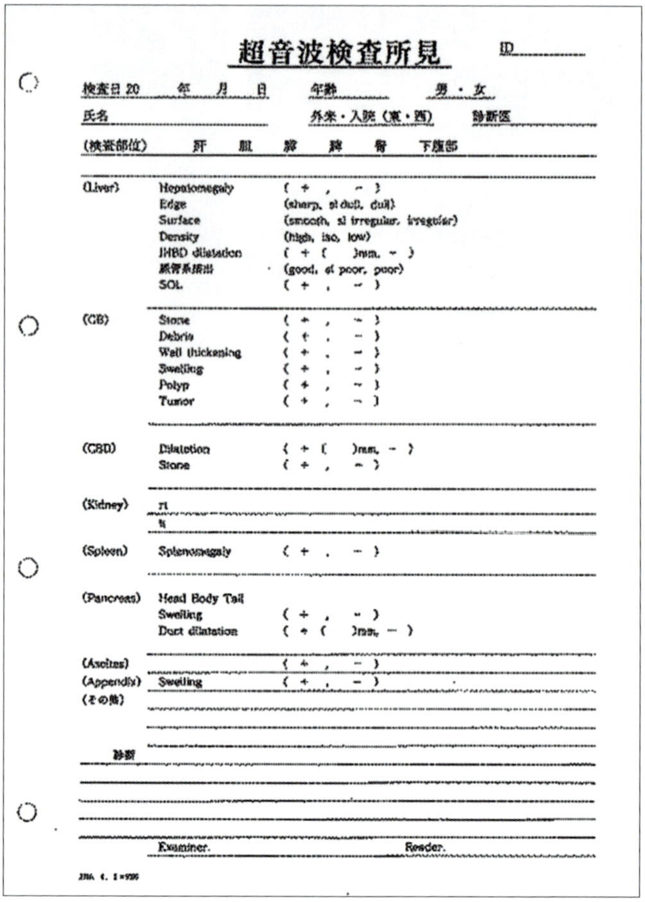

超音波検査所見　ID

検査日 20　年　月　日　年齢　男・女

氏名　外来・入院（東・西）　診断医

（検査部位）　肝　胆　膵　脾　腎　下腹部

(Liver) Hepatomegaly (+ , −)
Edge (sharp, sl dull, dull)
Surface (smooth, sl irregular, irregular)
Density (high, iso, low)
IHBD dilatation (+ ( )mm, −)
脈管系描出 (good, sl poor, poor)
SOL (+ , −)

(GB) Stone (+ , −)
Debris (+ , −)
Wall thickening (+ , −)
Swelling (+ , −)
Polyp (+ , −)
Tumor (+ , −)

(CBD) Dilatation (+ ( )mm, −)
Stone (+ , −)

(Kidney) rt
lt

(Spleen) Splenomegaly (+ , −)

(Pancreas) Head Body Tail
Swelling (+ , −)
Duct dilatation (+ ( )mm, −)

(Ascites) (+ , −)
(Appendix) Swelling (+ , −)
(その他)

診断

Examiner.　Reader.

知識習得のためのランドマーク！

基本知識のまとめ

腹部超音波検査所見の記載法

①観察するポイント，記載する順番を自分で決めておく［例えば，肝臓⇒胆嚢⇒総胆管⇒膵臓⇒腎臓⇒脾臓⇒その他（腹水，大動脈，虫垂）］！

②所見を専門的な用語で記載しよう（異常を認めた場合は，それ以外に2つ以上の関連所見を記載）！

＊例えば，膵頭部に2cmの不整形の腫瘤⇒腫瘤内のエコーは不均一，主膵管の拡張あり（4mm），総胆管の拡張はなし（5mm）。

③シェーマでわかりやすく記載しよう！

4 「できた！」の実感 ～確認問題～

Q 正しいものに○，誤っているものには×をつけよ。

（　）1. 超音波のアーチファクトには多重反射や屈折などがある。
（　）2. 観察しにくい部位は，プローブの圧迫，呼吸，体位変換を利用して観察する。
（　）3. 胆嚢結石症と胆嚢ポリープは腹部超音波検査では鑑別できないことが多い。
（　）4. 脾臓は横隔膜に隠れて観察できない。
（　）5. 子宮や卵巣は尿を貯留した状態で観察したほうが観察しやすい。
（　）6. 急性腹症ではプローブでの圧迫で痛みのある所に病変があることが多い。
（　）7. 所見用紙には異常を認めなかった場合にもその旨を記載する。

※正解はページ下

指導医から

▶▶ 今だから語れる失敗談

　研修医時代は比較的規模の大きな病院で診察することが多いと思います。「すぐにCTが撮れる，MRIまで撮れてしまう」，そんな環境で育つことが多くなっています。腹部超音波検査は侵襲が少なく，最も行いやすい画像検査ですが，その分，初学者には人気のない検査との印象があります。

　若い頃は胆石症の患者の主治医になると，術者になることができる可能性があり，非常に喜んでいました。手術中に，指導してくれる上司から何気なく「エコーで石わかった？」と聞かれ，主治医なのにエコーもせずに手術に臨んだことにハッとなり，肩身の狭い思いをしながら手術をしたことを思い出します。

　侵襲が少なく，施行医の技量により診断能が変わる腹部超音波検査だからこそ，極めるためにたくさんの検査を経験して勉強したいものです。

▶▶ アドバイス ～手技を習得するために～

1. 検査の手順をパターン化し，自分の検査の手順を体に染み込ませよう！
2. 苦痛が少なく，放射線被曝のない超音波検査を積極的に行おう！
3. 多くのスクリーニング検査を経験して，まずは正常の画像を覚えよう！
4. 所見を表現するための専門用語を理解しよう！
5. わかりにくい病変や観察不良である部位は，他の画像検査の後にフィードバックして復習しよう。

確認問題の正解	1	2	3	4	5	6	7
	○	○	×	×	○	○	○

さらに勉強したいあなたへ ～指導医からの推薦図書～

- 丸山憲一『これから始める腹部エコー』メジカルビュー社, 2015
  (基本をわかりやすく記載され, 初学者に最適)
- 若杉聡『腹部エコー診断111ステップ』中外医学社, 2014
  (実際の症例に沿った解説があり理解しやすい)
- 東義孝『パワーアップいまさら聞けない腹部エコーの基礎 第2版』学研メディカル秀潤社, 2011
  (超音波の理論から基礎的な解説があり, 基本的なことを理解できる)
- 辻本文雄『腹部超音波テキスト 第3版』ベクトル・コア, 2002
  (たくさんの写真と解説が掲載され, 腹部超音波について多くの知識を得るために有用である)

胸部CT検査の読影ができる！

2 体外撮影の画像読影手技

到達目標 （参考）日本外科学会「外科専門医修練カリキュラム」

胸部CT検査の必要性を判断し，読影することができる。

1 「できない」ところを探せ！〜自己診断〜　※【　】は対応するコンピテンシー

Q 正しいものに○，誤っているものには×をつけよ。

(　) 1. 肺癌は胸部CT検査の代表的な適応疾患である【C1】。
(　) 2. 胸部CT検査の被曝線量は，胸部X線写真の100倍である【C1】。
(　) 3. 胸部造影CT検査の目的は血管病変の評価であり，肺腫瘍の診断に有用ではない【C1】。
(　) 4. Felsonの縦隔区分における後縦隔は，胸椎前縁より約1cm後方に引いた仮定の線より後方である【C4】。
(　) 5. 肺癌の辺縁形態の所見としてnotch，spiculation，胸膜陥入などがある【C5】。
(　) 6. 浸潤影とは肺血管の輪郭を追求しうる淡い陰影であり，すりガラス影とは肺血管の輪郭がマスクされる濃厚な陰影である【C6】。
(　) 7. 結核を疑う所見として病変内部の空洞や石灰化は重要である【C6】。
(　) 8. 神経原性腫瘍は前縦隔の発生が多い【C7】。
(　) 9. 大動脈解離ではCT検査にて大動脈が二分される所見を認めることがある【C8】。

※正解は次ページ下

2 「できない」から「できる」へのロードマップ（行動目標）

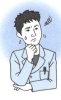

▶若き外科医の悩み
何ができたら，指導医の求める「胸部CT検査の読影ができる」になるのだろうか？

指導医は，若い外科医に何を期待しているのだろうか？〔コンピテンシー【C】一覧〕

✓ □ 【C1】 胸部CT検査の原理（造影も含む）について説明し，その適応について説明できる。（⇒p.146）
　□ 【C2】 胸部CT検査の特殊な画像処理とその適応について説明できる。（⇒p.147）
　□ 【C3】 胸部（肺野と縦隔）における正常臓器の位置関係について説明できる。（⇒p.148）
　□ 【C4】 胸部CT検査における代表的な断面図において描出された臓器を正しく判定できる。（⇒p.152）

- □ 【C5】胸部CT画像所見から肺野の代表的な腫瘤形成性病変の鑑別診断ができる。(⇒p.154)
- □ 【C6】胸部CT画像所見から肺野の代表的な炎症性病変の鑑別診断ができる。(⇒p.156)
- □ 【C7】胸部CT画像所見から縦隔の病変を指摘でき，その鑑別診断ができる。(⇒p.158)
- □ 【C8】胸部CT画像所見から血管病変を指摘でき，その鑑別診断ができる。(⇒p.160)
- □ 【C9】胸部CT画像所見から胸膜・胸壁の病変を指摘でき，その鑑別診断ができる。(⇒p.161)

3 これができれば合格！ ～指導医の求める臨床能力（コンピテンシー）～

【C1】胸部CT検査の原理（造影も含む）について説明し，その適応について説明できる。

- CT検査や超音波検査は，体腔の断面図を画像として示す検査であり，欠かすことのできない検査の一つである。
- CT検査は，人体のX線吸収度から逆に人体内部の単位体積内の組織の平均X線吸収度を計算して，グレイスケールの画像として表示するものである。
- 胸部CT検査における被曝線量は，基本的な方法では皮膚面で20〜30 mGyとされ，胸部単純X線正面像の10倍程度である。
- CT値は原則として，緻密骨を1,000 Hu，水を0 Hu，空気を−1,000 Huとして計算される（単位はHu = Hounsfield unit）。
- 軟部組織は20〜70 Hu前後，石灰化巣は100 Hu以上，脂肪組織は−30〜−100 Hu前後のCT値を示す。
- 多列検出器CT（MDCT）は1回転のスキャンで2〜32スライスの画像が得られ，スキャン時間が短縮できる。
- 的確な胸部CT画像を得るためには，肺尖部から横隔膜背側の肺野を十分含めたものが必要であり，深呼吸で十分に呼吸を停止して撮影を行う。
- 画像の再構成間隔は10 mmあるいはそれより薄いスライス幅とする。
- スライス間隔はスライス幅と同じに間隔の隙間が生じないようにする。
- 胸部CT検査の代表的な適応疾患を**表1**に示す。
- 胸部CT検査における造影は，血管性病変，腫瘍による血管系への浸潤の診断，肺門および縦隔リンパ節腫大の判定，あるいは病巣の造影パターンによる診断に用いられる（**表2**）。
- 動脈造影法（dynamic CT）は肺動静脈瘻，肺分画症における異常血管の証明，大動脈解離の診断に有用である。

指導医から知識マスターのためのアドバイス

胸部CT検査の原理，適応をマスターしよう！

近年，画像診断におけるCT検査の役割は大きくなっています。CT値は何を意味しているのでしょうか？まず，CT検査による人体の表示の原理を理解しましょう！　また，胸部CT検査が診断に有用な呼吸器外科関連の疾患を挙げてみましょう！

表1　胸部CT検査の代表的な適応疾患

肺	肺癌 転移性肺腫瘍 びまん性肺病変（肺気腫，肺線維症など） 肺感染症（細菌性肺炎，真菌症など）
気道	無気肺 腫瘍性病変（癌，カルチノイド，良性腫瘍など）
縦隔	縦隔腫瘍（胸腺腫，神経原性腫瘍など） 食道癌
胸膜，胸壁，横隔膜	胸水 気胸 胸膜腫瘍（悪性胸膜中皮腫など），胸壁腫瘍 横隔膜ヘルニア
心・大血管	心疾患（心嚢液貯留，心臓腫瘍など） 大動脈疾患（大動脈瘤，大動脈解離など）

自己診断の正解	1	2	3	4	5	6	7	8	9
	○	×	×	○	○	×	○	×	○

表2　胸部造影CT検査の目的

1) 腫瘤性病変が囊胞性か充実性かの判定
2) 腫瘍性病変の血流の評価，壊死の程度
3) 腫瘍性病変と血管の位置関係，血管浸潤の有無
4) 大動脈解離など血管病変の診断
5) 軟部組織陰影と血管陰影の分離　など

（片山　仁ほか：X線CTのABC. 日本医師会，1997より引用）

知識習得のためのランドマーク！

基本知識のまとめ

胸部CT検査の原理と適応！

① CT検査は単位体積内の組織の平均X線吸収度（CT値）を計算して，グレイスケールの画像として表示するものである。
② CT値は原則として，緻密骨を1,000 Hu，水を0 Hu，空気を－1,000 Huとして計算される（単位はHu＝Hounsfield unit）。
③ CT検査の適応疾患は，㋐形態変化，㋑CT値の変化，㋒造影パターンの変化を有する病変である！

【C2】胸部CT検査の特殊な画像処理とその適応について説明できる。

- 小さな病変を明確に描出したり，病変の鑑別診断を行うために胸部CT検査の特殊な画像処理が行われる。
- 病変の形態を詳細に描出するために薄いスライス厚を利用することがある。
  ① 薄層CT（thin-section CT）：スライス厚2mm以下
  ② 中層厚CT（intermediate-section CT）：スライス厚3〜5mm
  ③ 高分解能CT（high resolution CT）：薄いスライス厚で撮影したデータから，小さな表示視野で空間分解能を強調した画像再構成関数を用いて画像を再構成させたもの（図1）
- 高分解能CTは，びまん性肺疾患や肺結節陰影の鑑別診断に有用である。
- CT画像において特殊な画像情報をフィルムに表示するためには，表示条件を設定して，特殊情報を得る必要がある。
  ① 縦隔条件（window レベル 20〜60 Hu, window幅 300〜400 Hu）
  ◆ 縦隔や胸壁の軟部組織を表示するが，肺は真黒になる。縦隔腫瘍などの病変や心臓大血管の評価ができる（図2）。
  ② 肺野条件（window レベル －550〜－700 Hu, window幅 1,000〜1,500 Hu）
  ◆ 肺野の病変や肺血管を表示するが，軟部組織は真白になる（図3）。
  ③ 気管支条件（window レベル －500〜－650 Hu, window幅 1,500〜2,000 Hu）
  ◆ 気管支を詳細に評価する
  ④ 骨条件（window レベル 200〜300 Hu, window幅 1,000〜3,000 Hu）

指導医から手技マスターのためのアドバイス

胸部CT検査の特殊な画像処理とその適応をマスターしよう！

検査目的に応じて，胸部CT検査の条件である観察部位やスライスの厚みを選択しましょう！　次に，どのような撮影法があるかを理解し，その使い分けができるようにしましょう！

図1　高分解能CT

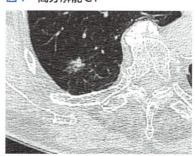

検査・診断

◆骨転移や骨折など骨の詳細を評価する（図4）。

図2 縦隔条件
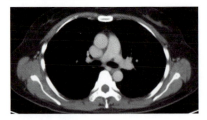

図3 肺野条件
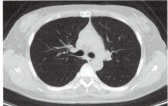

図4 骨条件
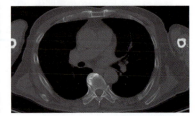

> **知識習得のためのランドマーク！**
>
> **胸部CT検査の特殊な画像処理とその適応！**
> ①胸部CT検査の目的に応じて，スライス厚［薄層CT（2mm以下），中層厚CT，高分解能CT］を使い分ける。
> ②高分解能CT検査は，びまん性肺疾患や肺結核陰影の鑑別診断に有用である。
> ③評価したい部位，病変によって表示条件（縦隔，肺野，気管支，骨など）を設定して撮影する！

手技基本のまとめ

【C3】胸部（肺野と縦隔）における正常臓器の位置関係について説明できる。

- 胸部の正常臓器の位置関係を理解しておくことは，病変のひろがり診断をするうえで重要である。
- 胸部CT検査は胸部の横断像により胸部の解剖を示すことができる。CT画像から病変の位置を理解するためには，正常臓器の位置関係を十分に理解しておく必要がある。
- 立体構造から水平断や冠状断をイメージできるようになろう！

（1）肺（図5）
- まず，左右の肺葉と肺区域について確認しよう。
- 右肺は3葉（上，中，下葉）に，左肺は2葉（上，下葉）に分かれる。両側の上葉と下葉の間の胸膜はmajor fissureとよばれ，肺野条件の胸部CT画像では無血管野，線状影，索状影として表現される。右上葉と中葉の葉間胸膜はminor fissureとよばれ，CT断面とほぼ平行であるため三角形や円形，楕円形の無血管野として表現される。
- 右上葉は3区域（肺尖区S^1，後区S^2，前区S^3）に，中葉は2区域（外側区S^4，内側区S^5），下葉は5区域（上区S^6，内側肺底区S^7，前肺底区S^8，外側肺底区S^9，後肺底区S^{10}）に分けられ，左上葉は4区域（肺尖後区S^{1+2}，前区S^3，上舌区S^4，下舌区S^5）に，下葉は4区域（上区S^6，前肺底区S^8，外側肺底区S^9，後肺底区S^{10}）に分けられる。左下葉はS^7がない。
- 亜区域を示すa, b, cは上下関係（a：上部，b：下部），前後関係（a：後方，b：前方），内外関係（a：外側，b：内側）の順に従う。例外は左上区域で，a：外側枝，b：前枝，c：上枝とよぶ。

指導医から知識マスターのためのアドバイス

胸部の正常臓器の解剖をマスターしよう！

胸部CT検査は，断面で臓器をとらえた画像検査です。どの高さに何が写し出されるか？ 臓器の位置関係は？ーということを理解することが大切です！ 本項では，胸部の解剖のポイントをまとめました。正常の胸部CT画像と解剖図を見比べて，イメージしてみましょう！ きっと，新しい発見があります！

図5 肺区域

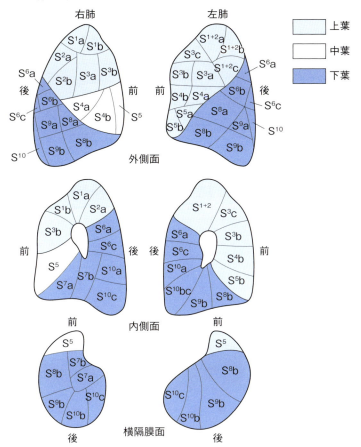

(中田　肇ほか編：胸部CT—読影と診断のテキスト．秀潤社，2001より引用改変)

（2）気管支（図6 a, b, c）・肺動静脈

- 次に気管支と肺動静脈の走行について確認しよう。
- 気管は2分岐し，左右主気管支になる。右主気管支は上葉気管支と中間気管支幹に分かれ，中間気管支幹は中葉気管支と下葉気管支とに分岐する。
- 右上葉気管支は肺尖にB^1，外側後方に向かうB^2，外側前方に向かうB^3に分岐する。中葉気管支は外側に向かうB^4，内側に向かうB^5に分かれる。右下葉気管支分岐部で後方にB^6が出た後，B^7，B^8，B^{9+10}に分岐することが多く，B^7は前方内側へ，B^8は前方外側へ，B^9は後方外側へ，B^{10}は後方内側へ向かう。
- 左主気管支は上葉気管支と下葉気管支とに分岐する。左上葉気管支は上後方に向かう上区支と前下方に向かう舌区支に分岐する。上区支は上後方に向かうB^{1+2}，前外側に向かうB^3に分岐する。舌区支は外側に向かうB^4と下方に向かうB^5に分岐する。左下葉気管支の分岐は右側のほぼ同じだが，B^7は欠如する。
- 肺動脈は気管支に併走する。
- 肺静脈は気管支肺動脈と離れて走行し，区域，亜区域の境界となる。肺静脈の分岐は鈍角であり，胸膜まで達する。

149

図6　気管支の分岐形態

a　上葉気管支

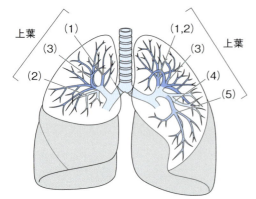

b　中葉気管支

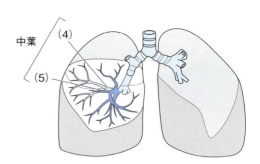

c　下葉気管支

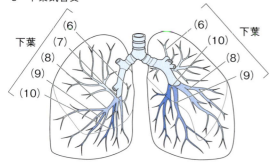

（片山　仁ほか編：X線CTのABC．日本医師会，1997より引用改変）

（3）心臓
- 解剖をもとに，どの高さの水平断で，何が観察できるかをイメージしよう（次項参照）！
- 心臓は，正常では2つの心房と2つの心室から形成される。
- 心耳レベルでは上行大動脈の右前方には三日月型をした右心耳が観察され，その背側に上大静脈が観察される。大動脈背側に左心房，その左頭側に連なった左心耳がある。最も腹側は肺動脈である。
- 大動脈基部レベルではValsalva洞が描出され，前方やや右にある右冠動脈洞，左後方にある左冠動脈洞，右後方にある無冠動脈洞からなる。大動脈基部からは左右の冠動脈が起始する。
- 胸部CT検査では，左心室中央レベルで心臓は4つの腔が描出される。前方の右心室，左方の左心室，右方の右心房，後方の左心房からなる。
- 胸部CT検査では，左心室下部レベルで冠静脈洞が右心房に流入する部分が認められる。左心室断面積が大きく描出される。左心房は通常描出されない。

（4）大血管（図7）
- 解剖をもとに，それぞれの高さでの水平断でどのように観察できるかを確認しよう（次項参照）。
- 胸鎖関節レベルでは，気管の両側に左右の総頸動脈と鎖骨下動脈が前後に並び，それらの外方に左右の腕頭静脈が存在する。

- 胸骨柄レベルでは，気管の前方に左側から順に左鎖骨下動脈，左総頸動脈，腕頭動脈，右腕頭静脈が並び，動脈系の前方を左腕頭静脈が横切るように走行し，大動脈弓レベルで左右腕頭静脈が合流し上大静脈となる。
- 大動脈肺動脈窓レベルでは，脊椎の前方に位置する奇静脈が右主気管支の上方を後ろから前に乗り越えるように走行し上大静脈の後壁に流入する（奇静脈弓）。
- 左肺動脈は前内側から後外側に向かい左主気管支の上方を乗り越えるように走行する。その前外方に接し左上肺静脈が存在する。
- 右肺門レベルでは，右肺動脈が主気管支の前方を横切るように走行し，その前方に右上肺静脈が位置する。
- 左房の両外側に左右の下肺静脈の流入部がみられるが，左の流入部が右に比しやや高いことが多い。
- 心室レベルでは下大静脈が右房の背側に流入する。

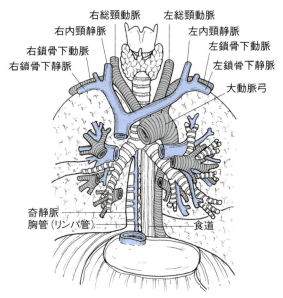

図7　気管，食道と大血管の位置関係

（片山　仁ほか編：X線CTのABC．日本医師会，1997より引用改変）

（5）気管
- 輪状軟骨下縁から気管分岐部までの管腔臓器であり，長さは約12cmである。食道の前方で胸腔内に入り，胸腔内では椎体前方に位置する。通常第6胸椎レベルで左右の気管支に分かれる。
- 胸部CT検査では，気管は椎体の直前方に位置し，前後径のやや長い（1.2〜2.2cm）馬蹄形を示す。

（6）食道（図7）
- 輪状軟骨下縁から始まる咽頭と胃を結ぶ厚さ3〜4mm，長さ25〜30cmの管腔臓器で，気管と椎体の間に位置して胸腔内に入るが，胸腔内では次第に左に偏位し，椎体の左前方に位置する。
- 気管が両側の主気管支に分岐してからは，食道は左主気管支の背側を走り，通常，第11胸椎レベルで横隔膜の食道裂孔を貫き，胃の噴門に連なる。

知識習得のためのランドマーク！

胸部（肺野と縦隔）における正常臓器の位置関係！
①肺，気管，気管支，心臓，大血管，食道の位置関係を理解する！
②肺病変部位の診断のため，肺の区域と気管支の走行を覚えよう！
③縦隔臓器の位置関係は高さによって変化する。立体的なイメージをつかもう！

【C4】 胸部CT検査における代表的な断面図において描出された臓器を正しく判定できる。

- 胸部CT画像の読影には,「断面図から立体構築やその異常を見出すスキル」が求められる。
- 胸部CT画像の読影においては,まず正常臓器を正しく判定できなければ,異常所見を指摘できない。
- 胸部CT検査においては,まず縦隔(縦隔条件),肺野(肺野条件),胸膜(縦隔条件および肺野条件),胸壁(縦隔条件および骨条件)をそれぞれ適した条件で表示し,各断面での正常解剖を理解する。
- 縦隔CT画像のポイントは,心臓,縦隔大血管,気管,食道の位置関係と,前・中・後縦隔区分である。
- 縦隔区分はFelsonの区分が以前からよく引用されている(図8)。
   前縦隔:胸部側面撮影で気管前面から心後面にかけて引いた線より前方
   中縦隔:前縦隔と後縦隔の間
   後縦隔:胸椎の前縁より約1cm後方に引いた仮定の線より後方
- 肺野CT画像読影のポイントは,肺葉,葉間胸膜,肺区域と,気管支,血管分枝の分布の読影である。
- 縦隔CT画像と肺野CT画像における代表的な断面図での正常解剖を以下に示す(図9, 10)。

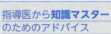

指導医から知識マスターのためのアドバイス

胸部CT検査の断面図における臓器判定をマスターしよう!

胸部CT検査の画像を理解するには「立体構築から断面図」をイメージすることが重要です。一方,胸部CT画像の読影は逆の操作であり,「断面図から立体構築を再構成すること」です。両方向のイメージづくりができるように,CT画像と解剖図を見てトレーニングをしましょう!

図8 縦隔区分

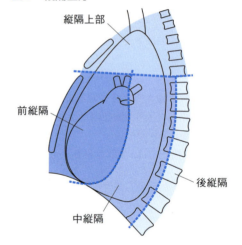

図9 代表的な胸部CT検査画像（縦隔条件）

a 縦隔上部レベル

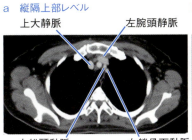

b 大動脈肺動脈窓部レベル

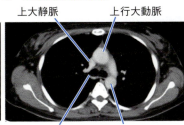

c 肺動脈分岐部レベル

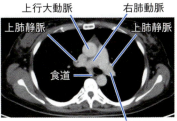

d 左房下部（下肺静脈レベル）

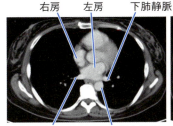

e 両心室部レベル

図10 代表的な胸部CT検査画像（肺野条件）

a 大動脈弓レベル　　b 気管分岐部レベル　　c 上肺静脈レベル

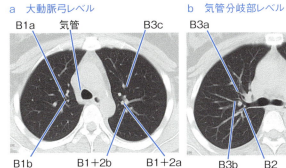
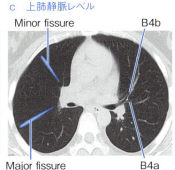

d 左心耳レベル　　e 大動脈弁レベル

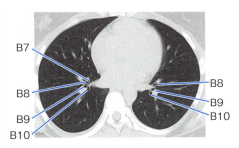

> **知識習得のためのランドマーク！**
>
> **胸部CT検査における代表的な断面図での臓器の判定！**
> ①胸部CT画像読影のポイントは，断面から立体構築の再現であり，「肺葉（肺区域ごと）⇒縦隔⇒胸郭」と観察していく。
> ②縦隔の観察は，前，中，後縦隔区分に分けて，正常に存在する組織由来の疾患をイメージしながら読影する。
> ③肺葉，肺区域の判定は，肺葉，葉間胸膜，肺区域と気管支，血管分枝の分布がポイント！

【C5】胸部CT画像所見から肺野の代表的な腫瘤形成性病変の鑑別診断ができる。

- 肺野の疾患は，①腫瘤形成性病変と②びまん性病変に分類することができる。
- 本項では，代表的な腫瘤形成性の病変について述べる。
- 肺の腫瘤形成性病変のCT読影のポイントとして，①良悪性の鑑別と，②肺癌症例では進行度分類（TNM分類）が挙げられる。
- 腫瘤を見つけた際には，腫瘤の鑑別診断のために，以下の所見の有無を検討するべきである。すなわち，
  ①辺縁形態：胸膜陥入像，凹凸，棘状，pleural tag（胸膜と腫瘤間の索状影）
  ②内部性状：石灰化の有無とそのパターン，脂肪織，空洞の有無
  ③周辺部肺野の変化：辺縁病巣(satellite lesion)，すりガラス陰影，局所的癌性リンパ管症，肺内転移，胸膜播種
  ④腫瘤の造影パターン
- 腫瘤形成が不明瞭で注意が必要な病変には，肺胞性疾患類似のCT所見を示す①細気管支肺胞上皮癌（BAC：bronchiolo-alveolar carcinoma），②悪性リンパ腫，③早期肺腺癌，④前癌病変としての異型腺腫様過形成などがある。
- 代表的な悪性腫瘤形成性病変の鑑別疾患とその特徴を以下に示す。

> **指導医から知識マスターのためのアドバイス**
>
> **肺野の腫瘤形成性病変の鑑別をマスターしよう！**
>
> 胸部CT検査における肺野の異常所見には，腫瘤形成性病変とびまん性病変があります。腫瘤形成性病変では，辺縁の形態，内部性状，周辺肺野の所見から，良悪の鑑別診断やTNM分類に準じたひろがり診断を行います。ここでは，腫瘤形成性病変の解析の方法をマスターしましょう！

（1）肺門型扁平上皮癌

大きな気管支上皮から発生し，周囲の肺組織やリンパ節に浸潤する。気管支浸潤の二次変化として肺末梢の無気肺や気管支肺炎を伴うことがある。

（2）肺野型扁平上皮癌

以前は空洞形成や肺尖部浸潤は扁平上皮癌に多いとされていたが，最近では腺癌と差がないと考えられており，辺縁不整やspiculation，pleural tagなども腺癌と同様にみられる。約半数は充実性の腫瘍で圧排性の発育を示し，境界明瞭で分葉状(notch)に観察される。

（3）腺癌（図11）

石灰化や辺縁病巣(satellite lesion)がなく，notch，spiculation，胸膜陥入がみられる。また，血管や気管支（異なる分葉に及ぶ）の巻き込みがみられる。

＊最大径2cm以下の小さい腺癌
　小さな腺癌のCT所見は野口分類と対比して鑑別される（詳細については他書を参照）。

（4）小細胞癌
　肺野の腫瘤の大きさの割に，肺門，縦隔リンパ節転移が著明である場合は小細胞癌を疑う。

（5）大細胞癌
　肺野末梢の円形で辺縁が比較的整な腫瘤であり，内部のCT値が低い。

（6）カルチノイド腫瘍
　辺縁整な円形腫瘤で，辺縁の石灰化がみられ，気管支分岐部に発生することが多い。

（7）転移性肺腫瘍（図12）
　約75％が多発で，下肺野末梢に多く分布し，大小不同であることが多い。原発巣によっては空洞形成を認めるもの（頭頸部癌，肉腫，大腸など）もあれば，石灰化を認めるものもある（骨肉腫など）。

図11　肺癌（腺癌）　　　　　　図12　転移性肺腫瘍（大腸癌）

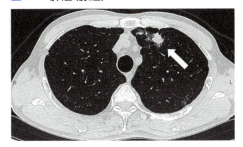
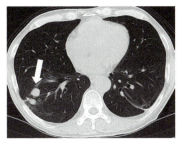

知識習得のためのランドマーク！

肺野の代表的な腫瘤形成性病変の鑑別！
①腫瘤形成性病変では，㋐良悪性の鑑別と㋑悪性では進行度の評価が重要！
②胸部CT画像において腫瘤の良悪性の鑑別ポイントは，辺縁形態，内部性状，周辺部肺野の変化，造影パターンである！
③肺癌は，組織型（扁平上皮癌，腺癌，大細胞癌，小細胞癌）によって画像上の特徴も異なる！

【C6】胸部CT画像所見から肺野の代表的な炎症性病変の鑑別診断ができる。

1. 代表的な肺野の異常陰影の表記

- 肺の炎症性病変は多彩である。
- 代表的な肺野の異常陰影の性状を正しく表記することは，炎症性病変の診断や鑑別に有用である。
- 以下に肺野の異常陰影を示す専門用語について説明する。

（1）異常陰影の濃度を示す用語
- ・すりガラス陰影：淡い陰影で，病変内部でも肺血管の輪郭が追求しうる。陰影内部に含気があるために淡い。
- ・浸潤影：陰影の内部では肺血管の輪郭がマスクされる濃厚な陰影を指す。

（2）腫瘤を形成する病変を表す用語
- ・結節影：通常3cmまでの大きさの病変。
- ・腫瘤影：3cm以上の大きさの病変。
- ・粒状影：結節の径が小さく多発する。特に2mm程度の大きさの粒状陰影は，粟粒大の陰影という。

（3）線状陰影：幅の狭い線の陰影を指す。

（4）網状影：網目の陰影である。最も代表的なものはいわゆる蜂窩肺である。これはやや壁の厚い10mm程度の大きさの揃った囊胞が集簇し，全体として蜂の巣のように見える。

（5）索状影：幅のやや広い帯状の陰影をいう。いわゆる板状無気肺などに相当する。

（6）肺気腫：軽度から中等度の小葉中心性肺気腫は，CT像で一見健常の肺野に取り囲まれた壁の薄い低吸収域が典型像であるが，高度のものでは広範な肺の破壊を認め，肺野全体の濃度の低下と肺血管の狭小化が見られる。

（7）ブラ：肺の内部に生じたやや壁の厚い囊胞性病変を指す。同様の病変が胸膜内に生じればブレブとよばれる。

（8）空洞：比較的壁の厚い気腔を指すことが多い。

（9）囊胞：内部が気体または液体により占められた空隙を指す。

2. 肺野の代表的な炎症病変

- 肺野の代表的な炎症性病変には次のようなものがある。

（1）肺結核症（図13）
- 上葉S^1, S^2，下葉S^6に多い。
- 融合傾向が強く辺縁不明瞭なconsolidationや結節性病変と，その周囲の小結節や気管支壁肥厚を認める。病変内部の空洞があれば，結核が強く疑われる。
- 結核腫を疑うCT所見は中心部の粗大な石灰化，周囲の気道散布巣の存在であり，造影CTでは内部の乾酪壊死巣はほとんど造影されず，辺縁が造影される。

（2）細菌性肺炎
- 大葉性肺炎は肺葉全体にconsolidationやすりガラス陰影が広がり，明瞭なair bronchogram

> **指導医から知識マスターのためのアドバイス**
>
> **肺の炎症性病変の鑑別をマスターしよう！**
>
> 肺の炎症性病変は多彩です。また，時間経過とともに変化します。結核症，細菌性肺炎，真菌感染症，特発性間質性肺炎など，典型的な異常陰影の特徴をマスターしておきましょう！　どこに，どのような陰影異常があるかを口頭で説明できるようになりたいものです！　病変の組織像が頭に浮かぶようになれば一流かも！

を認める。
- 気管支肺炎は境界不鮮明な小葉中心性の結節の集簇と融合，拡大する区域性consolidationを認める（図14）。

（3）真菌感染（肺アスペルギルス症）
- 宿主の免疫状態により異なる発現形式をとる。
  ①アレルギー性気管支肺アスペルギルス症では，比較的太いレベルの気管支壁肥厚や気管支拡張，気道内の分泌物の貯留を生じる。
  ②菌球型アスペルギルス症では，空洞・嚢胞と内部の結節・腫瘤を認め，その間の三日月状の透亮像（meniscus sign, air crescent sign）が特徴的である。
  ③浸潤性アスペルギルス症は免疫低下状態の患者で発症し，ほとんどが肺を侵し，円形陰影や浸潤影などを特徴とする。

（4）特発性間質性肺炎
- 末梢優位の分布を示す。最も進んだ線維化巣である蜂巣肺が正常肺と隣り合って存在する。時間的，空間的な所見の多様性が特徴である（図15）。

図13　肺結核症　　図14　気管支肺炎　　図15　蜂巣肺

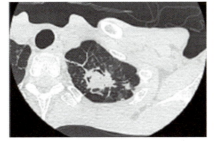 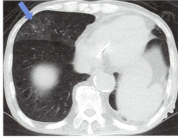 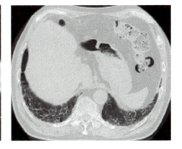

知識習得のためのランドマーク！

肺野の代表的な炎症性病変の鑑別！
①肺野の異常陰影の性状を示す用語の定義をマスターしよう！
②代表的な肺野の炎症性病変（肺結核症，細菌性肺炎，真菌感染，特発性間質性肺炎）の特徴を理解しよう！
③特に感染管理の観点から，結核などは画像からもすぐに疑うことができるように特徴所見を覚えておこう！

【C7】胸部CT画像所見から縦隔の病変を指摘でき，その鑑別診断ができる。

- スクリーニング検査としての胸部CT検査では，「肺野⇒縦隔⇒胸壁」などと観察の順番を決めておくとよい。
- 縦隔疾患の中で，CT検査の対象となる症例の多くは腫瘤性病変である。
- 鑑別診断は，縦隔腫瘤性病変の①存在部位（発生組織を反映），②形態と内部構造，③造影効果の有無などによって行う。
- 存在部位による縦隔腫瘤性病変の鑑別を**表3**に示す。
- 内部の濃度による縦隔腫瘤の鑑別診断を**表4**に示す。

指導医から知識マスターのためのアドバイス

縦隔病変の鑑別をマスターしよう！

縦隔腫瘍を見つけたら，①発生組織を反映する存在部位（前，中，後縦隔），②形態と内部構造，③造影効果の有無，などを判断し，鑑別診断しましょう！

表3 部位による縦隔腫瘤性病変の鑑別

前縦隔	胸腺腫 奇形腫 胚細胞性腫瘍 悪性リンパ腫 胸郭内甲状腺腫
中縦隔	気管支原生嚢胞 悪性リンパ腫 胸郭内甲状腺腫 サルコイドーシス 心膜嚢胞
後縦隔	神経原性腫瘍

表4 内部の濃度による鑑別診断

脂肪濃度	嚢胞状奇形腫，脂肪腫，胸腺脂肪腫，（心外膜脂肪塊），（縦隔脂肪腫症）
水の濃度	心膜嚢胞，胸腺嚢胞，嚢胞状奇形腫，気管支原生嚢胞
軟部組織濃度	充実性腫瘍，気管支原生嚢胞
石灰化巣	胸腺腫，甲状腺腫，奇形腫，悪性胚細胞腫，神経原性腫瘍，（気管支原生嚢胞）

（酒井文和編：すぐ身につく胸部CT．秀潤社，2002より引用）

- 代表的な縦隔腫瘍の鑑別を以下に示す。

＜前縦隔＞

（1）奇形腫

前縦隔腫瘍の中で最も頻度の高い腫瘍である。

縦隔奇形腫の約半数でCT検査にて脂肪成分が証明できると報告されている。また，歯牙があれば奇形腫と診断できる。さまざまな軟部組織成分や粥状物質内の角化扁平上皮，毛髪なども軟部組織の濃度を示して観察される。嚢胞壁は厚いことが多い。

（2）胸腺腫（図16）

①非浸潤性胸腺腫では，腫瘤の大きさは小さく，辺縁は平滑であることが多い。内部は均一な軟部組織濃度を示し，均一な造影効果を認めることが多い。隣接する臓器や縦隔大血管との間に脂肪層が残っていて，浸潤傾向に乏しい。

②浸潤性胸腺腫では腫瘤は大きく，辺縁は凹凸不整や分葉状を示す。内部は不均一な軟部組織濃度を示し，比

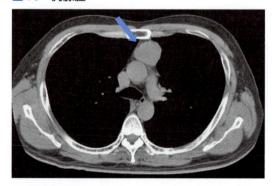

図16 胸腺腫

較的細かな石灰化像を認めることもある。造影CT検査で，不均一な造影効果が認められる。

（3）胸腺癌

腫瘍は左右の前縦隔にまたがることが多く，不整形を示し不均一に造影される。

浸潤性胸腺腫に比べて周囲臓器への浸潤傾向が強く，リンパ節転移や遠隔転移の頻度が高い。

＜中縦隔＞

（4）胸郭内甲状腺腫

甲状腺下極に連続する軟部組織腫瘍として認められる。

（5）気管支原生嚢胞

好発部位は食道奇静脈陥凹部，右傍気管部などである。

内容液が高タンパクまたは石灰化を含むことがあり，CT値は高いことが多いが，造影効果はない。

（6）悪性リンパ腫

しばしば縦隔大血管が腫瘤内部を貫通して走行する像を認める。また，腫瘤内部にしばしば多角形の造影不良な領域が見られる。

＜後縦隔＞

（7）神経原性腫瘍

腫瘤は傍脊椎領域から肋骨に沿って存在する。辺縁は平滑なことが多いが，分葉状を示すこともある。不均一な内部構造を示し，不均一に造影されることが多く，石灰化巣や嚢胞変性を伴うこともある。脊柱間内に進展する腫瘍は，そのほとんどが神経原性腫瘍である。

知識習得のためのランドマーク！

基本知識のまとめ

縦隔病変の鑑別診断！

①縦隔腫瘍の鑑別においては，存在部位（前，中，後縦隔）が重要である！

②縦隔腫瘍は，特徴的な画像所見（形態と内部構造）を示すため，造影CT検査で評価しよう！

③発生頻度も重要である（前縦隔腫瘍で，高頻度の腫瘍は奇形腫）。

【C8】胸部CT画像所見から血管病変を指摘でき，その鑑別診断ができる。

- 血管病変は造影CT検査を行うことで診断ができる。大動脈解離や肺塞栓などは胸部単純X線写真や単純CT検査のみでは診断が困難なことが少なくない。強い背部痛や呼吸障害があるにもかかわらず，一見異常所見を認めないとき可能な限り造影CT検査を行う。
- 代表的な胸部血管病変のCT所見を以下に述べる。

（1）大動脈解離（図17）

造影CT検査では真腔と解離腔（偽腔）がともに造影され，剥離内膜によって大動脈腔が二分される像を認める。血栓閉鎖型解離は，単純CT検査で大動脈内部より高い濃度を示す三日月状の高濃度域を認める。造影CT検査ではこの高濃度域に造影効果がない。解離の範囲，解離孔entryの位置も診断のポイントである。

（2）大動脈瘤

大動脈径の拡大または大動脈に接した腫瘤像として認められ，CT検査では瘤径を正確に測定できる。上行大動脈は直径4cm，下行大動脈は直径3.5cmが一般的に正常上限とされ，胸部大動脈瘤では直径が7cmを超えると破裂の危険が高い。拡大傾向の有無も重要であり，定期的なCT検査による経過観察が必要となる。

（3）肺塞栓症と肺梗塞

CT検査ではWestermark sign（塞栓部より末梢の肺野の透過性が亢進する），knuckle sign（拡大した中枢側肺動脈が急激に細くなり途絶して見える），Hampton's hump sign（胸水・胸膜面を底辺とする楔状の肺浸潤影）などの胸部単純X線写真の所見が観察しやすくなる。造影CT検査にて肺動脈を閉塞している塞栓子を直接描出できることがある（図18）。細かな観察で小さい動脈内血栓の指摘も可能である。

> **指導医から知識マスターのためのアドバイス**
> **血管病変の鑑別診断をマスターしよう！**
> 血管病変として重要な疾患は，①大動脈解離，②大動脈瘤，③肺塞栓症と肺梗塞です。血管病変に対しては，造影CT検査が有用です。それぞれの特徴的な所見をマスターしましょう！

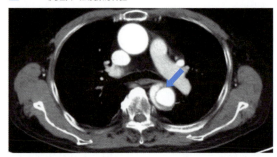

図17　胸部大動脈解離

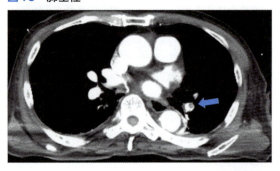

図18　肺塞栓

知識習得のためのランドマーク！

血管病変の鑑別診断！
①緊急治療を要する疾患もあり，縦隔内の血管病変を疑ったらまず造影CT検査を行う！
②大動脈瘤や大動脈解離については造影CT検査では鑑別に迷うことは少ないが，㋐局在，㋑大きさ（長径，横径），㋒周囲臓器との関係についての正確な診断ができるようにしよう！
③肺塞栓症を疑った場合には，肺動脈の陰影欠損を探そう！

【C9】胸部CT画像所見から胸膜・胸壁の病変を指摘でき，その鑑別診断ができる。

- 1.5～3mm厚の薄層CT(thin slice CT)では，正常胸膜を同定することはできないが，肋間筋や肋間動静脈，胸膜下脂肪組織を同定することができる。
- 胸膜・胸壁病変の中でCT検査の適応となる疾患は，胸水，膿胸，胸膜炎，胸膜腫瘍，肺癌の胸膜浸潤や胸膜播種などである。
- 胸膜・胸壁を読影する際のポイントは，①胸膜に接する病変の有無，②胸膜病変の濃度や造影効果，③胸膜下脂肪層の消失や異常，などである。正常では，肋骨直下の部位には軟部組織陰影を認めることはなく，肋骨の直下に軟部陰影を認めた場合には，胸膜肥厚や胸膜の腫瘤など明らかな異常所見と考えられる。
- 代表的な胸膜胸壁疾患を以下に示す。

指導医から知識マスターのためのアドバイス

胸膜・胸壁病変の鑑別診断をマスターしよう！

代表的な胸膜・胸壁病変は，悪性胸膜中皮腫，転移性胸膜腫瘍，肺癌の胸膜播種，気胸です。鑑別のポイントは，①胸膜との位置関係，②病変の濃度や造影効果，③胸膜下脂肪層の消失や異常などです。胸膜・胸壁病変の鑑別診断のためのCT読影ができるようになりましょう！

(1) 悪性胸膜中皮腫

びまん性あるいは結節状の胸膜肥厚を示し，造影CT検査で比較的高い造影効果を示す。結節状の胸膜肥厚も結節が小さい場合には，CT検査ではびまん性の肥厚に見えることがある。患側の胸腔はむしろ縮小し，縦隔は患側に偏位することが多い。

(2) 転移性胸膜腫瘍(図19)

胸膜腫瘍の中で最も頻度が高く，胸膜の単発性または多発性腫瘤として認められる。腫瘤と胸壁の移行部は緩徐な立ち上がり(tapering edge)が認められ，肺実質外から発生した腫瘤と診断できる。

(3) 肺癌の胸膜播種

胸水貯留を認め，胸膜の不整な肥厚や胸膜播種を認める。胸水を伴わない胸膜播種巣は葉間胸膜で最も同定しやすい。CT像のみによる胸膜炎との確実な鑑別は困難なことが多く，確定診断には胸水の細胞診や胸膜生検を要する。

(4) 気胸(図20)

原因は外傷によるものや肺尖を中心とするブラまたはブレブの破裂によるもの(自然気胸)が多い。CT検査では胸部単純X線検査に比べて軽度の気胸でも精度よく診断することができる。

検査・診断

図19　転移性胸膜腫瘍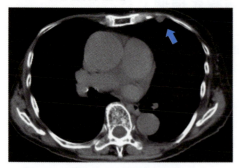

図20　気胸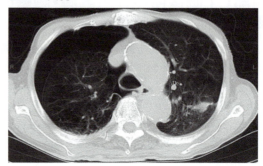

知識習得のためのランドマーク！

胸膜・胸壁病変の鑑別診断！
①胸膜下脂肪層の消失や異常は病変を見つけるポイントになる！
②CT検査でわずかな気胸（肺野条件）や小さい骨折（骨条件）を見つけることが可能である！
③腫瘍性病変では胸水や胸膜肥厚の有無に注目しよう！

基本知識のまとめ

思い出そう！　確認しておきたい"CT所見のclassification"！
胸部CT検査で頻用されるCT所見や分類（正しい記載のために！）

＊次の3つについて確認しておこう！
1．肺癌の画像所見とTNM分類（＊下記表5, 6を参照）
2．大動脈解離のStanford分類，DeBakey分類（他書でチェックを！）
3．胸腺腫の臨床病期分類（他書でチェック）

表5　肺癌のTNM分類

TX	潜伏癌
Tis	上皮内癌（carcinoma in situ）
T1	腫瘍の最大径≦3cm
T1a	腫瘍の最大径≦2cm
T1b	腫瘍の最大径＞2cmかつ≦3cm
T2	腫瘍の最大径≦7cm，気管分岐部≧2cm，臓側胸膜浸潤，部分的無気肺
T2a	腫瘍の最大径＞3cmかつ≦5cm，あるいは腫瘍の最大径≦3cmで臓側胸膜浸潤
T2b	腫瘍の最大径＞5cmかつ≦7cm
T3	腫瘍の最大径＞7cm，胸壁，横隔膜，心膜，縦隔胸膜への浸潤，気管分岐部＜2cm，一側全肺の無気肺，一側全肺の閉塞性肺炎，同一肺葉内の不連続な腫瘍結節

T4	縦隔，心臓，大血管，気管，反回神経，食道，椎体，気管分岐部，同側の異なった肺葉内の副腫瘍結節
N1	同側肺門リンパ節転移
N2	同側縦隔リンパ節転移
N3	対側肺門，対側縦隔，前斜角筋または鎖骨上窩リンパ節転移
M1	対側肺内の副腫瘍結節，胸膜結節，悪性胸水，悪性心嚢水，遠隔転移
M1a	対側肺内の副腫瘍結節，胸膜結節，悪性胸水（同側，対側），悪性心嚢水
M1b	他臓器への遠隔転移

（日本肺癌学会：肺癌取扱い規約第7版. 金原出版, 2010より引用）

体外撮影の画像読影手技

表6 肺癌の画像所見とTNM分類

<table>
<tr><th colspan="2">病型</th><th>胸部単純X線写真，CT所見</th></tr>
<tr><td rowspan="4">A. 基本型</td><td>1. 潜在型</td><td>無所見（TX，T0，Tis）</td></tr>
<tr><td>2. 結節型</td><td>原発巣の最大径が2cm以下のもの（T1a）
2cmを超えるが3cm以下のもの（T1b）</td></tr>
<tr><td>3. 腫瘤型</td><td>原発巣の最大径が3cmを超えるが5cm以下のもの（T2a）
5cmを超えるが7cm以下のもの（T2b）
7cmを超えるもの（T3）</td></tr>
<tr><td>4. 二次変化型</td><td>腫瘍によって生じた二次変化像
　無気肺，閉塞性肺炎，気腫様変化，樹枝状陰影など（一側肺全体に及ぶものはT3，
　及ばないものはT2）</td></tr>
<tr><td rowspan="3">B. 付随所見</td><td>1. 肺外浸潤</td><td>近接諸臓器への直接浸潤所見：
・臓側胸膜への浸潤，気管分岐部から2cm以遠への主気管支浸潤はT2
・壁側胸膜，胸壁，横隔膜，横隔神経，心外膜，気管分岐部から2cm未満の主気管支
　浸潤はT3
・縦隔，心・大血管，気管，反回神経，食道，椎体，気管分岐部への浸潤はT4
・悪性胸水，悪性心嚢水の場合はM1a</td></tr>
<tr><td>2. リンパ節腫大</td><td>リンパ節腫大所見
　同側肺門（N1）（直接浸潤を含む），同側縦隔または気管分岐部（N2），対側肺門，
　対側縦隔，鎖骨上窩または下頸部（N3）</td></tr>
<tr><td>3. 胸郭内転移</td><td>胸郭内臓器への転移所見
　同一肺葉内結節（T3），同側他肺葉内結節（T4），対側肺結節（M1a），胸膜播種
　（M1a），骨転移（M1b）</td></tr>
<tr><td colspan="2">＊その他</td><td>手術，放射線療法，化学療法などにより生じた変形
先行合併病変（肺結核，塵肺症，など）</td></tr>
</table>

（日本肺癌学会：肺癌取扱い規約第7版．金原出版，2010より引用）

4 「できた！」の実感 ～確認問題～

Q 正しいものに○，誤っているものには×をつけよ。

（　）1. CT値は，緻密骨を1,000 Hu，水を0 Hu，空気を−1,000 Huとして計算する。

（　）2. 肺野の腫瘤性病変が嚢胞性か充実性かを判定する場合，造影CT検査は有用である。

（　）3. 末梢肺血管の評価は縦隔条件で行う。

（　）4. 肺門部の扁平上皮癌では，無気肺や気管支肺炎の所見を伴いやすい。

（　）5. 転移性肺腫瘍は上肺野末梢に多発して認めることが多い。

（　）6. 肺結核症は上葉S[1]，S[2]，下葉S[6]に多い。

（　）7. 下行大動脈径5cmは正常である。

※正解は次ページ下

検査・診断

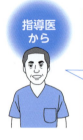

指導医から

▶▶ 今だから語れる失敗談

　研修医の時代のことである。当直業務にも慣れてきて油断が生じ始めていた頃,発熱,咳の症状で受診してきた患者さんがいた。胸部単純X線検査と胸部CT検査を行い,肺炎と診断し入院を指示し,抗菌薬治療を始めた。翌日,先輩に報告すると,「結核の検査は必要ないのか?」と問い詰められた。結核のことは全く頭になかったため,あわてて検査を行った。幸いにも結核ではなかったが,とてもドキドキした嫌な思い出がある。診断は画像だけではないが,詳細に読影し鑑別診断を考えることの大切さについて反省したことを思い出す。診断の第一歩は,可能性のある疾患を頭に思い浮かべることだと痛感した。

▶▶ アドバイス ～手技を習得するために～

1. 見逃しがないよう読影方法をパターン化し,自分流の読影の手順を決めよう! 例えば,「肺野⇒縦隔⇒胸壁」。
2. 胸部単純CT検査や臨床検査のみでは説明できない症状(呼吸困難,背部痛)がある場合や心臓血管病変を疑うときは可能な限り造影CT検査を行おう。
3. 疾患に対する胸部CT検査の読影は,何となく見て感じるのではなく,専門用語を用いて,科学的に所見を述べることができるように心がけよう。

BOOK　さらに勉強したいあなたへ　～指導医からの推薦図書～

- 酒井文和 編 『すぐ身につく胸部CT』 秀潤社,2002
  (わかりやすくポイントを示してくれる,導入書としても最適)
- 片山　仁ほか編 『X線CTのABC 日本医師会雑誌臨時増刊号』 日本医師会,1997
  (鑑別疾患や鑑別点がわかりやすく記載されているので理解しやすい)
- 酒井文和 編 『胸部画像診断のここが鑑別ポイント改訂版』 羊土社,2011
  (各疾患の概念,病理所見,臨床所見,画像所見のポイントが簡潔にまとめられており,読みやすい)
- 村田喜代史ほか編 『胸部のCT 第3版』 メディカル・サイエンス・インターナショナル,2011
  (最新の胸部CT診断情報を提供する教科書である)
- 中田　肇ほか編 『胸部CT 読影と診断のテキスト』 秀潤社,2001
  (CT所見と対応する病理所見も多く記載されており,理解しやすい)
- 日本肺癌学会 編『肺癌取扱い規約 第7版』 金原出版,2010
  (肺癌の画像診断のためには,まず読んでおく必要がある)
- 『CT・MRIアトラスUpdate－正常解剖と読影のポイント,medicina 増刊号』 医学書院,2009
  (正常解剖を理解するには最適)

確認問題の正解	1	2	3	4	5	6	7
	○	○	×	○	×	○	×

検査・診断

2 体外撮影の画像読影手技

腹部CT検査の読影ができる！

> **到達目標**　（参考）日本外科学会「外科専門医修練カリキュラム」
>
> 腹部CT検査の適応を決定し，読影することができる。

1 「できない」ところを探せ！〜自己診断〜　※【　】は対応するコンピテンシー

Q 正しいものに○，誤っているものには×をつけよ。

( )　1. らせん状に連続スキャンするCTをMDCT（multidetecter-row CT）という【C1】。
( )　2. 門脈造影下CT（CTAP）では，上腸間膜静脈に進めたカテーテルから造影剤を注入する【C2】。
( )　3. 上腸間膜静脈は十二指腸水平脚の背側を走行する【C3】。
( )　4. 上腸間膜動脈は十二指腸水平脚の腹側を走行する【C3】。
( )　5. 造影CT検査において，胃癌は濃染されることが多く，GISTは造影効果を認めないことが多い【C5】。
( )　6. 造影CT検査において，肝細胞癌は早期相で肝実質よりも濃染される【C6】。
( )　7. 造影CT検査において，膵癌は早期相で膵実質よりも濃染される【C7】。
( )　8. コレステロール成分を多く含む胆嚢結石は，CT検査にて高濃度に描出される【C8】。
( )　9. 腎盂炎では腎の萎縮を認める【C9】。
( )　10. 後腹膜腫瘍は臨床症状に乏しいため，巨大腫瘍として発見されることが多い【C10】。

※正解は次ページ下

2 「できない」から「できる」へのロードマップ（行動目標）

▶若き外科医の悩み

何ができたら，指導医の求める「腹部CT検査の読影ができる」になるのだろうか？

指導医は，若い外科医に何を期待しているのだろうか？〔コンピテンシー【C】一覧〕

✓ □ 【C1】腹部CT検査の原理（造影も含む）と，その適応について説明できる。（⇒p.166）
　□ 【C2】腹部CT検査の特殊な撮影法の目的と適応について説明できる。（⇒p.167）
　□ 【C3】腹部臓器の位置関係について説明できる。（⇒p.168）
　□ 【C4】腹部CT検査における代表的な断面図において描出された臓器を正しく読影できる。（⇒p.170）

165

検査・診断

- □ 【C5】代表的な消化管病変の腹部CT画像所見について説明できる。(⇒p.171)
- □ 【C6】代表的な肝臓病変の腹部CT画像所見について説明できる。(⇒p.172)
- □ 【C7】代表的な膵臓病変の腹部CT画像所見について説明できる。(⇒p.174)
- □ 【C8】代表的な胆道と脾臓病変の腹部CT画像所見について説明できる。(⇒p.175)
- □ 【C9】代表的な泌尿器・婦人科病変の腹部CT画像所見について説明できる。(⇒p.177)
- □ 【C10】後腹膜や腸間膜に発生する代表的な病変の腹部CT画像所見について説明できる。(⇒p.178)
- □ 【C11】腹部CT画像所見を正しく所見用紙に記載できる。(⇒p.179)

3 これができれば合格！ ～指導医の求める臨床能力（コンピテンシー）～

【C1】腹部CT検査の原理（造影も含む）と，その適応について説明できる。

- コンピューター断層撮影（CT；Computed Tomography）は，X線を用いて身体の断層像を得ることができる撮影法である。

指導医から知識マスターのためのアドバイス

腹部CTの原理とその適応をマスターしよう！

腹部CT検査は，外科診療において最も頻用されている検査の一つです。CT検査の原理とその適応を理解し，目的をもった検査を心がけましょう！

1. 腹部CT検査の原理

- 扇型のX線ビームを，被写体に対して同心円状に360°から照射して撮影する（図1）。
- 照射したX線は，被写体を通過する間に減衰して，線源と対側の検出器に到達し，記録される。
- 透過したX線の強弱は，コンピューター処理された後にCT値に変換され，断層画像が構成される。
- CT値とは水のX線吸収値を0Hu，空気を－1,000Hu，骨を＋1,000Huとして，各部の密度を相対的に算出した値である（図2）。

図1 CT撮影装置の原理

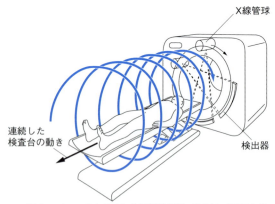

(Robert A et：スクワイヤ放射線診断学．羊土社，2005より引用改変)

図2 windowレベル，window幅

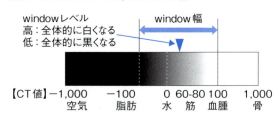

166

- 密度が高い組織（例えば骨）は白く，密度が低くなるにつれて灰色が濃くなり，空気は黒で表される。
- 目的とする臓器や病変を良好なコントラストで表示するために，最適なwindowレベル，window幅を選択する（図2）。
- らせん状に連続スキャンするヘリカルスキャンが普及している（ヘリカルCT）。
- 現在では，検出器を複数列備えた多列検出器CT（MDCT；multidetector-row CT）が主流となっている。

2. 腹部CT検査の適応

- 腹部CT検査の適応疾患は，消化器疾患，血管疾患，泌尿器疾患，婦人科疾患などさまざまな疾患である。
- 放射線被曝や費用を考慮すると健康診断（スクリーニング）に用いるには議論があるものの，超音波検査などで腹部症状の原因が判明できない場合にはスクリーニング検査として施行されることもある。

3. 造影CT検査

- 血管内に造影剤を投与し，組織や病変にコントラストをつけることにより多くの情報を得ることが可能になる。
- 造影剤として，水溶性ヨード造影剤を用いる（多くの場合は非イオン性水溶性造影剤）。
- 造影剤アレルギーに注意する！

知識習得のためのランドマーク！

基本知識のまとめ

腹部CT検査の原理とその適応！

①CT検査画像は，360°同心円状にX線を照射・撮影の上，コンピューター解析し画像化したものである！

②透過したX線の強弱をCT値で評価する。この際，良好なコントラストをつけるため，windowレベルとwindow幅を設定する！

③腹部CT検査の適応は多岐にわたる！　目的を持って検査しよう！

【C2】腹部CT検査の特殊な撮影法の目的と適応について説明できる。

1. 造影CT検査

（1）目的と適応

- 腫瘍や炎症など，正常とは異なる血流の変化を評価することにより，病変を診断する目的に施行する。
- すべての器質的な腹部疾患の存在診断，質的診断，ひろがり診断に適応となる。

（2）方法

- 末梢静脈ルートから造影剤を注入しながらCT検査を行う。
- 造影剤注入後から，早期相（動脈相20〜60秒），門脈相（肝実質相60〜80秒），後期相（平衡相100〜240秒）を複数回撮影するダイナミックCT検査が，病変の血流評価に有効である。

（3）問題点
- 造影剤アレルギーがある患者には施行できない。
- 放射線被曝：頻回の検査は慎む。また，妊婦などに対しては適応を慎重に決定する。

2. CT arteriography；CTA
（1）目的と適応
- 肝細胞癌のような動脈からの血流に富む腫瘍の小病変を検出する目的にて施行する。
- 通常の造影CT検査で描出が不十分な小病変の存在診断や質的診断に適応となる。

（2）方法
- 目的とする動脈に進めたカテーテルから造影剤を注入しながらCT検査を行う。

（3）問題点
- 動脈の分岐が複雑な場合に手技が煩雑となる。

3. 門脈造影下CT（CT during arterial portography；CTAP）
（1）目的と適応
- 肝硬変に合併する肝臓内の各種結節性病変などに対し，腫瘍への門脈血流の関与を明らかにする場合に施行する。
- 転移性肝癌などの肝動脈血流の乏しい小腫瘍性病変の検出を目的とする場合に施行する。

（2）方法
- 上腸間膜動脈または脾動脈に進めたカテーテルから造影剤を注入し，30〜40秒経過後の門脈系が造影されるタイミングでCT撮影を行う。

（3）問題点
- 悪性腫瘍に限らず，肝嚢胞や海綿状血管腫などの良性病変も門脈血流を受けていないために陰影欠損として描出される。
- 造影剤を注入していない領域からの血流が混入しやすいため，肝臓の染まりがまだらになりやすく，偽陽性の原因となる。

知識習得のためのランドマーク！
基本知識のまとめ

腹部CT検査の特殊な撮影法の目的と適応！

①腹部CT検査の特殊な撮影法として，造影CT検査，CTA検査，門脈造影下CT検査がある。

②ダイナミックCT検査は造影後の時間に応じて，早期相（動脈相），門脈相（肝実質相），後期相（平衡相）に分かれる！

③CTA検査は，目的とする腫瘍の支配動脈からの造影検査であり，小病変の存在診断や質診断に有用である。門脈造影下CT検査は上腸間膜動脈または脾動脈から造影剤を注入する検査であり，門脈血流の関与する小病変の鑑別診断に有用である！いずれも，通常の造影検査で描出が不十分な際に適応となる。

【C3】腹部臓器の位置関係について説明できる。

- 腹部CT画像の読影に際して，①腹腔内の臓器，②後腹膜・骨盤内・腹壁の構造物，③臓器間の構造物（特に各臓器の支配血管や胆管や尿管などの管状臓器の走行），を理解する

(図3a~d)。
- 特に水平断や矢状断における解剖を理解する必要がある。その際のランドマークは，臓器と脈管である。
- 下図にCTの読影に必要な解剖を示す(図3)。

図3　腹部臓器の位置関係

a　主な腹腔内臓器　　　　　　　　　　　　b　主な後腹膜臓器

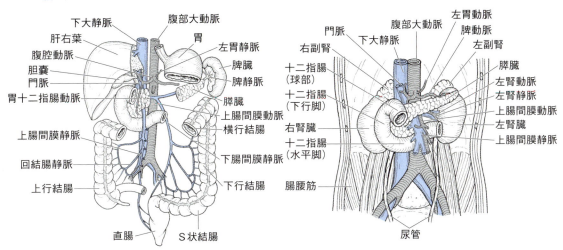

c　主な骨盤内臓器（男性）　　　　　　　　d　主な骨盤内臓器（女性）

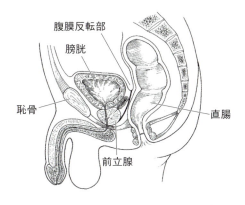
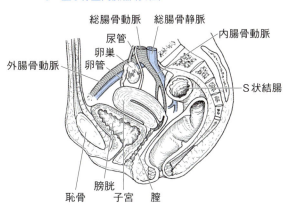

(片山 仁ほか：X線CTのABC．日本医師会，1997より引用改変)

知識習得のためのランドマーク！

腹部臓器の位置関係！

水平断と矢状断の正常解剖を理解しよう！
①腹腔内臓器を確認しよう。
②後腹膜・骨盤内・腹壁の構造物を確認しよう。
③臓器間に存在する構造物（各臓器の支配血管や胆管などの管状臓器）に着目しよう。

検査・診断

【C4】腹部CT検査における代表的な断面図において描出された臓器を正しく読影できる。

- 初学者にとって腹部CT画像の読影の第一歩は，各断面図に描出された臓器を正しく読影し，各臓器の位置関係を理解することである（前項参照）。
- 読影の手順は，腹部臓器のCT値に沿って，①骨，②胸壁・腹壁（筋組織），③腹腔内臓器，④後腹膜・骨盤内臓器，⑤脂肪・液状物・ガスの順にチェックしていく。
- 特に腹腔内臓器の観察の手順は，①スライスごとに臓器および臓器間に存在する構造物（脈管や管腔臓器）を確認する，②臓器ごとに全スライスを確認し臓器の立体構造をイメージする，③臓器間隙に着目し，脈管や管状構造物の繋がりを追うことである（図4）。
- その後，頭の中で3Dとして腹腔内構造を再構築する。

指導医から知識マスターのためのアドバイス

腹部CT画像における構造物をマスターしよう！

異常を見つけるためには，正常を知ることが重要です！まずは正常解剖を理解し，疾患の発見と診断につなげましょう！

図4 代表的な断面図と描出されている臓器（読影の基本を学ぼう！）

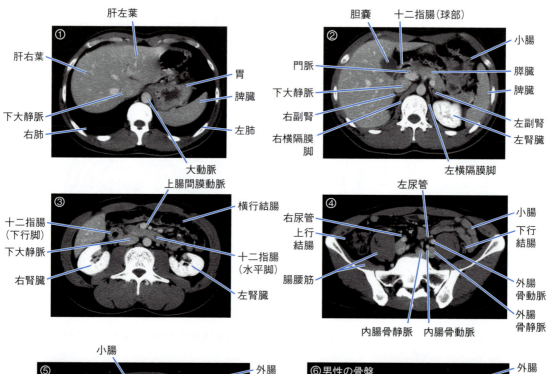

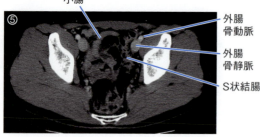

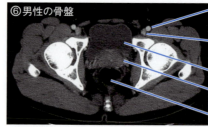

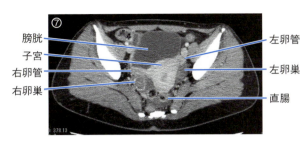
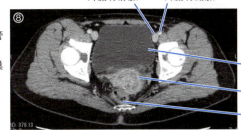

知識習得のためのランドマーク！

腹部CT検査における代表的な断面図の読影法！
① 腹部CT検査は断面図としての2D画像であるものの，頭の中で3D構築することが重要である。
② CT値に着目し，⑦骨，④胸壁・腹壁（筋組織），⑦腹腔内臓器，①後腹膜・骨盤内臓器，⑦脂肪・液状物・ガス，の順にチェックする。
③ 腹腔内臓器の観察は，⑦各スライスごとに臓器および臓器間に存在する構造物（脈管や管腔臓器）を確認する，④臓器ごとに全スライスを確認し臓器の立体構造をイメージする，⑦臓器間隙に着目し，脈管や管状構造物の繋がりを追う，ことにより行う。

【C5】代表的な消化管病変の腹部CT画像所見について説明できる。

- 消化管の病変は，内視鏡検査や消化管造影検査により診断されることが多いが，近年の画像造影技術の進歩により腹部CT検査で診断されることも増加してきた。
- 病変の同定は，①消化管の壁肥厚，②内腔の狭小化，③造影効果の有無，④周囲脂肪織濃度の変化などによって判断する。
- 腸管は連続する臓器なので，口側→肛門側（または肛門側→口側）の順番に読影を進めると異常所見を発見しやすい。
- 以下に頻度の高い消化管病変の腹部CT画像上の特徴を示す。

(1) 胃癌（図5-a）
- 進行癌では造影効果を伴う胃壁の肥厚，粘膜面の変形を認める。
- 漿膜浸潤や漿膜外浸潤を伴う場合は，漿膜面の不整や周囲脂肪織濃度の上昇を認める。

(2) GIST（Gastrointestinal stromal tumor）（図5-b）
- 粘膜下に造影効果を伴う充実性の腫瘤として描出される。

(3) 大腸癌（図5-c）
- 進行癌では造影効果を伴う壁肥厚と内腔の狭小化を認める。
- 漿膜浸潤や漿膜外浸潤を伴う場合は，漿膜面の不整を認める。
- 狭窄例では，病変の口側と肛門側に腸管の口径差を認める（口側＞肛門側）所見も診断のポイントとなる。

(4) 結腸憩室炎（図5-d）
- 結腸壁の漿膜側に突出する憩室と腸管壁の浮腫性の肥厚および周囲脂肪織濃度の上昇

を認める。

(5) 急性虫垂炎（図5-e）
- 虫垂の腫大，壁肥厚を認める。
- 虫垂横径が6mm，虫垂壁が3mmを超えると炎症ありと考える。
- 炎症の波及の程度により，虫垂の漿膜側の不整や周囲脂肪織濃度の上昇を認める。

(6) 消化管穿孔
- 腹腔内遊離ガスが診断の決め手である。
- 上部消化管穿孔では肝表面や肝門部に遊離ガスや腹水を認めることが多い（図5-f）。
- 肝門部の遊離ガスは小さく見落としがちなので注意する。
- 下部消化管穿孔では下腹部中心の遊離ガスとダグラス窩に腹水を認めることが多い。

図5　代表的な消化管病変の腹部CT画像所見

a　胃癌　　　　　　　　b　GIST　　　　　　　c　大腸癌（S状結腸癌）

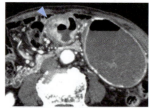 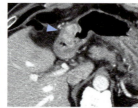 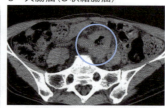

d　憩室炎（盲腸）　　　　e　急性虫垂炎　　　　　f　消化管穿孔（十二指腸）

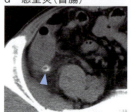 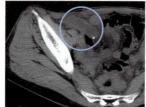 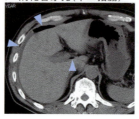

知識習得のためのランドマーク！

代表的な消化管病変の腹部CT画像所見！

①消化管病変の読影に際しては，㋐消化管の壁肥厚，㋑内腔の狭小化，㋒造影効果，㋓周囲脂肪織濃度の変化に注意する！
②腫瘍部と炎症部の造影効果の違いに注意する！
③消化管穿孔による小さな遊離ガスや少量の腹水を見逃さないように注意する！

【C6】代表的な肝臓病変の腹部CT画像所見について説明できる。

- 肝臓の病変は，①びまん性病変，②腫瘍性病変，③描写されない病変の二次変化（肝内胆管拡張など）に分けられる。
- 外科領域で問題となるものは腫瘍性病変であり，その鑑別には①形状，②内部構造，③造影パターン，がポイントである。
- 代表的な病変のCT検査所見を次に示す。

（1）肝細胞癌（図6-a）
- 球状の形状。被膜や隔壁を有することが多い。
- 造影CT検査では，早期相で周囲組織に比して濃染され，門脈相・後期相で低吸収に描出される（low-high-lowパターン）。
- 肝細胞癌は動脈血流が多く，肝細胞組織は門脈血流が多いために生じる造影パターンである。

（2）肝内胆管癌（図6-b）
- 不整形の腫瘍（胆管に沿って進展するため）。
- 比較的乏血性の腫瘍で，辺縁から造影される。
- 門脈相，後期相にかけて中心部は遅延性に造影される。

（3）転移性肝癌（図6-c）
- 多発することが多い。
- 造影パターンとしては，早期相でviableな組織に富む腫瘍辺縁がリング状に濃染され（リング状enhance），後期相では線維化壊死に陥った中心部が造影されることが多い。

（4）海綿状血管腫（図6-d）
- 早期相で結節状の濃染域が腫瘤の辺縁に出現し，徐々に中心に向かって造影され（progressive centripetal fill-in），後期相では周囲肝より高濃度になり，造影効果が遷延する（prolonged enhance）。

（5）脂肪肝（図6-e）
- 肝実質の濃度が，全体的または部分的に低下し，肝内の脈管が相対的に高濃度として描出される。
- 肝臓と脾臓の濃度比（L/S比）が0.9未満の場合に脂肪肝と診断される。

（6）肝硬変
- 肝表面は不整形（図6-f）。
- 肝右葉の萎縮により，相対的に肝左葉が肥大して見える。

図6 代表的な肝臓病変の腹部CT画像所見

a 肝細胞癌

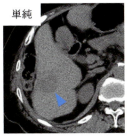 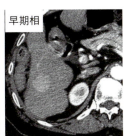 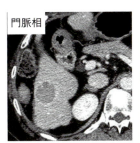 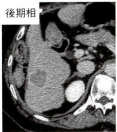

b 肝内胆管癌

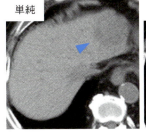 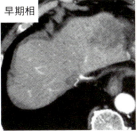 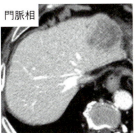 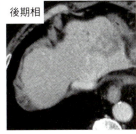

検査・診断

c 転移性肝癌（大腸癌）
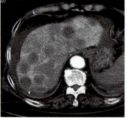

d 海綿状血管腫
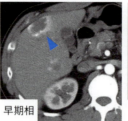
早期相
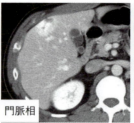
門脈相
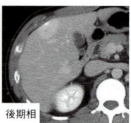
後期相

e 脂肪肝
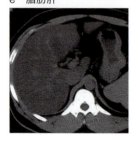

f 肝硬変
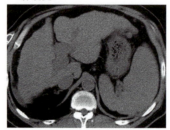

知識習得のためのランドマーク！

基本知識のまとめ

代表的な肝臓病変の腹部CT画像所見！
①肝疾患の腹部CT検査では，㋐びまん性病変，㋑腫瘍性病変，㋒描写されない病変の二次的変化（肝内胆管拡張など）が描出される。
②外科領域で問題となるものは腫瘍性病変であり，その鑑別には㋐形状，㋑内部構造，㋒造影パターン，が重要である。
③肝臓の腫瘍性病変の特徴は，
　　㋐肝細胞癌は球形の腫瘍で，造影はlow-high-lowパターン！
　　㋑肝内胆管癌は不整形の腫瘍で，造影は乏血性。
　　㋒転移性肝癌は多発することが多く，リング状enhance！
　　㋓海綿状血管腫はprogressive centripetal fill-inとprolonged enhance！

【C7】代表的な膵臓病変の腹部CT画像所見について説明できる。

- 膵臓の主な疾患としては，①腫瘍性病変（膵癌・腫瘤形成性膵炎など），②嚢胞性病変（IPMN, MCN, SCNなど），③びまん性病変（急性膵炎など）がある。
- 腹部CT検査における膵疾患の鑑別には，①形態異常（膵腫大や壊死組織，腫瘍性病変など）の有無，②腫瘤の㋐有無と発生部位，㋑内部構造，㋒主膵管との交通，③造影パターン，が重要である。
- 代表的な病変のCT検査所見を次に示す。

（1）膵癌（図7-a）
- 早期相で周囲膵実質に比べて低吸収域の腫瘍として描出される。
- 腫瘍部での膵管の途絶や尾側膵管の拡張を認める。

174

- 60％程度が膵頭部に生じ，体尾部よりも頻度が高い。

(2) 膵管内乳頭状粘液性腫瘍(IPMN)(図7-b)
- ブドウの実・房状の囊胞性腫瘍として描出される。
- 腫瘍の発生部位は頭部が60％程度と，体尾部に比べてやや頻度が高い。

(3) 粘液性囊胞腫瘍(MCN)(図7-c)
- 厚い共通被膜を有する単房性または多房性囊胞(オレンジの皮様)として描出される。
- ほとんどが膵体尾部に生じ，膵頭部発生はきわめてまれである。

(4) 漿液性囊胞腫瘍(SCN)(図7-d)
- 多発した小囊胞の集簇(蜂巣状)として描出される。
- 腫瘍の発生部位は，膵頭部40％，膵体尾部60％程度とされている。

(5) 急性膵炎(図7-e)
- 膵の腫大(膵頭部の厚さ／椎体横径＞1)と辺縁の不整を認める。
- 炎症が高度になると膵の壊死像や周囲に浸出液の貯留を認める。

図7 代表的な膵臓病変の腹部CT画像所見

a 膵癌　　　　　　　　b IPMN　　　　　　　　c MCN

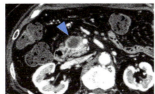 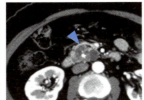 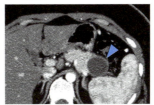

d SCN　　　　　　　　e 急性膵炎

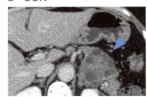 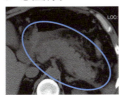

知識習得のためのランドマーク！

代表的な膵臓病変の腹部CT画像所見！

① 膵臓の主な疾患として，㋐腫瘤性病変，㋑囊胞性病変，㋒びまん性病変がある。
② 腹部CT検査における膵疾患の鑑別には，㋐形態異常(膵腫大や壊死組織，腫瘤性病変など)の有無，㋑腫瘤性病変では，a.腫瘤の有無と発生部位，b.内部構造，c.主膵管との交通，㋒造影パターン，が重要である。
③ 代表的な膵臓疾患の画像所見を病態との関連で理解しておこう！

【C8】代表的な胆道と脾臓病変の腹部CT画像所見について説明できる。

- 胆囊疾患としては，①広義の変性疾患(胆囊結石症，胆囊腺筋症など)，②炎症性疾患(急性胆囊炎など)，③腫瘍性(胆囊ポリープ，胆囊癌)などがある。

- 胆嚢疾患の有無をチェックする手順は，①胆嚢内部，②胆嚢壁，③胆嚢床や胆嚢周囲である。
- 代表的な胆道と脾臓病変のCT検査所見を次に示す。

（1）胆嚢結石症（図8-a）
- 胆嚢内に高濃度に描出される結石を認める。
- コレステロール成分が多い結石ほど低濃度となり，CT検査では描出されにくくなる（約1/3の頻度で描出されず）。

（2）胆嚢腺筋症（図8-b）
- 胆嚢壁の肥厚を認める。
- Rokitansky-Aschoff洞（RAS）内の結石を認める（図8-bの矢印部）。

（3）急性胆嚢炎（図8-c）
- 胆嚢は腫大し，胆嚢壁の肥厚を認める。
- 炎症の波及により，胆嚢壁周囲の濃度上昇を認める。
- 胆嚢内部に高吸収域の胆泥を認めることがある（図8-c 矢印部）。

（4）胆嚢ポリープ（図8-d）
- 胆嚢内に造影される腫瘤影を認める。
- 有茎性のものや広基性のものなど，形はさまざまである。
- 大きさ1cmを超えるものや，広基性のものは悪性を疑う所見である。

（5）胆嚢癌（図8-e）
- 胆嚢壁の不均一な肥厚と，腫瘍像による内腔の消失を認める。
- 肝臓との境界不明瞭な場合には，肝浸潤を疑う所見である。

（6）総胆管結石症（図8-f）
- 総胆管内に高濃度な結石像と，総胆管の拡張を認める（図8-f 矢印部）。
- 胆嚢結石症と同様に，コレステロール成分が多い結石ほど低濃度となり，CT検査では描出されにくくなる。

図8 代表的な胆道と脾臓病変の腹部CT画像所見

a 胆嚢結石

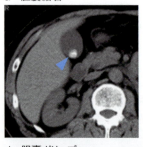

b 胆嚢腺筋腫症

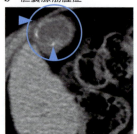

c 急性胆嚢炎

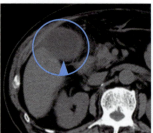

d 胆嚢ポリープ

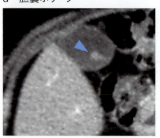

e 胆嚢癌

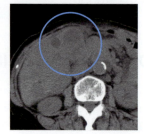

(7) 脾腫（図8-g）
- 長径×短径≧40 cm² または，長径≧10 cmを脾腫と診断する。

f 総胆管結石

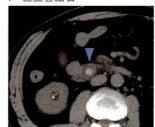

g 脾腫

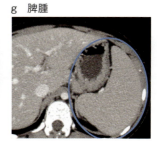

> **知識習得のためのランドマーク！**
>
> **代表的な胆道と脾臓病変の腹部CT画像所見！**
> ①腹部CT検査において，胆嚢疾患の有無をチェックする手順は，㋐胆嚢内部（結石，泥状物など），㋑胆嚢壁［ポリープ，隆起性病変（壁不整），肥厚など］，㋒胆嚢床や胆嚢周囲（境界不明瞭，膿瘍など）である。
> ②コレステロール成分が多い胆嚢結石症と総胆管結石症はCT検査で描出されにくいので注意しよう！
> ③脾腫の診断基準は長径×短径≧40 cm²または，長径≧10 cmである。

【C9】代表的な泌尿器・婦人科病変の腹部CT画像所見について説明できる。

- 腹部CT検査においては泌尿器科・婦人科関連の疾患の読影も求められる。
- 比較的頻度の高い泌尿器・婦人科疾患のCT検査所見を次に示す。

(1) 尿管結石（図9-a）
- 尿管内に高濃度に描出される結石を認める。
- 結石より中枢側尿管の拡張，水腎を伴うこともある。

(2) 腎盂炎（図9-b）
- 腎輪郭の不整と腎被膜の毛羽立ちを認める。
- 腎盂の拡張（水腎）を伴うこともある（図9-b 矢印部）。

(3) 腎細胞癌（図9-c）
- 早期相で腎実質より強く造影され，後期相では淡く造影される腫瘤として描出される。
- 腫瘤の中心は壊死により造影されない領域を認めることもある。

(4) 前立腺肥大症（図9-d）
- 肥大した前立腺を認める。
- 前立腺の大きさの正常範囲には明確な基準はないが，横径3.5 cm以内，前後径2.5 cm以内が一つの目安とされる。

(5) 子宮筋腫（図9-e）
- 子宮筋層内に石灰化を伴う腫瘤を認める。
- 造影CT検査では低濃度の腫瘤として描出される。

(6) 卵巣嚢腫（図9-f）
- 薄い被膜を有し，内部は水濃度の嚢胞として描出される。
- 内部に出血や蛋白含有量の増加がある場合には濃度が上昇する。

図9 代表的な泌尿器・婦人科病変の腹部CT画像所見

a 尿管結石
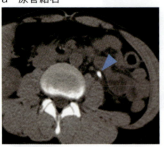

b 腎盂炎
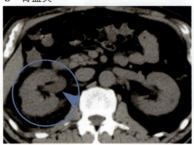

c 腎細胞癌
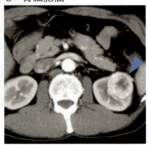

d 前立腺肥大症
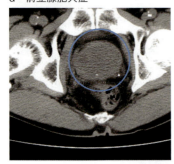

e 子宮筋腫
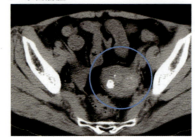

f 卵巣嚢腫
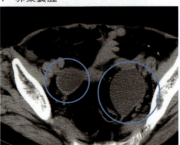

知識習得のためのランドマーク！

代表的な泌尿器・婦人科病変の腹部CT画像所見！
①腹部CT検査の読影に際しては，泌尿器・婦人科関連の臓器にも注意することが重要である。
②水腎を認めたら尿管結石を，尿管結石を認めたら水腎の有無を確認しよう！また，腎の輪郭不整を認めたら腎盂炎を疑おう！
③頻度の高い婦人科病変としては，子宮筋腫や卵巣膿腫がある。これらのCT所見を確認しておこう！

> 基本知識のまとめ

【C10】後腹膜や腸間膜に発生する代表的な病変の腹部CT画像所見について説明できる。

- 後腹膜や腸間膜に発生する腫瘍は緩徐に増大する傾向にあり，臨床症状に乏しいため，巨大腫瘍として発見されることが多い。
- また，健診などで偶然発見されることも多い。
- 腹部CT検査にて臓器外に腫瘍を見つけた場合には，①周囲の臓器との位置関係，②脈管との位置関係，③腫瘍の性状から，㋐腫瘍の局在（後腹膜か，腸間膜か），㋑発生組織，㋒良性か悪性か，を診断する。
- 悪性腫瘍では肉腫（脂肪肉腫，平滑筋肉腫，線維肉腫）や悪性リンパ腫があり，良性腫瘍では神経鞘腫，血管腫，脂肪腫，奇形腫，嚢胞などがある。
- 比較的頻度の高い後腹膜や腸間膜に発生する疾患のCT検査所見を次に示す。

（1）脂肪肉腫（図10-a）
- 脂肪濃度に近い低濃度腫瘤として描出される。

- 高分化ほど低濃度，低分化ほど高濃度になる。
- 造影CT検査では内部が不均一に造影される。

(2) 神経鞘腫（図10-b）
- 類円型，辺縁平滑，周囲に浸潤しない巨大な腫瘍像が特徴。
- 嚢胞状の内部不均一な腫瘍として描出される。

(3) 漿液性嚢胞（図10-c）
- 表面平滑，内部は均一な水濃度の腫瘤として描出される。

図10　後硬膜や腸間膜に発生する代表的な腹部CT画像所見

a　脂肪肉腫
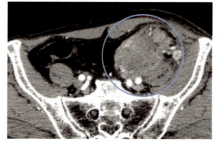

b　神経鞘腫
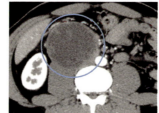

c　漿液性嚢胞
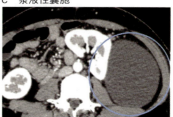

> **知識習得のためのランドマーク！**
>
> **後腹膜や腸間膜に発生する病変の腹部CT画像所見！**
> ①腹部CT検査の読影に際しては，後腹膜や腸間膜病変（特に腫瘍や嚢胞）にも注意する。
> ②腹部CT検査にて臓器外に腫瘍を見つけた場合には，a.周囲の臓器との位置関係，b.脈管との位置関係，c.腫瘍の性状から，㋐腫瘍の局在（後腹膜か，腸間膜か），㋑発生組織，㋒良性か悪性か，を診断する。
> ③悪性腫瘍では肉腫（脂肪肉腫，平滑筋肉腫，線維肉腫）や悪性リンパ腫，良性腫瘍では神経鞘腫，血管腫，脂肪腫，奇形腫，嚢胞などが鑑別診断として重要である。

【C11】腹部CT画像所見を正しく所見用紙に記載できる。

1. 記載に対する注意点

- 記載例（図11）のように，まず大事なことは検査の目的を記載することである。
- この際，臨床症状や経過も記載したほうが読影のポイントを押さえやすい。
- 所見記載内容は，検査目的を達成するための内容記載に努める。
- すなわち，鑑別診断を考え，仮説を支持する陽性所見と支持しない陰性所見を複数記載する。
- また，基本的に病態を一義的に説明できるような検査所見を拾い上げる。また，併存している他の疾患に関する異常所見も記載する。

指導医から知識マスターのためのアドバイス

所見用紙の記載をマスターしよう！

所見用紙には検査の目的は何か，目的に合った条件で撮影されているか，正確な読影がされているかなど，検査に必要な技量が凝縮されています。あなたの技量を映す鏡と思って記載に取り組みましょう！

図11 腹部CT検査報告例

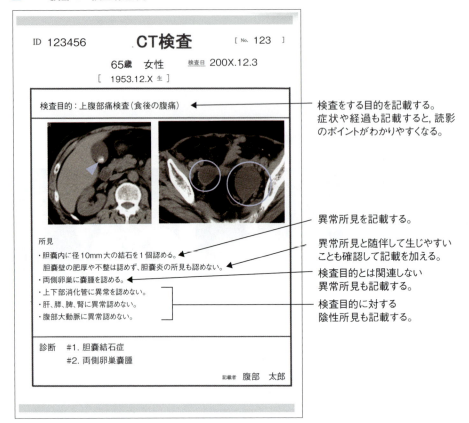

2. 読影の着眼点と頻用される用語
- 腹部CT読影に際しての着眼点と頻用される用語についてまとめた（**表1**）。
- 疾患の存在する臓器（管腔臓器，実質臓器），疾患の病因（変性，炎症，腫瘍），腫瘍の発育形態（腫瘤形成性，囊胞形成性）や疾患の進展形態などにより，読影の着眼点が異なっている。
- 所見読みと所見記載は，このような読影の着眼点に沿って行う。

体外撮影の画像読影手技

表1　腹部CT読影の着眼点と頻用される用語一覧

A. 胆嚢／総胆管

(1) 胆嚢内：結石, 泥状物
(2) 胆嚢壁：肥厚, 不整, 隆起性病変, 壁内嚢胞, 造影効果
(3) 総胆管：結石, 拡張, 壁の肥厚, 造影効果

B. 肝臓

(1) 形態：萎縮, 肥大, 表面不整, 腹水
(2) 腫瘤：
　a. 形状（球形, 不整形）, 大きさ（cm）, 局在
　b. 壁：被膜, 隔壁
　c. 内容：不均一, 石灰化, 壊死像（膿瘍）
　d. 肝内胆管の拡張, 血行障害
　e. 造影パターン（経時的, 早期相, 門脈相, 後期相）
(3) 嚢胞：
　a. 形状（球形, 不整形）, 大きさ（cm）, 局在
　b. 単胞性, 多胞性
　c. 内容：均一, 不均一, 出血
　d. 結節, 造影効果
　e. 胆管とのつながり

C. 膵臓

(1) 形態：萎縮, 肥大, 表面不整, 壊死像, 膿瘍
(2) 主膵管：拡張, 不整, 結石
(3) 腫瘤：
　a. 形状（球形, 不整形）, 大きさ（cm）, 局在
　b. 壁：被膜, 隔壁
　c. 内容：不均一, 石灰化, 壊死像（膿瘍）
　d. 主膵管との連絡
　e. 造影効果
　f. 周囲臓器との関連, リンパ節腫大, 腹水
(4) 嚢胞：
　a. 形状（球形, 不整形）, 大きさ（cm）, 局在
　b. 単胞性, 多胞性, 被膜, 隔壁
　c. 内容：均一, 不均一, 出血
　d. 結節, 石灰化, 造影効果
　e. 主膵管とのつながり

D. 消化管

(1) 腸管拡張, 狭小
(2) 腸管虚血, 壊死, 穿孔
(3) 壁（肥厚, 漿膜凹凸, 周囲脂肪織増強, 造影）

E. 後腹膜腔

(1) 腫瘍（形状, 内部, 造影, リンパ節腫大）

F. 腎臓／尿管／膀胱

(1) 位置
(2) 形状（肥大, 萎縮, 先天性異常）
(3) 腎臓
　a. 水腎症
　b. 結石
　c. 腫瘍（形状, 内部, 造影, リンパ節腫大）
　d. 嚢胞
(4) 尿管
　a. 結石
　b. 壁の肥厚
(5) 膀胱
　a. 膀胱壁（ポリープ, 肥厚, 隆起性）
　b. 腫瘍
　c. 憩室
　d. 結石
(6) 前立腺
　a. 形状（腫大, 不整）
　b. 石灰化
　c. 腫瘍（形状, 内部, 造影）

G. 子宮／卵巣

(1) 腫瘍（形状, 内部, 造影, リンパ節腫大）
(2) 嚢胞

H. 血管

(1) 上腸間膜動静脈（血栓, 塞栓, 虚血, 出血）
(2) 下腸間膜動静脈（血栓, 塞栓, 虚血, 出血）

I. その他

(1) ヘルニア
(2) 腹水　など

手技習得のためのランドマーク！

手技基本のまとめ

腹部CT検査の所見用紙の記載法！

①検査目的を必ず記載しよう！

②目的に合致した異常所見, 随伴所見を記載しよう！

③読影の着眼点は, ㋐疾患の存在する臓器, ㋑疾患の病因, ㋒発育・進展形式により, 異なっている。所見読影と所見記載は, このような読影の着眼点に沿って行う。

4 「できた！」の実感 〜確認問題〜

Q 正しいものに○，誤っているものには×をつけよ。

（　）1. 水より骨のほうがCT値が高い。
（　）2. 末梢静脈ルートからの造影CT検査で最初に撮影されるのは静脈相である。
（　）3. 門脈造影下CT検査では，上腸間膜動脈や脾動脈に進めたカテーテルから造影剤を注入する。
（　）4. 女性の骨盤腔の正常解剖では，腹側から順に子宮，膀胱，直腸が位置している。
（　）5. 脂肪肝では，肝臓実質のCT値は高くなる。
（　）6. 膵癌は早期相で濃染される。
（　）7. 膵臓の漿液性嚢胞腫瘍の画像所見の特徴は，"オレンジの皮様"である。

※正解は次ページ下

指導医から

▶ 今だから語れる失敗談

　私が卒後7年目の頃，ある日，ベテランの消化器内科医から，「上腹部痛の患者のCT検査を行ったが異常がない。でも，外科で一度診察してほしい」と，コンサルトがあった。放射線科の読影コメントには「異常なし」と記載されていた。実際に患者を診察してみると，腹部はやや硬く，心窩部に明らかな筋性防御を認める。もう一度CT画像を見直してみると，肝下面にほんのわずかな遊離ガスを認めた。十二指腸潰瘍穿孔であった。CT検査の検査依頼目的には「上腹部痛」とだけ記載されていた。腹膜刺激症状がある旨を記載していれば，もっと注意深く読影されていたかもしれない。読影のコメントを鵜呑みにしてはいけないこと，何よりも患者の身体に触れることの大切さを再認識させられる経験であった。

▶ アドバイス 〜手技を習得するために〜

1. 正常の解剖を理解しよう！
2. まずは各臓器ごとの読影を心がけよう！
3. 読影しながら腹腔内をイメージできるようになろう！
4. 異常所見を認めた場合，鑑別診断を考え，病変の性状や周囲への進展などを考慮して読影しよう！
5. 検査目的，症状などを所見用紙に記載し，読影のポイントを明らかにするようにしよう！
6. 病態は一元的に発生することが多い。すべての所見を一元的に説明できないかをまず考えよう！
7. しかしながら，「疾患は一病変とは限らない」ことを忘れてはいけない。検査目的と関連性のない所見も記載するように心がけよう！

さらに勉強したいあなたへ　～指導医からの推薦図書～

- Robert A. Novelline, M.D. 著，藤原卓哉 訳 『スクワイヤ放射線診断学』 羊土社，2005
  （実際の症例(疾患)の写真が多く，実用的な書物である）
- 山下康行 『画像診断パワフルガイド』 メディカル・サイエンス・インターナショナル，2014
  （画像に合わせて病態の解説もあり，画像所見の理解が深まる書物である）
- 畠山勝義 監修，北野正剛ほか編 『標準外科学 第14版』 医学書院，2016
  （CT検査の基本，ならびに外科に関するCT検査の知識が網羅されている）
- 西谷弘ほか編 『標準放射線医学 第7版』 医学書院，2011
  （放射線に関する標準的な知識をベースにして，CT検査に関する基本的知識が網羅されている）
- 片山仁ほか編 『X線CTのABC』 日本医師会，1997
  （解剖，症例の写真が多く，日本医師会が発行した実臨床に即した書物である）

確認問題の正解	1	2	3	4	5	6	7
	○	×	○	×	×	×	×

I 検査・診断

3 体腔内観察手技
気管支鏡検査ができる!

> **到達目標** （参考）日本外科学会「外科専門医修練カリキュラム」
>
> 外科診療に必要な気管支内視鏡検査を習熟し，それらの臨床応用ができる。

1 「できない」ところを探せ！〜自己診断〜　　※[ ]は対応するコンピテンシー

Q 正しいものに○，誤っているものには×をつけよ。

( ) 1. ほとんどの呼吸器疾患において，気管支鏡検査は適応となる【C1】。
( ) 2. 重症の呼吸不全を認める患者に対しても気管支鏡検査は安全に施行できる【C1】。
( ) 3. 気管支鏡検査前には絶食の必要はない【C2】。
( ) 4. 検査施行前の咽頭・喉頭麻酔は，検査をスムーズに行うための最も重要な処置である【C2】。
( ) 5. スコープを口腔に挿入し，声門を通過するときはスコープを十分にたるませておく【C4】。
( ) 6. 気管内麻酔の際，気道へのリドカイン投与量は200 mgを超えないようにする【C5】。
( ) 7. 病変(異常)を正確に診断するコツは，周囲の正常構造と異なる①形態，②色調，③性状を見出すことである【C7】。
( ) 8. 所見用紙への記載は，異常所見を記載すべきであり，異常を認めない場合は記載する必要はない【C8】。
( ) 9. 気管支鏡検査の合併症として気道出血，気胸，肺炎，喘息発作などがある【C9】。

※正解は次ページ下

2 「できない」から「できる」へのロードマップ（行動目標）

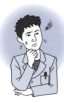

▶若き外科医の悩み
何ができたら，指導医の求める「気管支鏡検査ができる」になるのだろうか？

指導医は，若い外科医に何を期待しているのだろうか？〔コンピテンシー【C】一覧〕

- ✓ ☐ 【C1】 気管支鏡検査の適応と禁忌を説明できる。(⇒p.185)
- ☐ 【C2】 気管支鏡検査の前処置について説明できる。(⇒p.186)
- ☐ 【C3】 気管支鏡検査時のスコープの基本的操作法について説明ができる。(⇒p.188)
- ☐ 【C4】 気管支鏡を挿入し，声門を通過できる。(⇒p.189)
- ☐ 【C5】 気管内麻酔の方法について説明できる。(⇒p.190)

体腔内観察手技

- □ **【C6】** 気管支鏡検査の基本的な撮影部位と撮影順序を説明できる。(⇒p.191)
- □ **【C7】** 気管支鏡検査時の異常所見について説明できる。(⇒p.193)
- □ **【C8】** 所見用紙に記載ができる。(⇒p.194)
- □ **【C9】** 気管支鏡検査の合併症とその対応について説明できる。(⇒p.197)

3 これができれば合格！ ～指導医の求める臨床能力（コンピテンシー）～

【C1】 気管支鏡検査の適応と禁忌を説明できる。

- ●ほとんどの呼吸器疾患において気管支鏡検査は適応となるが，苦痛を伴う検査であること，合併症の危険性があることなどを考慮し，適応を判断する。
- ●**表1**に気管支鏡検査の適応を示す。
- ●診断学的な適応は①気道内腔病変の確認，②末梢肺野病変の病理組織診断，③縦隔腫瘍などの病理組織学的診断，などである。
- ●治療的な適応は①気管内の吸引・洗浄，②気道出血に対する止血処置，③異物除去などである。
- ●患者の同意が得られない場合は絶対的禁忌であるが，その他に絶対的禁忌はない。
- ●しかしながら，気管支鏡検査の施行に注意を要する症例は多く（**表2**），施行前に危険性を十分検討し施行する必要がある。

指導医から知識マスターのためのアドバイス

気管支鏡検査の適応と禁忌をマスターしよう！

気管支鏡検査は患者さんにとって苦痛を伴う検査であることを十分理解することが大切です。検査が必要な病態か否かをしっかり判断しましょう！

表1　気管支鏡検査の適応

1. 診断	画像検査で検出された病変の診断 　浸潤影 　腫瘤影（肺野） 　びまん性陰影 　縦隔腫瘍
	症状に対する診断 　喀血，血痰 　気道狭窄，閉塞
2. 治療	喀痰排出困難 気管内異物 気管内挿管困難 気管ステント留置 気道出血

表2　気管支鏡検査に注意を要する症例

- ・虚血性心疾患
- ・致死性不整脈
- ・重症呼吸不全（FiO_2 1.0 で PaO_2 70 Torr 未満）
- ・薬剤アレルギー（リドカインなど）
- ・出血傾向（PT-INR 1.3以上，血小板数 50,000/mm^3 未満，抗凝固薬の休止不可能）

知識習得のためのランドマーク！

基本知識のまとめ

気管支鏡検査の適応と禁忌！

①ほとんどの呼吸器疾患は適応になる。

②気管支鏡検査の目的は，診断（腫瘤，びまん性肺疾患，血痰など）と治療（気管内異物，喀痰排出，気管内挿管など）である！

③検査には注意を要する症例（虚血性心疾患，致死性不整脈，重症呼吸不全，薬物アレルギー，出血傾向など）がある。

自己診断 の正解	1	2	3	4	5	6	7	8	9
	○	×	×	○	×	○	○	×	○

【C2】気管支鏡検査の前処置について説明できる。

1. 検査前のポイント

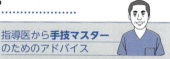

気管支鏡検査の前処置をマスターしよう！
苦痛がなく，スムーズな検査を安全に行うために前処置は大切です。適切な前処置の方法をマスターしましょう！

- 気管支鏡検査の前にはまず問診をしっかり行っておく。特に呼吸器疾患や循環器疾患の既往の有無は必ず聞いておく。
- 気管支鏡検査における前処置は，
  ① 絶食
  吐物の誤嚥を防ぐため検査前は概ね4時間は絶食とする。
  ② 心電図モニターとSpO_2モニターの装着
  ③ 前投薬を使用する
  　㋐ 硫酸アトロピン：唾液，気道内分泌を抑制するために使用されてきた。最近ではルーチンで投与すべきではないという報告も多い。心疾患，前立腺肥大症，緑内障患者には禁忌。
  　㋑ 鎮静薬（ミダゾラムなど）：苦痛を和らげるために使用。
  ④ 酸素投与
  呼吸不全や虚血性心疾患患者に対しては酸素を投与する。
  ⑤ 感染対策
  施行者はマスク，エプロン，ゴーグル，手袋を装着する。
  ⑥ 咽頭，喉頭への局所麻酔
- 出血のリスクを伴う手技を予定している場合は，抗血小板薬，抗凝固薬の休薬を行う（**表3**）。
- 咽頭，喉頭の局所麻酔は気管支鏡検査をスムーズに行うための最も重要な前処置である。

表3 抗血小板薬と抗凝固薬の中止期間

分類	一般名	主な商品名	術前中止期間
抗血小板薬	クロピドグレル硫酸塩	プラビックス®　クロピドグレル	7〜14日
	チクロピジン塩酸塩	パナルジン®　チクロピジン塩酸塩	
	クロピドグレル硫酸塩/アスピリン	コンプラビン®	
	プラスグレル塩酸塩	エフィエント®	
	アスピリン	バイアスピリン®　タケルダ®	
	イコサペント酸エチル	エパデール®　イコサペント酸エチル	
	オメガ-3脂肪酸エチル	ロトリガ®	
	シロスタゾール	プレタール®　シロスタゾール	2日
	イフェンプロジル酒石酸塩	セロクラール®　アポノール®	1〜3日
	ベラプロストナトリウム	プロサイリン®　ベラプロストNa　ベラサス®LA	
	サルポグレラート塩酸塩	アンプラーグ　サルポグレラート塩酸塩	
	リマプロストアルファデクス	オパルモン®　リマプロストアルファデクス	
	トラピジル	ロコルナール®	1日
	ジラゼプ塩酸塩水和物	コメリアン®　ジラゼプ塩酸塩	
	ジピリダモール	ペルサンチン®　ジピリダモール	
抗凝固薬	ワルファリンカリウム	ワーファリン®	3〜5日
	ダビガトランエテキシラートメタンスルホン酸塩	プラザキサ®	1日
	リバーロキサバン	イグザレルト®	
	エドキサバントシル酸塩水和物	リクシアナ®	
	アピキサバン	エリキュース®	

(日本呼吸器内視鏡学会安全対策委員会編:手引き書―呼吸器内視鏡診療を安全に行うために―, 2017年 改訂4版より引用改変)

2. 咽頭，喉頭の局所麻酔手順（図1）

● 次のような方法で咽頭，喉頭の局所麻酔を行う。
① 2%または4%リドカイン5mLをジャクソン型噴霧器にて投与する。
② 患者はやや前屈して座り，顎を軽く突き出すような姿勢をとってもらう。
③ 患者の舌をガーゼを用いて軽く牽引し，口腔内を拡げる。
④ ジャクソン型噴霧器の先端を徐々に奥に進めながら咽頭，喉頭の麻酔を行う。
⑤ ある程度声門まで麻酔ができたら，掛け声に合わせて深呼吸をしてもらい，吸気時の噴霧を繰り返す。

図1 咽頭・喉頭の局所麻酔

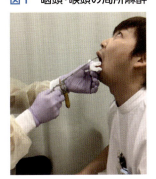

検査・診断

> **手技習得のためのランドマーク！**
>
> **気管支鏡検査の前処置！**
> ①気管支鏡検査の前処置は，安全に検査を行うためのものである。事前の問診も重要！
> ②前処置は，㋐絶食，㋑モニター管理，㋒前投薬，㋓酸素投与，㋔感染対策，㋕局所麻酔からなる。
> ③前処置の中で咽頭・喉頭の局所麻酔は検査を楽に行うための重要なポイント。患者さんの苦痛がなく，十分な局所麻酔が得られるような手技を身に付けよう！

手技基本のまとめ

【C3】気管支鏡検査時のスコープの基本的操作法について説明ができる。

- スコープの操作部を左手で持つ。右手はペンホルダーで把持し，口からある程度離した適切な位置に移動しながら保持する（図2）。
- 左母指は彎曲レバーを動作し，左示指で吸引バルブ，撮影ボタンを操作する（図3）。
- 気管支鏡の先端は，彎曲レバーを下に下げるとアップ方向，彎曲レバーを上に上げるとダウン方向に曲がる（図4a, b）。
- 消化管内視鏡と違い，気管支鏡には左右に彎曲するレバーはない。左右の方向に進みたいときは，スコープ全体の軸を回転させる必要がある。
- 回転操作は術者の体の向きと左手の手首の回転で行う。回転操作を円滑に行うためには，スコープのたるみがないようにしなければならない。
- また，右手の保持部を適宜移動させながら，意図する方向へ先端を向けて進めていく技術を習得しなければならない。
- すなわち，左手の操作である①上下操作，②回転操作，③吸引・撮影操作，また右手の①スコープ出し入れ操作を協調させることが重要である。

指導医から手技マスターのためのアドバイス

スコープの基本的操作法をマスターしよう！
気管支鏡検査時の右手の役割と左手の役割を理解しましょう！　右手操作と左手操作の協調操作の習得がポイントです！

図2　右手のスコープ把持法

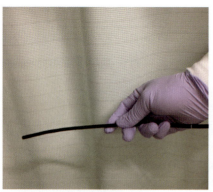

図3　左手のスコープ把持法

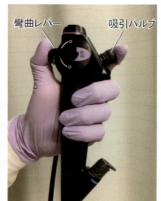

図4 スコープの上下操作

a アップアングル　　　　b ダウンアングル

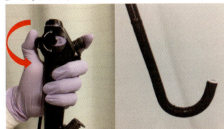
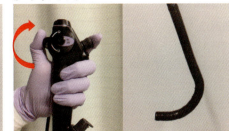

手技習得のためのランドマーク！

気管支鏡検査のスコープの基本的操作法！
①左手でスコープの操作部を把持し，右手でスコープを把持する。
②右手操作は，スコープの出し入れ，保持を行う。
③左手操作は，上下操作，回転操作，吸引・撮影操作を行う。

（手技基本のまとめ）

【C4】気管支鏡を挿入し，声門を通過できる。

- 初学者にとって気管支鏡検査の第一歩は，声門の気管支鏡通過が安全にできるようになることである。
- 声門をスムーズに通過することが患者の苦痛を軽減させる。
- まず，スコープの先端から彎曲部にキシロカイン®ゼリーを塗布し，スコープを保持する両手で，スコープの軟性部がたるまないように保持して口腔内に挿入する。
- 挿入に際しては，舌表面に沿って進めていくと，舌根部から視野が広くなり，喉頭蓋を確認できる（図5）。
- 喉頭蓋の下を覗き込むように進むと声門が確認できる。
- 局所麻酔が効いていれば左右の声帯が十分開いて気管内を視認できる。
- 声門を通過する前に，反回神経麻痺の有無を確認するため，「あー」と声を出してもらい，声帯が閉鎖することを確認する。
- 左右の声帯がしっかりと広がり気管内がよく見えている場合は声門の中心を通るように意識してスコープを進めていく。
- 声門が十分に開いていない場合は，患者に息を吸ってもらい，声門が開いたタイミングでスコープを気管内に進める。
- 挿入に際しては，過度な力を加えないことが大切である。過度な力を加えることにより，喉頭部を損傷する危険がある。

指導医から手技マスターのためのアドバイス

気管支鏡の声門通過法をマスターしよう！

気管支鏡の声門通過において，局所麻酔は重要です。コツをつかめば，無理のない挿入がすぐにできるようになります！

図5 気管支鏡観察下の声門

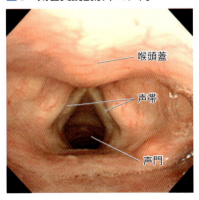

喉頭蓋
声帯
声門

検査・診断

> **手技習得のためのランドマーク！**
>
> **気管支鏡の声門通過法！**
> ①声門の通過は，局所麻酔を十分効かし，声帯を十分開かせることが重要である。
> ②声門通過前に反回神経麻痺の有無をチェックする。
> ③声門通過時に過度な力を加えた場合には，喉頭部損傷の原因となる。

手技基本のまとめ

【C5】気管内麻酔の方法について説明できる。

- 喉頭同様に，気管内も十分に麻酔を行うことにより，苦痛がなく短時間にスムーズな検査を行えるようになる。
- 気管内の麻酔は，1 mLのリドカインと空気5 mLを入れた10 mLシリンジを用いて鉗子口から適度な力で散布する。
- 散布の勢いが強すぎると粘膜に対して強い刺激となってしまうので注意する。
- 声門を通過する際にも，前処置の麻酔が不十分だと判断した場合には，上記の局所麻酔用シリンジを用いて声門周囲に散布する。
- リドカインの麻酔持続時間は約30分である。
- 気道へのリドカイン投与量は200 mg（2％リドカインで10 mL）を超えないようにする。7 mg/kgを超えると中毒症状が起きることがあるので注意する。吸収は速く，投与10分後に最高血中濃度に達する。
- 声門を通過した後の気管，気管支内の勧められる麻酔部位は，気管，気管分岐部，右主気管支，右第2分岐部，左主気管支，左第2分岐部などである。
- 上葉から順にリドカインを散布していった場合，B^6やB^{10}には重力によりリドカインが流れ込み，追加の散布を要しないことも多い。
- 少ない量で効率良く麻酔ができるように麻酔部位を考えながら行う。

指導医から手技マスターのためのアドバイス

気管内麻酔法をマスターしよう！
気管内も麻酔を行うことで，効率の良いスムーズな検査が行えます。局麻剤のリドカインの特徴を理解しましょう！

> **手技習得のためのランドマーク！**
>
> **気管内麻酔法！**
> ①気管内麻酔は，1 mLのリドカインと空気5 mLを入れた10 mLシリンジを用いて鉗子口から適度な力で散布する。
> ②気道へのリドカイン投与量は200 mgを超えないようにする。7 μg/kgを超えると中毒症状が起きることがある。
> ③散布する部位は効率良く行う（気管，気管分岐部，右主気管支，右第2分岐部，左主気管支，左第2分岐部など）。

手技基本のまとめ

【C6】気管支鏡検査の基本的な撮影部位と撮影順序を説明できる。

- 観察範囲は，主に咽頭，声門，気管，主気管支，葉気管支，区域・亜区域気管支である。
- 通常は気管分岐部から右側をまず観察し，観察部位を順序を決めて撮影していく。病変があることがわかっている場合は，まず病変の反対側から観察を始めるとよい。
- 一般的な撮影順序を以下に示す。
  ①声門，②気管，③気管分岐部，④右主気管支，⑤右第2分岐部，⑥右上葉枝，⑦右中間気管支幹，⑧右中葉枝，⑨右下葉枝入口部，⑩右B^6，⑪底幹（B^7〜B^{10}），⑫右B^8〜B^{10}，⑬左主気管支，⑭左第2分岐部，⑮左上幹（上区枝，舌区枝），⑯上区枝（B^{1+2}〜B^3），⑰舌枝（B^4〜B^5），⑱左下葉支入口部，⑲左B^6，⑳左底幹（B^8〜B^{10}）
- 図6にその撮影順序と代表的な気管支鏡検査写真を示す。また撮影部位に対応する気管支の部位を図7に示す。

指導医から手技マスターのためのアドバイス

気管支鏡検査（スクリーニングの場合）による観察をマスターしよう！

気管支鏡検査の観察部位の順番を決め，観察部位をイメージしましょう！　写真撮影の際にイメージ像を描出できるワザをマスターしましょう！

図6　代表的な気管支鏡検査写真

ステップ1　声帯〜気管分岐部

a. 声門
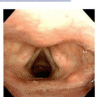

b. 気管分岐部
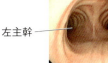
左主幹　　　右主幹

ステップ2　右上中間幹分岐部〜右下葉枝

c. 右上中間幹分岐部
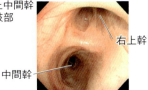
右上幹
中間幹

d. 右上幹
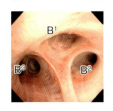
B^1　B^3　B^2

e. 右中間幹
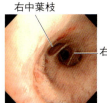
右中葉枝
右下幹

f. 右中葉支
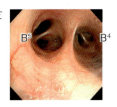
B^5　B^4

g. 右下幹
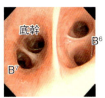
底幹　B^6
B^7

h. 右底幹
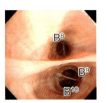
B^8
B^9
B^{10}

検査・診断

ステップ3　左上下幹分岐部〜左下葉枝

i. 左上下幹分岐部
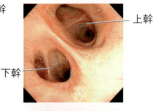

j. 左上区支
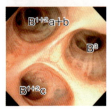

k. 舌支
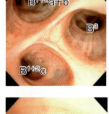

l. 左 B^6
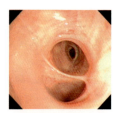

m. 左底幹
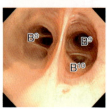

図7　気管支撮影部位

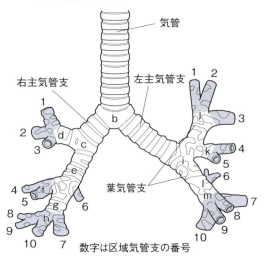

b	気管分岐部
c	右上中間幹分岐部
d	右上幹
e	右中間幹
f	右中葉支
g	右下幹
h	右底幹
i	左上下幹分岐部
j	左上区支
k	舌支
l	左 B^6
m	左底幹

手技習得のためのランドマーク！

手技基本のまとめ

気管支鏡検査における基本的撮影部位と撮影順序
①観察範囲は，咽頭，声門，気管，主気管支，葉気管支，区域・亜区域気管支である。
②観察順序を決めることで，ムダを省いた短時間の検査ができるようになる。
③写真撮影のイメージ像に沿って，記録写真を撮影する。

体腔内観察手技

【C7】気管支鏡検査時の異常所見について説明できる。

● 異常所見を説明できるようになるためには，まず正常気管支の所見を認識できるようにする。気管支壁の層構造は上皮層，上皮下層，筋層，筋外層，軟骨層，軟骨周囲層（外膜）の6層と気管支外組織に分けられる。

● 気管支壁の各層における正常気管支鏡所見を**表4**に示す。

● 気管支鏡検査において，病変（異常）を診断するコツは，周囲の正常構造と異なる①形態，②性状，③色調を見出すことである。

● 気管支鏡検査における診断のチェックポイントを**表5**に示す。

● 異常病変を認めた場合には，周囲の正常構造から病変構造へとチェックしていき，病変の範囲を診断する。この際，境界明瞭な病変と境界不明瞭な病変があることを認識しておく（範囲診断）。

● 以上のようにして，病変（異常）を見出したならば，質的診断を行う。必要があれば，生検などの精査を行う。

> **指導医から知識マスターのためのアドバイス**
>
> **気管支鏡検査における異常所見をマスターしよう！**
>
> 気管支壁の形態，性状，色調異常の診断法をマスターしましょう！病変を正しく説明できる診断力と表現法をマスターすることが求められています！

表4 気管支鏡所見分類

Ⅰ. 正常気管支鏡所見			
1. 気管支壁の各層における所見			
A. 上皮層 　1）透明 　2）滑沢	B. 上皮下層－筋層 　1）白色の縦走襞（弾力線維束よりなる） 　2）樹枝状の血管網 　3）輪状襞（平滑筋よりなり筋外層の色調変化を遮断する） 　4）炭粉沈着	C. 筋外－軟骨層 　1）軟骨による凹凸 　　a. 主に馬蹄型軟骨よりなる軟骨輪 　　b. 上皮下層の萎縮により凹凸はさらに著明となる	D. 外膜 　所見として捉えられない
2. 気管および気管支の分岐形態			
A. 鈍型分岐，鋭型分岐のいずれかがみられる部位： 　気管分岐部，各葉支分岐部，左肺上区支と舌支分岐部，右肺上葉の区域支分岐部，左肺上区の区域支分岐部，左B^{1+2}c，左右B^{6}亜区域支分岐部		B. 常に鋭型分岐を示す部位： 　中葉支の区域支分岐部，舌区支の区域支分岐部，左右肺底区の区域支分岐部，A以外のすべての亜区域支およびそれより末梢の分岐部	

（日本肺癌学会：肺癌取扱い規約 第8版. 金原出版，2017より引用）

表5 異常所見を表す用語

形態の変化	気管支分岐部	鋭型，鈍型
	気管支内腔	開存，閉塞，狭窄，拡張
性状の変化	気管軟骨	観察可，不明瞭，消失，隆起
	粘膜	不明瞭，消失，断裂，平滑，凹凸不整，肥厚，浮腫，黒色調
	血管	不明瞭，消失，増生，拡張，出血，怒張
	分泌物	量，性状
色調の変化	粘膜	発赤，出血

> **知識習得のためのランドマーク！** 　　　　　　　　　　　　　　　　**基本知識のまとめ**
>
> **気管支鏡検査における病変の診断！**
> ①まず気管支壁の層構造を意識した正常所見を理解する。
> ②病変（異常）を正確に診断するコツは，㋐形態（気管支分岐部，気管支内腔），㋑性状（気管軟骨，粘膜，血管，分泌物），㋒色調変化（発赤，出血）を見出すことである。
> ③各構造における異常所見を認識することで，病変が診断できる。

【C8】所見用紙に記載ができる。

1. 記載上の注意点
- 観察範囲を記入する。
- 観察範囲の所見を記載する。所見は①質的診断（病変の有無，「疑い診断」でよい），②病変の範囲診断を記載する。
- 異常を認めなかった場合は，その旨を記載する。
- 腫瘍においては，①病変の局在，②病変の大きさと形態，③表面の性状に着目して記載していく。
- 手書きの所見用紙であれば，所見を認めた部位のスケッチを行う。
- 特に，生検を行った部位の記載は間違えることがないように注意する。
- 生検などで出血を認めた場合は止血を確認した旨を記載する。
- 使用した薬剤の種類，量も記載する。

指導医から手技マスターのためのアドバイス

所見用紙の記載法をマスターしよう！

記載すべき所見の書き方をマスターしよう。イラストや写真を利用して，専門用語を用いたわかりやすい記載方法をマスターしよう！

2. 記載のための専門用語（解剖・病変・形状）：知っておきたい用語
- 以下に頻用される用語を列記する。

　【局在】咽頭：上中下，　声門・声帯：左右，　気管：前壁，後壁，左壁，右壁
　　　　　気管分岐部，主気管支，中間気管支幹
　　　　　右肺上葉：B^1, B^2, B^3，右肺中葉：B^4, B^5，右肺下葉：B^6, B^7, B^8, B^9, B^{10}
　　　　　左肺上葉：上区支（B^{1+2}, B^3），舌支（B^4, B^5），左肺下葉：B^6, B^8, B^9, B^{10}
　【大きさ】○cm，全周性，○分の1周性など
　【形状】隆起性，陥凹性，表層浸潤型，結節隆起型，ポリープ型，縦走襞の肥厚，断裂，消失，
　　　　粘膜の不透明化，凹凸不整など
　【色調】発赤調，黒色調など

3. 実際の所見の記載例
- 図8に記載例を示した。
- 近年は，電子カルテであり，昔のように内視鏡所見をスケッチして記載する機会が少ない。それゆえ，病変部の写真を掲載し，できれば遠視と拡大視を掲載するようにする。
- 所見は，科学的にわかりやすい記載を心がける。3S（simple, short, smart）を実践する。
- 例として，非早期肺癌における腫瘍の増殖により形成された気管支鏡所見を表6に示す。

図8 気管支鏡検査の所見記載例

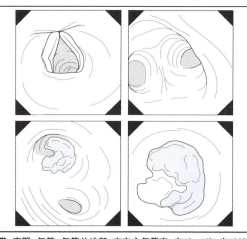

表6 非早期肺癌の気管支鏡所見

Ⅰ. 直接所見	a. 凹凸不整	e. 発赤	i. 粘膜襞の肥厚・消失
Ⅱ. 間接所見	b. 血管の怒張	f. 出血	j. 腫脹（浮腫）
	c. 壊死・白苔	g. 狭窄	k. 軟骨輪の不明瞭化
	d. 潰瘍	h. 閉塞	l. 分岐の開大・鈍化・肥厚

（日本肺癌学会：肺癌取扱い規約 第8版．金原出版, 2017より引用）

直接所見：腫瘍そのものによる変化
間接所見：腫瘍による二次的変化

検査・診断

> | 思い出そう！| 確認しておきたい"気管支鏡所見のclassification"！
> 気管支鏡検査で頻用される内視鏡所見分類（正しい記載のために！）
> 1. 非早期肺癌の内視鏡所見分類（図9）
> 2. 早期肺癌の内視鏡所見（図10）

図9　非早期肺癌の内視鏡所見分類

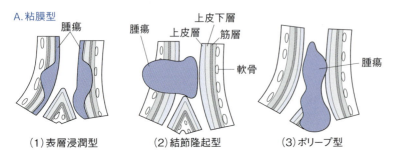

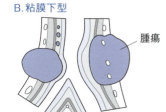
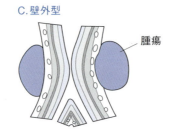

（日本肺癌学会：肺癌取扱い規約 第8版．金原出版，2017より引用改変）

図10　早期肺癌の内視鏡所見

基本型

1. 平坦型：正常気管支粘膜が軽度肥厚，隆起した型で，気管支の分岐部で最もよく観察される。
2. 結節型：癌病巣が，周囲と明瞭に境され，広い基部をもつ（広基性），隆起した腫瘤である。腫瘤の高さが鉗子径の短径（2mm）以上の病巣とする。
3. 早期ポリープ型：有茎性の腫瘤として内視鏡的に捉えられる病巣である。結節型病変との鑑別が難しく，呼吸性移動の確認が決め手になることがある。

以上が，基本型である。少数であるが，1型から3型の間で混合型が存在する。

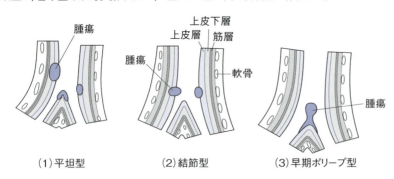

（日本肺癌学会：肺癌取扱い規約 第8版．金原出版，2017より引用改変）

手技習得のためのランドマーク！

気管支鏡検査結果の記載！
①気管支鏡検査所見の記載は，㋐病変の有無と局在，㋑病変の大きさと形態，㋒表面の性状に着目して記載する。
②悪性を疑う病変は，悪性を推測できる表現を用いる（凹凸不整，血管の怒張，壊死・白苔，潰瘍，狭窄など）。
③頻用される内視鏡所見分類には，㋐非早期肺癌の内視鏡所見分類，㋑早期肺癌の内視鏡所見分類，がある。

【C9】気管支鏡検査の合併症とその対応について説明できる。

- 気管支鏡検査（観察と生検）に関連した代表的な合併症を示す（表7）。また，それぞれの合併症に対する対応を以下に示す。

指導医から知識マスターのためのアドバイス

気管支鏡検査における合併症とその対応をマスターしよう！
気管支鏡検査で起こりうる合併症とその機序を説明できるようにしよう！　また，適切な対応ができるようになろう！

（1）気道出血
- 生検時に起こりやすく，以下の順序で止血を試みる。
  ①血液を吸引し，10万倍希釈アドレナリン添加生理食塩水を1mLずつ出血部位に散布する。
  ②出血を認める気管支にスコープを楔入し，蓋をして圧迫する。
  ③トロンビンを気管支内に注入する。
  ④どうしても出血のコントロールがつかない場合や，中枢気道からの大量出血などは，健側に気管内挿管を行い，血管造影，外科的手術の準備を行う。

（2）気胸
- 末梢の生検を行った際に起こりやすく，臓側胸膜が損傷されることによる。
- 気胸が発生した場合は，胸腔ドレナージの必要性を検討する。

（3）低酸素血症
- 肺炎に対する採痰目的の治療的気管支鏡検査の場合には当然起こりうるが，診断的気管支鏡においても気管支洗浄，出血などにより低酸素血症が発生することがある。
- 手技中はSpO_2を常にチェックし，呼吸が切迫した状況では早急に酸素投与の必要性を判断する。

（4）肺炎
- 気管支鏡検査の手技により下気道が口腔の細菌に曝露されることにより発生する。
- 肺炎発症のリスクのある患者には予防的抗菌薬投与も検討する。

（5）リドカイン中毒
- リドカイン中毒を起こす血中濃度は7μg/mLであり，主に中枢神経症状，心血管系の症状が現れる。
- 重症例には気管内挿管，昇圧薬投与などの緊急処置を要する。

表7　気管支鏡検査（観察と生検）に関連した合併症

合併症	気道出血 気胸 低酸素血症 肺炎 リドカイン中毒 喘息発作 循環器系合併症

検査・診断

（6）喘息発作

●気道への刺激が喘息発作を誘発することがあり，β_2刺激薬吸入やステロイド投与を検討する。

（7）循環器系合併症

●モニター監視下に，不整脈，心筋虚血などは常に注意しておく必要がある。

知識習得のためのランドマーク！

基本知識
の
まとめ

気管支鏡検査の合併症とその対応！

①気管支鏡検査関連の合併症は，気道出血，気胸，低酸素血症，肺炎，リドカイン中毒，喘息発作，循環器系合併症である。

②気道出血にはアドレナリン散布，スコープによる圧迫，トロンビン注入を行う。

③気管内の大量出血には，血管造影や外科的手術を考慮する。

---

4 「できた！」の実感 ～確認問題～

Q 正しいものに○，誤っているものには×をつけよ。

（　　）1. 気管支鏡検査の前処置において，使用頻度の高い鎮静剤はミダゾラムである。

（　　）2. 気管内異物は気管支鏡検査の適応である。

（　　）3. 気管支鏡検査施行者はマスク，エプロン，ゴーグル，手袋を装着する。

（　　）4. 気管内のリドカイン散布は，末梢までしっかり届くように勢いよく行う。

（　　）5. 声門を通過する前に，声を出してもらい，反回神経麻痺の有無を確認することが必要である。

（　　）6. 検査中に生じた中枢気道からの大量出血に対しては，健側に気管内挿管を行う。

※正解は次ページ下

体腔内観察手技

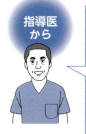

指導医から

▶ 今だから語れる失敗談

　5年目のレジデントのとき，気管支鏡検査の経験数も増え，観察手技に慣れてきたと思っていた．あるとき，指導医から経気管支肺生検を行うチャンスをもらった．初めての生検であったため，ねらいどおりに病変をしっかり採取できるように，検査前に何度もCT画像を見直して，的確なアプローチを頭の中でシミュレーションしていた．ところが，検査当日に入院した患者さんと話をしていて，抗血小板薬の休薬指示を忘れていたことに気が付いた！　検査は延期となり，皆に迷惑をかけてしまった．何よりも検査前の準備，確認を忘れてはいけないことを痛感した日であった．

▶ アドバイス 〜手技を習得するために〜

1. 撮影方法をパターン化し，自分の検査の仕方（撮影の仕方）を体に染み込ませよう！
2. 気管支鏡検査は前処置が最も重要である．十分に局所麻酔が効いていることが検査のすべてを左右する．
3. 所見を記載するときには，科学的に，かつわかりやすい記載を心がけよう！
4. 検査は安全第一．合併症が生じる可能性があることを常に考えながら検査をしよう！

BOOK

さらに勉強したいあなたへ 〜指導医からの推薦図書〜

- 石井晴之 編『初めて握る人のための気管支鏡入門マニュアル』メジカルビュー社，2013
  （初学者のためにイラストが多く，とてもわかりやすい記載で理解しやすい）
- 浅野文祐ほか編『気管支鏡ベストテクニック 改訂2版』中外医学社，2017
  （基本手技から高度手技まで幅広く記載されており，手技のコツがわかりやすい）
- 日本呼吸器内視鏡学会安全対策委員会編『手引き書－呼吸器内視鏡診療を安全に行うために－』，2017
  （安全に気管支鏡検査を行うために必ず読んでおくべき手引き書である）
- 日本肺癌学会編『肺癌取扱い規約　第8版』金原出版，2017
  （肺癌の気管支鏡所見が記載されており，病理組織を考えながら所見を見ることでより知識が深まる）

確認問題の正解	1	2	3	4	5	6
	○	○	○	×	○	○

I 検査・診断

3 体腔内観察手技
上部消化管内視鏡検査ができる！

到達目標 （参考）日本外科学会「外科専門医修練カリキュラム」

内視鏡検査：上部消化管内視鏡検査の必要性を判断し，診断することができる。

1 「できない」ところを探せ！〜自己診断〜　※[ ]は対応するコンピテンシー

Q 正しいものに○，誤っているものには×をつけよ。

( ) 1. 上部消化管に病変の存在が疑われる症例に対しては，原則的にすべて上部消化管内視鏡検査の適応となる【C1】。

( ) 2. 上部消化管内視鏡検査の前処置としての抗コリン薬が禁忌な病態は，糖尿病，狭心症，緑内障，前立腺肥大症であり，糖尿病患者を含め，消化管蠕動抑制薬としてグルカゴンを使用する【C2】。

( ) 3. 上部消化管内視鏡検査時の右手の内視鏡の把持位置は，スコープ先端から約10cmの部位が望ましい【C3】。

( ) 4. 食道への内視鏡挿入のコツは，披裂間部の中央から挿入することである【C4】。

( ) 5. 幽門輪の内視鏡挿入のコツは，胃を過伸展することである【C5】。

( ) 6. スクリーニング検査としての上部消化管内視鏡検査は，食道，胃，十二指腸のすべての内腔面を観察することであり，内視鏡を挿入しながら観察していく【C6】。

( ) 7. 胃や食道の病変を正確に診断するコツは，周囲の正常粘膜と異なる①形態，②色調，③表面構造を見出すことである【C7】。

( ) 8. 所見用紙への記載は，異常所見のみを記載すべきであり，異常を認めない場合は記載する必要はない【C8】。

( ) 9. 上部消化管内視鏡検査手技に関連した合併症で頻度の高いものは，出血，裂創，穿孔であり，好発部位は，食道入口部と十二指腸である【C9】。

※正解は次ページ下

2 「できない」から「できる」へのロードマップ（行動目標）

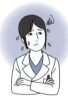

▶若き外科医の悩み
何ができたら，指導医の求める「上部消化管内視鏡検査ができる」になるのだろうか？

指導医は，若い外科医に何を期待しているのだろうか？〔コンピテンシー【C】一覧〕

✓ □ 【C1】 上部消化管内視鏡検査の適応と禁忌を説明できる。(⇒p.201)

200

- □【C2】 上部消化管内視鏡検査の前処置について説明できる。(⇒p.202)
- □【C3】 上部消化管内視鏡検査時の内視鏡の把持と操作法について説明ができる。(⇒p.203)
- □【C4】 食道への内視鏡挿入法の説明ができる。(⇒p.204)
- □【C5】 幽門輪を通過する方法について説明できる。(⇒p.205)
- □【C6】 食道，胃，十二指腸を見落としなく観察できる。(⇒p.206)
- □【C7】 胃や食道の病変を正確に診断することができる。(⇒p.208)
- □【C8】 所見用紙に記載ができる。(⇒p.210)
- □【C9】 上部消化管内視鏡検査の合併症とその対応について説明できる。(⇒p.213)

3 これができれば合格！ ～指導医の求める臨床能力（コンピテンシー）～

【C1】上部消化管内視鏡検査の適応と禁忌を説明できる。

- 上部消化管内視鏡検査の適応を決める際に考えるべきことは，①症状や上部消化管疾患が存在する可能性（スクリーニングを含む），②全身状態による禁忌事項の有無，である。
- 基本的には，上部消化管に病変の存在が疑われる患者に対しては，すべて上部消化管内視鏡検査の適応となる。
- 同様に，内視鏡検査施行に注意を要する状態や病態，さらには全身的な問題による禁忌事例（表1）以外はすべて適応となる。
- 上部消化管内視鏡検査の適応と禁忌は，内視鏡手技の進歩や時代的変遷とともに変化している。
- かつては消化管穿孔やショック状態では上部消化管内視鏡検査は禁忌とされていたが，現在では状況次第で行うことが多くなってきた。

表1　内視鏡検査施行に注意を要する状態および疾患

1. 消化管疾患	急性腐食性食道炎および胃炎 蜂巣炎性胃炎 消化管穿孔 腸閉塞症 消化管手術直後
2. 基礎疾患	全身状態がきわめて不良な状態 重篤な循環器系疾患 重篤な呼吸器疾患 頸部・脊椎に異常がある患者 高度の甲状腺腫 脳出血の既往がある患者
3. その他	高齢者 精神病者 内視鏡検査を納得しない被験者

（芳野純治ほか編：内視鏡所見のよみ方と鑑別診断－上部消化管．医学書院，2007より引用）

知識習得のためのランドマーク！

上部消化管内視鏡検査の適応と禁忌！
①上部消化管内視鏡検査の適応は，上部消化管病変の存在を疑った場合のすべてである（存在診断）！
②上部消化管内視鏡検査の禁忌は，消化管疾患の種類と基礎疾患の程度で決まる！
③近年では，消化管穿孔やショック状態でも上部消化管内視鏡検査の適応となることがある！

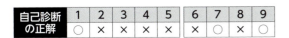

【C2】 上部消化管内視鏡検査の前処置について説明できる。

- 上部消化管内視鏡検査の前処置の目的は，①容易に挿入可能な環境設定，②胃内を観察しやすい環境設定，③施行中の異常反応の回避，の3つである。
- 上部消化管内視鏡検査における前処置は，
  ①リドカイン（キシロカイン®）による咽頭の表面麻酔
  ②胃内の気泡除去目的に用いる消泡剤
  ③口腔内の唾液や粘液分泌抑制と消化管運動抑制を目的とした抗コリン薬
  ④鎮静目的で投与する鎮静剤
  に分けられる。
- 抗コリン薬が禁忌な病態（狭心症，緑内障，前立腺肥大症）では，消化管蠕動抑制薬としてグルカゴンを使用する。
- 鎮静剤としては，本邦では拮抗薬の存在するベンゾジアゼピン系薬物（ジアゼパム，ミダゾラム）を用いることが多いが（**表2**），近年の海外からの報告では，プロポフォールを推奨する報告が多い。
- 実際の投与量の例を**表3**に示す。
- その他，①ピリン，ペニシリン，リドカインに対するアレルギーの有無，②出血傾向（抗凝固薬の服用，肝障害），などに注意しよう。

指導医から手技マスターのためのアドバイス

上部消化管内視鏡検査の前処置をマスターしよう！

心地よい内視鏡挿入のための咽頭麻酔の方法，楽な検査のための鎮静法，病変を明確に観察できるための消化管内腔調整法をマスターしよう！

表2 本邦の上部消化管内視鏡検査における鎮静剤の使用状況

ジアゼパム	27.9%
フルニトラゼパム	12.9%
ミダゾラム	47.6%
塩酸ペチジン	10.1%
ペンタゾシン	10.8%
その他	2.2%
使用せず	24.3%

（消化器内視鏡関連の偶発症に関する第6回全国調査報告．2016より引用改変）

表3 上部消化管内視鏡検査における鎮静剤の投与量

①ジアゼパム：静注5〜10mg
②ミダゾラム：静注0.02〜0.04mg/kg
③フルニトラゼパム：0.004〜0.03mg/kg
④プロポフォール：静注0.5〜2.0mg/kg

（日本消化器内視鏡学会卒後教育委員会編：消化器内視鏡ハンドブック．日本メディカルセンター，2017より引用改変）

検査前の処方例！〜消化管調整法

Rp）
①消泡剤（ガスコン® 2mLを希釈したもの）服用
②咽頭麻酔（キシロカイン®ビスカス）5〜15mL服用
※②は行わず，直前のキシロカイン®スプレーのみの場合もある。

検査直前の処方例！

Rp）
①キシロカイン®スプレー 0.1〜0.5mL（1回噴霧で0.1mL）
②抗コリン薬（ブスコパン® 20mg【1A】）静注，筋注
③ジアゼパム（ホリゾン® 5〜10mg【0.5〜1A】）静注
※①は行わず，検査前のキシロカイン®ビスカスのみの場合もある。

手技習得のためのランドマーク！

手技基本のまとめ

上部消化管内視鏡検査の前処置！
①上部消化管内視鏡検査の前処置の目的は，㋐挿入環境の整備，㋑観察環境の整備，㋒偶発症の回避，の3つである！
②前処置は，㋐咽頭麻酔，㋑消泡，㋒生理的反射（分泌，蠕動）の防止，㋓鎮静の4つである！
③前処置施行時の注意点は，㋐抗コリン薬の禁忌，㋑鎮静剤の使用法，㋒薬物アレルギーの有無をチェックすることである。

【C3】上部消化管内視鏡検査時の内視鏡の把持と操作法について説明ができる。

- 上部消化管内視鏡の先端の動きには，①上下操作，②左右操作，③回転操作，がある。
- スコープの操作部を左手で持ち，右手はペンホルダーでスコープの先から20〜30cmの部位を把持する（図1）。右手でスコープの出し入れ操作を行う。
- スコープの把持に際しては，スコープ先端の上下左右感覚とモニター観察の"基本視野"の上下左右が一致していることが重要！
- 左手の親指をアングルノブにかけ，人差し指を吸引，中指を送気ボタンにかける（図2）。
- 親指を手前側に押すようにするとアップアングルがかかり（図3），奥側へ押すとダウンアングルがかかる（図4）（"周辺視野"形成に有用）。
- 同様に左右のアングルノブも使用するが，通常の上部消化管内視鏡検査では，左右のアングルノブを使用する頻度は少ない。
- また，右手スコープ把持による回転操作も重要である（"基本視野の回転"に有用）。
- まとめると，上部消化管内視鏡検査では，左手の操作である①上下操作，②左右操作，③吸引・送気が重要である。また，右手の操作である回転操作との協調操作も必要である。

指導医から手技マスターのためのアドバイス

上部消化管内視鏡の把持と操作法をマスターしよう！
右手操作による基本視野の形成法，左手操作による周辺視野の形成法，右手操作と左手操作の協調操作をマスターしよう！

図1　内視鏡把持法
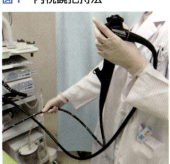

図2　左手の内視鏡把持法
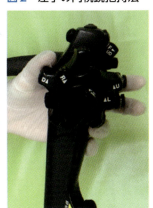

図3 アップアングル

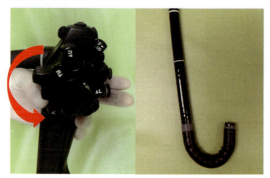

図4 ダウンアングル

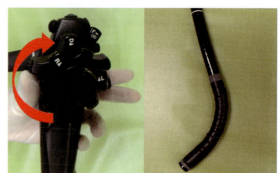

手技習得のためのランドマーク！
上部消化管内視鏡の把持と操作法！ ①左手でスコープの操作部を把持し，右手でスコープを把持する。 ②右手操作は，"基本視野"形成。スコープの出し入れ，回転操作。 ③左手操作は，"周辺視野"形成。㋐上下操作，㋑左右操作，㋒吸引・送気操作。

【C4】食道への内視鏡挿入法の説明ができる。

- 初学者にとって食道への内視鏡挿入を安全に行うことができるようになることが，上部消化管内視鏡検査の第一歩である。
- 食道は，下咽頭の中央から繋がっている。
- 食道への内視鏡挿入に際しては，下咽頭中央からのスコープの挿入を避け，喉頭を右に見ながら下咽頭左側腔にスコープを進めるようにして挿入する（下咽頭中央の披裂間部は硬く下咽頭腔は開きにくいため）（図5）。
- すなわち，下咽頭からやや左側の左梨状陥凹方向からスコープ先端を中央方向に進めると食道入口部に達する（右手操作の回転を利用）。
- 通常，鎮静下では，直視下自然挿入が可能であるが，高度の緊張で抵抗が強く挿入ができない場合には，嚥下挿入（患者にごっくんと唾を飲むことを指示し，スコープを右捻りしながら通過させる方法）も有用である（誤嚥に注意する）。
- 挿入に際しては，過度な力を加えないことが重要である。過度な力を加えることにより，咽頭損傷や咽頭穿孔などが生じる危険がある。

図5 内視鏡の挿入部位

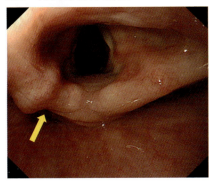
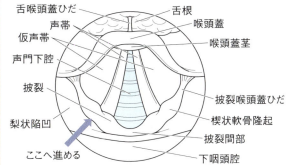

手技習得のためのランドマーク！

食道への内視鏡挿入法！
①食道への内視鏡挿入は，軟らかく開きやすい左梨状陥凹方向から行う。
②食道への内視鏡挿入は，右手操作である"押しの操作"と"回転操作"を用いる。
③食道への挿入時に過度な力を加えると，咽頭損傷や咽頭穿孔の原因となるので注意する。

> 手技基本のまとめ

【C5】幽門輪を通過する方法について説明できる。

- スコープを幽門洞から幽門輪近傍へと挿入する。
- アップアングルをかけながら，スコープを進めることで，幽門輪が近づいてくる（図6, 7）。
- 幽門洞に変形があったり，胃下垂や瀑状胃の患者では幽門輪に挿入しづらいことがある。
- この際，大きく呼吸させながら，スコープを十分深く挿入することで入りやすくなることもある。
- 胃内に大量の送気をして，胃を過伸展すると幽門輪を通過しづらくなることもある。
- 幽門輪に近接できたら，幽門輪に向かって軽く送気すると反射で幽門輪が開く。
- 幽門輪を正面に見ながら挿入する（図7）。

図6 幽門洞の観察

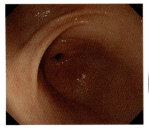
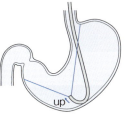

図7 幽門輪への挿入

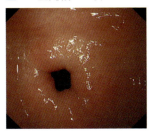
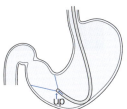

| 手技基本のまとめ |

手技習得のためのランドマーク！

内視鏡の幽門輪通過法！
①幽門輪への近接は，アップアングルをかけながら行う。
②幽門洞変形，下垂胃，瀑状胃の場合には幽門輪近接が困難であり，大きく呼吸させるような工夫を行う。
③幽門輪の通過は，送気による反射と正面視での挿入が有効である。

【C6】食道，胃，十二指腸を見落としなく観察できる。

- 食道，胃，十二指腸をどの順で観察するかは，施設（個人）間で異なる。
- 上部消化管内視鏡検査の目的は，食道，胃，十二指腸のすべての壁（内腔面）を観察することである。
- 著者らの施設では，原則的に十二指腸⇒胃⇒食道の順に内視鏡を抜きながら観察（撮影）している（図8）。
- 具体的には，①十二指腸観察，②胃幽門部観察，③胃角部観察，④逆視による胃上部・噴門観察，⑤胃大彎観察，⑥食道胃接合部観察，⑦食道観察，と進める。

指導医から手技マスターのためのアドバイス

食道・胃・十二指腸の観察をマスターしよう！
上部消化管内視鏡検査の観察部位の順番を決め，基本視野と周辺視野を描出できるワザをマスターしよう！

図8. 代表的な上部消化管内視鏡検査写真（手順を学ぼう！）

ステップ1　十二指腸

a. 十二指腸下行脚

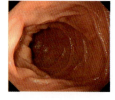

b. 十二指腸球部

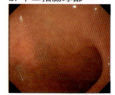

ステップ2　胃幽門部～胃角部

c. 幽門輪

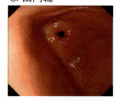 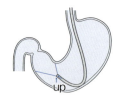

d. 幽門洞（前庭部）

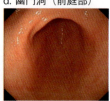 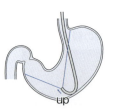

e. 胃角部小彎

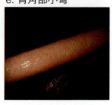 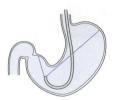

ステップ3 胃体部〜胃上部

f. 胃体部上彎
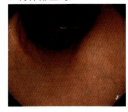

g. 噴門部・胃穹窿部
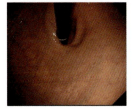

h. 胃体上部後壁（分水嶺）
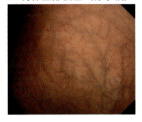

i. 胃体部大彎
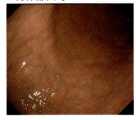

j. 胃体部小彎
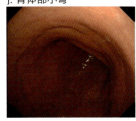

ステップ4 食道

k. 食道胃接合部
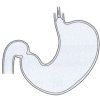

l. 食道
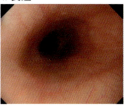

- それぞれ，大彎，前壁，小彎，後壁を意識しながら観察する。
- 図8にその手順と代表的な上部消化管内視鏡検査写真を示す（スケッチできるようにイメージしておく）。

> **手技習得のためのランドマーク！**
>
> **食道，胃，十二指腸の観察手順！**
> ①上部消化管内視鏡検査の目的は，食道・胃・十二指腸のすべての内腔面を観察することである。
> ②観察手順を決めて，基本視野（領域）観察，周辺視野観察（大彎・前壁・小彎・後壁）を行う。
> ③写真撮影のイメージ像に沿って，記録写真を撮影する。

手技基本のまとめ

【C7】胃や食道の病変を正確に診断することができる。

- 上部消化管内視鏡検査において，病変（異常）を見つけるコツは，周囲の正常粘膜と異なる①形態，②色調，③表面構造を見出すことである（周囲正常粘膜を多方向から病変に向かってスキャンし，正常粘膜と病変の境を判断する操作）。
- 形態としては，①平坦，②隆起（周囲の正常粘膜の高さと比較），③陥凹の有無などをチェックしていく（図9）。隆起性病変か陥凹性病変かは，基本的に病変の中心部分で診断する。
- 色調としては，①発赤，②褪色調，③黄色調，などをチェックしていく。
- 表面構造としては，正常粘膜，表面の凹凸，粘膜構造の粗糙・消失，虫食い像，血管の怒張や不整，白苔の有無，ひきつれ，ひだの集中や性状，などを観察する（図10）。
- 病変を認めた場合には，周囲の正常粘膜面から病変面へとチェックしていき，病変の範囲を診断する。この際，境界明瞭な病変と境界不明瞭な病変がある（範囲診断）。
- 以上のようにして，病変（異常）を見出したならば，質的診断を行う。必要あれば，生検などの精査を行う。
- 参考に，図9に胃癌の肉眼分類を示した。
- また，図10に陥凹型の早期胃癌の表面形態を示した。SM浸潤の所見［ひだの棍棒状肥大，陥凹の中の隆起，陥凹の中の陥凹，粘膜下層（SM）の露呈など］の有無をチェックする。

> **指導医から知識マスターのためのアドバイス**
>
> **胃や食道の病変の正確な診断をマスターしよう！**
> 形態異常や色調異常の診断法をマスターしよう！　また，病変の範囲診断とその表面構造を正しく説明できる表現法をマスターしよう！

図9 胃癌の肉眼分類

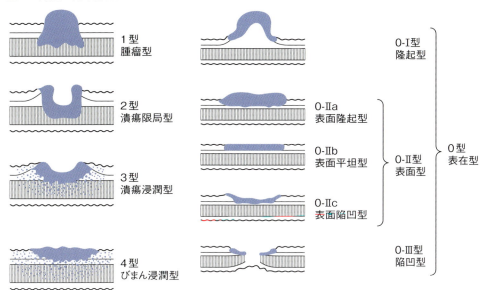

（日本胃癌学会：胃癌取扱い規約 第15版．金原出版，2017より引用）

図10 陥凹型の早期胃癌の表面形態

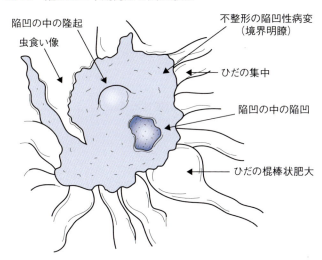

知識習得のためのランドマーク！

胃や食道の病変の正確な診断法！

①病変（異常）を正確に診断するコツは，周囲の正常粘膜と異なる㋐形態，㋑色調，㋒表面構造を見出すことである。
②形態異常としては，病変の中央部で平坦・隆起・陥凹かを判断し，色調異常としては周囲粘膜と比較して発赤・褪色調・黄色調かを判断する。
③異常な表面構造としては，表面の凹凸，粘膜構造の粗糙・消失，虫食い像，白苔の有無，ひきつれ，ひだの集中や性状，などを判断する。

検査・診断

【C8】 所見用紙に記載ができる。

1. 記載上の注意点

- まず，前投薬の種類，量，使用したスコープの種類を記載する。
- 食道，胃，十二指腸の所見を記入する。
- 所見を記載する目的は，①質的診断（「疑い診断」でよい），②範囲診断，③悪性の場合は深達度診断，を科学的（客観的）に記載する。
- 実際の所見の記載においては，①病変の局在，②病変の大きさと形状，③粘膜構造に着目して記載していく。
- 異常を認めなかった場合にもその旨を記載する。
- 手書きの所見用紙であれば，所見を認めた部位のスケッチを行う。
- 特に，生検を行った部位の記載は間違えることのないよう注意する。

> 指導医から**手技マスター**のためのアドバイス
>
> **所見用紙の記載法をマスターしよう！**
>
> 記載すべき事項としては，㋐病変の局在と範囲，㋑病変の形状と色調，③粘膜構造です！ 専門用語，肉眼分類，イラストや写真を利用した科学的で効果的な記載法をマスターしよう！

2. 記載のための専門用語（解剖・病変・形状）：知っておきたい用語

- 以下に頻用される用語を列記する。

【局在】食道：門歯から○cm，前壁，後壁，左壁，右壁など

　　　　胃：食道胃接合部直下，穹窿部，胃上部，胃体部，胃角部，胃幽門部，幽門輪近傍，前壁，後壁，大彎，小彎など

【大きさ】○cm，全周性，○分の1周性など

【形状】陥凹性病変，隆起性病変，平坦病変，潰瘍性病変，有茎性ポリープ，中央陥凹を伴う隆起性病変，八頭状病変，拡張不良（病変が筋層に及んだ所見），拡張良好，ひだの集中（病変が粘膜筋板に影響した所見），ひだの棍棒状肥大，ひだの癒合，Borrmann分類1〜4型など

【色調】発赤調，黄色調，褪色調など

【表面構造】虫食い像（悪性所見），粘膜構造の不整（悪性所見），粘膜構造の消失（悪性所見），白苔（良性所見）など

3. 実際の所見の記載例

- 図11に記載例を示した。
- 近年は，電子カルテであり，昔のように内視鏡所見をスケッチして記載する機会が少なくなった。それゆえ，病変部の写真のみを掲載し，できれば遠視と拡大視を掲載する。
- 所見は，科学的にわかりやすい記載を心がける。3S（simple, short, smart）を実践する。
- 記載手順は，食道，胃，十二指腸の順に記載し，病変の有り無しを記載する。すなわち，「異常なし」「○○の所見なし」「○○病変あり」などと記載していく。
- 病変部の記載は，①病変部の局在，大きさ，形状，②病変部周囲の変化，③病変部の特徴的所見を記載する。
- 悪性を疑う所見では，①質的診断，②範囲診断，③ひろがり（深達度）診断に役立つ所見記載を行う。
- 良性病変の記載においては，①良性の根拠となる所見，②病態の時期（病期や病勢），③危険なサインの有無などを心がけて記載する。

210

図11　上部消化管内視鏡検査の所見記載例

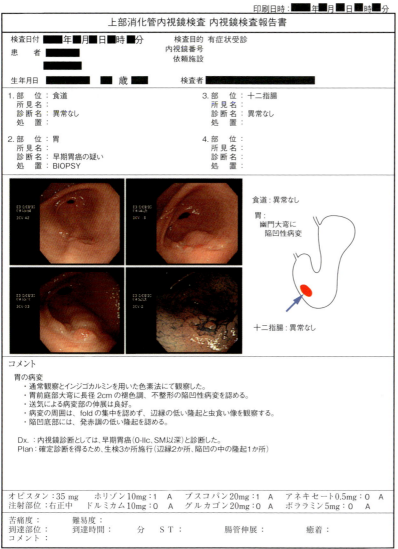

確認しておきたい"内視鏡所見のclassification"！
上部消化管内視鏡検査で頻用される内視鏡所見分類（正しい記載のために！）

1. 食道癌の肉眼分類（他書でチェック）
2. 食道静脈瘤の肉眼分類（他書でチェック）
3. 逆流性食道炎の肉眼分類（図12）
4. 胃十二指腸潰瘍の病期分類（図13）
5. 胃癌の肉眼分類（図9）

検査・診断

図12 逆流性食道炎の肉眼分類（改訂ロサンゼルス分類）

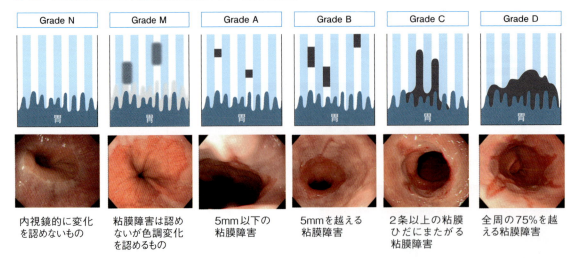

Grade N	Grade M	Grade A	Grade B	Grade C	Grade D
内視鏡的に変化を認めないもの	粘膜障害は認めないが色調変化を認めるもの	5mm以下の粘膜障害	5mmを越える粘膜障害	2条以上の粘膜ひだにまたがる粘膜障害	全周の75%を越える粘膜障害

図13 胃十二指腸潰瘍の病期分類（崎田・三輪の内視鏡分類）

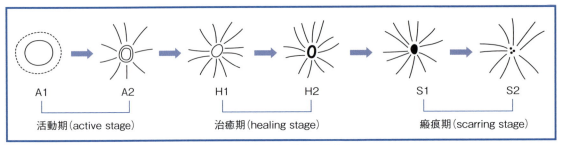

A1　A2　　H1　H2　　S1　S2
活動期（active stage）　治癒期（healing stage）　瘢痕期（scarring stage）

A1：潰瘍縁は下掘れで，厚い白苔が付着。浮腫のため潰瘍周囲の隆起が目立つ。
A2：潰瘍辺縁が明瞭となり，浮腫および潰瘍周囲の隆起は軽快。一部再生上皮が出現。
H1：潰瘍縁が浅くなり，潰瘍の下掘れが消失。全周に再生上皮を認めるようになり，潰瘍中心に向かう集中皺襞が出現する。
H2：白苔が薄くなり，再生上皮の幅が広く発赤を増す。集中皺襞はますます明瞭となる。
S1：白苔は消失し，わずかに陥凹する潰瘍面を発赤の残る再生上皮が覆い尽くす。
S2：潰瘍面は平坦化し，周囲粘膜と同じ色調の再生上皮により覆われた瘢痕のみとなる（白色瘢痕）。

手技習得のためのランドマーク！

手技基本のまとめ

所見用紙の記載法！

①上部消化管内視鏡検査所見の記載には，㋐病変の有無と局在，㋑病変の大きさと形状，㋒粘膜構造を記載する。
②病変の悪性・良性を推測できる表現を用いる（悪性：虫食い像，表面不整，粘膜構造の消失など。良性：ひだの一点集中，白苔，表面平滑，など）。
③頻用される肉眼分類には，㋐食道癌，㋑食道静脈瘤，㋒逆流性食道炎，㋓胃十二指腸潰瘍，㋔胃癌などの分類がある。

【C9】 上部消化管内視鏡検査の合併症とその対応について説明できる。

- 上部消化管内視鏡検査手技に関連した合併症として多いのは，出血，裂創，穿孔である（**表4**）。
- これらの合併症は，咽頭から食道入口部，十二指腸球部から上十二指腸角前壁に生じることが多い。
- 内視鏡的粘膜生検後に，通常止血処置を要する出血を認めることはまれではあるが，胃生検では0.002%の頻度で生じると報告されている。
- 裂創は，嘔吐反射によって噴門直下の粘膜に生じ，Mallory-Weiss tearとよばれる。
- 裂創は，経過観察できることが多いが，まれに大量出血のため止血処置が必要となることがある。
- 穿孔は，内視鏡挿入時に，左梨状陥凹で，またZenker憩室合併例で無理な挿入を行った場合に発症することが多い（食道穿孔が最多）。
- 食道穿孔は，絶飲食，抗生剤投与で治療が可能なことが多いが，縦隔炎に進展した場合には外科的処置が必要となる。
- また内視鏡手技ではなく，前処置に関連した合併症も多い（**表5**）。
- そのうち，上部消化管内視鏡検査では，鎮静剤，抗凝固・抗血小板薬，咽頭麻酔，鎮痙薬などによるものが多い。

表4 上部消化管内視鏡検査（経口）における合併症

合併症	件数（%）
出血	189 （40.2%）
裂創	169 （36.0%）
穿孔	26 （5.5%）
歯牙損傷	14 （3.0%）
皮下気腫	10 （2.1%）
血腫	10 （2.1%）
誤嚥	8 （1.7%）
下顎脱臼	8 （1.7%）
下顎骨脱臼	8 （1.7%）
心肺停止	2 （0.4%）
気胸	2 （0.4%）
その他	23 （4.9%）

（消化器内視鏡関連の偶発症に関する第6回全国調査報告．2016より引用改変）

表5 前処置に関連した合併症

合併症	件数（%）	死亡数
鎮静・鎮痛薬	219 （46.4%）	4
腸管洗浄液	105 （22.2%）	3
咽頭麻酔	39 （8.3%）	0
鎮痙薬	31 （6.6%）	0
鼻腔麻酔	29 （6.1%）	0
抗血栓薬休薬	26 （5.5%）	1
原因不明	18 （3.8%）	1
その他の局所麻酔	5 （1.1%）	0
合計	472	9

（消化器内視鏡関連の偶発症に関する第6回全国調査報告．2016より引用改変）

検査・診断

知識習得のためのランドマーク！

基本知識
のまとめ

上部消化管内視鏡検査の合併症とその対応！

①内視鏡手技関連の合併症は，出血，裂創，穿孔である。

②合併症には好発部位がある（咽頭〜食道入口部，十二指腸球部）。

③前処置関連合併症の原因は，鎮静剤，抗凝固・抗血小板薬，咽頭麻酔に起因するものが多い。

4 「できた！」の実感 〜確認問題〜

Q 正しいものに○，誤っているものには×をつけよ。

（　）1. 上部消化管内視鏡検査の前投薬において，使用頻度の最も高い鎮静剤はペンタゾシンである。

（　）2. 内視鏡の操作においては，内視鏡の操作部を左手で持ち，右手はペンホルダーでスコープの先端から20〜30cmの部位を持つ。

（　）3. 内視鏡の食道への挿入は，下咽頭の中央より行うとよい。

（　）4. 内視鏡の幽門輪通過に難渋した際には，胃内へ十分に送気すればよい。

（　）5. 所見用紙に記載されている「虫食い像」は悪性の疑いを示している。

（　）6. 逆流性食道炎の内視鏡分類において，全周の75％を超える粘膜障害はGrade Cである。

（　）7. 上部消化管内視鏡検査において，最も頻度の高い合併症は出血である。

※正解は次ページ下

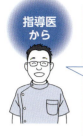
指導医から

▶▶ **今だから語れる失敗談**

　研修医のときに，指導医から「胃カメラ教えてあげるから，やってみるか」と言われた．当時は指導医の検査を見ているだけだったので，とても嬉しくて舞い上がってしまったのか，前投薬（ジアゼパム）の静脈注射がうまくできず，3度目にようやく成功した．いざ内視鏡検査を始めて見ると，患者さんのひどい嘔吐反射！　ようやく検査を終了したが，「こんなにきつい胃カメラは初めてだった」「注射も3回も刺されたし」と患者さんからクレーム！　嫌な汗を掻きながら，患者さんに言い訳をして，内視鏡検査をうまくできるようになろうと決心した日々を思い出す．

▶▶ **アドバイス** 〜手技を習得するために〜

1. 撮影方法をパターン化し，自分の検査の仕方（撮影の仕方）を体に染み込ませよう！
2. 嘔吐反射がひどい場合には，一呼吸おいて，反射が治まってから検査を続行すること（急ぐべからず！焦るべからず！）．患者にやさしい検査を心がけよう！
3. 所見を収集するとき，所見を記載するときには，専門用語の意味を理解し，科学的（客観的）記載を心がけよう！
4. 偶発症や合併症を知り，それらを回避する検査手技を心がけよう！
5. 経験数のみにあらず，1例1例から学ぶという姿勢を続けよう！

さらに勉強したいあなたへ 〜指導医からの推薦図書〜

- 藤城光弘ほか編『消化管内視鏡診断テキスト① 第4版　食道・胃・十二指腸』文光堂, 2017
（実際の症例（疾患）の写真が多く，実用的な書物である）
- 日本消化器内視鏡学会卒後教育委員会編『消化器内視鏡ハンドブック 改訂第2版』日本メディカルセンター, 2017
（最新のエビデンスや，特殊内視鏡検査および治療内視鏡など，内視鏡に関する知識・技術が網羅されている）
- 芳野純治ほか編『内視鏡所見のよみ方と鑑別診断上部消化管 第2版』医学書院, 2007
（特に鑑別診断に注目して，鑑別すべき疾患ごとに記載されているので，理解しやすい）
- TOKYO GASTROLOGY CLINICAL DIAGNOSIS CONFERENCE編『上部消化管内視鏡スキルアップノート』中外医学社, 2012
（内視鏡の挿入から所見まで，初学者の導入書としても最適）
- 片山　修ほか編『食道・胃の治療内視鏡（DVD-Videoで見る治療内視鏡1）』メジカルビュー社, 2007
（内視鏡を用いた治療手技のコツや工夫を習得しやすい）

確認問題の正解	1	2	3	4	5	6	7
	×	○	×	×	○	×	○

I 検査・診断

3 体腔内観察手技
下部消化管内視鏡検査ができる！

> **到達目標** （参考）日本外科学会「外科専門医修練カリキュラム」
>
> 内視鏡検査：下部消化管内視鏡検査の必要性を判断し，安全に施行することができる。

1 「できない」ところを探せ！〜自己診断〜 ※【 】は対応するコンピテンシー

Q 正しいものに○，誤っているものには×をつけよ。

( ) 1. 腸管穿孔症例に対しては，下部消化管内視鏡検査は絶対禁忌である【C1】。
( ) 2. 腸管前処置（腸管洗浄液）に伴う合併症はまれである【C2】。
( ) 3. 下部消化管内視鏡の右手の把持位置は，上部消化管内視鏡と同様にスコープ先端から10cmの位置が望ましい【C3】。
( ) 4. 一般的に脾彎曲部への内視鏡挿入が難しい場合には，左側臥位にすることが有用である【C4】。
( ) 5. 直腸S状部からS状結腸へのスコープの挿入は，スコープをできるだけ押す操作を行いS状結腸を「たたむ」ことが有用である【C5】。
( ) 6. SD junctionの通過には体位変換や腹部の圧迫が無効であることが多い【C6】。
( ) 7. 一般的にスコープが直線化されていれば，脾彎曲部まで肛門から70cm程度である【C7】。
( ) 8. 下部消化管内視鏡の肝彎曲部通過が困難な場合には右側臥位に体位変換することが有用である【C8】。
( ) 9. 下部消化管内視鏡検査における合併症の発生頻度は，上部消化管内視鏡検査の約2.2倍である【C10】。

※正解は次ページ下

2 「できない」から「できる」へのロードマップ（行動目標）

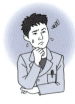

▶若き外科医の悩み
何ができたら，指導医の求める「下部消化管内視鏡検査を施行することができる」になるのだろうか？

指導医は，若い外科医に何を期待しているのだろうか？〔コンピテンシー【C】一覧〕

✓ □ 【C1】 下部消化管内視鏡検査の適応と禁忌を説明できる。(⇒p.217)
　□ 【C2】 下部消化管内視鏡検査の前処置について説明できる。(⇒p.218)
　□ 【C3】 下部消化管内視鏡検査時の内視鏡の取り扱いについて説明できる。(⇒p.220)

- □【C4】下部消化管内視鏡挿入法と操作の基本について説明できる。(⇒p.220)
- □【C5】下部消化管内視鏡の直腸S状部－S状結腸通過法について説明できる。(⇒p.223)
- □【C6】下部消化管内視鏡のSD junction通過法について説明できる。(⇒p.224)
- □【C7】下部消化管内視鏡の脾彎曲部通過法について説明できる。(⇒p.226)
- □【C8】下部消化管内視鏡の肝彎曲部通過法について説明できる。(⇒p.226)
- □【C9】異常所見を見出し，所見用紙に記載できる。(⇒p.228)
- □【C10】下部消化管内視鏡検査の合併症とその対応について説明できる。(⇒p.230)

3 これができれば合格！～指導医の求める臨床能力（コンピテンシー）～

【C1】下部消化管内視鏡検査の適応と禁忌を説明できる。

- 表1に下部消化管内視鏡検査の適応を示す。また，表2に同検査の禁忌を示す。
- 下部消化管に病変の存在が疑われる場合には，原則的にすべて適応となる（表1）。しかしながら，①急性腹膜炎，②腸管穿孔，③呼吸循環不全状態，④腹部大動脈瘤（切迫破裂が疑われる場合）などでは，禁忌となる（表2）。
- また，下部消化管からの出血が疑われる場合においても，全身状態に応じて，内視鏡検査より循環動態の管理を優先させる場合もある（表2）。

指導医から知識マスターのためのアドバイス

下部消化管内視鏡検査の適応と禁忌をマスターしよう！

下部消化管の内視鏡検査は汎用性が高まってきており，検診目的に行われることも多い。しかしながら，被検者の苦痛を伴う検査であることや，合併症の発生と背中合わせの検査であることを忘れてはならない。適応と禁忌を十分に理解したうえでの検査を心がけよう！

表1 下部消化管内視鏡検査の適応

〈診断目的と対象疾患〉
①腫瘍のスクリーニングや精査
②炎症性腸疾患（鑑別診断，病期診断，治療の効果判定，経過観察など）
③その他（血管性病変，全身疾患に伴う腸病変など）

〈治療目的〉
①腫瘍の切除（EMR，ESDなど）
②止血術
③減圧術（ステントなど）
④狭窄拡張術
⑤異物除去術
⑥腸捻転，腸重積の整復
⑦抗癌薬の局注
⑧術前のマーキング，点墨など

［日本消化器内視鏡学会卒後教育委員会編：消化器内視鏡ハンドブック（第2版），日本メディカルセンター，2017より引用改変］

表2 下部消化管内視鏡検査の禁忌

〈絶対禁忌〉
①急性腹膜炎
②腸管穿孔
③呼吸循環不全状態
④腹部大動脈瘤（切迫破裂が疑われる場合）

〈相対禁忌〉
①重症炎症性腸疾患
②腸閉塞症
③妊娠
④高度な腹水
⑤高度な腸管癒着
⑥前処置不良状態
⑦検査に対する同意が得られていない場合
⑧大量出血によるショック状態（循環動態の管理を優先）

［日本消化器内視鏡学会卒後教育委員会編：消化器内視鏡ハンドブック（第2版），日本メディカルセンター，2017より引用改変］

自己診断の正解	1	2	3	4	5	6	7	8	9
	○	×	×	×	×	×	×	×	○

検査・診断

知識習得のためのランドマーク！

基本知識のまとめ

下部消化管内視鏡検査の適応と禁忌！

①下部消化管に病変の存在が疑われる場合には，原則的にすべて検査の適応となる。

②急性腹膜炎，腸管穿孔，呼吸循環不全状態，腹部大動脈瘤（切迫破裂が疑われる場合）などでは，下部消化管内視鏡検査は禁忌である。

③下部消化管出血症例でも，全身状態によって下部消化管内視鏡検査より循環動態の管理を優先させる場合もある。

【C2】下部消化管内視鏡検査の前処置について説明できる。

1. 腸管前処置

- 下部消化管内視鏡検査の検査精度は腸管前処置で決定されるといっても過言ではない。
- 近年では，ポリエチレングリコール（PEG）を用いた腸管洗浄液を用いることが多いが，ポリエチレングリコールを服用できない場合は，ブラウン変法などを用いる。
- 近年，液体状のポリエチレングリコールを服用不可能な場合に用いられる錠剤タイプの腸管洗浄薬（ビジクリア®）も開発された。
- **表3**に示すように，内視鏡検査における腸管前処置（腸管洗浄液）にともなう合併症の頻度は高く，死亡例の報告もあるため，注意が必要である。
- 腸管前処置に関連した死亡例は腸閉塞症（穿孔），誤嚥によるものがほとんどである。

表3　内視鏡検査の前処置に関連した合併症

合併症	件数（%）	死亡数
鎮静・鎮痛薬	219（46.4%）	4
腸管洗浄液	105（22.2%）	3
咽頭麻酔	39（8.3%）	0
鎮痙薬	31（6.6%）	0
鼻腔麻酔	29（6.1%）	0
抗血栓薬休薬	26（5.5%）	1
原因不明	18（3.8%）	1
その他の局所麻酔	5（1.1%）	0
合計	472	9

（消化器内視鏡関連の偶発症に関する第6回全国調査報告．2016より引用改変）

2. 前投薬

- 上部消化管内視鏡検査と同様に，下部消化管内視鏡検査での前投薬の目的は，第一に検査における苦痛の緩和である。
- 上部消化管内視鏡検査と比べると（p.202 **表2**），下部消化管内視鏡検査では鎮静剤のみでなく，鎮痛剤（塩酸ペチジン，ペンタゾシンなど）を併用することが多い（**表4**）。
- 鎮静剤に関しては，本邦では上部消化管内視鏡検査と同様に，ベンゾジアゼピン系薬物（ジアゼパム，ミダゾラム）を用いることが多いが，海外ではプロポフォールを推奨する報告が多い。
- 鎮痙剤に関しては賛否両論あるものの，一般的には腸管の攣縮を予防する目的で，臭化ブチルスコポラミンを投与することを推奨した報告が多い。
- 具体的な前投薬の投与量の例を**表5**に示す。
- 前投薬投与時には，㋐抗コリン薬の禁忌，㋑鎮静剤の使用量と使用方法，㋒薬物アレルギーの有無に注意する。

表4 本邦の下部消化管内視鏡検査における鎮静剤・鎮痛剤の使用状況

ジアゼパム	21.9%
フルニトラゼパム	9.9%
ミダゾラム	41.0%
塩酸ペチジン	27.0%
ペンタゾシン	13.4%
その他	32.0%
使用せず	24.6%

（※複数使用あり）
（消化器内視鏡関連の偶発症に関する第6回全国調査報告．2016より引用改変）

表5 下部消化管内視鏡検査における前投薬の投与量

鎮静剤	①ジアゼパム：静注5〜10mg ②ミダゾラム：静注0.02〜0.03mg/kg ③フルニトラゼパム：静注0.004〜0.03mg/kg ④プロポフォール 静注0.5〜2.0mg/kg
鎮痛剤	①塩酸ペチジン：静注35〜50mg ②ペンタゾシン：静注15〜30mg
鎮痙剤	①臭化ブチルスコポラミン：静注もしくは筋注 10〜20mg ②グルカゴン：静注もしくは筋注1mg

［日本消化器内視鏡学会卒後教育委員会編：消化器内視鏡ハンドブック（第2版）．日本メディカルセンター，2017より引用改変］

検査前の前処置！〜腸管洗浄法

Rp）
①ニフレック® 2L　または
②ビジクリア® 50錠
※ブラウン変法の場合
　前日　検査食に加え，マグコロール®P　200mL
　　　　就寝前　プルゼニド® 2錠

検査前の前処置！〜前投薬

Rp）
①ホリゾン® 10mg 静注に加え，塩酸ペチジン 35mg 静注
②ブスコパン® 20mg 静注もしくは筋注

知識習得のためのランドマーク！

下部消化管内視鏡検査の前処置！
①下部消化管内視鏡検査の成否は腸管前処置により決まる！
②腸管前処置には，重篤な合併症が生じうることに注意する！
③前投薬投与時には次の点に注意しよう！
　㋐抗コリン薬の禁忌，㋑鎮静剤の使用量と使用方法，㋒薬物アレルギーの有無

【C3】下部消化管内視鏡検査時の内視鏡の取り扱いについて説明できる。

- 下部消化管内視鏡の取り扱いは，原則的に上部消化管内視鏡と同様である（p.203参照）。
- 右手はできるだけ軽く握り，肛門から20cm前後距離を離してスコープを把持する（図1）。
- 上部消化管内視鏡検査が左手主体の検査であるのに対し，下部消化管内視鏡検査は左手と右手の協調作業である。
- 左手操作は主にスコープの①上下操作（アップアングル，ダウンアングル），②左右操作，③吸引・送気操作である。
- 右手操作は，スコープのpush操作，pull操作，およびスコープの回転（ねじる）操作である。
- 特に上部消化管内視鏡検査では用いることが少ない左右アングルを左手で操作できるようにトレーニングすることが有用となることがある。

指導医から手技マスターのためのアドバイス

下部消化管内視鏡検査時の内視鏡の取り扱いをマスターしよう！

下部消化管内視鏡検査は，手に伝わる感触，映像，患者の反応などの情報を統合して行う検査手技です。安全に検査を行うため，内視鏡の操作法，解剖の理解に加えて，体位変換や用手圧迫などの補助操作を有効に使って検査を行うことを心がけよう！

図1　下部消化管内視鏡のスコープ把持部位

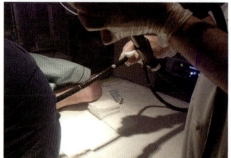

手技習得のためのランドマーク！

下部消化管内視鏡検査時の内視鏡の取り扱い！
①左手と右手の協調操作が大切！
②左手操作は，㋐上下操作，㋑左右操作，㋒吸引・送気の操作！
③右手操作は，スコープのpush，pull，および回転操作！

手技基本のまとめ

【C4】下部消化管内視鏡挿入法と操作の基本について説明できる。

- 前述のように上部消化管内視鏡検査が左手主体の検査であるのに対し，下部消化管内視鏡は右手と左手の協調作業が主体である。
- また下部消化管内視鏡検査では，以下の①体位変換，②送気調整，③腹部圧迫が有用であることを認識しておく。

1. 体位変換

- 下部消化管内視鏡検査では，①肛門挿入時から盲腸到達まで左側臥位で内視鏡を挿入するとする報告もあるが，②左側臥位で検査を開始し，下行結腸より口側では仰臥位とする報告や，③最初から仰臥位で行うとする報告など，体位に関しては種々の報告がある。
- しかしながらすべての報告に共通するのは，検査時の体位変換が重要であるという点である。
- 一般的には直腸からS状結腸頂部までは左側臥位，その後は仰臥位にするとする報告が多い。しかしながら脾彎曲部の挿入が難しい場合には，右側臥位，肝彎曲部の挿入が難しい場合には左側臥位を選択することが多い。
- それらの体位変換が有用となる理由は，**図2**に示すように，体位変換により腸管内の空気が移動し，腸管の内腔が同定しやすくなることが挙げられる。
- 同様に，岩男らは具体的に**表6**のような体位変換を推奨している。

図2 体位変換による大腸内ガスの移動

A. 左側臥位

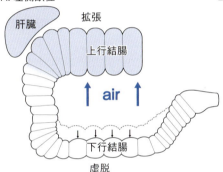

左側臥位では上行結腸に腸管ガスが集まるため，右側結腸挿入時には一般的に左側臥位が有用。

B. 右側臥位

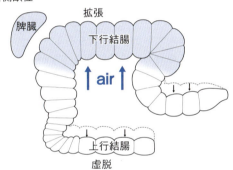

右側臥位では下行結腸に腸管ガスが集まるため，特に脾彎曲部の挿入が困難な場合には右側臥位が有用。

C. 仰臥位

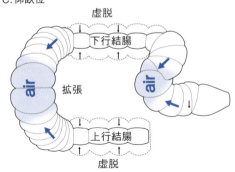

仰臥位では特にS状結腸および横行結腸に腸管ガスが集まるため，S状結腸-SD junctionや横行結腸挿入時には仰臥位が有用。

(岩男泰ほか：イラストレイテッド大腸内視鏡 図解挿入法マニュアル．ベクトル・コア，2003より引用改変)

表6 下部消化管内視鏡検査挿入における推奨体位

挿入部位	基本体位			応用体位
直腸	左側臥位			
S状結腸	左側臥位	←→ 仰臥位	→	右側臥位
SDJ-下行結腸	左側臥位	←→ 仰臥位	→	右側臥位
脾彎曲-横行結腸左側	仰臥位		→	右側臥位
横行結腸右側-肝彎曲	仰臥位	←→ 左側臥位		
上行結腸-盲腸	仰臥位	←→ 左側臥位		

(岩男泰ほか：イラストレイテッド大腸内視鏡 図解挿入法マニュアル．ベクトル・コア，2003より引用)

2. 送気調整

- 下部消化管内視鏡挿入時には，①盲腸に到達するまでまったく送気をしない方法もあるが，②一定の送気を行い管腔を確認しながら挿入するという報告もある．
- 送気を行うべきか，送気を行わずに施行するべきかの明確なエビデンスは存在しないため，原則的に慣れた方法で行われているのが現状である．
- 本項では，一定の送気を行い，管腔を確認しながら内視鏡を挿入する方法を中心に概説する．

3. 腹部圧迫

- 腹部の圧迫により挿入困難な部位を容易にスコープが通過できることがある．
- また圧迫操作により，S状結腸の過伸展などを防止し，内視鏡挿入操作が容易になることがある．
- 一般的に有用とされる腹部圧迫部位としては，①SD junction通過時の左下腹部（SD junctionの鈍角化），②横行結腸通過時の下腹部（S状結腸が過伸展することを予防する），③肝彎曲部挿入時の心窩部から右季肋部（肝彎曲部の鈍角化）などがある（図3）．

図3 大腸内視鏡挿入時に有用な腹部圧迫部位

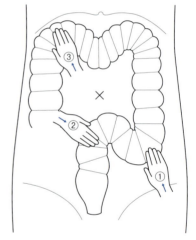

①SD junction通過時の左下腹部の圧迫
②横行結腸通過時の下腹部の圧迫
③肝彎曲部通過時の右季肋部の圧迫

(岩男泰ほか：イラストレイテッド大腸内視鏡 図解挿入法マニュアル．ベクトル・コア，2003より引用改変)

手技習得のためのランドマーク！

下部消化管内視鏡挿入法と操作の基本！
①挿入部位による適切な体位変換を活用しよう！
②適度な送気により腸管内腔を確認しながら検査を行う！
③介助者に適切な位置の腹部圧迫を指示できるようにしよう！

【C5】下部消化管内視鏡の直腸S状部-S状結腸通過法について説明できる。

1. 直腸S状部の通過法
- 直腸S状部(図4)からS状結腸(図5)への内視鏡通過操作では，通常S状結腸が3時方向に存在することが多いとされている。
- 通常軽いアップアングルから右方向にスコープを進めることでS状結腸に到達することが多い。
- 直腸S状部ではスコープを押す操作を過度にしてしまうと，容易にループを形成してしまうため，押す操作ではなく，右にひねる操作(Right turn)でS状結腸に挿入することが重要である。

2. S状結腸の通過法
- S状結腸に到達しても同様に右にひねる操作(Right turn)および吸引をかけながら，「腸管をたたむ」ことを意識し，スコープを進める。
- スコープを押す操作を主体に行った場合には容易にループを形成するため，注意が必要である。

3. S状結腸ループの形成と解除法
(1)S状結腸ループの形成
- 前述のように直腸S状部からS状結腸では，ループを形成せずにスコープが通過することが望ましい。
- しかしながら，実際にはループを形成してSD junctionに到達することも多い。
- 一般的に直腸と下行結腸は固定されており，その間のS状結腸が遊離腸管であることからループが形成されうる。
- 現在は透視下で下部消化管内視鏡検査を行うことが少なくなっており，ループの形状や発生を理論的に理解することは困難なことが多いが，一般的に直腸S状部からS状結腸でスコープを押す操作を主体に行った場合にはループが形成される。
- また，前述のように通常直腸S状部からS状結腸の挿入操作では，右方向に腸管内腔が存在することが多いが，これを左方向に設定した場合にはループが形成されやすくなる。

(2)S状結腸ループの解除法
- S状結腸ループの解除法に関する詳細な記載をした書籍は多い。
- しかしながら簡単に言えば，どのループであっても解除するには「右あるいは左ひねりでスコープを引くしかない」ということである。
- つまり，「管腔の中心をスコープでとらえながら，どちらかにスコープをひねって引き，先端が抜けない方向に引き続けること」で多くのループが解除可能である。
- 岩男らの報告では，約80％のループが「右ひねりでスコープを抜く」ことで解除できるとしている。
- 代表的なループの種類と解除法を図6に示す。

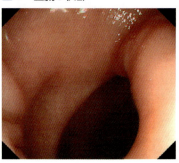

図4　直腸S状部

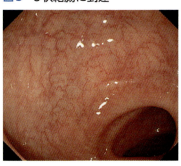

図5　S状結腸に到達

検査・診断

図6 代表的なS状結腸ループとその解除法

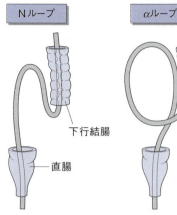
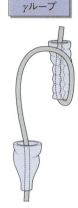
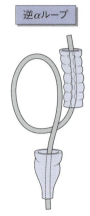

- ・発生頻度の高いループ。
- ・右ひねりでスコープを引くことで解除できる。

- ・発生頻度の高いループ。
- ・左方向に設定したS状結腸を押す操作を用いて挿入すると形成されやすいループ。
- ・大きな右ひねりでスコープを引くことで解除できる。

- ・腸管を伸展させてしまい，SD junctionが急峻な屈曲となった場合に形成されるループ。
- ・解除には右ひねりの場合もあれば左ひねりの場合もある。

- ・SD junctionの固定がゆるい場合に形成されるループ。
- ・右もしくは左ひねりでスコープを引くと解除できる。

手技習得のためのランドマーク！

下部消化管内視鏡の直腸S状部-S状結腸通過法！
① S状結腸が3時の方向に位置するようにスコープを調整する！
② スコープを押す操作は最低限とし，右にひねる（ねじる）操作でS状結腸に挿入する！
③ ループを形成した場合には，右（もしくは左）にひねりながらスコープを引く！

【C6】下部消化管内視鏡のSD junction通過法について説明できる。

1. SD junctionの通過法

- SD junction（図7, 8）は下部消化管内視鏡検査でも挿入難易度の高い部位の一つである。
- SD junctionが鋭角であることが挿入が難しい部位であることの原因の一つである。
- また鋭角部位の挿入にはしばしば疼痛を伴うこともある。
- 通常SD junctionは，3時方向に管腔をとらえ，スコープを右にひねる操作で進めることが多い。
- 通常の操作で挿入が困難な場合には，左下腹部の圧迫による

図7 SD junction(1)

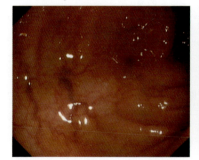

図8 SD junction(2)

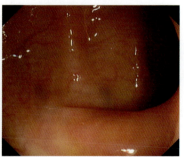

224

SD junctionの鈍角化（図9）や体位変換（仰臥位）（p.221図2）も有用である。
- 下行結腸まで到達した後，ループが形成されているならば，スコープの直線化を図る必要がある。
- 下行結腸に到達すると，S状結腸やSD junctionで認めた「腸管の屈曲」が認められなくなること，また「左側臥位では重力で腸管洗浄液の残存を大量に認めること」から判断可能である（図10）。
- ループの解除法は図6参照。
- 通常，脾彎曲部はループが形成されていない状態で，肛門縁から40cmの位置となる。

図9　SD junction通過の際の腹部圧迫法

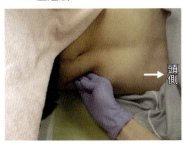

図10　下行結腸に到達

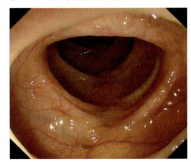

2. 下行結腸の通過法

- 下行結腸まで到達した後，ループが形成されているならば，まずスコープの直線化（Right turn shortening）を試み，ループを解除する必要がある。
- Right turn shorteningとは，図11のように，スコープを右にひねりながら抜いてくることで，腸管の短縮ループの解除を行う手技である。
- 通常，脾彎曲部までは，ループが形成されていない状態では肛門縁から40cmの位置となる。
- 下行結腸までスコープが達しており，ループが解除され腸管の短縮が得られているのであれば，硬度可変式スコープの場合には，この位置でスコープの硬度を上げておくと，特に深部大腸（横行結腸，上行結腸）などの力が伝わりにくい部位での挿入が容易となる。

図11　Right turn shorteningによる腸管の直線化およびループの解除法

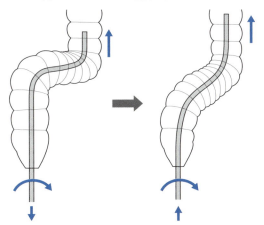

スコープを右にねじりながら引くことにより，腸管の短縮およびループの解除が得られる。

> **手技習得のためのランドマーク！**
>
> **下部消化管内視鏡のSD junction通過法！**
> ①SD junctionでは3時方向に管腔がくるようにスコープの位置取りを行う！
> ②左下腹部の圧迫，体位変換（仰臥位）が有効である！
> ③下行結腸まで到達したら，腸管を直線化する！

【C7】下部消化管内視鏡の脾彎曲部通過法について説明できる。

- 下部消化管の脾彎曲部通過法では，一般的に横行結腸左側管腔が画面下方向に存在することが多く（図12），ダウンアングルと左にねじる操作で横行結腸左側に挿入することが多い。
- 具体的には，これまでの挿入操作の中で，初めて左側に向かう部位が脾彎曲部である。
- また，脾臓の透見像が確認できることもある。
- 前述のように脾彎曲部の通過が難しい場合には右側臥位にすると通過しやすくなることが多い。
- 患者の意識がある場合には，被検者に深呼吸をさせて横隔膜を下降させ脾彎曲部を鈍角化させることが有用なこともある。
- 脾彎曲部はスコープが直線化されていれば，肛門縁から40cmの位置である。横行結腸挿入前までに必ずスコープを直線化することが重要である。

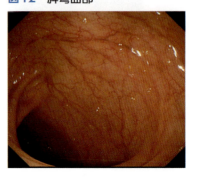

図12 脾彎曲部

> **手技習得のためのランドマーク！**
>
> **下部消化管内視鏡の脾彎曲部通過法！**
> ①初めて左にスコープを進める部位が脾彎曲部である！
> ②ダウンアングルで左にねじりながら横行結腸に到達する！
> ③右側臥位や被検者に深呼吸させることが有用！

【C8】下部消化管内視鏡の肝彎曲部通過法について説明できる。

1．肝彎曲部の通過法

- 肝彎曲部では通常，図13のように右下方向（3～4時方向）に管腔を認めることが多い。
- またp.221図2に示したように，左側臥位では，肝彎曲部に空気が集まっていることが多い。
- そのため，空気を吸引することにより，腸管の短縮化，肝彎曲部の鈍角化が図れることが

多い。
- 上行結腸の管腔が見えてから右旋回しつつ肝彎曲を通過する。
- 用手的な肝彎曲部，心窩部の圧迫が有用である（図14）。

図13　肝彎曲部

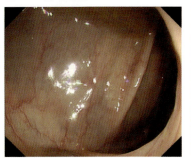

肝臓が透見できる（肝斑）

図14　肝彎曲部通過の際の腹部圧迫法

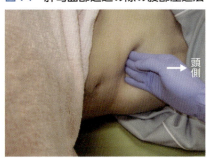

頭側

2. 上行結腸（図15）の通過法
- 肝彎曲部を越えた後は，空気の吸引をかけつつスコープを少し押し進めることで，自然にスコープが進むことが多い。
- 盲腸到達後は，虫垂開口部（図16）を確認する。
- 一般的にここまでは，スコープが直線化していれば，肛門縁より70cmで到達する。

図15　上行結腸 - 盲腸

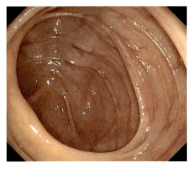

図16　虫垂開口部

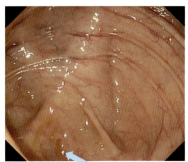

3. 終末回腸への通過法
- まず，盲腸内の空気を十分吸引する。
- 虫垂開口部付近に進み，スコープを引き抜きながら回盲弁に近づく。
- 回盲弁の上唇，下唇の間にスコープの先端を当て，軽くアップアングルをかけながら分け入るように挿入すると回腸内にスコープを挿入することができる（図17）。

図17　終末回腸

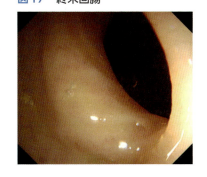

| 手技習得のためのランドマーク！ | | 手技基本のまとめ |

下部消化管内視鏡の肝彎曲部通過法！
①左側臥位で空気を吸引しながら腸管を短縮する！
②十分空気を吸引し，右旋回し肝彎曲部を通過する！
③肝彎曲部を通過後は，空気の吸引で自然にスコープを盲腸に進める！

【C9】異常所見を見出し，所見用紙に記載できる。

1. 記載上の注意点

- まず，前投薬の種類，量，使用したスコープを記載する。
- 大腸のどの部位を観察した（観察しえた）かの記載をする。例えば，「全大腸内視鏡検査施行」や「回腸末端まで観察」など。
- 可能であれば，挿入の難易度（盲腸までの到達時間）などを記載することで，次回の検査にも役立つ。
- 技術的な問題や腫瘍の存在のため全大腸を観察できなかった場合には，その旨も記載する。
- 所見を記載する順序は①部位（……結腸），②大きさ（環周率），③悪性の場合は深達度診断，を科学的（客観的）に記載する。
- 異常を認めなかった場合にもその旨を記載する。
- 手書きの所見用紙であれば，所見を認めた部位のスケッチを行う。
- 特に，生検を行った部位の記載は間違えることのないよう注意しよう。

2. 記載のための専門用語：知っておきたい用語

- 以下に頻用される用語を列記する。

【局在】肛門縁から○cmの……結腸（直腸）など

【大きさ】○cm，全周性，○分の1周（1周は約10cm）など（スコープの通過の可否）

【形状】①隆起性病変
- ・（悪性を示唆する所見）表面の凹凸不整，陥凹の有無，強い発赤，易出血，stalk invasion
- ・（SM浸潤を示唆する所見）緊満感，隆起内陥凹，陥凹内の凹凸，皺襞の集中/ひきつれ，粘膜下腫瘍様隆起など
②陥凹性病変
- ・（悪性を示唆する所見）大腸癌では陥凹性病変自体悪性のことが多い（*de novo*）
- ・（SM浸潤を示唆する所見）硬化，凹凸不整，粗糙，陥凹内隆起，陥凹内凹凸，皺襞の集中/ひきつれ
③進行癌の分類
  1型：隆起腫瘤型
  2型：潰瘍限局型
  3型：潰瘍浸潤型
  4型：びまん浸潤型
  5型：分類不能

【色調】発赤調, 黄色調, 褪色調など

3. 実際の所見の記載例
● 図18に記載例を示した。

図18 下部消化管内視鏡検査の所見記載例

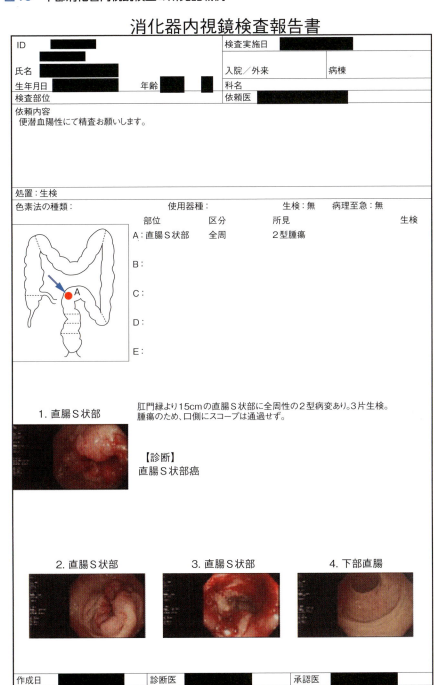

【C10】下部消化管内視鏡検査の合併症とその対応について説明できる。

- 日本消化器内視鏡学会の「消化器内視鏡関連の偶発症に関する第6回全国調査報告」によると，下部消化管内視鏡検査3,815,118件中偶発症件数は438件で，0.011%であった。
- これは上部消化管内視鏡検査の約2.2倍である。
- 下部消化管内視鏡検査手技に関連した合併症として頻度が高いのは，①穿孔，②前処置によるもの，③出血である（表7）。
- その中でも穿孔が58.8%と最も高い。
- 下部消化管内視鏡検査における穿孔部位としては，S状結腸が57.0%と最も頻度が高い（表8）。
- 通常，消化管穿孔は緊急手術の適応となることが多く，特に下部消化管穿孔は人工肛門造設術の適応となることが多い。しかしながら，下部消化管内視鏡検査における穿孔は，腸管洗浄後の状態であるため，保存的治療が可能なこともある。万一，手術適応と判断しても，侵襲の少ない手術（穿孔部単純縫合閉鎖など）が可能となることが多い。
- 以上のように下部消化管内視鏡検査は合併症の発生頻度が高いため，挿入困難な症例や癒着を認める症例に無理をして検査を行うことにより，合併症の発生が高まる可能性がある。
- 挿入困難な症例に対しては，検査を中止し他の検査法（注腸造影検査，Virtual colonographyなど）を行う必要もある。

指導医から知識マスターのためのアドバイス

下部消化管内視鏡検査の合併症とその対応をマスターしよう！

下部消化管内視鏡検査は，前処置や検査の操作によって大腸穿孔や出血などの合併症を生じることがあります。合併症の予防法とその対応を理解して検査に臨んでください！

表7　下部消化管内視鏡検査に関連した合併症

合併症	件数	比率（%）
穿孔	200	58.8
出血	75	22.1
裂創	22	6.5
その他	43	12.6

（消化器内視鏡関連の偶発症に関する第6回全国調査報告．2016より引用改変）

表8　下部消化管内視鏡検査での穿孔部位

部位	件数	比率（%）
小腸	1	0.5
盲腸	2	1.0
上行結腸	8	4.0
横行結腸	9	4.5
下行結腸	7	3.5
S状結腸	114	57
直腸	42	21
不明	17	8.5

（消化器内視鏡関連の偶発症に関する第6回全国調査報告．2016より引用改変）

知識習得のためのランドマーク！

下部消化管内視鏡検査における合併症！
①下部消化管内視鏡検査の頻度の高い合併症は，穿孔，前処置によるもの，出血である！
②下部消化管内視鏡検査は，上部消化管内視鏡検査と比べ約2.2倍の頻度で偶発症が生じる！
③下部消化管内視鏡検査における穿孔部位はS状結腸が最も多い！

4 「できた！」の実感 〜確認問題〜

Q 正しいものに○，誤っているものには×をつけよ。

( ) 1. 腹部大動脈瘤の破裂が疑われる場合には，下部消化管内視鏡検査は絶対禁忌である。
( ) 2. 下部消化管内視鏡検査の前投薬では，鎮静剤に加え鎮痛剤を併用することが多い。
( ) 3. 一般的に直腸からS状結腸頂部までは左側臥位で挿入することが多い。
( ) 4. 横行結腸挿入時に，S状結腸が伸展することを予防する目的で下腹部を圧迫することが有用であることが多い。
( ) 5. 下行結腸にスコープが達した時点で，ループを解除しスコープの直線化を図ることが有用である。
( ) 6. スコープが直線化されていれば，肛門縁から盲腸まで約100cmである。
( ) 7. 下部消化管内視鏡検査の合併症である穿孔の好発部位は横行結腸である。

※正解は次ページ下

指導医から

▶ 今だから語れる失敗談

　上部消化管内視鏡検査に慣れてきた研修医2年目のことである。下部消化管内視鏡検査を初めて行うことのできるチャンスがきた。いざ検査を始めてみたが，上部消化管内視鏡検査と同様に空気をパンパンに入れてしまった……。先に進もうとスコープを押すも，まったく先に進めない状態になってしまい，どうしたら良いかまったくわからず，患者さんは「痛い，痛い」と叫び出す……。汗だくになりながら先輩医師をコールしたのであった。

▶ アドバイス 〜手技を習得するために〜

1. 挿入法をパターン化し，自分なりの挿入法を確立することを心がけよう（自分なりの勝ちパターン）！
2. 管腔が見えないとき，push操作でスコープが進まないときには，一歩スコープを引く勇気をもとう！
3. 所見を収集するとき，所見を記載するときには，専門用語の意味を理解し，科学的（客観的）記載を心がけよう！
4. 偶発症や合併症を知り，それらを回避した検査手技を心がけよう！
5. 経験数を重ねるだけでなく，1例1例から学ぶという姿勢を続けよう！

さらに勉強したいあなたへ ～指導医からの推薦図書～

- 岩男泰,寺井毅 『イラストレイテッド大腸内視鏡.図解 挿入法マニュアル』 ベクトル・コア, 2003
 (イラスト,写真が多く,イメージがつかみやすい)
- 大腸内視鏡挿入法検討会 編 『動画で学ぶ大腸内視鏡挿入法トレーニング』 日本メディカルセンター, 2007
 (写真が多い。特にコロンモデルを用いた挿入法の解説はわかりやすい)
- 中西弘幸 『大腸内視鏡挿入法－解剖学理論に基づく定型的挿入手技』 永井書店, 2002
 (挿入法における記載がとても詳細)
- 日本消化器内視鏡学会卒後教育委員会 編 『消化器内視鏡ハンドブック 改訂第2版』 日本メディカルセンター, 2017
 (最新のエビデンスや,特殊内視鏡検査および治療内視鏡など,内視鏡に関する知識・技術が網羅されている)

I. 検査・診断　章末問題

I - 1　血液／生理検査解析の手技

Q1. 78歳の男性。3カ月前から労作時の息切れと易疲労感とを自覚するようになった。また，2カ月前から味覚異常と手足のしびれも自覚していた。既往症は，20年前に胃癌に対し胃全摘術を受けたが，10年前から自らの判断で通院をやめていた。眼瞼結膜は貧血様であり，眼球結膜に黄染を認めない。下腿に軽度の浮腫を認める。また，下腿から遠位に感覚障害を認める。
血液生化学検査所見：赤血球186万, Hb 6.5 g/dL, Ht 20%, MCV 103 fL, MCH 35 pg, 白血球3,100/μL, 血小板10万, 総蛋白5.5 g/dL, アルブミン2.4 g/dL, 総ビリルビン1.2 mg/dL, AST 21 IU/L, ALT 30 IU/L, LDH 611(基準176〜353)IU/L, 尿素窒素12 mg/dL, クレアチニン0.8 mg/dL, 血糖102 mg/dL。
本症例について正しいものを1つ選べ。

a. 小球性貧血である。

b. 鉄欠乏性貧血であり，鉄剤の投与が治療の第一選択である。

c. ビタミンB_{12}欠乏による貧血である。

d. 慢性炎症に伴う貧血である。

e. 味覚異常や手足のしびれは貧血とは関連がない。

[正解はp.234の下]

Q2. 81歳の男性。S状結腸憩室穿孔による汎発性腹膜炎の診断にて緊急入院となった。発症からは12時間経過している。入院時のバイタルサインは以下の通りである。意識清明，腹壁は板状硬。血圧90/52 mmHg, 脈拍122回/分, 体温38.7℃, 呼吸数20回/分。血液生化学検査初見：白血球14,600/μL, 血小板5.8万/μL, PT-INR 1.70, FDP 32μg/mL, フィブリノゲン88 mg/dL, TAT 2.0 ng/mL, PIC 0.7μg/mL。
本症例について正しいものを1つ選べ。

a. 線溶亢進型のDICと診断する。

b. 凝固・線溶系の異常は急性骨髄性白血病の病型と類似している。

c. D-dimerを測定すると著明に増加していることが推測される。

d. 血小板輸血を行う。

e. 出血傾向よりも臓器不全の発症に注意する。

[正解はp.234の下]

233

Q3. 76歳の男性。下血を主訴に来院。精査にてS状結腸癌の診断であった。既往歴は，3年前より肺気腫，20年前に虫垂炎に対し虫垂切除術を受けた。術前検査結果を示す。
スパイロメトリー：%VC 80％，FEV$_{1.0}$％ 48％，1秒量 0.9L。
血液ガス解析（room air）：pH 7.34, PaO$_2$ 92 mmHg, PaCO$_2$ 46 mmHg, SpO$_2$ 92 ％, HCO$_3^-$ 22 mEg/L。
本症例について正しいものを1つ選べ。
a. 混合性換気障害である。
b. 拘束性換気障害である。
c. 呼吸性アシドーシスである。
d. 呼吸性アシドーシス＋代謝性アシドーシスである。
e. 呼吸性アシドーシス＋代謝性アルカローシスである。

[正解はp.234の下]

Ⅰ-2　体外撮影の画像読影手技

Q1. 78歳の男性。呼吸困難を主訴に来院した。心臓超音波検査を行ったところ，図1の所見を認めた。
次のa～e中で正しいものを1つ選べ。
a. 左房から左室へ血液の流入を認める。
b. 左室から左房への血液の逆流を認める。
c. 右房から右室への血液の流入を認める。
d. 右室から右房への血液の逆流を認める。
e. 心室中隔欠損を認める。

[正解はp.236の下]

図1　心臓超音波検査（カラードプラ法）

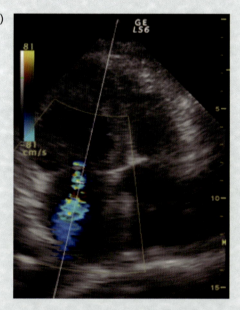

Ⅰ-1の正解　Q1　c　　Q2　e　　Q3　d

Q2. 53歳の女性。検診のマンモグラフィで異常を指摘され来院。乳房超音波検査を施行した(図2)。
誤っているものを1つ選べ。
a. C領域に腫瘤を認める。
b. 前方境界線は断裂している。
c. 形状は不整形, 境界不明瞭である。
d. カテゴリー5と診断できる。
e. 3カ月後に再検を勧める。　　　　　　　　　　　　　　　　　[正解はp.236の下]

図2 乳房超音波検査

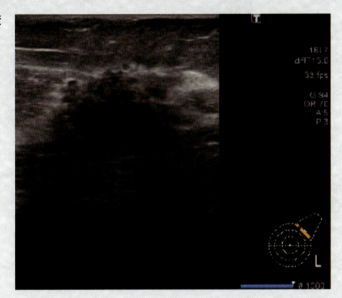

Q3. 45歳の女性。右季肋部痛と発熱を主訴に来院した。血液検査では白血球12,500/μL, CRP 5.8 mg/dLであった。
腹部超音波検査で認める可能性の高い所見はどれか。1つ選べ。
a. 胆嚢が萎縮している。
b. 膵臓にduct penetrating signを認める。
c. 肝臓にbull's eyeを認める。
d. Sonographic Murphy signを認める。
e. 脾腫を認める。

[正解はp.236の下]

Q4. 78歳の男性。検診の胸部単純X線写真で異常を指摘され、胸部CT検査(図3)を施行した。
図3の病変について正しいものを1つ選べ。
a. 図3の表示条件では腫瘍内の石灰化をしばしば認める。
b. 腫瘍は左肺尖部に位置している。
c. 腫瘍は転移性肺癌を強く疑う所見である。
d. 腫瘍にはspiculationの所見を認める。
e. 肺結核症を疑う空洞を認める。

[正解はp.236の下]

図3　胸部CT検査

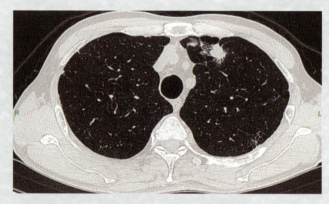

Q5. 80歳の女性。肝細胞癌の精査目的に腹部CT検査(図4)を行った。
図4について正しいものを1つ選べ。
a. 単純CT画像である。
b. 早期相である。
c. 門脈相である。
d. 後期相である。
e. CT angiographyの像である。

[正解はp.236の下]

図4　腹部CT検査

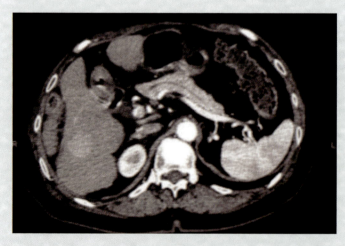

Ⅰ-2の正解　Q1 d　Q2 e　Q3 d　Q4 d　Q5 b

I-3 体腔内観察手技

Q1. 78歳の男性。血痰の精査目的に気管支鏡検査（図5a, b）を施行した。
図について正しいものを1つ選べ。

a. 図5aでは声帯は閉鎖されている。
b. 図5aを通過する際に麻酔が効いていなければ、リドカインの散布を追加する。
c. 図5bの位置で発声を確認するとよい。
d. 図5bの位置で勢いよく麻酔を行うと、麻酔薬が広汎に拡がるのでよい。
e. 図5bは左上下幹分岐部を示している。

［正解はp.238の下］

図5a 気管支鏡検査（1）　　図5b 気管支鏡検査（2）

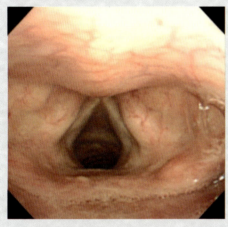
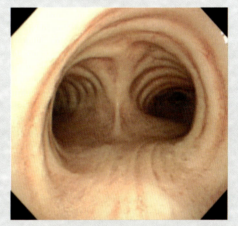

Q2. 45歳の男性。上腹部痛を主訴に来院した。上部消化管内視鏡検査（図6）を施行した。
上部消化管内視鏡の食道への挿入部位として、適切な位置はどこか？
図の①〜⑤から選べ。

a. ①
b. ②
c. ③
d. ④
e. 図6に適切な位置なし。

図6 上部消化管内視鏡検査

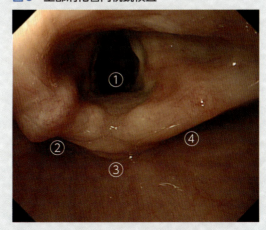

［正解はp.238の下］

Q3. 75歳の男性。健診で便潜血陽性を指摘され，下部消化管内視鏡検査（図7）を施行した。
図7について正しいものを1つ選べ。なお，検査は現時点では仰臥位で施行している。
a. 図7はS状結腸を示している。
b. 一般的に図7の位置より口側に内視鏡を進めるためには，送気することが有用である。
c. 一般的に図7の位置より口側に内視鏡を進めるためには，下腹部の圧迫が有用である。
d. 一般的に図7の位置より口側に内視鏡を進めるためには，左側臥位にすることが有用である。
e. 一般的に図7の位置より口側に内視鏡を進めるためには，内視鏡の左旋回操作が必要である。

[正解はp.238の下]

図7　下部消化管内視鏡検査

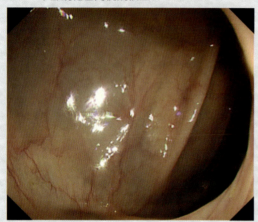

I-3の正解　　Q1　b　　Q2　b　　Q3　d

処置

II

1 血管確保の手技
2 体腔穿刺の手技
3 切開・縫合の手技
4 呼吸・循環管理のための特殊手技
5 麻酔手技

章末問題

II 処置

1 血管確保の手技

中心静脈ルート確保の手技ができる！

> **到達目標** （参考）日本外科学会「外科専門医修練カリキュラム」
>
> 中心静脈ルート確保の手技に習熟し，安全に施行できる。

1 「できない」ところを探せ！〜自己診断〜　※【　】は対応するコンピテンシー

Q 正しいものに○，誤っているものには×をつけよ。

( ) 1. 末梢静脈栄養が2週間を超える場合は，中心静脈栄養を考慮すべきである【C1】。
( ) 2. 内頸静脈穿刺は気胸の危険性がなく，安全に施行できる【C2】。
( ) 3. 中心静脈穿刺時の超音波プローブはリニア型が有用である【C3】。
( ) 4. Seldinger法より外筒法は誤穿刺の際の血管損傷が少ない【C4】。
( ) 5. 高度無菌遮断予防策はカテーテル関連感染症の予防に有用である【C5】。
( ) 6. 鎖骨下静脈カテーテル挿入はPinch off syndromeの危険性がなく，有用である【C6】。
( ) 7. 内頸静脈は総頸動脈の外側にある【C7】。
( ) 8. 大腿静脈穿刺は鼠径靱帯より頭側で行う【C8】。
( ) 9. 上腕静脈へのアプローチでは，橈側皮静脈より尺側皮静脈のほうが太く，穿刺に適している【C9】。
( )10. 確実に静脈内カテーテル留置ができた場合には，胸部単純X線検査での確認は必要ない【C10】。
( )11. 中心静脈穿刺後に気胸を認めた場合には，胸腔ドレナージを検討する【C11】。

※正解は次ページ下

2 「できない」から「できる」へのロードマップ（行動目標）

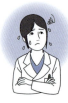

▶若き外科医の悩み

何ができたら，指導医の求める「中心静脈ルート確保の手技ができる」になるのだろうか？

指導医は，若い外科医に何を期待しているのだろうか？〔コンピテンシー【C】一覧〕

✓ □ 【C1】 中心静脈ルート確保の適応と禁忌について説明できる。(⇒p.241)
　□ 【C2】 中心静脈ルート確保のための穿刺部位とその解剖学的特徴について説明できる。(⇒p.243)
　□ 【C3】 中心静脈ルート確保のための超音波検査の条件設定ができ，画像を読影すること

240

血管確保の手技

ができる。(⇒p.245)

- □ 【C4】 中心静脈ルート確保のための準備ができる。(⇒p.247)
- □ 【C5】 中心静脈ルート確保の際の消毒と無菌操作について説明できる。(⇒p.249)
- □ 【C6】 鎖骨下静脈へのアプローチの手順について説明できる。(⇒p.250)
- □ 【C7】 内頸静脈へのアプローチの手順について説明できる。(⇒p.251)
- □ 【C8】 大腿静脈へのアプローチの手順について説明できる。(⇒p.252)
- □ 【C9】 上腕静脈へのアプローチの手順について説明できる。(⇒p.253)
- □ 【C10】中心静脈ルート確保の確認方法について説明できる。(⇒p.254)
- □ 【C11】中心静脈ルート確保の際の合併症とその対策について説明できる。(⇒p.255)

3 これができれば合格！ ～指導医の求める臨床能力（コンピテンシー）～

【C1】中心静脈ルート確保の適応と禁忌について説明できる。

- 中心静脈ルート確保の適応は，①中心静脈栄養（TPN；Total Parenteral Nutrition）が必要，②中心静脈圧測定が必要，③末梢静脈ルート確保が困難で輸液ルートが必要，④末梢ルートからの投与が困難な薬剤を投与する（抗がん剤，循環作動薬など），⑤血液透析が必要，などがある（表1）。
- TPNは生体防御（腸管免疫）の面で不利に働き，経腸栄養に比べて感染性合併症が多くなることが報告されているため，まずは経腸栄養ができないかを検討すべきである。消化管が使用できず経腸栄養が困難な場合に経静脈栄養を検討する（表2）。
- 逆に経静脈栄養が必要な場合，投与期間が2週間以内であれば末梢静脈栄養（PPN；Peripheral Parenteral Nutrition）も検討する（図1）。
- 一方，中心静脈ルート確保の禁忌となるのは，①カテーテル挿入部位の感染，②血栓の存在，③出血傾向などがある（表3）。

> **指導医から知識マスターのためのアドバイス**
>
> **中心静脈ルート確保の適応と禁忌をマスターしよう！**
>
> 目的があいまいな中心静脈ルート確保は危険です！　患者さんも首に針を刺されるのは恐怖です。患者さんが手技の必要性を理解できるように目的を説明しよう！

表1　中心静脈ルート確保の適応

①中心静脈栄養
②中心静脈圧の測定
③末梢静脈ルート確保困難
④中心静脈ルートからの薬剤投与
⑤血液透析

表2　中心静脈栄養の適応

①消化管が機能していない（腸管麻痺や吸収障害）
②消化管閉塞
③消化管瘻
④短腸症候群
⑤高度の腸炎・感染症
⑥消化管出血
⑦経腸栄養不耐症　など

自己診断の正解	1	2	3	4	5	6	7	8	9	10	11
	○	×	○	×	○	×	○	×	○	×	○

241

処置

図1 栄養管理のルートの選択

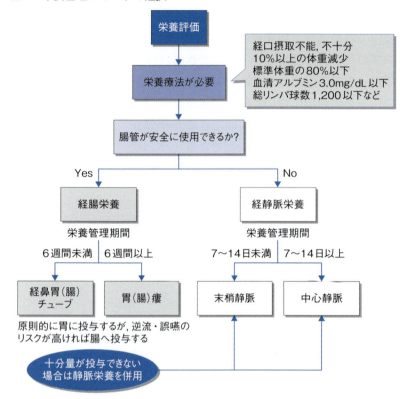

[Patient Doctors Network (PDN) ホームページより引用改変]

表3 中心静脈ルート確保の禁忌

①カテーテル挿入部の感染
②血栓の存在
③出血傾向など

知識習得のためのランドマーク！

中心静脈ルート確保の適応と禁忌！

①中心静脈ルート確保の適応は，㋐中心静脈栄養（TPN），㋑中心静脈圧測定，㋒末梢静脈ルート確保が困難な場合，㋓中心静脈ルートからの薬液投与，㋔血液透析である。

②TPNも有用であるが，まず経腸栄養が可能かの判断を行う。

③中心静脈ルート確保の禁忌は，㋐カテーテル挿入部の感染，㋑血栓の存在，㋒出血傾向などである。

基本知識のまとめ

【C2】中心静脈ルート確保のための穿刺部位とその解剖学的特徴について説明できる。

- 中心静脈ルート確保のための穿刺部位は主に内頸静脈,鎖骨下静脈,大腿静脈が選択される。場合によっては,末梢静脈(PICC;peripherally inserted central catheter)も選択されることがある。それぞれ左右からのアプローチ法があるが,右利きの術者は右側が施行しやすい。
- 留置期間が短く,栄養や輸液ルート目的であれば重篤な合併症がない末梢静脈を選択し,準緊急時には比較的合併症が少なくて確保が容易な内頸静脈を選択する。ポート留置など固定性を重要視するときは鎖骨下静脈を選択することが多い。また,他の方法が困難な場合やADLが低下した症例では大腿静脈が選択される。
- それぞれの解剖学的特徴を理解し,長所・短所を考慮した穿刺部位選択を行う(表4)。

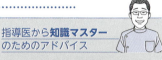

指導医から知識マスターのためのアドバイス

中心静脈ルート確保のための穿刺部位とその解剖学的特徴をマスターしよう!

中心静脈穿刺は外科の基本手技の一つです。各穿刺部位の解剖学的特徴をまず理解しましょう! 最初からすべての穿刺技術を磨くのではなく,まず確実に穿刺できる経路を確立することが先決です。

表4 穿刺部位の違いによる中心静脈ルート確保の長所と短所

穿刺部位	長所	短所
内頸静脈	技術的に容易 出血時に圧迫止血が容易	固定性がやや悪い まれに気胸 頸部の違和感
鎖骨下静脈	固定性がよい 感染の危険性が低い	気胸・血胸の危険性が高い 技術的に難しい 動脈穿刺や出血時に止血が困難 Pinch-off syndromeの可能性
大腿静脈	技術的に容易 出血時に圧迫止血が容易 気胸・血胸の合併症がない	感染しやすい 血栓を形成しやすい 体動時に不便
末梢静脈(PICC) (上腕静脈が多い)	技術的に容易 出血時に圧迫止血が容易 固定性がよい 気胸・血胸の合併症がない	挿入距離が長く,静脈弁でつかえることがある 肘の屈曲で滴下速度が変化する 静脈炎や血栓形成を起こしやすい

(1)内頸静脈(図2,3)

- 内頸静脈は,胸鎖乳突筋の胸骨頭と鎖骨頭および鎖骨によって形成される頸三角内の皮下約1cmの深さに存在する。この部位での走行は,通常気管にほぼ平行である(図2)。
- 内頸静脈の背側には,鎖骨下動脈から分岐する甲状頸動脈,下甲状腺動脈,頸横動脈,上行頸動脈,肩甲上動脈などの細動脈に加え,椎骨動脈が存在する(図3)。
- 内頸静脈は鎖骨に近づくにつれて,縦隔に入るために,内側に屈曲していく。

図2 右内頸静脈の位置

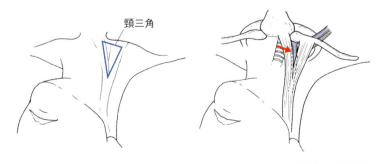

(矢印:内頸静脈)

- 内頸静脈は鎖骨下静脈との合流部直上で膨大部をなし，1対の弁をもつ。
- 胸管は第3胸椎の高さで食道の後ろを通ってその左に出て，第7頸椎の高さで左頸動脈鞘の後面を弓状に前に回って内頸静脈と鎖骨下静脈の合流部に注ぐ。従って，左内頸静脈穿刺では下方からのアプローチで頸動脈鞘を越えて針先が深く刺入された場合，または針先が外側に深くそれた場合，胸管穿刺の危険性がある。

(2) 鎖骨下静脈 (図4)

- 鎖骨下静脈は通常鎖骨の内側1/3の背側に存在する。
- 鎖骨下静脈は鎖骨と第1肋骨の間を通って，第1肋骨をまたぐように胸郭内に入る。鎖骨下静脈の背部頭側を平行して鎖骨下動脈が走行している。鎖骨下動脈の背側には腕神経叢がある。鎖骨下動脈と腕神経叢の損傷に注意する。
- 鎖骨下静脈穿刺では，鎖骨下窩(鎖骨の外側にある大胸筋外縁と三角筋内縁の筋肉が薄くなっている部位)から，鎖骨内側と第1肋骨内側との隙間(肋鎖靱帯)をねらう。正中ほどこの隙間は狭く，Pinch-off syndrome*を併発する危険性がある。
  * Pinch-off syndrome：鎖骨と第1肋骨の間でカテーテルが圧挫されて起こる現象の総称。カテーテルの狭窄，閉塞を起こし，断裂をきたすこともある。

図3 右内頸静脈背側の位置

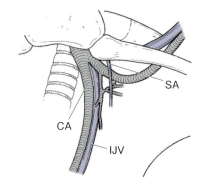

SA：鎖骨下静脈，CA：総頸動脈，IJV：内頸静脈

図4 鎖骨下静脈の解剖

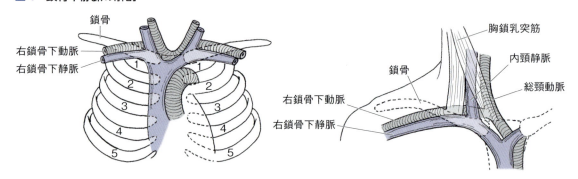

(3) 大腿静脈 (図5)

- 大腿静脈は大腿動脈の内側を鼠径靱帯下から下肢に向け走行する。
- 鼠径靱帯より中枢側では，右側には(外腸骨)動脈が(外腸骨)静脈をまたぐ形で前方に位置する。動脈穿刺に注意する。
- 鼠径靱帯より末梢側では，内側より大腿静脈，大腿動脈，大腿神経の順に並んでいる。
- 尾側へ行くほど大腿静脈が大腿動脈の背側へ移行し深部へ向かう。
- 大腿動脈損傷や大腿神経損傷に注意する。

図5 右大腿静脈の解剖

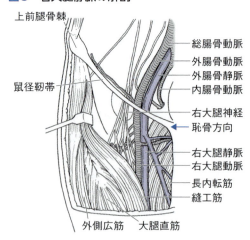

（4）末梢静脈：上腕静脈（図6）

- 前腕からの正中皮静脈，橈側皮静脈，尺側皮静脈は肘部で交通し，さらに橈側皮静脈，尺側皮静脈に分かれる。尺側皮静脈は上腕で上腕静脈となり，さらに橈側皮静脈と合流し，腋窩静脈となる。
- 橈側皮静脈は鎖骨下で腋窩静脈と合流する角度が鈍角で，尺側皮静脈に比べて細く，通常穿刺には使用しない。
- 上腕において尺側皮静脈周囲には前腕皮神経が伴走している。
- 上腕静脈は上腕動脈と伴走している。
- 上腕動脈損傷と前腕皮神経損傷に注意する。
- 肘関節から40～50cmで上大静脈に到達する。

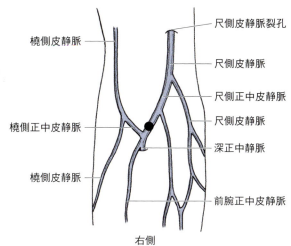

図6　右上腕静脈の解剖（●は穿刺部位）

知識習得のためのランドマーク！

中心静脈ルート確保のための穿刺部位とその解剖学的特徴！

①穿刺部位には，㋐内頸静脈，㋑鎖骨下静脈，㋒大腿静脈，㋓上腕静脈があり，それぞれ長所，短所がある。
②穿刺部位の解剖をよく理解して穿刺に臨もう。穿刺静脈の走行だけではなく，動脈や神経の位置と走行もイメージできるようになっておこう！　解剖を理解することは，合併症の回避にもつながる。
③内頸静脈穿刺では背側に存在する鎖骨下動脈の分枝の損傷と胸管損傷（左側からの穿刺の場合）に注意する。鎖骨下静脈穿刺では鎖骨下動脈と腕神経叢の損傷およびPinch-off syndromeに注意する。大腿静脈穿刺では大腿動脈損傷や大腿神経損傷に注意する。

【C3】中心静脈ルート確保のための超音波検査の条件設定ができ，画像を読影することができる。

（1）超音波検査の条件設定（プローブ選択）

- 超音波検査で用いるプローブには，リニア型，コンベックス型，セクタ型がある。超音波のビーム方向が垂直であり，近距離視野幅が広いリニア型が体表超音波検査には用いられることが多く，中心静脈穿刺時にはリニア型プローブが有用である（図7～9）。
- 超音波ガイド法には，穿刺前に超音波断層像で標的静脈の周囲を観察（Prescan）し，体表の解剖学的目印との位置関係を把握して穿刺を行う Static approach（作図法）と，超音波ガイド下に穿刺を行う Real-time approach法がある。Real-time approach法でもPrescanは必ず行う（図10）。
- Prescanの目的は，動静脈の確認（プローブの圧迫で容易につぶれるのが静脈で，動脈は圧迫でつぶれにくく脈拍に一致して拍動する）だけでなく，①穿刺に適した静脈であるかを評価（標的静脈の存在の確認，静脈血栓の有

指導医から手技マスターのためのアドバイス

中心静脈ルート確保のための超音波検査の条件設定と画像の読影をマスターしよう！

中心静脈穿刺部位の解剖学的特徴を理解した後，超音波検査で確認しましょう！　集中するあまり，プローブが逆になっていることに気がつかず，動脈を穿刺してしまうことも……思い込みに気をつけて！

無），②穿刺時のリスクの評価（細い静脈ではカテーテル留置に伴う血流低下により血栓形成や静脈の狭窄を起こす可能性があるので注意する）である。

図7 リニア型
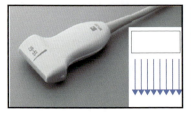

図8 コンベックス型
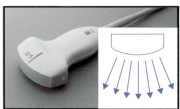

図9 セクタ型
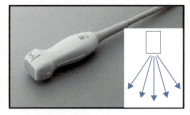

（看護roo HPより引用　https://www.kango-roo.com）

（2）超音波画像所見

①内頸静脈
- 図11に，右頸三角の中点近辺の内頸静脈（IJV）および総頸動脈（CA）の超音波断層像を示す．右頸部では静脈が外側にあり，プローブで血管を圧迫し，動静脈の判断をする．

②鎖骨下静脈（鎖骨尾側腋窩静脈）
- 超音波ガイド下穿刺では，鎖骨下静脈ではなく正確には鎖骨尾側腋窩静脈を穿刺する．
- 鎖骨下窩にプローブを当て血管を確認する．腋窩静脈は，腋窩から鎖骨下に向かって彎曲しながら後方から前方に向かって進むことを意識しなくてはならない．
- 鎖骨下（腋窩）静脈は内頸静脈と比べ深部にあるため，プローブによる圧迫による動静脈評価がときに困難である．ドプラを併用し確認する必要がある（図12, 13）．

③大腿静脈
- 大腿静脈は大腿動脈の内側を伴走しているが，鼠径靱帯頭側では外腸骨動脈が被ることがあり，穿刺は鼠径靱帯より尾側で行う．
- 内頸静脈穿刺と同様に，プローブによる血管圧迫で静脈か動脈かを判断する．
- また，カテーテル関連感染症（CRBSI；Catheter Related Blood Stream Infection）の可能性を考慮し，より尾側（約20cm）から穿刺する工夫も報告されている．

④上腕静脈（尺側皮静脈）
- 上腕を駆血した後，軽く外転させる．
- 上腕静脈も動脈と伴走しており，内頸静脈穿刺と同様に，プローブによる血管圧迫で静脈か動脈か判断する（図14）．

図10 右内頸静脈穿刺前のPrescan
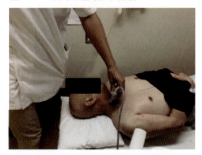

図11 右内頸静脈超音波所見
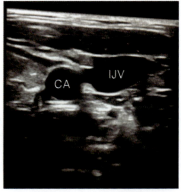

CA：総頸動脈，IJV：右内頸静脈

図12 鎖骨下静脈の超音波所見
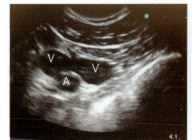

V：鎖骨下静脈，A：鎖骨下動脈

図13 鎖骨下静脈の超音波所見（ドプラ法）
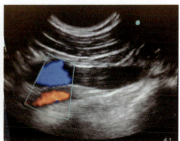

図14 プローブ圧迫による静脈の虚脱（矢印：圧迫された内頸静脈）

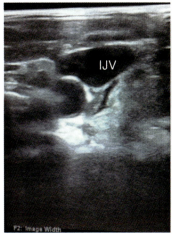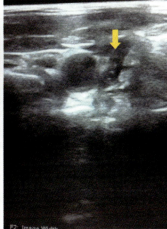

IJV：右内頸静脈

> **手技習得のためのランドマーク！**
>
> **中心静脈ルート確保のための超音波検査の条件設定と画像の読影！**
> ①中心静脈ルート確保の超音波検査では，リニア型プローブが有用である。
> ②穿刺する静脈は動脈と伴走することが多いので，プローブの圧迫による所見やカラードプラ所見を参考に静脈を同定する。
> ③血管を描出することに気を取られ，プローブが斜めになりがちである。プローブは皮膚に垂直に当てることが重要である！

【C4】中心静脈ルート確保のための準備ができる。

- 穿刺による合併症（出血，気胸・血気胸，不整脈，血腫による気道狭窄など）の早期発見のために，モニタリング（パルスオキシメーター，心電図，血圧計）を行う。
- 内頸静脈および鎖骨下静脈穿刺の基本体位は，Trendelenburg位であり，10～20°頭低位とする（図15）。
  一方，大腿静脈穿刺の基本体位は，水平位あるいは逆Trendelenburg位であり，体位調整ができるベッドで穿刺を行う。
- 穿刺キットは，穿刺法により3つに大別される。
  ① **Seldinger法**(注1)
  　金属の穿刺針を用いて穿刺後，ガイドワイヤーを挿入し，ダイレーターで穿刺孔を拡張してカテーテルを挿入する。
  ② **Modified Seldinger法**
  　穿刺針に外筒付きの針を用い，穿刺後に留置した外筒を通してガ

指導医から手技マスターのためのアドバイス

中心静脈ルート確保のための準備をマスターしよう！

中心静脈穿刺に際し，まず一連の手順を確認しましょう！　その手順に沿って必要な物品を揃えましょう！　超音波プローブカバーや局所麻酔薬など，キットに入っていないものも意外と多いものです。いったん，手技に入ると，手が放せないこともあります。手術同様，準備が大事です。

イドワイヤーを挿入する方法である。
* ①，②とも，比較的細い外径の穿刺針（18Gより細い針）を使う。
③ **Through-the needle/cannula法**［外筒法(注2)］
大口径の穿刺針（16Gより太い針）を用いて穿刺後，穿刺針あるいは外筒の内腔を通して，カテーテルを直接留置する方法である（ガイドワイヤーを使わない）。

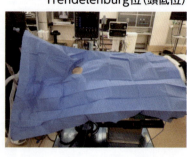

図15 鎖骨下静脈穿刺におけるTrendelenburg位（頭低位）

- 穿刺針が細いほうが，誤穿刺の際の侵襲が少ないことから，Seldinger法もしくはModified Seldinger法が推奨される。
- 穿刺キットは，不具合がないかどうかチェックを行う。具体的には，①カテーテル内腔に生理食塩水を通し通過を確認，②穿刺針やダイレーターにガイドワイヤーが挿入できるかを確認，などである。また，使い慣れていない製品を使用する際は，事前に説明書を必ず読んでおく。

（注1）穿刺キット（Seldinger法）（図16）
①穿刺針（22～23G）：超音波ガイド下に試験穿刺を行い目標とする静脈までの方向・角度・深さを確認する。
②本穿刺針：試験穿刺で確認した方向に従い，超音波ガイド下に本穿刺をする。
③ガイドワイヤー：本穿刺針が静脈内に刺入されたことを確認後，本穿刺針よりガイドワイヤーを血管内に挿入する。その後，本穿刺針を抜去する。
④メス：ダイレーター挿入のため，皮膚切開をおく。
⑤ダイレーター：ガイドワイヤー越しにダイレーターを血管内に挿入し，カテーテル挿入口を拡張する。
⑥カテーテル：ダイレーター抜去後，ガイドワイヤーを通してカテーテルを挿入し，先端を超音波もしくは透視下に目的の位置に誘導する。

図16 穿刺キット（Seldinger法）

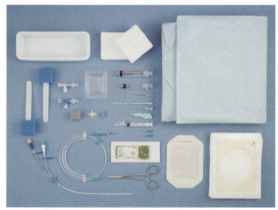

（SMAC™キット　コヴィディエンジャパン株式会社）

（注2）外筒法（図17）
①～④まではSeldinger法と同手順で行う。
⑤外筒型ダイレーター：ガイドワイヤー越しに外筒型ダイレーターを血管内に挿入し，ガイドワイヤーを抜去する。
⑥カテーテル：外筒内からカテーテルを血管内に挿入し，外筒型ダイレーターをとる。

図17 外筒法用キット

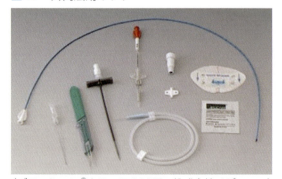

（グローション®カテーテルNXT　株式会社メディコン）

手技習得のためのランドマーク！

中心静脈ルート確保のための準備
① 中心静脈ルート確保の準備で大切なことは，⑦モニタリング，⑦体位，⑦穿刺キットの選択である。
② 内頸静脈および鎖骨下静脈穿刺の基本体位はTrendelenburg位であり，大腿静脈穿刺の基本体位は，水平位あるいは逆Trendelenburg位である。
③ 主な穿刺法は3種類あり，穿刺法に応じた穿刺キットを用意する。

【C5】中心静脈ルート確保の際の消毒と無菌操作について説明できる。

- 中心静脈ルート確保は，無菌操作ができるように広めの部屋で行う。
- 穿刺部位の消毒は，1％クロルヘキシジンアルコールか10％ポビドンヨードを用いる。使用後に残った消毒薬はすぐに破棄する（特に，1％クロルヘキシジンアルコールなどの透明な製品の場合，生理食塩水などと間違えないように注意する）。アルコールに対してアレルギーのある患者では，10％ポビドンヨードで消毒する。
- 手術に準じた高度無菌遮断予防策（Maximal sterile barrier precautions；MBP）を行う（図18）。手洗い，マスク，清潔グローブ，キャップ，清潔ガウンを着用し，患者の全身を覆う清潔ドレープを使って行う。
- MBPと滅菌手袋・小型ドレープとを比較した無作為化比較対照試験では，MBPを実施した群では，カテーテルコロニー形成およびカテーテル関連感染が有意に少ないと報告されている。
- 感染管理対策（特にMBP）を改善するための教育プログラムを評価したところ，MBPの採用とともにカテーテル関連感染が減少することが明らかにされた。

指導医から手技マスターのためのアドバイス

中心静脈ルート確保の際の消毒と無菌操作をマスターしよう！
外科医ならば，手術の手洗いと同じやり方をすれば自然とMBPはできるはず。感染のない手技を心がけよう！

図18 高度無菌遮断予防策（術直前）

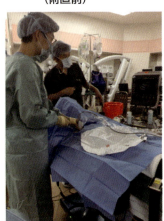

手技習得のためのランドマーク！

中心静脈ルート確保の際の消毒と無菌操作！
① 中心静脈ルート確保は，無菌操作（高度無菌遮断予防策：MBP）によって行う。
② 穿刺部位の消毒は，1％クロルヘキシジンアルコールか10％ポビドンヨードを用いる。アルコールに対するアレルギーのある患者では10％ポビドンヨードを用いる。
③ 中心静脈ルート確保の際のMBPにより，カテーテル関連の感染症が減少することが示されている。

【C6】鎖骨下静脈へのアプローチの手順について説明できる。

（1）体位
- Trendelenburg位とする。厚さ数cm程度の肩枕を脊柱に平行に敷いて頸部を多少後屈させる。肘関節を伸展させて肩関節は内転させ，いからせるように頭側に挙上させる（図19）。こうすることで鎖骨と第1肋骨との間隙が広くなり，針の可動域が広くなる。また鎖骨による鎖骨下静脈の圧迫が軽減されるために静脈の怒張も確保でき，穿刺が容易となる。

（2）穿刺部位（図20）
- 胸管穿刺を避けるため右側を第一選択とする。
- 鎖骨中央（乳頭線）〜鎖骨外側1/3にて，鎖骨下方1〜2横指の位置を刺入点とする。
- 胸骨切痕に近づくほど，鎖骨と第1肋骨間の隙間が狭くなり，カテーテルがこの隙間に挟まれることにより，カテーテルの狭窄や断裂をきたすことがある（Pinch-off syndrome）。できるだけ外側で静脈穿刺をするように心がける。
- 鎖骨上アプローチは気胸を合併しやすいので推奨しない。

> **指導医から手技マスターのためのアドバイス**
>
> **鎖骨下静脈へのアプローチをマスターしよう！**
> 超音波ガイド下に穿刺すれば大丈夫と過信するとワナにはまります。気胸の危険，カテーテルが挿入できたとしても内頸静脈などへ迷入する可能性があります。最後まで気を抜かないで！

図19 穿刺体位

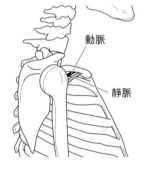 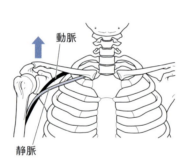

図20 穿刺点

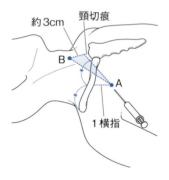

（3）穿刺
① 患者の穿刺側（右側）に立つ。
② 鎖骨下窩に超音波プローブを当て，その尾側から試験穿刺針を鎖骨下に向け2.5もしくは5mLの注射器を用いて軽く陰圧をかけながら静脈を穿刺する。成人では通常5〜6cmで静脈に到達する。
③ 試験穿刺で方向，角度，深さを確認した後，同様の手順で本穿刺を行う。
④ ガイドワイヤーを本穿刺針を通じて血管内に挿入する。この際，顔を穿刺側へ向け頸部を軽度屈曲させるとガイドワイヤーが上大静脈に向かいやすい（ガイドワイヤーが内頸静脈に迷入するのを防ぐため）。
⑤ ダイレーターを用いて皮下・静脈穿刺孔を拡げた後，カテーテルを挿入する。
⑥ 血液の逆流を確認した後，カテーテル先端を上大静脈内に留置するため，13〜15cmほど挿入し固定する。
⑦ 可能であれば超音波検査で，カテーテルが上大静脈内に留置されたことを確認する。

⑧胸部単純X線検査を行い，カテーテル先端が適切な部位にあるかを確認する．カテーテル先端が内頸静脈や腕頭静脈に迷入した際は，透視下に先端の位置調整を行う．また気胸がないか確認する．

手技習得のためのランドマーク！

鎖骨下静脈へのアプローチ！
①鎖骨下静脈穿刺はできるだけ外側で（腋窩静脈寄りで）行い，Pinch-off syndromeを回避する．
②超音波ガイド下に，鎖骨の下を滑らせるように穿刺する．この際，穿刺針の穿刺角度が大きくなるほど気胸の危険性が高くなる．
③ガイドワイヤー挿入時に顔を穿刺側に傾けて頸部を軽度屈曲させることで，カテーテル迷入を回避できる可能性が高くなる．

【C7】内頸静脈へのアプローチの手順について説明できる．

（1）体位
- 鎖骨下静脈穿刺と同様，Trendelenburg位とする．
- 特に問題がない限り，右側を第一選択とする．
- 顔を穿刺対側に45°回旋する．

（2）穿刺部位
- 胸鎖乳突筋前縁中央を刺入点とする．同部は胸腔から離れており，気胸を合併しにくい．
- 超音波検査で内頸静脈を確認する．

> **指導医から手技マスターのためのアドバイス**
>
> **内頸静脈へのアプローチをマスターしよう！**
>
> 内頸静脈穿刺は中心静脈カテーテル挿入の基本の1つです．鎖骨下静脈穿刺とともに内頸静脈穿刺もマスターしましょう！

（3）穿刺
①患者の頭側に立つ．
②頸部に超音波プローブを当て，内頸静脈を確認する（総頸動脈の拍動を確認し，その外側にある内頸静脈を確認する）．
③2.5もしくは5mLの注射器を用いて軽く陰圧をかけながら静脈を穿刺する．鎖骨下穿刺と違い，約30～45°傾けて穿刺する．成人では通常1～2cmで静脈に到達する．この際，左手に力が入りすぎると，超音波プローブで静脈を圧迫・平坦化してしまい，静脈を貫く危険性がある．
④試験穿刺で方向，角度，深さを確認した後，同様の手順で本穿刺を行う．
⑤ガイドワイヤーを本穿刺針を通じて血管内に挿入する．
⑥ダイレーターを用いて皮下・静脈穿刺孔を拡げた後，カテーテルを挿入する．
⑦血液の逆流を確認した後，カテーテル先端を上大静脈内に留置するため，13～15cmほど挿入し固定する．
⑧可能であれば超音波検査で，カテーテルが上大静脈内に留置されたことを確認する．
⑨胸部単純X線検査を行い，カテーテル先端が適切な部位にあるか確認する．また気胸がないか確認する．

処置

> **手技習得のためのランドマーク！**
>
> **内頸静脈へのアプローチ！**
> ①内頸静脈穿刺では，確実で安全な穿刺を行うために超音波画像を用いて確認下に施行する。
> ②超音波検査で血管の描出が困難な場合には，体位が不適切なことがある。確認しよう！
> ③超音波プローブを持つ左手はできるだけ静脈をつぶさないようにソフトタッチで行う。

【C8】大腿静脈へのアプローチの手順について説明できる。

（1）体位
- 穿刺側の下肢を伸展，軽度外転・外旋位にする。
- 可能であれば軽度の逆Trendelenburg位とする。

（2）穿刺部位（図21）
- 総腸骨静脈から下大静脈への移行角度は右側のほうが左側より直線に近いため，右側穿刺を第一選択とする。
- 末梢に向かうほど大腿静脈が大腿動脈の背側へ移行し深部へ向かうため，鼠径靱帯から離れた部位からアプローチすると動脈穿刺になりやすい。
- 鼠径靱帯1〜2横指尾側で大腿動脈を触知し，超音波検査で動脈の内側にある静脈を確認する。

> **指導医から手技マスターのためのアドバイス**
>
> **大腿静脈へのアプローチをマスターしよう！**
>
> 大腿静脈穿刺が第一選択となることは少ないものの，緊急ルート確保が必要な場合や血液浄化が必要な場合に選択されることがあります。救急処置としてマスターしておきたい手技の一つです。

（3）穿刺
①患者の穿刺側（右側）に立つ。
②鼠径靱帯尾側に超音波プローブを当て，大腿静脈を確認する（大腿動脈の拍動を確認し，その内側にある大腿静脈を確認する）。
③2.5もしくは5mLの注射器を用いて軽く陰圧をかけながら静脈を穿刺する。内頸静脈穿刺と同様，約30〜45°傾けて穿刺する。成人では通常2〜3cmで静脈に到達する。
④試験穿刺で方向，角度，深さを確認した後，同様の手順で本穿刺を行う。
⑤ガイドワイヤーを本穿刺針を通じて血管内に挿入する。
⑥ダイレーターを用いて皮下・静脈穿刺孔を拡げた後，カテーテルを挿入する。
⑦血液の逆流を確認した後，カテーテル先端を下大静脈内に留置するため，45〜50cmほど挿入し固定する。
⑧可能であれば超音波検査で，カテーテルが下大静脈内に留置されたことを確認する。
⑨腹部単純X線検査を行い，カテーテル先端が適切な部位にあるか確認する（目安は横隔膜上）。

図21 大腿部の解剖

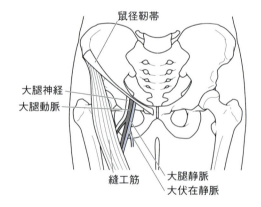

手技習得のためのランドマーク！

大腿静脈へのアプローチ！
①超音波ガイド下穿刺が基本である。まずは基本解剖を理解し，確実な穿刺法を身に付けよう！
②体位は，可能であれば軽度の逆Trendelenburg位が望ましい。
③鼠径靭帯に近く，また穿刺が斜めになると腹腔穿刺の危険性がある。鼠径靭帯から1～2横指尾側で穿刺針を約30～45°傾けて穿刺する。

【C9】上腕静脈へのアプローチの手順について説明できる。

（1）体位
- 水平位で上肢を外転・外旋させる。上肢の外転・外旋で静脈の走行が直線的となり，内頸静脈への迷入を防ぐことができる（図22）。
- さらに頭部は穿刺側に向けていたほうが，内頸静脈へのカテーテル迷入を防ぐことができる。

（2）穿刺部位
- 右側肘正中皮静脈あるいは尺側皮静脈を穿刺する。

（3）穿刺
①上腕上部を駆血帯で駆血する。
②超音波検査で肘関節やや中枢側内側に拡張した静脈を確認する（直視下に怒張した静脈が確認できることもある）。
③2.5もしくは5mLの注射器を用いて軽く陰圧をかけながら静脈を穿刺する。内頸静脈穿刺と同様，約30～45°傾けて穿刺する。
④試験穿刺で方向，角度，深さを確認した後，同様の手順で本穿刺を行う。
⑤ガイドワイヤーを本穿刺針を通じて血管内に40cm程度挿入する。
⑥ダイレーターを用いて皮下・静脈穿刺孔を拡げた後，カテーテルを挿入する。
⑦血液の逆流を確認した後，カテーテル先端を上大静脈内に留置するため，45～50cmほど挿入し固定する。
⑧可能であれば超音波検査で，カテーテルが上大静脈内に留置されたことを確認する。

指導医から手技マスターのためのアドバイス

上腕静脈へのアプローチをマスターしよう！

化学療法では，埋没式中心静脈カテーテルと同様に，上腕静脈カテーテルが用いられる場合も多いようです。マスターしたい手技の一つです。

図22 上腕静脈の解剖

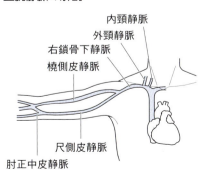

⑨胸部単純X線検査を行い，カテーテル先端が適切な部位にあるかを確認する。
（補足）上腕静脈穿刺では外筒法が用いられることも多い。

> **手技習得のためのランドマーク！**　　　　　　　　　　　　　　　　**手技基本のまとめ**
>
> **上腕静脈へのアプローチ！**
> ①水平位で上肢を外転・外旋させる。右側肘正中皮静脈あるいは尺側皮静脈から穿刺する。
> ②他の中心静脈穿刺に比べ重篤な合併症が生じる危険性が低い。
> ③カテーテル挿入が長く，また静脈弁により挿入しづらい場合もある。上肢の向きを調整することでスムーズな挿入ができることがある。

【C10】中心静脈ルート確保の確認方法について説明できる。

確認方法
（1）逆流血液の評価
- 静脈穿刺時の血液逆流の勢い（動脈であれば噴出性）や色調（動脈であれば鮮血）を見て判断すべきだが，低酸素血症やショックでは判断に迷うことも多く，血液ガス分析や圧測定・圧波形での確認も検討すべきである。

（2）胸部単純X線による評価（図23）
①右側から上大静脈に挿入する場合
- 図23においてZone Bにカテーテル先端が位置するように調整する。
- Zone Aに位置すると，心タンポナーデや奇静脈への迷入の原因となるので，Zone Bまで引くようにする。具体的には胸部単純X線検査でカテーテル先端が大動脈弓と気管分岐部の間に位置するのがよい。

②左から上大静脈に挿入する場合
- Zone Bにカテーテルの先端があると，カテーテルによって上大静脈の損傷をきたす危険性があるので，この位置に先端はおいてはならない。
- Zone AではZone Bと比較すると上大静脈損傷の危険性は低い。
- 上大静脈とカテーテルの長軸が平行になるように十分な長さを挿入する必要がある。
- Zone Cでは血管合流部のため血流が緩やかになり，血栓形成の危険性が高くなる。

③大腿静脈から下大静脈に挿入する場合
- 腰静脈や対側腸骨静脈に迷入する可能性に注意する必要がある。40〜50cm挿入を目安とする。

（3）超音波検査
- カテーテル穿刺時にリアルタイムで評価できるが，静脈

> **指導医から手技マスターのためのアドバイス**
>
> **中心静脈ルート確保の確認方法をマスターしよう！**
>
> カテーテル留置ができただけで安心してはいけません。胸部単純X線での評価の後，カテーテル先端の位置調整が必要になることも少なくありません。施行前に，その可能性を患者さんに説明しておくことが大切です。

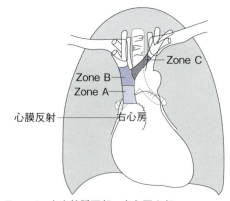

図23　カテーテルの留置部位

Zone A：上大静脈下部〜右心房上部
Zone B：左右腕頭静脈合流部〜上大静脈上部
Zone C：上大静脈へ合流する左腕頭静脈の近位部

内留置は確認できても，カテーテル先端の位置確認は困難である。

手技習得のためのランドマーク！

中心静脈ルート確保の確認方法！
①静脈穿刺時の血液逆流の勢いや色調をまず確認しよう。
②カテーテル先端は気管分岐部を目安にしよう（右からの上大静脈挿入はZone B，左からはZone A）。
③透視下で穿刺ができる環境であれば，リアルタイムにカテーテルの位置確認ができる。

【C11】中心静脈ルート確保の際の合併症とその対策について説明できる。

A．合併症

（1）動脈穿刺による皮下血腫
- 動脈誤穿刺による皮下血腫の可能性がある。特に，総頸動脈誤穿刺後の皮下血腫により上気道が圧排され，気道閉塞になった症例も報告されており，注意深い経過観察が必要である。
- 試験穿刺用の細い針や，14Gより細い針での誤穿刺の場合は，10分間の圧迫で止血可能といわれている。14Gより太い針やダイレーターが動脈に挿入された場合は，血管外科医に相談してからカテーテル抜去を検討すべきである。

（2）気胸
- 穿刺の際に空気が吸引される，咳嗽，呼吸困難などの訴えがあれば，気胸の可能性を考慮し，聴診や胸部単純X線検査で診断する必要がある。
- 一方，遅発性に気胸が出現することもあり，厳重な経過観察が必要である（時間をおいてから改めて胸部単純X線検査を行うこともある）。胸腔ドレナージを行うことも躊躇してはいけない。
- なお，中心静脈ルート確保時の気胸の30％以下は臨床徴候を伴わず，通常はドレナージを必要としない。

（3）血胸，縦隔気腫，胸水，心タンポナーデ
- カテーテルによる血管損傷（挿入時，もしくは長期留置によりカテーテルが血管壁を圧挫することにより生じる血管損傷）が心膜翻転部より頭側で認めた場合には縦隔内血腫や胸腔内輸液などが生じ，尾側で認めた場合には心タンポナーデなどが生じる。
- 病態により胸腔，縦隔，心嚢ドレナージが必要になる場合がある。

（4）空気塞栓
- 大気開放となった穿刺針やカテーテル開放端からの空気混入が原因となる。
- 穿刺体位を頭低位とすることや，仰臥位で行う場合は必要に応じてバルサルバ手技を加えることで予防できる。
- カテーテル抜去後に，穿刺孔から空気を吸引し空気塞栓を起こすことがあるため，カテーテル抜去後は空気を通さない透明ドレッシング剤などで穿刺部位を被覆すべきである。

指導医から知識マスターのためのアドバイス

中心静脈ルート確保の際の合併症とその対策についてマスターしよう！

合併症の予見，早期発見，早期治療に取り組む姿勢が重要です。しかしながら，何よりも大切なことは，合併症を生じない手技をマスターすることです！

処置

（5）不整脈

● ガイドワイヤーやカテーテルによる機械的刺激で，上室性不整脈や心室細動を含む不整脈が生じうる。

● まれにカテーテルを引き抜いても持続性の心室細動に移行する場合があり，その際は直ちに除細動を行う。

（6）局所神経損傷

● カテーテル挿入と関連した神経損傷は，機械的外傷，血腫による神経圧迫，または血管外に漏出した薬剤の神経毒性から生じる場合がある。

（7）その他

● 腕神経叢損傷，左内頸静脈や左鎖骨下静脈の穿刺による胸管損傷，乳び胸がある。

● カテーテルの結節（屈曲）形成，ガイドワイヤー残置，自己抜去などもある。

● 大腿静脈穿刺に伴う大腿神経損傷，腹腔穿刺，後腹膜血腫などにも注意する。

B. 合併症の危険因子

以下に中心静脈ルート確保における合併症発生の危険因子を列記する。

①以前に中心静脈穿刺をした部位への再穿刺
②局所放射線治療の既往
③胸骨縦切開の既往
④心筋梗塞の既往
⑤血小板減少・抗血栓療法状態
⑥重度肥満
⑦気道内圧が高い人工呼吸器管理状態
⑧肺気腫・COPD　など

C. 合併症の頻度（表5）

表5に中心静脈ルート確保における合併症の発生頻度を示す。

表5　中心静脈穿刺における合併症の頻度

部位	方法	合併症		
		動脈穿刺	血腫	気胸
すべて	ランドマーク	6.9%	8.2%	3.1%
	超音波ガイド	1.4%	1.6%	1.3%
内頸静脈	ランドマーク	5.8〜10.6%	8.4〜9.1%	2.4〜3.0%
	超音波ガイド	0.3〜1.1%	0.2〜1.2%	0〜1.2%
鎖骨下静脈	ランドマーク	6.2%	4.6%	3.7%
	超音波ガイド	2.0%	1.5%	0.7%

注）表中の「ランドマーク」とは超音波ガイドを用いない従来の方法を示す。

（日本麻酔科学会2017より引用）

血管確保の手技

知識習得のためのランドマーク！

中心静脈ルート確保の際の合併症とその対策！

①手技上の合併症には，動脈穿刺，気胸などがある．その他，カテーテルによる血管損傷，空気塞栓，不整脈，局所神経損傷などがある．
②超音波ガイド下に行うことで，中心静脈穿刺による合併症の発生頻度は減少する．
③内頸静脈穿刺に比べ，鎖骨下静脈穿刺のほうが合併症の発生頻度が高い．

4 「できた！」の実感 ～確認問題～

Q 正しいものに○，誤っているものには×をつけよ．

(　) 1. 左内頸静脈穿刺では胸管穿刺の可能性がある．
(　) 2. Pinch-off syndromeは鎖骨と第1肋骨の間にカテーテルが挟まれることにより生じる．
(　) 3. 超音波ガイド下穿刺より，従来の作図法による穿刺のほうが合併症の発生は少ない．
(　) 4. 鎖骨下静脈穿刺は逆Trendelenburg位で行うほうがよい．
(　) 5. 内頸静脈穿刺では胸鎖乳突筋前縁中央を刺入点とすると，気胸を合併しにくい．
(　) 6. 鎖骨下静脈穿刺はできるだけ胸骨寄りから穿刺する．
(　) 7. 中心静脈カテーテル先端は鎖骨下縁から気管分岐部上の間に留置することが望ましい．

※正解は次ページ下

▶今だから語れる失敗談

　卒後6～7年目の頃，内頸静脈穿刺は得意手技の一つであった．心不全の患者に対し右内頸静脈を本穿刺した際，勢いよく血液が逆流した．「動脈穿刺だ！」と判断し，10分ほど圧迫止血を行った．（本来なら穿刺部位を変更すべきだが）再度改めて穿刺を行うも，またしても勢いのある血液逆流を認めた．冷静に考え血液ガスを測定すると静脈血と判明した．心不全の患者さんで，上大静脈圧が上昇していたことが誤認の原因と判断した．決して焦らず，患者の状態をみて判断すべきと反省した経験であり，今でも中心静脈穿刺時には思い出す．

▶アドバイス ～手技を習得するために～

1. 患者さんが怖がると，落ち着いて穿刺ができない．処置前に十分患者さんに説明し，声掛けをしながら処置を行おう！
2. 局所の解剖を理解することが大切である！
3. まずは比較的安全で成功率が高い内頸静脈穿刺をマスターしよう！
4. 使用する穿刺キットの特徴を理解しよう！
5. どんなに習熟しても，合併症を起こす可能性はゼロではない．合併症に備えた対策を行えるようにしよう！

さらに勉強したいあなたへ ～指導医からの推薦図書～

● 桑野博行ほか『らくらくマスター2　超音波ガイド下　中心静脈カテーテル挿入トレーニング』中外医学社, 2011
（写真・動画を用いた説明がわかりやすい）
● 新庄泰孝ほか『ルート確保・血管穿刺「超」入門』メディカ出版, 2009
（基礎的なわかりやすい解説が多く, 初学者には理解しやすい）

確認問題の正解	1	2	3	4	5	6	7
	○	○	×	×	○	×	○

Ⅱ 処置

1 血管確保の手技
動脈穿刺ができる！

> **到達目標** （参考）日本外科学会「外科専門医修練カリキュラム」
>
> 動脈穿刺の手技に習熟し，安全に施行ができる。

1 「できない」ところを探せ！〜自己診断〜   ※【 】は対応するコンピテンシー

Q 正しいものに○，誤っているものには×をつけよ。

( )　1. 動脈血は採血部位によって成分が異なる【C1】。
( )　2. 動脈穿刺による血液検査は，橈骨動脈や大腿動脈から行うのが一般的である【C2】。
( )　3. 動脈穿刺に使用する手袋は未滅菌でよいが，穿刺部位は十分消毒する【C3】。
( )　4. アレンテストとは，尺骨動脈からの側副血行があることを確認するテストである【C4】。
( )　5. 大腿血管鞘の内部の解剖において，内側から大腿動脈（A），大腿静脈（V），大腿神経（N）の順に走行している【C5】。
( )　6. 上腕動脈は浅在性であり，比較的穿刺が容易である【C6】。
( )　7. 穿刺中に内出血を生じた場合には，必ずその部位で動脈穿刺を完結する【C7】。
( )　8. 穿刺中に疼痛や痺れの訴えを認めた場合には，速やかに抜針する【C8】。

※正解は次ページ下

2 「できない」から「できる」へのロードマップ（行動目標）

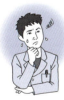

▶若き外科医の悩み
何ができたら，指導医の求める「動脈穿刺ができる」になるのだろうか？

指導医は，若い外科医に何を期待しているのだろうか？〔コンピテンシー【C】一覧〕

- ☑【C1】動脈穿刺の適応について説明できる。(⇒p.260)
- ☐【C2】動脈穿刺の部位とその解剖学的特徴について説明できる。(⇒p.260)
- ☐【C3】動脈穿刺のための準備ができる。(⇒p.262)
- ☐【C4】橈骨動脈へのアプローチの手順について説明できる。(⇒p.263)
- ☐【C5】大腿動脈へのアプローチの手順について説明できる。(⇒p.264)
- ☐【C6】上腕動脈へのアプローチの手順について説明できる。(⇒p.265)
- ☐【C7】動脈穿刺の失敗原因とその対策について説明できる。(⇒p.266)

259

処置

☐ 【C8】動脈穿刺の際の合併症とその対策について説明できる。(⇒p.267)

3 これができれば合格！〜指導医の求める臨床能力（コンピテンシー）〜

【C1】動脈穿刺の適応について説明できる。

- 動脈血は，末梢での物質代謝の影響を受けない生物学的指標を求める場合に採血する（＝動脈血は，物質交換を行わないまま細動脈まで達するため，どの部位で採血してもほぼ同じ成分である）。
- 動脈穿刺は，呼吸機能不良患者の血液ガス分析や重症患者の代謝評価などを目的に行う（表1）。

表1 動脈穿刺の適応

①重症患者・意識障害・ショック状態などの患者（呼吸状態や酸塩基平衡・代謝の評価）
②呼吸機能評価（酸素分圧の測定），人工呼吸器管理中の患者
③血液培養など比較的多くの血液量が必要な場合※
④静脈採血が著しく困難な場合
⑤その他：全身麻酔下の手術時など

※血液培養検査では，動脈血と静脈血の間に細菌の検出能力にはほぼ差がない＊ことから，採血が容易で安全な静脈血を用いることが望ましいと報告されている。

(＊Weinstein, MP: Clin Infect Dis 23, 40-46, 1996)

指導医から知識マスターのためのアドバイス

動脈穿刺の適応をマスターしよう！

動脈穿刺による血液検査は安易に行うものではありません。しかしながら，動脈穿刺でしか得られない情報もあります。救急時や重症患者の評価には，必須の検査の一つです。動脈穿刺の適応をマスターしましょう！

知識習得のためのランドマーク！

基本知識のまとめ

動脈穿刺の適応！
①動脈血は，末梢での物質代謝の影響を受けない生物学的指標を求める場合に採血する。
②動脈血はどの部位で採血してもほぼ同じ成分である。
③動脈穿刺は，呼吸機能・酸塩基平衡・代謝の評価時に必要となる。

【C2】動脈穿刺の部位とその解剖学的特徴について説明できる。

1. 動脈の解剖学的特徴

- 一般に動脈は静脈より深い部位を走行する。
- 静脈と同様に内膜・中膜・外膜の3層からなる。ただし，静脈と異なり，中膜において輪状平滑筋が発達しているため，壁は厚く硬く，①穿刺が困難（穿刺時に弾性の抵抗あり），②穿刺時疼痛が強い，③穿刺後の止血に時間を要す，などの特徴がある。
- 代表的な動脈の太さ：橈骨動脈・足背動脈＝2〜3mm，上腕動脈4〜6mm，大腿動脈8〜12mm。

指導医から知識マスターのためのアドバイス

動脈穿刺の部位とその解剖学的特徴をマスターしよう！

動脈穿刺が可能な部位には，それぞれ解剖学的特徴とそれに伴う注意点があります。たとえ1カ所で穿刺ができなくても，検査を断念する必要はありません。2〜3カ所の穿刺可能部位とその方法をマスターしておきましょう！

自己診断の正解	1	2	3	4	5	6	7	8
	×	○	○	○	×	×	×	○

2. 動脈穿刺の部位とその特徴

- 動脈穿刺による血液検査は，橈骨動脈や大腿動脈から行うのが一般的である。
- 動脈穿刺部位は，以下の点を考慮して選択する。
  - 穿刺の難易度(動脈の太さ，表在性か深在性か，体位，動脈の固定など)
  - 十分な側副血行路があるか(穿刺部位より末梢の血流の有無)
  - 穿刺部位の状態(感染の有無，創の有無)
  - 穿刺部位周辺の状態(動脈周囲組織への影響の有無＝合併症の回避)
- 動脈採血が可能な部位(図1)とそれぞれの部位の特徴を示す(表2)。

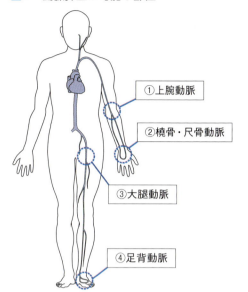

図1 動脈採血が可能な部位
①上腕動脈
②橈骨・尺骨動脈
③大腿動脈
④足背動脈

表2 動脈穿刺部位別の長所・短所

採血部位	長所	短所
①上腕動脈	・比較的太い ・多量の採血が可能	・深在性のため穿刺および圧迫止血が困難 ・血腫を形成しやすい ・側副血行路が不十分
②橈骨・尺骨動脈	・表在性のため穿刺および圧迫止血が容易 ・血腫を形成しにくい ・側副血行路が存在	・やや細い ・疼痛が強い
③大腿動脈	・太く穿刺が容易	・清潔操作が困難 　➡感染の危険性高い ・側副血行路が不十分
④足背動脈	・表在性で穿刺および圧迫止血が容易 ・血腫を形成しにくい	・細い

- 各々の動脈の触知部位を以下に示す。

①上腕動脈：肘窩中央より1横指程度尺側，上腕二頭筋腱のすぐ尺側に触知する。
②橈骨動脈：手関節掌側で手根屈筋群と橈骨突起との間，遠位皮膚線から2～3cm中枢側に触知する。
　尺骨動脈：手関節掌側，手根屈筋群の尺側に触知する(橈骨動脈と尺骨動脈の間には，浅および深掌動脈弓が存在する)。
③大腿動脈：鼠径部の上前腸骨棘と恥骨結合を結んだ線の中央やや内側に触知する。
④足背動脈：第1趾と第2趾の趾間から足根までのほぼ中央の足背に触知する(約2割は足背動脈が欠如する)。

＊動脈ライン留置の際には，多くの場合，橈骨動脈や足背動脈が選択される(足背動脈へのアプローチは，足関節を底屈させ，動脈の直上で30°の刺入角度で穿刺する)。
　また，頻度は少ないが，腋窩動脈や浅側頭動脈なども使用される。

> **知識習得のためのランドマーク！**
>
> **動脈穿刺の部位とその解剖学的特徴！**
> ①動脈は静脈より深い部位を走行する。
> ②動脈穿刺部位は，穿刺の難易度，側副血行路の有無，穿刺部位およびその近傍の状態を考慮し選択する。
> ③通常，動脈穿刺による血液検査は，橈骨動脈や大腿動脈から行うのが一般的である。

基本知識のまとめ

【C3】動脈穿刺のための準備ができる。

（1）被験者（患者）への準備
- 動脈穿刺は，患者に疼痛と危険を与える手技である。まず，動脈穿刺の必要性について十分説明し，不安を軽減させる必要がある。
- 特に血液ガス分析のための動脈穿刺による採血を行う際には，5分間ほど安静を保ち，患者の呼吸状態が安定するのを待つ必要がある。
- 動脈穿刺の前に抗凝固薬や抗血小板薬の内服の有無を必ず確認する。

指導医から手技マスターのためのアドバイス

動脈穿刺のための準備をマスターしよう！

意識がある患者に対して，検査に対する不安を取り除くことは，重要です。過剰な不安が検査結果に影響を与えることもありますので，十分準備してから穿刺に臨みましょう！

（2）準備物品
・血液ガス測定用採血キット［シリンジ，採血針（22～25G），安全シールドなどが一体となっているもの］
　もしくは動脈血サンプラー（ヘパリンを封入したもの）
・消毒用アルコール綿：穿刺部消毒用と穿刺後の圧迫に使用。2～5枚程度用意する。
　アルコールにアレルギーがある場合は，ポビドンヨードなどを使用する。
・手袋（未滅菌で可，採血医師の血液曝露を防ぐ）
・針捨て容器（鋭利器材専用の廃棄容器）
・絆創膏（圧迫シール）
・局所麻酔薬（必要時）
・処置用シーツ
・ガーゼ
・トレイ

図2　動脈穿刺に必要な主な器具

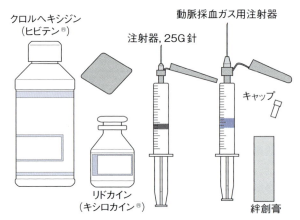

（3）実際の準備
・患者の体位を整え，処置用シーツを敷く。
・穿刺部位を十分に露出する（特に大腿動脈採血時の鼠径部など）。
・血液ガス測定用採血の場合は，採血の必要量まで内筒を引いておく（1mL程度。動脈血の逆流の有無を確認するため）。
・アルコール綿またはポビドンヨードで穿刺部位を入念に消毒する。

血管確保の手技

手技習得のためのランドマーク！

動脈穿刺のための準備！
①被験者（患者）へ動脈穿刺の必要性を十分説明し，同時に不安も取り除く。
②抗凝固薬や抗血小板薬内服の有無は必ず確認する。
③動脈穿刺に用いる手袋は未滅菌で可能だが，採血部位は十分消毒する。

【C4】橈骨動脈へのアプローチの手順について説明できる。

- 橈骨動脈は表在性であり，穿刺および圧迫止血が容易であるので，動脈穿刺の部位として選択することが多い。
- 橈骨動脈穿刺の手順
①アレンテスト*を行い，尺骨動脈からの側副血行路が存在することを確認する。

指導医から手技マスターのためのアドバイス

橈骨動脈へのアプローチの手順をマスターしよう！

橈骨動脈は，動脈穿刺の部位として最も頻度が高い動脈です。手関節を十分伸展した状態でテープなどで固定すると，動脈も逃げにくくなります。一度の穿刺での採血を心がけよう！

> ＊アレンテスト……尺骨動脈からの側副血行路の有無を確認するテスト。機械不要で，簡便に施行可能。ただし，テストの限界もある。
> ①患者に拇指を内側にしてこぶしを握らせ，橈骨・尺骨動脈を共に圧迫する。
> ②手を軽く開かせて，手掌，手指先が白く乏血状態になっていることを確認する。
> ③尺骨動脈側のみ圧迫を解除し，拇指の血流が回復（虚血の改善）するまでの時間を計測する。
> ➡5秒以内であれば，尺骨動脈からの交通［尺骨動脈掌枝（図3）］は十分であると判断する。

②手関節を約30°伸展させて固定する（図4）。
③穿刺部位（手関節掌側の橈骨茎状突起の内側近位側：図5）を入念に消毒する。
④局所麻酔を行う。
・橈骨動脈は，穿刺に伴う疼痛が強いため，必要に応じて適宜，局所麻酔を行う。
・局所麻酔は，㋐疼痛に伴う呼吸の変動を最小限に抑える，㋑動脈の攣縮を抑える，などの目的がある。
・局麻薬としては，アドレナリンを含まない1％リドカインを使用する（局注前にアレルギーの有無を確認）。
⑤手関節にて，利き手と反対側の示指・中指で橈骨動脈を触知し，太さ・位置・走行を確認する。その際，指の腹ではなく，指の先端で動脈を触知する（＝走行・位置を明確にする）。
⑥シリンジをダーツを持つように利き手で保持し，注射針の先端の面取り部分（＝ベベル）を上に向けて動脈の直上の皮膚を穿刺する。刺入角度は30～45°とする。
⑦針を動脈目指して進める。

処置

⑧針先が動脈内に入ると，シリンジ内に動脈血が流入する（自動吸引式ではないシリンジを使用した場合には動脈圧によっては，内筒に軽く陰圧をかける必要がある）。
⑨必要量の血液が得られたら，針を抜去すると同時に，ガーゼなどで圧迫止血を開始する。圧迫は，皮膚の刺入部ではなく，動脈を貫いた部位の直上を圧迫する。
　➡最低5分間は圧迫止血する。圧迫の強さは，血圧より少し高い圧で十分であり，動脈血流そのものを遮断する必要はない。
⑩圧迫を終了したら直ちに刺入部を確認する。万一，出血や血腫の徴候を認めた場合には，止血が得られるまで圧迫を続ける。
⑪止血が得られたら，絆創膏などを貼付する。

図3　橈骨動脈と尺骨動脈

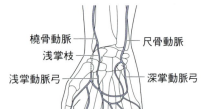

図4　橈骨動脈穿刺

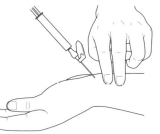

図5　橈骨動脈穿刺部位

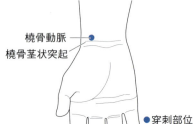

手技習得のためのランドマーク！

橈骨動脈へのアプローチの手順！
①動脈穿刺前にアレンテストを行い，尺骨動脈からの側副血行路が存在することを確認する！
②手関節を約30°伸展させて固定する！
③手関節掌側の橈骨茎状突起の内側近位側にて動脈を触知し走行を確認後，動脈の直上の皮膚を30～45°の刺入角度で穿刺する！

【C5】大腿動脈へのアプローチの手順について説明できる。

- 大腿動脈は，血管径が太いことから同定が容易である。しかしながら，易感染性であるため，入念な消毒が必要不可欠である。
- 大腿動静脈は鼠径靱帯よりも末梢側で大腿血管鞘の中にあり，内側から大腿静脈（V），大腿動脈（A），大腿神経（N）の順に走行している（図6）。
- **大腿動脈穿刺の手順**

①患者を仰臥位とし，穿刺する下肢を軽度の外転位とする。
②鼠径部を入念に消毒する。
③鼠径靱帯のすぐ末梢側で大腿動脈の拍動を触知し，動脈の太さ・位置・走行を確認する。
④利き手と反対側の示指と中指で動脈を挟んで固定する。または，動脈の走行に沿って，刺入予定部位より2～3cm離した部位にて両指

指導医から手技マスターのためのアドバイス

大腿動脈へのアプローチの手順をマスターしよう！

大腿動脈は，やや不潔になりやすいものの，血管径が太いので同定は比較的容易です。静脈への誤穿刺を防ぐために，まず，解剖［内側からVAN（静脈・動脈・神経）］を頭に入れ，動脈の拍動を確認します。動脈が逃げないようにしっかり固定をして穿刺しよう！

で脈を触知するように動脈を固定する。
⑤皮膚と垂直に針を刺入し，シリンジを保持する手に，動脈の拍動を感じたら，軽い抵抗とともに動脈壁を貫き，採血を行う。
⑥予定量の血液を採取した後，動脈壁を貫いた部位の直上を圧迫止血し，止血を確認して終了する。

図6　右大腿動脈周囲の解剖
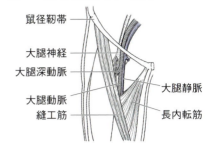

手技習得のためのランドマーク！
大腿動脈へのアプローチの手順！
①大腿動静脈は，内側から順に大腿静脈（V），大腿動脈（A），大腿神経（N）と走行していることを認識する！
②穿刺側の下肢を軽度の外転位とする！
③指で挟むなどして動脈を固定し，皮膚と垂直に針を刺入。動脈の拍動を感じたら，動脈壁を貫く！

【C6】上腕動脈へのアプローチの手順について説明できる。

● 上腕動脈穿刺は，技術的に難易度が高く，また合併症も生じやすい。
① 上腕動脈は，比較的太いものの，深在性であることから穿刺や圧迫止血が比較的困難である。
② 上腕動脈は，橈骨動脈と尺骨動脈の上流の血管であり，血腫を形成すると前腕全体の虚血のリスクとなる。
③ すぐ近傍に正中神経が伴走しており（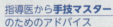），神経損傷の恐れがある。そのため，橈骨動脈や大腿動脈の穿刺が困難な際にのみ選択する。

● 上腕動脈穿刺の手順
① 患者の肘関節の下に枕を置き十分に伸展し，前腕を回外させる。
② 肘窩内側付近で，示指と中指にて動脈の拍動を確認する。
③ 示指の直下で，45°の角度で皮膚を穿刺し，示指と中指で触知していた動脈の走行をイメージし，中枢側に針を進める。この際，動脈に伴走する正中神経の損傷に注意する。
④ 予定量の血液を採取した後，動脈壁を貫いた部位の直上を圧迫止血し，止血を確認して終了する。動脈が深在性であることから，圧迫が不確実にならないように，上腕骨に押し付けるように最低でも5分間は圧迫を続ける。

指導医から手技マスターのためのアドバイス
上腕動脈へのアプローチの手順をマスターしよう！
やむを得ず上腕動脈穿刺を選択する場合は，肘窩内側付近にて45°の角度で皮膚を穿刺しよう！この際，動脈に伴走する正中神経に注意しつつ，中枢側に針を進めていこう！終了後は，最低でも5分は圧迫止血をしよう！

図7　右上腕動脈周囲の解剖
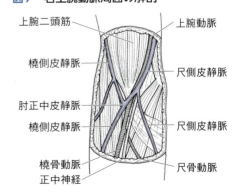

> **手技習得のためのランドマーク！**
>
> **上腕動脈へのアプローチの手順！**
> ①上腕動脈穿刺は，難易度が高く，合併症のリスクも高いことから安易に選択しない！
> ②肘関節を十分に伸展し，前腕を回外の上，肘窩内側付近にて動脈の拍動を確認する！
> ③45°の角度で皮膚を穿刺し，動脈の走行のイメージに合わせて，中枢側に針を進める！

手技基本のまとめ

【C7】動脈穿刺の失敗原因とその対策について説明できる。

（1）動脈穿刺の確認法
- 針を血管に対して垂直に穿刺し，動脈血が逆流してくる深さまで挿入する。動脈であれば，多くの場合，動脈圧により注射器を引かなくても動脈血がシリンジ内に流入する。

（2）動脈穿刺の失敗原因とその対策
- 内出血……何度も同じ部位を穿刺し内出血が生じると，動脈はますます触れにくくなり，穿刺できなくなる。その場合には，穿刺部位を変える（または穿刺する医師を交代する）。
- 動脈の拍動が微弱……細い動脈の拍動が微弱にしか触知しない。その場合には，躊躇せず，上腕動脈や大腿動脈などの太い動脈，拍動の強い動脈の穿刺に変更する。局所の循環不良な箇所は避ける。

（3）動脈別の穿刺の失敗原因とその対策
- 橈骨動脈・大腿動脈穿刺における失敗の原因とその対策を示す（**表3**）。

指導医から手技マスターのためのアドバイス

動脈穿刺の失敗原因とその対策をマスターしよう！

動脈穿刺は，1度失敗すると同一部位での成功の可能性は減少します。逆に，成功すれば動脈圧によりシリンジ内に自動的に血液が流入してきます。適切な姿勢，動脈の同定と固定に注意して，1発成功を目指しましょう！

表3 橈骨動脈・大腿動脈穿刺の失敗原因とその対策

動脈	失敗原因	理由	対策
橈骨動脈	手首の伸展が不十分	手首を十分に伸展しなければ，橈骨動脈は皮膚表面まで押し上げられず，固定も不安定となり，穿刺が容易ではなくなる。	・手首の裏側にガーゼなどを置き，手首を十分に伸展させて，バンドなどで手を固定すると，安定する。 ・上腕を広げた上腕外転位よりも上腕を体につけた上腕体側位のほうが，手技は容易である。
	手首の内側面が水平でない	患者の手首を水平に保たないと，手首が小指側に傾きやすく，穿刺角度を誤りやすくなる。	手首が平行に保てない場合は，手首の角度に注意して，皮膚に対して30〜40°の角度で穿刺する。
大腿動脈	穿刺部位が不正確（静脈の誤穿刺）	静脈が内側を伴走しているため，誤穿刺しやすい。	一般的な大腿動脈の穿刺点は，鼠径靭帯と大腿動脈の交差部から約1.5横指（約3cm）足側で，拍動の強く触れる部位である。
	大腿動脈の走行が深い	皮下脂肪が厚いなど，大腿動脈が皮下深く走行している場合は，動脈が十分に触知できないために穿刺が困難となる。	・指先で動脈の触知を行うことで，動脈走行の誤差を最小限にとどめる。 ・皮膚の刺入部位から血管穿刺点までの距離が長い分，斜めに穿刺すると左右のズレが大きくなるため，大腿動脈と垂直に穿刺針を進める。

手技習得のためのランドマーク！

動脈穿刺の失敗原因とその対策！
①穿刺中, 内出血を生じた場合には, 穿刺部位や施行医師を変えることが重要である！
②動脈の拍動が弱く, 位置・走行が不明な場合は, より太い拍動の強い動脈に変更しよう！
③動脈穿刺の主な失敗原因は, ㋐不適切な姿勢の場合, ㋑穿刺動脈の同定が不十分な場合, ㋒目的動脈の固定が不十分な場合, である！

【C8】動脈穿刺の際の合併症とその対策について説明できる。

1. 動脈穿刺の合併症（表4）

①出血……皮下出血さらには血腫を生じる。
②神経損傷……神経は動脈と伴走していることが多く, 穿刺により損傷をきたしやすい。
③迷走神経反射……穿刺に対する恐怖や不安から, 血圧低下, 徐脈, 気分不快などの症状を呈する。
④血栓……穿刺部に血栓を生じると, それより末梢に虚血性変化が生じる恐れがある。まれに壊死に至ることもある。

表4　動脈穿刺の主な合併症一覧

出血	血腫形成	血栓形成 （深部静脈を含む）
動脈閉塞・攣縮	末梢の虚血・壊死	感染
仮性動脈瘤	動静脈瘻	神経損傷

指導医から知識マスターのためのアドバイス

動脈穿刺の際の合併症とその対策をマスターしよう！

動脈穿刺の合併症を防ぐには, 抗凝固薬や抗血小板薬の内服の有無の聴取も欠かせません。また, 外傷性瘢痕の有無など穿刺部位とその周囲の状態を確認することも重要です。いずれにしても, 安易な動脈穿刺を行わないことが合併症回避の最善策です！

2. 合併症への対策

- 安易に動脈穿刺を行わない（その必要性を十分考慮する）。
- 凝固障害の有無に注意し, 抗凝固薬・抗血小板薬内服の有無を確認する。
- 可能な限り, ①利き腕側, ②過去に外傷・手術を受けた側, ③以前に動脈ラインを留置した側は避ける。
- 穿刺時に使用する針の太さ（22〜25G）や穿刺部位を十分考慮する。
- 患者の自覚症状に注意する（「腫れている感じがする」は血腫・動脈瘤, 「刺した痛みと違う痛みが持続」は神経損傷）。
- 主な合併症とその対策を示す。
    ①出血➡・穿刺後, 十分な圧迫止血を行う。
    ＊通常, 5〜10分施行すると止血可能である。
    ＊最初の2分くらいは拍動を強く感じるくらいに強く圧迫→その後, わずかに拍動を感じるくらいに圧迫を弱める→最後は軽い圧迫にして, 止血を確認する。

処置

＊末梢の皮膚が赤くなってきたら圧迫のしすぎである（末梢の血流を阻害するほどの圧迫は禁忌）。
・出血傾向のある患者や抗凝固薬を内服している患者は，さらに長時間圧迫を行う。
②神経損傷➡・事前に穿刺部位近傍の神経の走行をチェックしておく。
　　　　　　・安易な深部穿刺や動脈周囲の頻回な穿刺は行わない。
　　　　　　・疼痛や痺れの訴えを認めた場合には，速やかに抜針し，他部位より穿刺する。
③迷走神経反射➡・事前に十分説明し，不安や緊張を和らげる。
　　　　　　　　・頻回に声掛けを行う（急に穿刺しない）。
　　　　　　　　・症状が出現した際には，速やかに抜針し，仰臥位にしてバイタルサインをチェックする。

3. 医療者の安全

● 動脈穿刺は，血液を吸い上げた中空針を取り扱うため，血液媒介病原体の伝播リスクが高い医療行為の一つである。
● 血液ガス専用の注射針は，穿刺後，注射器から針を取り外すなどのいくつかの取り扱い手順が加わるため，医療従事者の針刺しのリスクが高い。
● 動脈血採血器具による受傷は，曝露タイプとして「より重症」に分類される。
● 日本での，針刺し事故の原因は，①器材を患者に使用している際の受傷（34.7％），②リキャップ時による受傷（16.7％），③ゴム管・ゴム栓からの抜針／採血時の受傷（13.3％），などである。

〈対策〉
・蝶番キャップ付き注射針などの安全装置付きの血液ガス専用針を用いる。
・穿刺後にすぐに止血できる準備をしてから，動脈穿刺を行う。
・動脈穿刺後，針が露出したままで，他者に針や注射器の手渡しをしない。また，穿刺後の針や注射器は，トレイを介して受け渡しする。

〈針刺し時の対応〉
・直ちに損傷部の血液を絞り出す。
・十分な流水で洗い流し消毒する。
・院内の針刺し事故マニュアルに準じて対応する。

知識習得のためのランドマーク！

基本知識のまとめ

動脈穿刺の際の合併症とその対策！
①動脈穿刺の主な合併症は，㋐出血（血腫），㋑神経損傷，㋒血栓である！
②動脈穿刺の合併症を防ぐには，㋐虚血に注意した十分な圧迫，㋑深部への穿刺および頻回の穿刺の回避，㋒症状を認めた場合の速やかな抜針，が重要である！
③患者への十分な配慮と医療従事者の針刺し事故にも注意する！

268

4 「できた！」の実感 〜確認問題〜

Q 正しいものに○，誤っているものには×をつけよ。

( ) 1. 動脈穿刺の適応には，呼吸機能不良患者や重症患者などが挙げられる。
( ) 2. 橈骨動脈は深在性のため，穿刺および圧迫止血が困難である。
( ) 3. 動脈穿刺を行う際には，患者に「採血の一種であり，リスクは少ない」ことを説明して，不安を取り除く。
( ) 4. 橈骨動脈穿刺の際には，皮膚に直角に針を刺入し，そのままの角度でゆっくり進めていく。
( ) 5. 大腿動脈穿刺の際には，穿刺側の下肢を軽度の外転位とする。
( ) 6. 上腕動脈穿刺の際には，肘関節の下に枕を置き十分に伸展し，前腕を回外させる。
( ) 7. 橈骨動脈穿刺の失敗原因の一つに，手首の伸展不良が挙げられる。
( ) 8. 動脈穿刺後の出血・血腫の予防のためには，末梢側が虚血になるほど十分に圧迫して，止血を得る必要がある。

※正解は次ページ下

指導医から

▶今だから語れる失敗談

　卒後まだ間もない頃，静脈採血が困難な患者さんに対して，大腿動脈から採血をすればよいと高を括っていた。特に痩せている方などは，点滴や採血によって隠れてしまった細い静脈から採血するより，しっかりと認識できる大腿動脈のほうが，穿刺が容易だからである。あの日も，いつものように大腿動脈から採血を行った。もちろん，一度の穿刺で十分量の採血ができた。しばらくすると，ナースコール。「○○さんの病室に来てください！」。さっき動脈穿刺した方だ。急いで駆けつけると，穿刺した右大腿部から鼠径部にかけて手拳大以上の皮下血腫を認めた。幸い，ナースの巡回のおかげで神経麻痺や虚血にまでは至らなかったが，穿刺後の不十分な圧迫が原因であることは明白だった。動脈穿刺は，決してリスクの低い手技ではないと痛感した。

▶アドバイス 〜手技を習得するために〜

1. 動脈穿刺は，救急時や重症患者の評価に必須である！
2. 動脈穿刺可能部位とその特徴を理解しておこう！
3. 動脈穿刺は，器具のみならず，患者の状態も十分考慮してから穿刺に臨もう！
4. 橈骨動脈穿刺は，一度の穿刺での採血を心がけよう！
5. 大腿動脈穿刺は，動脈が逃げないようにしっかり固定をしてから穿刺しよう！
6. 上腕動脈穿刺は，肘窩内側付近にて45°の角度で皮膚を穿刺しよう！
7. 動脈穿刺は，適切な姿勢，動脈の同定と固定に注意して，1発成功を目指そう！
8. 合併症回避のためにも，安易な動脈穿刺を行わないようにしよう！

さらに勉強したいあなたへ ～指導医からの推薦図書～

- 菅野敬之編 『写真とイラストでよくわかる！注射・採血法 改訂版』羊土社，2012
  （動脈穿刺の実際が，わかりやすく記載・図示されている）
- 四維東州 『一気に上級者になるための麻酔科のテクニック第2版』三輪書店，2011
  （実践的であり，動脈穿刺が上手くできない場合の手技が丁寧に記載している）

2 体腔穿刺の手技
心嚢穿刺ができる！

> **到達目標** （参考）日本外科学会「外科専門医修練カリキュラム」
>
> 心嚢穿刺の手技に習熟し，安全に施行できる。

1 「できない」ところを探せ！〜自己診断〜　※【 】は対応するコンピテンシー

Q 正しいものに○，誤っているものには×をつけよ。

( ) 1. 心嚢液が500 mL以上貯留したら心タンポナーデと診断する【C1】。
( ) 2. Kussmaul徴候は呼気時に頸静脈怒張が著明となる現象である【C2】。
( ) 3. 心タンポナーデは緊急事態であり，すでに心停止している場合，またはその状態に準ずる場合は，直ちにその場で心嚢穿刺を行う【C3】。
( ) 4. 心嚢穿刺部位は，剣状突起左縁と左肋骨弓の交差する点（Larry point）が一般的である【C4】。
( ) 5. 心臓前面の心嚢液が少なく穿刺が危険な場合や血液凝血のためにカテーテルドレナージが無効と判断される場合には外科的処置が必要である【C5】。
( ) 6. 心嚢穿刺時の陽圧換気は静脈還流量を低下させ，心拍出量を減少させるので禁忌である【C6】。

※正解は次ページ下

2 「できない」から「できる」へのロードマップ（行動目標）

▶若き外科医の悩み

何ができたら，指導医の求める「心嚢穿刺ができる」になるのだろうか？

指導医は，若い外科医に何を期待しているのだろうか？〔コンピテンシー【C】一覧〕

- ✓ □ 【C1】 心嚢穿刺の適応について説明できる。（⇒p.272）
- □ 【C2】 心タンポナーデの診断ができる。（⇒p.273）
- □ 【C3】 心嚢穿刺に必要な器具の準備ができる。（⇒p.274）
- □ 【C4】 心嚢穿刺の適切な部位や方向について説明できる。（⇒p.275）
- □ 【C5】 心嚢穿刺が不可能な場合の対応について説明できる。（⇒p.276）
- □ 【C6】 心嚢穿刺の管理上の注意点と合併症対応について説明できる。（⇒p.277）

3 これができれば合格！ ～指導医の求める臨床能力（コンピテンシー）～

【C1】心嚢穿刺の適応について説明できる。

- 心嚢液は生理的に50 mLまでの量であれば正常範囲内である。
- 心嚢穿刺の適応は，心タンポナーデを発症している場合である（表1）。
- 心嚢液が貯留しているだけでは心タンポナーデと定義されない。
- 心嚢液が貯留し，それが原因となりショック状態に陥っている場合を心タンポナーデという。
- 心嚢液が100 mL以下でも心タンポナーデを発症することがある。
- 慢性の場合は700～800 mL貯留しても心タンポナーデを発症しないこともある。
- 慢性的に心嚢液が貯留する疾患には，心内膜炎，悪性新生物，膠原病，甲状腺機能低下症などがある（表1）。
- このように，心タンポナーデの治療は，その原因疾患の治療が大事だが，循環動態（心臓のポンプ機能）が破綻する前に経皮的な心嚢穿刺によるドレナージを行うことが重要である。
- 心臓超音波検査（前項目参照）にて，心嚢液の貯留を認めた場合で，①動脈圧の低下，②奇脈の出現，③静脈圧の上昇など，循環動態に異常を確認した場合には，心嚢穿刺を速やかに行う。
- 血行動態が安定していても，①心臓超音波検査にて10 mm以上の大量の心嚢液を認める場合，②右房の虚脱を認める場合には，急激に血行動態が破綻する可能性が高いため，心嚢穿刺を行う（心前面に拡張期で10 mm程度の液体貯留があれば，心嚢穿刺は可能である）。

指導医から知識マスターのためのアドバイス

心嚢穿刺の適応をマスターしよう！

心嚢穿刺は心タンポナーデに対して行う手技です。心タンポナーデは心嚢液の貯留が循環不全の原因となっている病態をいいます。穿刺手技とともに，その原因となる疾患や病態を理解しておきましょう！

表1　心嚢穿刺の適応となる状態および疾患

1. 急性	外傷 急性心内膜炎 心破裂 解離性大動脈瘤による出血
2. 慢性	結核性心内膜炎 膠原病 甲状腺機能低下症
3. その他	悪性腫瘍の心膜転移

知識習得のためのランドマーク！

心嚢穿刺の適応！
①心嚢穿刺が必要な心タンポナーデの原因疾患についてチェックしよう！
②心嚢穿刺の適応は，原則的に，心嚢液の貯留量で判断せず循環動態の異常所見の有無で判断する。
③具体的な心嚢穿刺の適応は，
　㋐心嚢液の貯留を認めた場合で，動脈圧の低下，奇脈の出現，静脈圧の上昇を認めた場合
　㋑血行動態が安定していても，心臓超音波検査で10 mm以上の大量の心嚢液がある場合
　㋒血行動態が安定していても，右房の虚脱を認める場合，である。

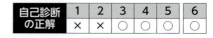

体腔穿刺の手技

【C2】 心タンポナーデの診断ができる。

● 心タンポナーデの診断は，身体所見や画像所見などを総合的に判断することにより行われる。

● 心タンポナーデの特徴的な理学所見は，①中心静脈圧上昇，②心音微弱，③血圧低下であり，「Beckの3徴」と言われる。また，その他，頻脈，頻呼吸，脈圧の減少，奇脈(注1)を認める。

● 通常吸気時には胸腔内圧が低下し，静脈還流が容易となるため頸静脈怒張が軽減される。しかしながら，心タンポナーデでは，吸気時に頸静脈怒張が増強することがあり，これをKussmaul徴候という。

> **指導医から知識マスターのためのアドバイス**
>
> **心タンポナーデの診断をマスターしよう！**
>
> 心タンポナーデは緊急処置を要する疾患です。そのため，迅速に診断できるように，診断手技を身に付けておきましょう！

Ⅱ
2
心嚢穿刺ができる！

(注1) 奇脈とは：

・脈圧が吸気の場合に弱く，呼気の場合に強くなる所見で，胸腔内圧の上昇を反映した症状である。

・脈容量の変化は10mmHg以上で異常と判断する。

・正常でも吸気時に肺が膨張して肺の血管が拡大するために血圧が低下するが，吸気時の肺膨張によって心臓への圧迫が増強したために心拍出量が低下して吸気時での血圧低下が顕著に生じる現象である。

● 心臓超音波検査での診断を以下に示す。

・心タンポナーデを疑った症例では，できるだけ速やかに心臓超音波検査を行う。

・心臓超音波検査で，①心嚢液貯留所見(echo free space)は，心タンポナーデの診断において重要な所見である。

・心嚢液貯留量が増加するにつれ，②拡張早期の右室前壁と右房の虚脱が出現し，③右室拡張末期容積が減少する。

・パルス・ドプラ法では，④上大静脈や肝静脈での拡張期血流速度D波は減高ないしは消失する，⑤両室の急速流入速波であるR波の減高が認められる。

● 心臓超音波検査以外の検査での診断を以下に示す。

・胸部単純X線検査：心嚢液が250mL以上貯留した場合には，水瓶型心拡大を認める。

・心電図：全誘導で低電位を示す。これは収縮性心膜炎，緊張性気胸，心筋梗塞，重症心筋障害でも認められる所見だが，心タンポナーデでも電気的交互脈を認める。

・胸部CT，MRI検査：①心嚢液の貯留，②心膜肥厚，③心膜周囲の腫瘍や結節病変などを認める。

● このように，心尖拍動の減弱，心電図変化，心臓超音波検査所見，胸部CT/MRI画像での心嚢液貯留を確認すれば，心タンポナーデの診断は容易である。さらに穿刺により貯留液を証明すれば確定診断できる。

273

知識習得のためのランドマーク！

心タンポナーデの診断！
①心タンポナーデの特徴的な理学所見は，Beckの3徴やKussmaul徴候である。
②心臓超音波検査では，⑦心嚢液貯留所見，①拡張早期の右室前壁と右房の虚脱，⑨右室拡張末期容積の減少を認める。
③胸部単純X線検査で水瓶型心拡大，心電図で低電位，胸部CTやMRI検査で⑦心嚢液の貯留，①心膜肥厚，⑨心膜周囲の腫瘍や結節病変などを認める。

【C3】心嚢穿刺に必要な器具の準備ができる。

- 心タンポナーデは緊急事態であり，すでに心停止している場合，または，その状態に準ずる場合は，直ちにその場で心嚢穿刺を行わなければならないので，心嚢穿刺に必要な器具は常備しておく必要がある。
- 心破裂や大動脈解離による心嚢内への出血が原因である場合には，心嚢穿刺は手術室で行うことが望ましい（すぐに開胸手術可能）。これは，心嚢穿刺したために，逆に出血が止まらなくなったり，制御不能に陥ることがあるためである。
- 心嚢穿刺に必要な器具を**表2**と**図1**に示した。穿刺針は18G以上のものを用意する。また，除細動器具や蘇生道具一式も必要である。
- 心嚢穿刺キットが販売されているが，ピッグテールカテーテルや中心静脈カテーテルでも代替可能である。

指導医から手技マスターのためのアドバイス

心嚢穿刺に必要な器具の準備をマスターしよう！

心タンポナーデは緊急処置を要する疾患であり，心嚢穿刺は迅速かつ正確に行う必要があります。穿刺手技だけでなく，必要な器具の準備をマスターしよう！

表2 心嚢穿刺に必要な器具

消毒セット
ドレーピングセット
局所麻酔薬
18G以上の穿刺針
シリンジ
ドレナージキット
心電図モニター
超音波検査装置
除細動器
蘇生道具一式

図1 心嚢穿刺キット

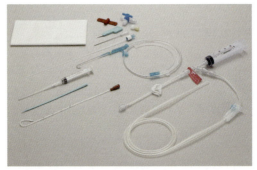

（Argyle™ アスピレーションセルジンガーキット　コヴィディエンジャパン株式会社）

体腔穿刺の手技

手技基本のまとめ

手技習得のためのランドマーク！

心嚢穿刺に必要な器具の準備！
①心嚢穿刺は緊急を要するので必要な器具を常備しておく。
②心嚢穿刺キットのみならず，除細動器具や蘇生道具一式も準備する。
③専用のキットがなくても，中心静脈カテーテルやピッグテールカテーテルでも心嚢穿刺は可能。

【C4】心嚢穿刺の適切な部位や方向について説明できる。

- 可能であれば，上半身を30°程度挙上する。このような体位により，心嚢液が穿刺部位近傍の心下面に移動するので穿刺しやすくなる。
- 穿刺点としては，剣状突起左縁と左肋骨弓の交差する点(Larry point)が一般的である（心窩部アプローチ）。
- 心臓超音波検査で穿刺する方向，皮膚から心嚢までの距離，心嚢から心筋までの距離を測定し，穿刺する。
- また，心臓超音波検査にてより安全に穿刺できそうな部位があれば胸骨左縁第5肋間などでも穿刺が可能である（心尖部アプローチ）。
- 穿刺針を進めすぎて心筋に触れると不整脈が出現するので注意する。

(1) 心窩部アプローチ

①穿刺部位を消毒，ドレープし，必要があれば局所麻酔を行う。エコーガイド下に穿刺するのが安全だが，できないときは，穿刺針の角度を体表面から45°にして，左肩の烏口突起の方向に向けて穿刺する（図2a, b）。
②吸引をかけつつ慎重に針を進める。通常は皮膚から4〜6cmで針先が心嚢に到達する。針先が心嚢を貫くときに軽い抵抗があり，その後，心嚢液が吸引される。
③さらに数mm進めて外筒が心嚢内に完全に入った状態にしてから，外筒のみを進めて内筒を抜去する。

図2 心嚢穿刺における心窩部アプローチの穿刺方法

a 心嚢穿刺部位と方向

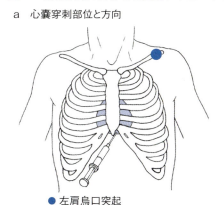

●左肩烏口突起

b 心嚢穿刺の角度

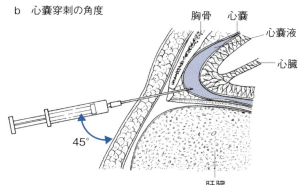

胸骨　心嚢
心嚢液
心臓
肝臓
45°

処置

- しばらくドレナージを行う場合は，引き続きSeldinger法を用いてカテーテルを留置する。

（2）心尖部アプローチ
- 心尖部は左室に近いため，穿刺の安全域が広いことが条件である（図3a, b）。
- 心尖部アプローチの長所は，心嚢が胸壁下にあり，偏位しにくいことである。

図3　心尖部アプローチの穿刺方法

a　心嚢穿刺部位と方向

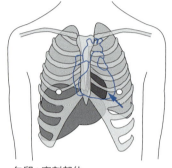

矢印：穿刺部位

b　心嚢穿刺の方向

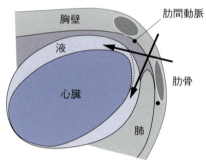

手技習得のためのランドマーク！

心嚢穿刺の適切な部位や方向！

①心嚢穿刺の体位は上半身を30°程度挙上，穿刺点は剣状突起左縁と左肋骨弓の交差する点（Larry point）。
②穿刺する前に，心臓超音波検査で穿刺する方向，皮膚から心嚢までの距離，心嚢から心筋までの距離を測り，穿刺をイメージする！
③心嚢穿刺のアプローチは，㋐心窩部アプローチと㋑心尖部アプローチとがある。

【C5】心嚢穿刺が不可能な場合の対応について説明できる。

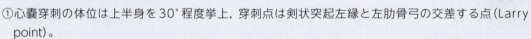

- 心臓前面の心嚢液が少なく穿刺が危険な場合や，血液の凝血のためカテーテルドレナージが無効と判断される場合には，外科的処置が必要である。
- 心臓超音波所見から吸引可能かどうか（外科的ドレナージが必要か）の判断のポイントは，
  (1) echo-freeの中に点状エコー：漿液，血液，膿性の可能性が高く吸引可能
  (2) echogenicな点状エコーあるいはecho-freeの中に網目状を呈している場合は凝血している可能性が高く，外科的ドレナージが必要
- 外科的処置の手順：
  ①局所麻酔下に胸骨剣状突起下で5cmほどの皮切をおく（図4a）。
  ②腹直筋を切開し，心嚢前面に到達する（図4b）。
  ③胸骨を前方に牽引し，胸骨後面で心嚢を直視下に切開し，ドレナージする。
  ④ドレーンを別の孔から通して留置する。

図4 外科的心嚢ドレナージ術

a 外科的心嚢ドレナージ術の皮切

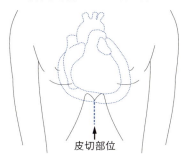

皮切部位

b 外科的心嚢ドレナージ術の心嚢前面到達法

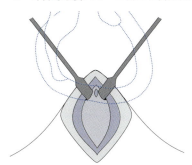

> **知識習得のためのランドマーク！**
>
> **心嚢穿刺が不可能な場合の対応！**
> ①心嚢穿刺が不可能と判断する場合は，㋐心嚢液が少なく穿刺が危険な場合や㋑血液の凝血のためカテーテルドレナージが無効と判断される場合である。
> ②心臓超音波検査でカテーテルドレナージが無効と判断されるのは，echogenicな点状エコーあるいはecho-freeの中に網目状を示す場合である。
> ③心嚢穿刺が不可能と判断した場合には，外科的心嚢ドレナージを行う。

【C6】心嚢穿刺の管理上の注意点と合併症対応について説明できる。

（1）心嚢穿刺時の管理上の注意点
- 心嚢穿刺中は，心嚢液が十分排液されるまで血行動態の維持に努めることが重要である。補液や輸血などを行い，循環血液量を増加させる必要がある。
- 心嚢穿刺中に強心薬を使用することはあるが，通常のカテコラミン製剤投与は無効であることが一般的である。
- 心嚢穿刺中の陽圧換気は，静脈還流量を低下させ心拍出量を減少させるので禁忌である。
- 心嚢穿刺の直後は，穿刺部の出血，血腫に注意しながらモニタリングを行う。
- 穿刺部やその周囲に発赤，腫脹などの感染徴候がないか，症状と合わせて観察する。
- 長期間に及ぶドレナージ用カテーテルの挿入は感染に十分注意が必要である。

（2）心嚢穿刺の合併症
- 冠動静脈損傷，心筋損傷➡バイタルサイン，心電図とともに，動悸，胸痛などの症状も注意深く観察する。
- 肺損傷，血胸，気胸➡呼吸困難，呼吸促迫，頭痛などの呼吸不全を疑う症状の観察が重要。必要に応じて動脈血ガス分析にて評価を行う。
- 消化管穿孔，肝損傷，迷走神経反射による心拍数低下，血圧低下なども起こりうる。

処置

知識習得のためのランドマーク！

基本知識のまとめ

心嚢穿刺の管理上の注意点と合併症対応！
① 心嚢穿刺中は補液や輸血を行う。心嚢穿刺中の陽圧呼吸は禁忌である。
② 心嚢穿刺直後は穿刺部の出血や血腫に注意し，穿刺部やカテーテル挿入部の感染に注意する。
③ 心嚢穿刺の他臓器損傷による合併症には，㋐冠動静脈損傷や心筋損傷，㋑肺損傷，血胸，気胸，㋒消化管穿孔，肝損傷，などがある。

4 「できた！」の実感 〜確認問題〜

Q 正しいものに○，誤っているものには×をつけよ。
(　) 1. 心嚢液が貯留しているだけでは心タンポナーデとは定義されない。
(　) 2. 悪性腫瘍の心膜転移は心嚢穿刺の適応ではない。
(　) 3.「Beckの3徴」とは中心静脈上昇，心音微弱，血圧低下である。
(　) 4. 胸部単純X線検査では，心膜液が150 mL以上貯留した場合，水瓶型心拡大を認める。
(　) 5. 心嚢穿刺には，心窩部アプローチ法と心尖部アプローチ法がある。
(　) 6. 心破裂や大動脈解離による心タンポナーデでは，可能であれば手術室で心嚢穿刺を行う。

※正解は次ページ下

指導医から

▶▶ **今だから語れる失敗談**

　卒後17年目の外科医です。いまだに実際の臨床現場で心嚢穿刺を施行した経験はありません。従って，失敗談というのはありません。しかしながら，心嚢穿刺は緊急を要する場合が多いので，的確な診断を行ったうえでの心嚢穿刺の手技の習得は重要です。診断および手技について知識を再度整理し，日常的にイメージトレーニングしておきたいと考えています。

▶▶ **アドバイス 〜手技を習得するために〜**

1. 心嚢穿刺が必要な症例に遭遇することはERでもそう多くはないが，緊急を要する心嚢穿刺手技は日頃からできるように習得しておく必要があり，手順を体に染み込ませよう！
2. 心嚢穿刺の適応と病態の理解が迅速な処置につながる！
3. 心嚢穿刺の合併症を理解しよう！
4. 心嚢穿刺後の管理を理解しよう！

さらに勉強したいあなたへ ～指導医からの推薦図書～

● 真弓俊彦 編 『コツを覚えて必ずできる！体腔穿刺－部位・臓器別にみる間違いのない穿刺のポイント（ビジュアル基本手技8）』羊土社, 2008
（丁寧な説明と豊富な写真・図により, 初学者にとって有用な書物である）

● 山科章 編 『これだけは知っておきたい 循環管理』総合医学社, 2016
（病態の説明がわかりやすく, 有用な書物である）

確認問題 の正解	1	2	3	4	5	6
	○	×	○	×	○	○

Ⅱ 処置

2 体腔穿刺の手技

胸腔穿刺と胸腔ドレーン留置・管理ができる！

> **到達目標** （参考）日本外科学会「外科専門医修練カリキュラム」
>
> 胸腔穿刺と胸腔ドレーンの留置・管理ができる。

1 「できない」ところを探せ！ ～自己診断～   ※【 】は対応するコンピテンシー

Q 正しいものに○，誤っているものには×をつけよ。

( ) 1. 重症度にかかわらず，すべての気胸が胸腔穿刺または胸腔ドレナージの適応である【C1】。
( ) 2. 血胸に対する胸腔ドレナージでは，28〜32Frの太めのチューブを選択する【C2】。
( ) 3. 肋骨下縁には肋間神経・動静脈が走行している【C3】。
( ) 4. 脱気目的の胸腔穿刺は，第2肋間中腋窩線上から穿刺する【C4】。
( ) 5. 脱気目的の胸腔穿刺は，患者を座位にしたほうが穿刺は容易である【C5】。
( ) 6. 水封式陰圧持続吸引器は，排液瓶・水封瓶・吸引圧調整瓶の三連瓶で構成される【C6】。
( ) 7. 胸水中の総蛋白(TP)/血清中の総蛋白(TP)＞0.5であれば，滲出性胸水と判断する【C7】。
( ) 8. 気胸に対する急速な脱気は，再膨張性肺水腫の原因となる【C8】。
( ) 9. 胸腔ドレナージチューブは，最大吸気時に抜去したほうが抜去後の気胸を生じにくい【C9】。

※正解は次ページ下

2 「できない」から「できる」へのロードマップ (行動目標)

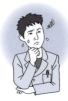

▶若き外科医の悩み

何ができたら，指導医の求める「胸腔穿刺と胸腔ドレーンの留置・管理ができる」になるのだろうか？

指導医は，若い外科医に何を期待しているのだろうか？〔コンピテンシー【C】一覧〕

✓ ☐ 【C1】 胸腔穿刺と胸腔ドレナージの適応について説明できる。(⇒p.281)
  ☐ 【C2】 胸腔穿刺と胸腔ドレナージに必要な器具の準備ができる。(⇒p.282)
  ☐ 【C3】 胸腔穿刺と胸腔ドレナージに必要な解剖について説明できる。(⇒p.283)
  ☐ 【C4】 胸腔穿刺と胸腔ドレナージを行う適切な部位の選択や穿刺方向について説明できる。(⇒p.284)
  ☐ 【C5】 胸腔穿刺と胸腔ドレナージの手順について説明できる。(⇒p.285)
  ☐ 【C6】 胸腔低圧持続ドレナージの器具の原理を理解し，その管理ができる。(⇒p.287)

- □【C7】胸腔穿刺の排液の評価ができる。(⇒p.288)
- □【C8】胸腔穿刺と胸腔ドレナージの合併症とその対応について説明できる。(⇒p.290)
- □【C9】胸腔ドレナージチューブの抜去法について説明できる。(⇒p.291)

3 これができれば合格！～指導医の求める臨床能力（コンピテンシー）～

【C1】胸腔穿刺と胸腔ドレナージの適応について説明できる。

(1) 胸腔穿刺, 胸腔ドレナージとは
- 胸腔穿刺と胸腔ドレナージは, 胸腔内に貯留した空気や液体を体外に排出するための手技である。
- 胸腔穿刺と胸腔ドレナージの適応となる病態は, ①気胸, ②血胸, ③胸水, ④膿胸, などにより呼吸・循環が障害されている場合である。
- 胸腔内貯留物の性状の確認や診断目的（細菌培養, 細胞診や生化学検査）の胸腔穿刺も行われる。

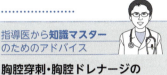

指導医から知識マスターのためのアドバイス

胸腔穿刺・胸腔ドレナージの適応をマスターしよう！

胸腔穿刺・胸腔ドレナージの適応はさまざまであり, 治療のみならず診断目的にも行われます。また, 適応を慎重に判断すべき症例もあります。適応のマスターは大切です！

表1　胸腔穿刺と胸腔ドレナージの適応

1. 病態	気胸, 血胸, 胸水, 膿胸 などにより, 呼吸・循環が障害されている場合
2. その他	胸腔内貯留物の性状確認 診断目的（細菌培養, 細胞診, 生化学検査）

（上本伸二ほか編：外科研修マニュアル改訂第2版. 南江堂, 2009より引用改変）

(2) 気胸に対する胸腔穿刺と胸腔ドレナージの適応
- 気胸の重症度分類を図1に示す。
- 軽度であり, 症状が乏しい場合は保存的に経過を観察することも可能である。
- 中等度・高度の場合は入院し, 胸腔ドレナージを行う。

(3) 胸腔穿刺と胸腔ドレナージの適応を慎重に判断すべき症例
① 肺と壁側胸膜との多発性癒着を伴う症例
② 胸膜腔のスペースが狭い症例（肺の誤穿刺の原因となる）
③ 大血管損傷を伴う症例（ドレナージによる胸腔内の減圧が出血を助長するので, むしろ緊急開胸手術の適応となる）
④ 出血傾向を伴う症例

図1　気胸の重症度分類

胸部単純X線検査で確認できる肺の虚脱の程度により分類される。

軽度：肺尖が鎖骨レベルまで
中等度：軽度と高度の間
高度：完全虚脱

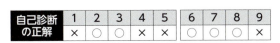

> **知識習得のためのランドマーク！**
>
> **胸腔穿刺と胸腔ドレナージの適応！**
> ①胸腔穿刺や胸腔ドレナージは，胸腔内貯留物を体外に排出する手技である。
> ②胸腔内貯留物による呼吸・循環の障害を改善する目的で行われる。
> ③その他，胸腔内貯留物の性状の確認や診断目的にも行われる。

基本知識のまとめ

【C2】胸腔穿刺と胸腔ドレナージに必要な器具の準備ができる。

(1) 胸腔穿刺に必要な器具
- 手技の手順（【C5】参照）を理解し，必要な器具を準備する。
- 胸腔穿刺に必要な器具を**表2**に示す。
- 穿刺に繊細な操作を要する場合（穿刺腔が狭い場合）は，小さめの注射シリンジを用いたほうが安全に手技が施行できる。
- 排気や排液を一定時間行う場合は，留置針を留置した後，輸液チューブなどを接続する。
- 留置針の外筒に側孔を設けたほうが組織による閉塞が少なく，効率良く排気・排液ができる。
- 診断目的の場合には，検査提出用の器具を用意する（検体採取ボトルやスライドグラスなど）。

指導医から手技マスターのためのアドバイス

胸腔穿刺・胸腔ドレナージに必要な器具の準備をマスターしよう！

胸腔穿刺・胸腔ドレナージは迅速かつ正確に行わなければならない手技です。清潔操作も必要な手技ですので，手技の手順を理解し，必要な器具の準備について理解しておきましょう！

表2 胸腔穿刺に必要な器具

```
1. 滅菌手袋
2. 穿刺部の消毒薬
3. 清潔ガーゼ
4. 局所麻酔薬 0.5～1％キシロカイン®（リドカイン塩酸塩）5～10 mL
5. 注射シリンジ（局所麻酔用として5～10 mL）
6. 注射シリンジ（本穿刺用として2.5～10 mL）
7. 注射針（局所麻酔用として23G前後）
8. 静脈留置針（本穿刺用として16～18G）
9. メス刃（留置針外筒の側孔作成用）
10. 輸液チューブ，三方活栓，点滴延長チューブ（排液採取用）
11. 排液ボトルまたは排液バッグ
```

［太田祥一ほか：手技：胸腔穿刺およびドレナージ．日内会誌（2013）より引用改変］

(2) 胸腔ドレナージに必要な器具
- 手技の手順（【C5】参照）を理解し，必要な器具を準備する。
- 胸腔ドレナージに必要な器具を**表3**に示す。
- 病態に合わせてドレナージチューブのサイズを選択することが重要である。
- 気胸の場合，脱気のみであれば10～20 Frを選択するが，胸水や血胸を伴う場合はそれ以上のサイズを選択する。
- 胸水，膿胸の場合は，貯留液の性状に応じて24～32 Frを選択する。
- 血胸の場合は，凝血によるチューブ閉塞を避けるため，28～32 Frを選択する。

体腔穿刺の手技

表3　胸腔ドレナージに必要な器具

```
 1.  滅菌手袋
 2.  穿刺・切開部の消毒薬
 3.  清潔ガーゼ
 4.  清潔織布
 5.  局所麻酔薬 0.5〜1％キシロカイン®（リドカイン塩酸塩）5〜10mL
 6.  注射シリンジ（局所麻酔用として5〜10mL）
 7.  注射針（局所麻酔用として23G前後）
 8.  メス
 9.  ペアン
10.  縫合セット（縫合針，縫合糸，持針器）
11.  胸腔ドレナージチューブ（気胸：10〜20Fr，胸水・膿胸：24〜32Fr，血胸：28〜32Fr）
12.  水封式陰圧持続吸引器
13.  滅菌蒸留水（水封式陰圧持続吸引器に満たすもの）
```

[太田祥一ほか：手技：胸腔穿刺およびドレナージ．日内会誌（2013）より引用改変]

(3)胸腔穿刺と胸腔ドレナージの消毒と無菌操作

● 胸腔穿刺と胸腔ドレナージは手術と同様に無菌操作を心がける。

● 穿刺，ドレナージの術野は十分に広く消毒し，使用する器具は滅菌されたものを使用する。

● チューブ類の接続部位も汚染されないように注意する。

● 穿刺，ドレナージ部位は清潔ガーゼやフィルムで保護し，汚染されないように心がける。

知識習得のためのランドマーク！

基本知識のまとめ

胸腔穿刺と胸腔ドレナージに必要な器具の準備！

①手技の手順を理解して必要な器具を準備しよう！

②胸腔穿刺時の留置針の外筒には側孔を設けよう！

③ドレナージする胸腔内貯留物の性状に適したチューブのサイズを選択しよう（気胸：10〜20Fr，胸水・膿胸：24〜32Fr，血胸：28〜32Fr）！

【C3】胸腔穿刺と胸腔ドレナージに必要な解剖について説明できる。

● 胸腔穿刺または胸腔ドレナージ時に重要な解剖は，体表から順に，皮膚→皮下脂肪→（浅胸筋）→肋間筋→壁側胸膜→胸膜腔 である（図2）。

● 肋骨下縁には肋間神経・動静脈が走行しているので，損傷しないように肋骨上縁で操作する（特に背側からの穿刺においては肋間の間隙が狭いため，頭側の動静脈を損傷することがあるので注意する）。

● 臓側胸膜と壁側胸膜の間の胸膜腔に貯留物が存在している。

● 胸膜腔の深層には臓側胸膜と肺が存在するので，深く穿刺して損傷しないように注意する。

● 事前に超音波やCT検査にて胸膜腔の大きさを確認することが重要である。

● 穿刺部位によっては肋間筋の表層に大胸筋や前鋸筋などの浅胸筋が存在することがあるので注意する。

● 低位の肋間を穿刺する場合は，肝臓や脾臓の誤穿刺に注意する。

図2 胸腔穿刺・胸腔ドレナージ時の解剖のイメージ

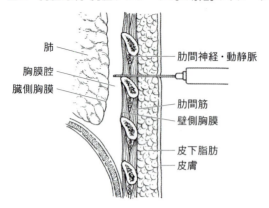

知識習得のためのランドマーク！

胸腔穿刺と胸腔ドレナージに必要な解剖！
①浅層から順に存在する組織を理解しよう！
②肋骨下縁には肋間神経・動静脈が走行しているので損傷しないように注意しよう！
③胸膜腔の深層には臓側胸膜と肺が存在するので，胸膜腔の広さを事前に画像検査で確認しておこう！

【C4】胸腔穿刺と胸腔ドレナージを行う適切な部位の選択や穿刺方向について説明できる。

- 脱気目的の穿刺の場合は，第2肋間鎖骨中線上から穿刺する（図3-①）。
- 脱気目的のドレナージチューブを留置する際は，第2肋間鎖骨中線上または第5肋間前～中腋窩線上から挿入し，肺尖部あるいは前胸部にチューブ先端を留置する（図3-①，②）。
- 液体に対するドレナージ目的では第5～6肋間の中～後腋窩線上からチューブを挿入し，背側にチューブ先端を留置する（図3-③）。
- 穿刺に際しては，肋骨上縁から穿刺しドレナージする（肋骨下縁には肋間神経・動静脈が走行している）。
- 液体のドレナージを行う際の穿刺部位は，上記位置にとらわれず超音波検査で確認するのが最良である。
- 排気・排液の両方が必要な場合は，排気用と排液用にそれぞれ1本ずつ計2本のチューブを留置することもある。

図3　胸腔穿刺・胸腔ドレナージの刺入部位とドレーンの挿入方向

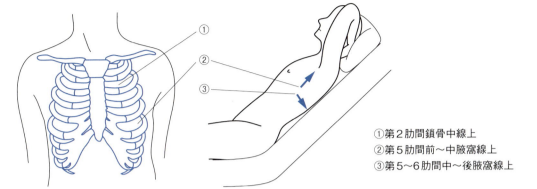

①第2肋間鎖骨中線上
②第5肋間前〜中腋窩線上
③第5〜6肋間中〜後腋窩線上

知識習得のためのランドマーク！

胸腔穿刺と胸腔ドレナージを行う適切な部位の選択と穿刺方向！
①脱気目的の穿刺，ドレナージチューブ留置部位は第2肋間鎖骨中線上または第5肋間前〜中腋窩線上である。
②液体の穿刺，ドレナージチューブ留置部位は超音波検査で確認するのが最良である。
③脱気時は肺尖部か前胸部，液体のドレナージ時は背側にドレーン先端を留置する。

【C5】胸腔穿刺と胸腔ドレナージの手順について説明できる。

(1) 胸腔穿刺の手順

①貯留物が気体の場合の体位は仰臥位が望ましい（前方からの穿刺が容易になる）。一方，貯留物が液体の場合の体位は，患者の状態に合わせて仰臥位，半座位（Fowler's position），座位の中から選択する。上肢は挙上したほうが肋間が広がり，安全な穿刺をしやすくなる。

②穿刺の目的に応じて穿刺部位の肋間を決定し，マーキングする（【C4】参照）。この際，選択した肋間の尾側の肋骨上縁を穿刺部位とする（肋間動静脈や肋間神経の誤穿刺を回避）。

③穿刺部位を消毒する。

④穿刺部位の表皮に局所麻酔を行った後，皮膚に対してほぼ垂直になるように穿刺し，局所麻酔を行いながら肋骨に当たるまで穿刺を進める（試験穿刺）。

⑤この際，局所麻酔薬の注入と陰圧をかけながら穿刺を進める操作を繰り返す。肋骨上縁を滑らせるように穿刺を進め，胸膜腔内に達するまで穿刺する。胸膜腔内に達すると，注射器の陰圧の抵抗がなくなり，貯留物が吸引される。

⑥試験穿刺時には穿刺に要した刺入長がわかるように，刺入点の針の露出部を把持しながら針を抜く。

⑦本穿刺用の留置針を装着した注射器を用いて，肋骨上縁に沿って本穿刺を行う。試験穿刺時の刺入長に近づいたら，陰圧をかけながら穿刺を進め，胸膜腔内に達するまで穿刺

処置

を進め，貯留物が吸引できることを確認する。
⑧留置針の外筒を進める。外気が胸腔内に流入しないように注意しながら内筒と注射器を抜去する（呼吸を一時的に停止させて抜去するのが重要である）。
⑨留置した外筒に三方活栓と輸液チューブを接続し，貯留物の排出を行う。穿刺部位が汚染されないようにガーゼで保護し，留置針とチューブを固定する。
⑩貯留物を排出後は外筒を抜去し，穿刺部をガーゼと伸縮テープで圧迫する。
⑪手技終了後，胸部単純X線検査を行い，貯留物の排出の状態や医原性の気胸がないかを確認する。
＊緊張性気胸に対する緊急穿刺時は，⑧による脱気に引き続いて，胸腔ドレナージの適応を考慮する。

（2）胸腔ドレナージの手順

①体位は，胸腔穿刺と同様に病態や患者の状態に合わせて仰臥位，半座位（Fowler's position），座位を選択する。上肢は挙上したほうが肋間が広がり，安全な穿刺をしやすくなる。
②ドレナージの目的に合わせて挿入する肋間を決定し（【C4】参照），選択した肋間の尾側の肋骨上縁を確認し，そこから2～3cm尾側を皮膚切開部としてマーキングする（エアリークや液漏れを防ぐ皮下トンネルを作成するため，挿入する肋間と皮膚切開部をずらす）。
③マーキング部を中心に広く消毒し，清潔敷布をかける。
④マーキング部位の表皮から皮下に広く局所麻酔を行う。皮膚に対してほぼ垂直になるように穿刺し，局所麻酔を行いながら肋骨に当たるまで穿刺を進める。挿入部の肋骨上縁から肋間筋，壁側胸膜にも十分な局所麻酔を行う。
⑤マーキング部位を3cm程度，肋間に水平に切開する（皮膚切開の大きさは安全に手技が行える視野が確保できるように調整する）。
⑥ペアンを用いて皮下組織を剥離し，皮下トンネルを作成しつつ（図4），肋骨上縁に沿うようにして肋間筋を剥離しながら壁側胸膜に達する。
⑦壁側胸膜をペアンで鈍的に穿破すると，胸膜腔内に貯留した空気あるいは液体の流出を認め，胸膜腔内への交通を確認できる。外気が胸腔内へ流入しないように指を交通部に挿入し，胸膜腔内に達していることと，周囲に癒着がないことを触診により確認する。
⑧内筒を抜いたドレナージチューブの先端をペアンで把持するか，内筒を少し抜いてドレナージチューブ先端から出ない状態にして，先の交通路に沿ってドレナージチューブ先端を胸腔内に進める。脱気，排液の目的に応じて，先端を進める位置を決める（【C4】参照）。
⑨チューブ先端が胸膜腔内に達したら，チューブ本体のみを胸膜腔内に進める。チューブ内のくもりや排液の移動によりチューブが確実に胸膜腔内に達したことを確認できたら，チューブをペアンでクランプする。
⑩チューブを水封式陰圧持続吸引器に接続して，クランプを解除する。
⑪切開部の縫合閉鎖とチューブの皮膚への固定を行う。
⑫留置後は先端の胸部単純X線写真を撮影し，チューブの位置確認を行う。

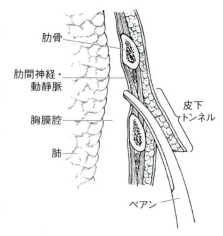

図4　胸腔ドレーン留置のための皮下トンネル作成手技

体腔穿刺の手技

> **手技習得のためのランドマーク！**
>
> **胸腔穿刺と胸腔ドレナージの手順！** 手技基本のまとめ
> ①胸腔穿刺や胸腔ドレナージは，肋骨上縁に沿って胸膜腔内に達するように心がける。
> ②胸腔ドレナージ時の皮膚切開は，安全に手技が行える視野を確保できるように大きさを調整する。
> ③胸腔ドレナージの際は，エアリークや液漏れを防ぐための皮下トンネルを作成する。

【C6】胸腔低圧持続ドレナージの器具の原理を理解し，その管理ができる。

(1) 胸腔低圧持続ドレナージの器具（水封式陰圧持続吸引器）の原理
- 排液瓶，水封（ウォーター・シール）瓶，吸引圧調整瓶の三連瓶で構成される（図5, 6）。
- 排液瓶を胸腔側に，吸引圧調整瓶をポンプ側に接続する。
- 水封瓶と吸引圧調整瓶には滅菌蒸留水を入れる。
- 水封瓶に水を入れることで胸腔内が外界（大気）から遮断された状態になる。
- 吸引圧は水封瓶と吸引圧調整瓶の水の量で設定される［図5の(a−b)cmの吸引圧になる］。
- 通常，5〜15cmH$_2$Oの持続低圧吸引を行うように設定する。
- 排液は排液瓶に貯留する。
- 気体は水封瓶に入って，気泡として確認される。

指導医から知識マスターのためのアドバイス

胸腔低圧持続ドレナージの器具の原理を理解し，その管理をマスターしよう！

胸腔低圧持続ドレナージの器具（水封式陰圧持続吸引器）の管理ミスはインシデント，アクシデントの原因となります！　医師のみならず，医療スタッフ全員が理解しておくことが大切です。器具の原理を医療スタッフにも教育できるレベルまでマスターしておきましょう！

図5　水封式陰圧持続吸引器の仕組み

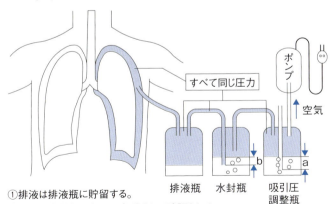

①排液は排液瓶に貯留する。
②気体は水封瓶に入って，気泡として確認される。
③水封瓶は胸腔内への大気の逆流を防止する。
④吸引圧は水封瓶と吸引圧調整瓶の水の量で設定される［上図の(a−b)cmの吸引圧になる］。

（上本伸二ほか編：外科研修マニュアル改訂第2版．南江堂，2009より引用改変）

図6　水封式陰圧持続吸引器

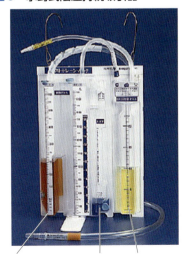

（チェストドレーンバック．住友ベークライト株式会社）

処置

（2）水封式持続吸引器の管理
- 水封瓶の液面の呼吸性移動は，胸腔内の気体や液体との交通を意味する（チューブが閉塞したり，肺が拡張すると液面の呼吸性移動はなくなる）。
- 水封瓶に気泡を認める場合は，エアリークを示唆する。
- 水封瓶に滅菌蒸留水が入っていない場合には，胸腔内が大気に開放されて，陰圧の胸腔に大気が逆流するので注意する（気胸と同じ状態になる）。
- 水封瓶の滅菌蒸留水は自然に蒸発するため，液量の減少に注意する。
- バック交換の際は，胸腔ドレナージチューブをクランプして行う（胸腔内が大気に開放され，気胸の原因となる）。
- 吸引圧調整瓶に滅菌蒸留水を注入する際は，吸引との接続を外して行う（過陰圧による肺損傷の原因となる）。

手技習得のためのランドマーク！

胸腔低圧持続ドレナージの器具の原理とその管理！
① 水封式陰圧持続吸引器の原理を理解しよう！
② 水封瓶の液量減少や滅菌蒸留水の入れ忘れに注意しよう！
③ バック交換時には，胸腔ドレナージチューブをクランプしよう！

【C7】胸腔穿刺の排液の評価ができる。

（1）胸水の性状
- 胸膜腔には胸膜間の摩擦を和らげるため，生理的に液体が存在している（正常は5mL程度）。
- 下記の原因により，胸膜腔に蓄積した液体を胸水という。
- 胸膜腔の液体は，壁側胸膜で産生され，臓側胸膜に吸収されてバランスをとっている。
- それゆえ，静水圧の異常，血漿膠質浸透圧の異常，毛細血管透過性の亢進が胸水貯留の原因となる。
- 胸水の評価をする際には，まず，漏出性胸水と滲出性胸水を鑑別する必要がある（表4）。

指導医から知識マスターのためのアドバイス

胸腔穿刺の排液の評価法をマスターしよう！

胸腔穿刺の排液の評価は，外観と性状に加え，生化学検査などを併せて行います。各疾患に特徴的な鑑別点があるので，それぞれ確認しておきましょう。

表4　Lightの基準

以下の3項目のうち，少なくとも1項目を満たせば滲出性，いずれも満たさなければ漏出性と判断する。
・胸水TP/血清TP＞0.5 ・胸水LDH/血清LDH＞0.6 ・胸水LDHが血清LDH上限値の2/3以上

（2）漏出性胸水の原因疾患と性状
- 漏出性胸水は黄色透明で水様性
  ① 静水圧の上昇（うっ血）：心不全，収縮性心膜炎，アミロイドーシスなど

②血漿膠質浸透圧の低下(低蛋白血症):ネフローゼ症候群,肝硬変,低栄養など
③その他,Meigs症候群(卵巣腫瘍に胸水・腹水を伴う疾患),自然気胸など

(3) 滲出性胸水の原因疾患と性状
- 胸膜,血管の損傷による毛細血管透過性の亢進やリンパ液還流量の低下が原因となる。
  ①腫瘍:肺癌(血性胸水,胸水中のCEA,LDHの上昇),悪性胸膜中皮腫(胸水中のヒアルロン酸の上昇)
  ②炎症:
    a. 結核性胸膜炎:胸水中のadenosine deaminase(ADA)の上昇,胸水中の糖の低下
    b. 肺炎に伴う胸水,膿胸
    c. 関節リウマチ(RA):胸水中のRA因子(+),補体の低下,糖の低下
    d. 全身性エリテマトーデス(SLE):胸水中のLE細胞(+)
    e. 膵炎:血性胸水の場合が多い,胸水中アミラーゼの上昇

(4) 胸水の外観と鑑別
①黄色透明で水様性:漏出性胸水
②黄色・混濁(胸水 WBC > 30,000/mm^3):粘稠性であれば化膿菌,流動性であれば結核を疑う。
③血性胸水(胸水Ht/血液Ht≧0.5):癌,結核,悪性中皮腫,肺梗塞,外傷を疑う。
④乳糜性胸水:リンパ管の損傷,リンパ流のうっ滞が原因となる(外傷,開胸手術,悪性リンパ腫,癌)。

(5) 胸水の生化学検査
- 胸水の生化学検査が診断に有用な疾患を表5に示す。

表5 胸水の生化学検査が有用な疾患

生化学検査	疾患
CEA↑(5 ng/mL 以上)	癌性胸膜炎
ADA↑(50 U/L 以上)	結核性胸膜炎
LED↑	肺癌
ヒアルロン酸↑(100 mg/L 以上)	悪性胸膜中皮腫
TG↑(110 mg/dL 以上)	外傷,開胸手術,悪性リンパ腫,癌
アミラーゼ↑(胸水/血清>1)	膵炎

(イヤーノート 内科・外科編. メディックメディアより引用改変)

知識習得のためのランドマーク!

胸水穿刺の排液の評価!
①漏出性胸水と滲出性胸水を鑑別する!
②血性胸水では,癌,結核,悪性中皮腫,外傷を疑う!
③診断に有用な胸水の生化学検査を確認しよう!

処置

【C8】胸腔穿刺と胸腔ドレナージの合併症とその対応について説明できる。

- 胸腔穿刺と胸腔ドレナージの合併症とその原因・対応を**表6**に示す。
- 合併症を生じる原因を理解し，合併症を起こさないよう慎重な手技を心がける。

指導医から知識マスターのためのアドバイス

胸腔穿刺・胸腔ドレナージの合併症とその対処法をマスターしよう！

胸腔穿刺・胸腔ドレナージによる合併症は，呼吸・循環障害に直結するものであり致命的になります。合併症だけでなく，その対応の方法まで理解しておきましょう！

表6 胸腔穿刺と胸腔ドレナージの合併症とその原因・対応

合併症	原因	対応
再膨張性肺水腫	脱気や胸水の除去の際，肺の急速な再膨張に伴う肺内血流の増加と血管透過性の亢進が原因となり生じる。肺の高度虚脱や長期虚脱症例に生じやすい。	・脱気，胸水の除去を緩徐に行う。 ・発症時は酸素投与，ステロイド投与，人工呼吸器管理
血胸，出血	肋間動静脈損傷，内胸動脈損傷，肺の誤穿刺・損傷	・肋骨上縁での操作を心がける。 ・深穿刺しないよう心がける。 ・保存的に止血困難であり，ドレーンから200mL/時以上の出血が4時間以上続く場合や，輸血が持続的に必要な場合は開胸止血術を考慮する。
気胸	肺の誤穿刺	・深穿刺しないよう心がける。 ・脱気が必要な場合は，胸腔穿刺あるいは胸腔ドレナージによる脱気を行う。
喀血	肺の誤穿刺（気道への穿通性損傷）	・深穿刺しないよう心がける。 ・保存的に改善しない場合は外科的な縫縮を考慮する。
肝・脾損傷	肝・脾への誤穿刺	・深穿刺しないように心がける（特に低位の肋間を穿刺する場合に注意する）。 ・保存的に止血困難な場合はインターベンションまたは外科的止血術を考慮する。
誤挿入	ドレナージチューブの胸膜腔外への挿入	・ドレナージチューブを胸膜腔へ確実に誘導する。 ・誤挿入を確認した場合は，胸膜腔へ留置し直す。
感染	不潔操作，膿胸・細菌性胸膜炎の胸壁への波及	・清潔操作を心がける。 ・穿刺針の抜去時は注射シリンジに陽圧をかけない。 ・抗菌薬投与と感染巣のドレナージを行う。
血管迷走神経性失神	穿刺やドレナージ操作に対する精神的ストレス，疼痛などの刺激	・声かけなどにより精神的ストレスを軽減する。 ・十分な鎮痛を行う。

知識習得のためのランドマーク！

胸腔穿刺と胸腔ドレナージの合併症とその対応！
①合併症の原因を理解しよう！
②肺の虚脱が高度な症例や，長期虚脱していた症例では，脱気や胸水の除去は緩徐に行うことが重要である！
③患者の精神的ストレスの軽減や十分な鎮痛を怠らないようにする！

体腔穿刺の手技

【C9】 胸腔ドレナージチューブの抜去法について説明できる。

（1）胸腔ドレナージチューブ抜去の目安
- 胸水の場合には，排液量が100 mL/日以下の場合が胸腔ドレナージチューブ抜去の目安である。
- 気胸の場合には，エアリークが認められなくなることが胸腔ドレナージチューブ抜去の目安である。
- 水封として24時間経過観察し，患者の状態に悪化がなければ，チューブをクランプしてさらに24時間経過を観察する。その後，胸部単純X線検査を行い，異常がなければ抜去可能と判断する。

（2）胸腔ドレナージチューブの抜去法
①ドレナージチューブ挿入部を十分に消毒し，局所麻酔を行った後，チューブを避けるようにして垂直マットレス縫合をかける。
②縫合糸を結紮する準備をし，最大呼気時に息止めをさせてドレナージチューブを抜去する*。
③抜去後速やかに縫合糸を結紮し，チューブ挿入部を閉鎖する。
④創をガーゼと伸縮テープで圧迫する。

＊ドレナージチューブの抜去を最大呼気時と最大吸気時のどちらに行うべきか？
　→最大呼気時に抜去したほうが気胸の発生が少ない，という報告がある。
　Cerfolio RJ, et al: J Thorac Cardiovasc. 2013
　　肺切除術後の胸腔ドレナージチューブ抜去を，最大呼気時もしくは最大吸気時に行った際の気胸の発生を比較した前向き無作為化比較試験である。最大呼気時に抜去したほうが気胸の発生だけでなく，介入の必要や退院の遅れも有意に少ないという結果であった。
　　最大呼気時に抜去する理由の一つは，胸腔内が陽圧であり空気の流入を抑制できる点である。一方，最大吸気時に抜去するほうが良いと考える理由としては，胸腔内が十分に拡張していれば，その後は胸腔内は陽圧に転じることと，息止めを続けやすいことが挙げられる。

知識習得のためのランドマーク！

基本知識のまとめ

胸腔ドレナージチューブの抜去法！
①胸水の場合には，排液量が100 mL/日以下の場合が胸腔ドレナージチューブ抜去の目安である！
②気胸の場合には，エアリークが認められなくなることが胸腔ドレナージチューブ抜去の目安である！
③胸腔ドレナージチューブの抜去は最大呼気時に息止めをさせて行ったほうが良い！

4 「できた！」の実感 〜確認問題〜

Q 正しいものに○，誤っているものには×をつけよ．

( ) 1. 軽度の気胸の場合は，保存的に経過を観察することも可能である．
( ) 2. 脱気のみであれば，10〜20Frのドレナージチューブを選択する．
( ) 3. 臓側胸膜と肺の間に胸膜腔が存在する．
( ) 4. 血胸の場合は，第2肋間鎖骨中線上から胸腔ドレナージチューブを留置する．
( ) 5. 脱気目的の胸腔穿刺は，仰臥位で行うのが望ましい．
( ) 6. 胸腔ドレーンが閉塞した場合には，水封式陰圧持続吸引器の水封瓶の液面の呼吸性移動を認めなくなる．
( ) 7. 胸水LDH/血清LDH＞0.6であれば，漏出性胸水である．
( ) 8. 膿胸を穿刺した際は，感染の波及を避けるために穿刺した注射シリンジに陽圧をかけて抜去する．
( ) 9. 胸腔ドレナージチューブを抜去する際は，最大呼気時に息止めをさせた状態で抜去したほうが抜去後の気胸が少ない．

※正解は次ページ下

指導医から

▶今だから語れる失敗談

　研修医のときのことである．気胸の患者に胸腔ドレナージチューブを留置したがなかなか肺の虚脱が改善しない症例を経験した．胸部単純Ｘ線写真では，ドレナージチューブの先端は肺尖部に位置しており，問題なく考えられた．原因がわからず頭を悩ませていると，指導医から水封瓶の液面に呼吸性変動が見られないことと，エアリークの気泡を認めないことを指摘された．原因は誤挿入であった（胸壁と壁側胸膜の間に挿入されていた）．ドレナージチューブを胸膜腔内に挿入し直すことで，肺の虚脱は速やかに改善された．画像に頼るのではなく，接続した回路の所見も十分に確認する大切さを感じた経験であった．

▶アドバイス 〜手技を習得するために〜

1. 胸腔穿刺，胸腔ドレナージの適応を理解しよう！
2. 手技に必要な解剖を理解しよう！
3. 手技の手順を十分に理解して，器具の準備と操作をしよう！
4. 偶発症や合併症を知り，それらを回避した手技を心がけよう！
5. 挿入時は，患者の精神的ストレスの軽減にも気配りをしよう！
6. 水封式陰圧持続吸引器の原理を理解しよう！

さらに勉強したいあなたへ ～指導医からの推薦図書～

● 上本伸二ほか編 『外科研修マニュアル 改訂第2版』 南江堂, 2009
（適応, 手技, 合併症, 三連瓶の原理まで, 簡便にまとめられている）

● 松藤凡ほか編 『外科レジデントマニュアル第4版』 医学書院, 2017
（ドレーンの挿入, 管理について簡便にまとめられている）

● 太田祥一ほか『手技：胸腔穿刺およびドレナージ』 日内会誌
（2013). 102:1243-7
（適応, 手技, 合併症について詳細に記載された総説である）

● 『イヤーノート 内科・外科編』 メディックメディア, 2018
（胸水の性状, 鑑別についてわかりやすくまとめられている）

確認問題の正解	1	2	3	4	5	6	7	8	9
	○	○	×	×	○	○	×	×	○

腹腔穿刺ができる！

2 体腔穿刺の手技

到達目標　（参考）日本外科学会「外科専門医修練カリキュラム」

腹腔穿刺の手技に習熟し，安全に施行できる。

1 「できない」ところを探せ！〜自己診断〜　※【　】は対応するコンピテンシー

Q 正しいものに〇，誤っているものには×をつけよ。

（　）1. 腸管拡張や癒着は腹腔穿刺の禁忌である【C1】。
（　）2. 腹水の原因検索のための腹腔穿刺は他の検査より優先して行う【C2】。
（　）3. 腹直筋の外側での腹腔穿刺が安全である【C3】。
（　）4. 腹水穿刺による大量の排液を行う際には，1時間あたり1,000 mL以下が望ましい【C4】。
（　）5. 単純性腸閉塞症の際に生じる腹水は血性であることが多い【C5】。
（　）6. 大量の穿刺排液で，腸間膜血流が増加し，hypovolemic shockとなることがある【C6】。

※正解は次ページ下

2 「できない」から「できる」へのロードマップ（行動目標）

▶若き外科医の悩み
何ができたら，指導医の求める「腹腔穿刺ができる」になるのだろうか？

指導医は，若い外科医に何を期待しているのだろうか？〔コンピテンシー【C】一覧〕

- ✓ □ 【C1】腹腔穿刺の目的と適応および禁忌について説明できる。(⇒p.295)
- □ 【C2】腹腔穿刺に必要な器具の準備ができる。(⇒p.295)
- □ 【C3】腹腔穿刺を行う部位の選択について説明できる。(⇒p.296)
- □ 【C4】腹腔穿刺の手順について説明できる。(⇒p.297)
- □ 【C5】腹腔穿刺による排液の評価ができる。(⇒p.298)
- □ 【C6】腹腔穿刺の合併症とその対応について説明できる。(⇒p.299)

3 これができれば合格！〜指導医の求める臨床能力（コンピテンシー）〜

【C1】腹腔穿刺の目的と適応および禁忌について説明できる。

- 腹腔穿刺の目的は診断と治療である。
- 診断目的：腹腔内に液体貯留がある場合には，病態把握のために腹腔穿刺を行い，その性状の分析を行う。
  - （例）外傷による腹腔内出血の有無，消化管穿孔による腹膜炎の有無，担癌患者の腹水が癌性腹水か否か，など
- 治療目的：大量の腹水貯留による苦痛があれば，これを除去するために行う。
  - （例）肝硬変や腹膜播種による大量の腹水のため症状を認める場合，など
- 適応：診断や治療上，胸腔穿刺が必要ありと判断され，穿刺可能な空間があること。
- 禁忌：①出血傾向がある場合，②穿刺可能な空間を認めない場合，③患者の協力が得られない場合。
- 高度な腸管拡張を有する場合や妊婦，開腹手術の既往（癒着）がある場合には，臓器損傷に注意して腹部超音波検査下に穿刺可能な部位を探すことが重要である。

> **指導医から知識マスターのためのアドバイス**
>
> **腹腔穿刺の目的と適応および禁忌をマスターしよう！**
>
> 腹腔穿刺は，比較的施行頻度の高い手技の1つであり，侵襲を伴う手技です。目的や適応を十分に理解して，安全に施行できるようになりたいものです。

知識習得のためのランドマーク！

腹腔穿刺の目的と適応！
①腹腔穿刺の目的は腹水の診断と，腹水貯留に対する症状緩和目的の治療である。
②腹部超音波検査で穿刺可能な空間がある場合に適応となる。
③開腹手術の既往（癒着），腸管拡張の有無，妊娠の有無，出血傾向の有無などを確認して行う。

【C2】腹腔穿刺に必要な器具の準備ができる。

- 必要があれば，経鼻胃管や膀胱カテーテルを留置し減圧しておくと，これらの臓器損傷を予防することができる。
- 診断目的の腹腔穿刺においては，腹腔穿刺の前に必要な検査はすべて済ませておく。
- 準備するものを以下に示す。
  - 穿刺針：16G以上の針（血液などの多少粘調なものや小さな残渣等も吸引できるため）。治療目的の穿刺で留置する場合は，側孔のある針［ハッピーキャス（図1）など］を用いる。カテーテルを留置する場合はアスピレーションキット（図2）などを用いて留置する。
  - 腹部超音波装置
  - 滅菌手袋，消毒薬，穴あき滅菌ドレープ
  - 局所麻酔薬（1%キシロカイン®），局所麻酔用のシリンジ，穿刺針

> **指導医から手技マスターのためのアドバイス**
>
> **腹腔穿刺に必要な器具の準備をマスターしよう！**
>
> まずは器具の準備がきちんとできるようになれば，不安な気持ちで穿刺することはなくなります。

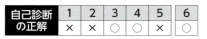

処置

・検体採取用容器
・血圧計，救急用品
● 大量排液の際は，輸液ルート，採液バッグが必要である。

図1　側孔付きの針

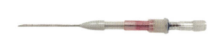

（ハッピーキャス® メディキット株式会社）

図2　アスピレーションキット

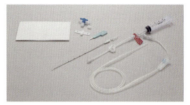

（Argyle™ トロッカーアスピレーションキット
コヴィディエンジャパン株式会社）

手技習得のためのランドマーク！

腹腔穿刺に必要な準備！
① 診断目的の腹腔穿刺は，その他の必要な検査を済ませた後に行う。
② 治療目的の腹腔穿刺では，側孔付きの針が有用である（詰まり防止）。
③ 実際に穿刺する工程をイメージして，器具に不足がないかを確認しよう。

【C3】腹腔穿刺を行う部位の選択について説明できる。

● 超音波検査を行わずに穿刺する場合はperitoneal four quadrant tap（図3）が用いられる。腹直筋を避けることにより上下腹壁動静脈の損傷を避けるためである。現在は，救急外来に腹部超音波検査装置のない救急外来はほとんどなく，あまり行われることはない。
● 腹部超音波検査で液体貯留が多く，最も安全に穿刺できるスペースを確認する。腸管や他の臓器が介在していないことを確認する。
● 腹部超音波検査のプローブを当てる角度，穿刺の深さ（○cm）を確認する。

指導医から手技マスターのためのアドバイス

腹腔穿刺を行う部位の選択をマスターしよう！

腹部超音波検査で最も安全に穿刺できる部位，角度，深さ（腹壁の厚み）を十分に確認してから穿刺しましょう。腹水が多く，簡単にできると油断すると思わぬ合併症が生じることもあります！

図3　peritoneal four quadrant tap（✕が穿刺部位）

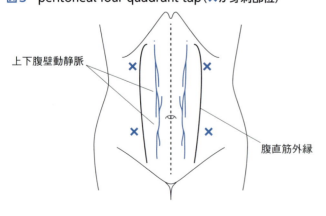

上下腹壁動静脈　　　腹直筋外縁

- 腹部超音波検査を用いる場合でも腹直筋の外側での穿刺が安全である。これにより上下腹壁動静脈の損傷を防ぐことができる。

> **手技習得のためのランドマーク！**
>
> **腹腔穿刺を行う部位の選択！**
> ①腹部超音波検査で最も安全な穿刺場所と腹壁の厚みを確認してから穿刺する。
> ②万一，腹部超音波検査装置がない場合で腹腔穿刺が必要な場合には，peritoneal four quadrant tap を用いることもある。
> ③腹腔穿刺に際しては，上下腹壁動静脈の損傷に注意する。

【C4】腹腔穿刺の手順について説明できる。

- 原則的には仰臥位で行うが，最も安全に穿刺できる部位と体位を選択する。
- 腹部超音波検査で，①穿刺スペースがあること（図4），②腸管や他の臓器が介在していないこと，を確認し皮膚にマーキングする。③穿刺方向や深さも確認する。
- 消毒：マーキング部位を広めに消毒し，穴あきの滅菌シーツで覆う（図5）。
- 局所麻酔：23G程度の針で局所麻酔を行う。
- 試験穿刺：局所麻酔の針をそのまま進め，腹水の逆流を確認する。診断目的の穿刺の場合は，針をそのまま留置し，検体採取用の注射器に付け替えて，必要な量の腹水を採取する。
- 穿刺排液：試験穿刺で穿刺した針の方向と深さを覚えておく。排液用の穿刺針を穿刺し，腹水の逆流を確認したら，外筒を進める。内針を抜去後，輸液ルートを連結し，目盛り付きの採液バッグに排液する。外筒が屈曲しないように注意し，周りをガーゼで覆ってからテープで保護する。
- 1時間あたり1,000mL以下，1日あたり2,000mL以下の排液速度が望ましい。穿刺排液時には，前後と除去中の血圧を測定し，患者の状態に注意する。

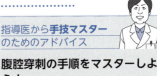

指導医から手技マスターのためのアドバイス

腹腔穿刺の手順をマスターしよう！
器具の準備と腹部超音波検査によるマーキングが正しくできれば，穿刺はほぼ成功です。平常心で穿刺ができるように自分の手順を確立させましょう。

図4 穿刺スペースの確認

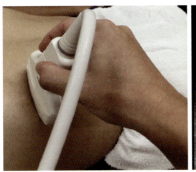
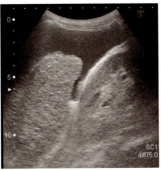

図5 マーキングおよび消毒後

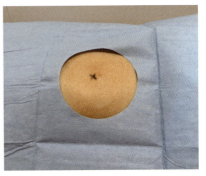

- 抜針後はガーゼやガーゼ付きの保護材で穿刺部を覆う。

> **手技習得のためのランドマーク！**
>
> **腹腔穿刺の手順！**
> ①腹部超音波検査で安全に穿刺できる部位を選択し，マーキングする。
> ②マーキング周囲を消毒する。これ以後は無菌操作によって行う。
> ③試験穿刺から排液までシミュレーションしてから行う。

【C5】腹腔穿刺による排液の評価ができる。

- 試験穿刺の際に排液を採取し，評価を行う。
- 外傷による腹腔内出血（血性）の有無，消化管穿孔による腹膜炎（膿性，胆汁性）の有無，担癌患者の腹水が癌性かどうか（漿液性，血性）などの評価を行う（表1）。
- 他の検査との併用で最終的には診断に至る。

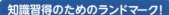

指導医から知識マスターのためのアドバイス

腹腔穿刺による排液の評価をマスターしよう！

腹腔穿刺は腹腔内出血の診断には優れています。消化管穿孔では，胃や胆嚢の穿孔部位の排液で便臭がすることもあります。また，癌性腹膜炎では，排液が血性になることもあります。他の検査と併用して診断することが重要です。

表1 腹腔穿刺の排液の性状と鑑別すべき疾患

腹水の性状	鑑別すべき疾患
血性	肝損傷，脾損傷，膵損傷，腎損傷，腸間膜損傷，その他の腹腔内の血管損傷 肝癌破裂，子宮外妊娠破裂，大動脈瘤破裂，腸管虚血，卵巣嚢腫軸捻転
胆汁性	十二指腸穿孔，胆嚢穿孔，胆管損傷
膿性（食物残渣を含む）	胃穿孔，小腸穿孔
膿性（便臭）	大腸穿孔
漿液性	肝硬変，単純性腸閉塞症，癌性腹膜炎（血性となることもある）

（真弓俊彦編：コツを覚えて必ずできる！体腔穿刺．羊土社，2008より引用改変）

> **知識習得のためのランドマーク！**
>
> **腹腔穿刺による排液の評価！**
> ①試験穿刺の際に評価を行う。
> ②血性，胆汁性，膿性，漿液性などにより鑑別診断する。
> ③他の検査との併用で最終診断に至る。

体腔穿刺の手技

【C6】腹腔穿刺の合併症とその対応について説明できる。

● 誤穿刺：腸管誤穿刺の場合は可能な限り腸管内容液やガスを吸引し，腸管内圧を低下させてから穿刺針を抜去する。その後，絶飲食として経過観察する。細い穿刺針であれば腹膜炎の発症は少ないが，厳重な経過観察が必要である。

● 腹水の穿刺排液時の血圧低下：腹腔内圧低下による腸間膜血流の増加でhypovolemic shockとなることがある。急速輸液とバイタルサインのモニタリングを行う。排液量や排液速度に注意し，補液で予防する。

● 出血：腹壁からの出血に対しては圧迫止血を行う。腹腔内臓器からの出血は，慎重に経過を観察し，止血しない場合には血管造影下の止血や開腹手術を考慮する。

● 感染：1度の穿刺で起こる可能性は低い。カテーテルの長期留置症例では穿刺部周囲や腹腔内に感染が起こることがあり，その際はカテーテルを抜去することにより対応する。

知識習得のためのランドマーク！

基本知識のまとめ

腹腔穿刺の合併症とその対応！

①誤穿刺が発生した場合には，細い針ならば保存的に治療できることもあるため，厳重に経過観察しよう。
②排液が多いと予想される場合には，ルート確保を行い，血圧低下などに対応ができるようにする。
③穿刺部腹壁からの出血の際はまず圧迫し，慎重な経過観察を行う。

---

4 「できた！」の実感 〜確認問題〜

Q 正しいものに○，誤っているものには×をつけよ。

( ) 1. 腹腔穿刺には，診断目的と治療目的がある。
( ) 2. 腹腔内にカテーテルを留置する際にも，安全性を高めるために細い針を用いて穿刺する。
( ) 3. 腹壁の血管損傷を避けるために，腹直筋より外側で穿刺する。
( ) 4. 腹水の穿刺排液前後と除去中に血圧を測定する。
( ) 5. 消化管穿孔が疑われる症例に対する診断目的の腹腔穿刺では，消化管穿孔の部位の同定が可能である。
( ) 6. 腸管を誤穿刺した場合，絶飲食として厳重に経過観察する。

※正解は次ページ下

299

処置

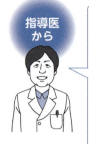
指導医から

▶ **今だから語れる失敗談**

　腹腔穿刺は，比較的安全な処置の一つであり，研修医のときから実際に施行することが多い処置の一つです．失敗することがほとんどない処置で，私も幸い合併症を経験したことはありません．しかしながら，穿刺したけど液体が引けない，思ったよりも排液が少ない，などがあれば無理せずに上級医を呼びましょう．腹腔穿刺は比較的安全な処置であるものの，血管損傷による腹腔内出血，腸管損傷，急速な腹水除去によるショックなど，いずれも命取りになるような合併症発生の可能性があります．また，手術既往による癒着がないか，肝硬変などの出血傾向はないか，抗凝固薬を服用していないか，などを評価することが重要です．さらに，超音波検査で安全な穿刺部位かどうかを十分確認して行うことも重要です．常に初心を忘れず，取り組むことが大切だと思います．

▶ **アドバイス　〜手技を習得するために〜**

1. 処置の手順を体に染み込ませましょう！
2. 超音波検査で穿刺の安全な場所を探しましょう！
3. 穿刺前に十分なシミュレーションをしましょう！
4. どのような合併症があるかを知り，その対応法を理解しておこう！

さらに勉強したいあなたへ　〜指導医からの推薦図書〜

- 真弓俊彦 編『コツを覚えて必ずできる！体腔穿刺』羊土社，2008
  （たくさんの写真と解説が掲載され，初学者に最適な書物である）
- 小泉俊三 編『レジデント臨床基本技能イラストレイテッド』医学書院，2001
  （細かな手順が書いてあり，実践的な書物である）

確認問題の正解	1	2	3	4	5	6
	○	×	○	○	×	○

Ⅱ 処置

3 切開・縫合の手技

皮膚切開／縫合ができる！

| 到達目標 | （参考）日本外科学会「外科専門医修練カリキュラム」 |

皮膚切開／縫合が安全にできる。

1 「できない」ところを探せ！～自己診断～　※【　】は対応するコンピテンシー

Q 正しいものに○，誤っているものには×をつけよ。

（　）1. 一般的に，粉瘤（アテローム）に対する皮膚切開は，全身麻酔下に行うことが多い【C1】。
（　）2. 一般的に，局所浸潤麻酔下に行う小皮膚切開では円刃刀（10番メス）を用いることが有用である【C2】。
（　）3. 外来で1人で行う縫合処置では，通常，器械結びを行うのが容易である【C2】。
（　）4. 皮下腫瘍摘出の際の皮膚切開は，紡錘状に行うことが望ましい【C3】。
（　）5. 結節縫合と連続縫合を比べると，結節縫合は短時間で縫合を終えることができる【C4】。
（　）6. 第一結紮と第二結紮を反対方向に結ぶ方法を男結びという【C5】。
（　）7. 通常，顔面や頸部など緊張のかからない部位の抜糸は縫合後2～5日目に行う【C6】。

※正解は次ページ下

2 「できない」から「できる」へのロードマップ（行動目標）

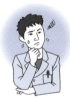

▶若き外科医の悩み
何ができたら，指導医の求める「皮膚切開／縫合ができる」になるのだろうか？

指導医は，若い外科医に何を期待しているのだろうか？〔コンピテンシー【C】一覧〕

✓ □ 【C1】 皮膚切開を必要とする病態について説明できる。（⇒p.302）
□ 【C2】 皮膚切開／縫合に必要な器具および消毒，無菌操作について説明できる。（⇒p.302）
□ 【C3】 炎症性疾患および腫瘍性病変摘出時の皮膚切開の適応と手順について説明できる。（⇒p.304）
□ 【C4】 皮膚縫合法の種類とその特徴（選択）について説明できる。（⇒p.305）
□ 【C5】 代表的な糸結びの方法について説明できる。（⇒p.306）
□ 【C6】 適切な時期に正しい抜糸ができる。（⇒p.307）
□ 【C7】 皮膚切開後の治癒形成について説明できる。（⇒p.308）

処置

3 これができれば合格！〜指導医の求める臨床能力（コンピテンシー）〜

【C1】皮膚切開を必要とする病態について説明できる。

- 皮膚切開の適応は，ほぼすべての外科系疾患および一部の皮膚科系疾患である。
- 皮膚切開を麻酔の観点から分類すると，①全身麻酔および脊椎麻酔で行う皮膚切開，②局所浸潤麻酔で行う皮膚切開に分けられる（表1）。
- 全身麻酔および脊椎麻酔で行う皮膚切開の適応には，開頭手術，四肢切断，骨整復術，脊髄（脊椎）手術，開胸（胸腔鏡，縦隔鏡）手術，開腹（腹腔鏡）手術，乳腺手術，皮膚移植手術，減張切開術などがある。
- 局所浸潤麻酔で行う皮膚切開の適応には，皮下腫瘍摘出術，粉瘤（アテローム）摘出・切開術，膿瘍ドレナージ術，デブリードマン，陥入爪手術，色素性母斑手術，リンパ節生検などがある（表1）。

指導医から知識マスターのためのアドバイス

皮膚切開を必要とする病態をマスターしよう！

皮膚切開は侵襲的な処置です。侵襲を与えて皮膚切開を行うことに利点があるかを再認識して適応を判断しましょう！

表1　皮膚切開を必要とする病態

全身麻酔および脊椎麻酔	局所浸潤麻酔
開頭手術 四肢切断・骨整復術 脊髄（脊椎）手術 開胸（胸腔鏡・縦隔鏡）手術 開腹（腹腔鏡）手術 乳腺手術 皮膚移植手術 減張切開術	皮下腫瘍摘出術 粉瘤摘出・切開術 膿瘍ドレナージ術 デブリードマン 陥入爪手術 色素性母斑手術 リンパ節生検

知識習得のためのランドマーク！

基本知識のまとめ

皮膚切開を必要とする病態！

①ほぼすべての外科系疾患および一部の皮膚科系疾患は，皮膚切開の適応になる。
②皮膚切開の適応には，㋐全身麻酔および脊椎麻酔下に行うものと，㋑局所浸潤麻酔下に行うものがある。
③局所浸潤麻酔下に行う皮膚切開は，研修医が初めて1人で行う処置である！

【C2】皮膚切開／縫合に必要な器具および消毒，無菌操作について説明できる。

1．皮膚切開／縫合に必要な器具（図1）

- 皮膚切開には，通常，消毒液，滅菌手袋，シーツ（穴あき），局所麻酔薬，局所麻酔用シリンジ，針などが必要である。
- メスの刃には図2のように各種存在する。外来で局所浸潤麻酔で行う皮膚切開には，尖刃刀（11番メス）が使用しやすい。
- 縫合に必要な器具は，上記に加え，持針器，鑷子，針糸，鋏（糸切り用）などが必要である。
- 通常，滅菌シーツの上に必要な器具を準備する（図1）。
- 外来で1人で行う縫合処置では，針付き糸（主にナイロン糸）を用いて，器械結び（後述）で行うのが容易である。

指導医から知識マスターのためのアドバイス

皮膚切開／縫合に必要な器具および消毒，無菌操作をマスターしよう！

皮膚切開／縫合にかかわらず，処置は慣れた器具，使いやすい器具を準備することがストレスなく処置を行えるコツです！

自己診断の正解	1	2	3	4	5	6	7
	×	×	○	○	×	○	○

- 手術室で局所浸潤麻酔を用いて皮膚切開/縫合を伴う小手術を行う際には，電気メスや吸引なども利用可能である。

図1　皮膚切開/縫合に必要な器具

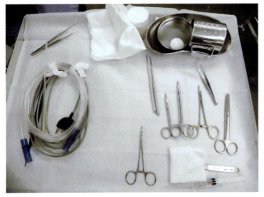

図2　メスの刃の種類

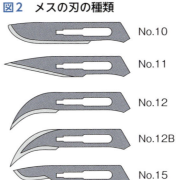

No.10
No.11
No.12
No.12B
No.15
No.15C

2. 皮膚切開/縫合の消毒，無菌操作

- 皮膚切開/縫合の消毒・無菌操作において重要なことは，切開/縫合予定部位を中心として，同心円状に離れた領域まで広範囲に消毒することである（図3）。
- 消毒液にはポビドンヨード（イソジン®）やクロルヘキシジン（ヒビテン®，マスキン®）などを用いることが多い。
- 消毒後，穴あき滅菌シーツで切開/縫合部位を覆う（図4）。

図3　皮膚切開/縫合の際の消毒

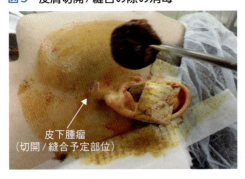

皮下腫瘤
（切開/縫合予定部位）

図4　穴あき滅菌シーツ

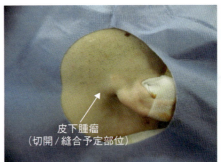

皮下腫瘤
（切開/縫合予定部位）

知識習得のためのランドマーク！

皮膚切開/縫合に必要な器具および消毒，無菌操作！

①外来で1人で行う切開/縫合処置では，尖刃刀（11番メス）を用いて切開し，針付き糸での器械結び縫合で行うのが容易である！

②皮膚切開/縫合の際の皮膚消毒や無菌操作は，切開/縫合部位を含めて広範囲に行う！

【C3】炎症性疾患および腫瘍性病変摘出時の皮膚切開の適応と手順について説明できる。

1. 炎症性疾患に対する皮膚切開の適応と手順

- 前述の表1に示すように、皮膚切開の適応となる疾患はさまざまであるが、皮膚切開の適応となる炎症性疾患は、①減張切開術、②感染性粉瘤切開排膿術、③膿瘍ドレナージ術（皮下膿瘍、肛門周囲膿瘍、爪周囲膿瘍など）である。
- 膿瘍ドレナージ術では、局所浸潤麻酔下に膿瘍存在部位を切開し、排膿する。
- 皮膚から膿瘍が同定できる場合もあれば、深部肛門周囲膿瘍など体表から膿瘍が完全に同定できない場合もあり、その場合には超音波ガイド下の切開も有用である。

指導医から手技マスターのためのアドバイス

炎症性疾患および腫瘍性病変摘出時の皮膚切開の適応と手順をマスターしよう！

腫瘍性病変摘出は、根治性や確実な病理診断のために完全摘出が望ましい場合が多いため、マージンを十分確保する確実な手技を心がけましょう！

2. 腫瘍性病変摘出時の皮膚切開の適応と手順（図5）

- 主に、①乳腺腫瘍（摘出生検）、②リンパ節生検、③粉瘤などの皮下腫瘍切除に対し行われる。
- 図5aに示すように、腫瘍直上を縦に切開するのではなく、紡錘状に切開することが望ましい。腫瘍摘出の際に皮膚を把持してカウンタートラクションをかけながら摘出できるからである。

図5 腫瘍性病変摘出時の皮膚切開の手順

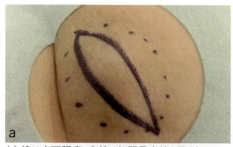
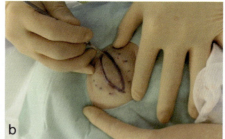
（点線は皮下腫瘍、実線は切開予定線を示す）
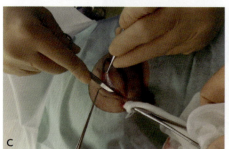
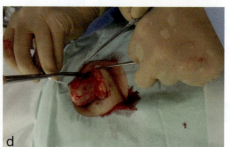

切開・縫合の手技

「できる」へのワンポイント・アドバイス！

炎症性疾患および腫瘍性病変摘出時の皮膚切開の適応と手順！
①膿瘍などの炎症性疾患に対しては，膿瘍部位の直上を切開する！
②皮下深部の膿瘍など局在がわかりにくい場合には，超音波ガイド下の切開を行う！
③腫瘍性病変摘出時の皮膚切開は，腫瘍存在部位を含む紡錘状の切開を行う！

【C4】皮膚縫合法の種類とその特徴（選択）について説明できる。

- 縫合法は，①結節縫合と②連続縫合に分けられる（表2）。
- 結節縫合（図6）の長所は1針ずつ，間隔，縫い代，締め具合を調整しながら縫合できることである。
- 連続縫合は短時間で縫合できることが長所であるが，糸の締め具合の調整が難しい。
- 結節縫合の中には，返しの針で創縁を薄くとって創を確実に合わせることができる垂直マットレス縫合（図7），創と縫糸の方向が水平になる水平マットレス縫合などがある。
- その他，抜糸不要の埋没縫合（図8）や，特に静止処置が難しい小児などでは，皮膚用ステープラーを用いて縫合する方法（図9）などが用いられる。
- 通常の皮膚縫合では，連続縫合は行わず，結節縫合，垂直マットレス縫合，埋没縫合，皮膚用ステープラーを用いる方法が行われる場合が多い。
- 消化器外科領域では，埋没縫合と皮膚用ステープラーでは創合併症の発生頻度に差を認めなかったとする報告があり（Tsujinaka T et al. Lancet 2013），どの縫合法が最も有用かは明らかになっていない。

指導医から手技マスターのためのアドバイス

皮膚縫合法の種類とその特徴（選択）をマスターしよう！

縫合後の「キズ」が綺麗か否かで，患者さんは医師の技量を判断します。また患者背景（小児，若年女性など）や受傷部位（顔面など）によっては，繊細な処置が喜ばれます。「腕のいいドクター」目指して，運針しましょう！

表2　縫合法の種類

(1) 結節縫合 　a. 結節縫合 　b. 垂直マットレス縫合 　c. 水平マットレス縫合 　d. 埋没縫合
(2) 連続縫合
(3) 皮膚用ステープラー

図6　結節縫合

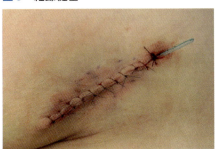

図7　垂直マットレス縫合

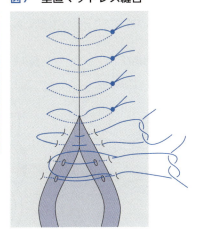

図8　埋没縫合

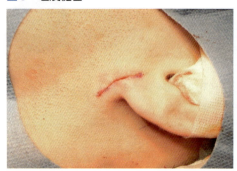

図9　皮膚用ステープラー

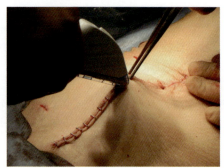

> **「できる」へのワンポイント・アドバイス！**
>
> **皮膚縫合法の種類とその特徴（選択）！**
> ①皮膚縫合法の特徴を理解し，局在や創の性状から適切な縫合法を選択しよう！
> ②実際には，皮膚縫合では㋐結節縫合，㋑垂直マットレス縫合，㋒埋没縫合，㋓皮膚用ステープラーを用いる方法が頻用されている。

手技基本のまとめ

【C5】代表的な糸結びの方法について説明できる。

- 糸結びには結び目の作り方によって「男結び（図10）」「女結び（図11）」「外科結び（図12）」などがあり，使う手や器械によって「片手結び」「両手結び」「器械結び」などがある。
- 「男結び」は第一結紮と第二結紮を反対方向に結ぶ方法である。結び目がしっかりとかみ合って一度締めると決して緩まない。
- 「女結び」は第一結紮と第二結紮を同じ方法で行う方法である。「男結び」と比べ緩みやすいが，緩みがでた第一結紮を第二結紮で締め直せるのが特徴である。
- 「外科結び」は第一結紮で糸を二回絡ませる方法で，第二結紮まで第一結紮が緩みにくいのが特徴である。

指導医から手技マスターのためのアドバイス

代表的な糸結びの方法をマスターしよう！

糸が緩むことなく，確実かつスピーディに糸が結べることは外科医としての最低条件です！　それぞれの結び方の特徴を生かした確実な糸結びができるようにトレーニングしましょう！

図10　男結び

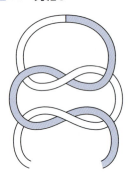

図11　女結び

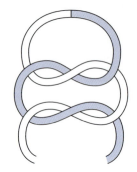

図12　外科結び

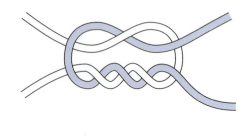

- 「片手結び」は片手の指だけを使ってループに糸をくぐらせて結紮する方法である。
- 「両手結び」は両手の指を使ってループに糸をくぐらせる方法である。
- 「器械結び」は指の代わりに持針器を用いてループに糸をくぐらせて結紮する方法である。

> **手技習得のためのランドマーク！** 　　　　　　　　　　　　**手技基本のまとめ**
>
> **代表的な糸結びの方法！**
> ①糸結びは「男結び」か「女結び」を，「片手」結びか「両手」結びか「器械」結びで行う！
> ②「男結び」の長所は緩みにくいことであり，「女結び」の長所は第一結紮を第二結紮で締め直せることである！

【C6】適切な時期に正しい抜糸ができる。

- 抜糸の基本は，鑷子で縫合糸の結節部分を把持し，皮下に埋没している糸を引っ張り出してはさみの先端で切ることである。
- 切った糸は一般的に創の反対方向に向かって引き抜くことが多い（図13）。
- 皮膚用ステープラーを用いた縫合創は，リムーバーを使用して抜鉤する（図14）。
- 抜糸の時期は，通常顔面・頸部は縫合後2〜5日，他の部位は5〜8日，緊張のある部分は10〜14日を目安にする。

指導医から手技マスターのためのアドバイス

適切な時期の正しい抜糸をマスターしよう！

背部や臀部の小手術を行い抜糸を行った数日後に，「創が開いた」と外来を再受診される患者さんを経験することがあります。部位に応じ適切な時期に抜糸するように心がけましょう！

図13　抜糸法

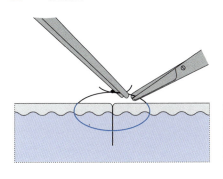 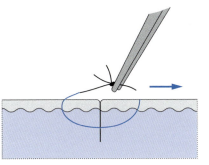

図14　リムーバーを用いた抜鉤

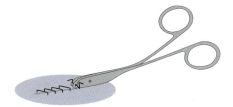

> **手技習得のためのランドマーク！**
>
> **適切な時期の正しい抜糸！**
> ①通常の創は，縫合後7日前後で抜糸を行う。
> ②緊張のかかる部位は10～14日を目安に抜糸する。
> ③抜糸の際の糸の切離は，皮下に埋没している糸を引っ張り出した部分で行う。

【C7】皮膚切開後の治癒形成について説明できる。

1. 創傷治癒の過程（表3）

- 創傷治癒過程は一般的に，①止血・炎症相，②増殖相，③成熟相に分けられる。
- 止血・炎症相では主に血小板，多核白血球，マクロファージなどにより，止血，痂皮の形成，創腔内の清浄化がなされる。
- 増殖相では，線維芽細胞などにより創内で肉芽組織が形成される。
- 成熟期では，線維細胞などにより，線維化，瘢痕組織の完成がなされる。

指導医から知識マスターのためのアドバイス

皮膚切開後の治癒形成をマスターしよう！
受傷からの時間や汚染創か否かによって，創傷治癒形態が異なります。創傷治癒のメカニズムや形式を認識し，適切な処置を行いましょう！

表3 創傷治癒過程の3相

時相	止血・炎症相		増殖相	成熟相
時期	受傷直後～3日		4日～2週	2週～1年
主要細胞	血小板	多核白血球，マクロファージ，Tリンパ球	線維芽細胞 血管内皮細胞	線維細胞
関連物質	走化因子（ヒスタミン，セロトニン，PAF*など）凝固因子	成長因子 サイトカイン	コラーゲン プロテオグリカン	コラーゲン
局所動態	損傷→止血カスケード→炎症反応→フィブリン網形成	創腔内の清浄化	コラーゲン産生・毛細血管新生→細胞外マトリックスの再構築・肉芽組織の完成	線維化→瘢痕組織の完成

＊PAF：血小板活性化因子

（北島政樹ほか：標準外科学第12版．医学書院，2010より引用改変）

2. 創傷治癒の形式

- 一次治癒，二次治癒，三次治癒の3つに分類される。
- 通常の皮膚切開における創傷治癒は一次治癒に分類される。
- 一次治癒とは，①閉鎖可能な創の治癒形式，②清潔手術創，③汚染のない切創など受傷後8時間以内の創を対象とする場合の治癒形式であり，創面相互が正しく接合され，緊張がかからなければ表皮と真皮の癒合は48時間以内に完成する。
- 二次治癒とは，肉芽形成と収縮瘢痕を残して治癒する形式である。汚染が強く，清浄化が十分でない創などでは一時閉鎖をあきらめ，開放創のままとすることもある。

- 三次治癒とは，感染が明らかな離開創や咬傷などの治癒形式をいう．閉鎖すると感染が必発と想定される場合は開放創のまま放置し，良好な状態と判断した時点で創を閉鎖する．

知識習得のためのランドマーク！

基本知識のまとめ

皮膚切開後の治癒形成！
① 一般的に，創傷治癒過程は，㋐止血・炎症相，㋑増殖相，㋒成熟相の3相に分けられる．
② 創傷治癒の形式には，一次治癒，二次治癒，三次治癒がある．
③ 受傷からの時間（8時間以上か否か），汚染の有無，緊張の有無により，創傷治癒形式が異なる．

4 「できた！」の実感 〜確認問題〜

Q 正しいものに○，誤っているものには×をつけよ．
( ) 1. 皮膚切開/縫合処置の消毒は，切開予定部位を中心として広範に行うことが望ましい．
( ) 2. 深部肛門周囲膿瘍など，表面から膿瘍が同定できない場合には，皮膚切開の適応にはならない．
( ) 3. 皮下腫瘍摘出の際の皮膚切開は，腫瘍直上を縦切開で行うのが望ましい．
( ) 4. 皮膚縫合は通常，短時間で終えられる連続縫合を行うことが多い．
( ) 5. 外科結びは第二結紮まで第一結紮が緩みにくいのが特徴である．
( ) 6. 男結びと女結びを比べると，女結びが緩みやすい．

※正解は次ページ下

指導医から

▶ 今だから語れる失敗談

　初めての当直．前額部を切った小児が救急受診した．指導医から，「縫合しといて」と指示され，初めての縫合を行うこととなった．局所浸潤麻酔の途中から患児は大泣きし，手足を動かし大暴れ．両親に手足を抑えてもらいながらの縫合処置．両親も「こんな若い医者で大丈夫なのだろうか」との心配そうな表情．額から垂れ落ちる汗（冷や汗）を看護師さんに拭いてもらいながら，なんとか初めての縫合処置を終えることができた．今なら，ステープラーを使っていたかもしれない．

▶ アドバイス 〜手技を習得するために〜

1. 皮膚切開/縫合が必要な状態か，患者さんへのメリットがあるかを的確に判断しよう！
2. 皮膚切開/縫合がうまくいくか否かは局所浸潤麻酔の効果次第！　十分な麻酔を心がけよう！
3. メス刃の種類や縫合糸，持針器の大きさなど，自分の使いやすい器具を準備しよう！
4. どの縫合（ステープラーも含む）がきれいに縫合できるかを判断しよう！

さらに勉強したいあなたへ ～指導医からの推薦図書～

- 手術手技研究会編 『イラストでよくわかる！秘伝の手術手技83』 金原出版，2015
  （初心者向けにわかりやすく丁寧に記載されており有用である）
- R.M.Kirk著，幕内雅敏(訳) 『イラストでわかる外科手術基本テクニック(6版)』 エルゼビア・ジャパン，2017
  （歴史的な名著であり，理解しやすい記述である。1度は読んでおきたい書籍である）
- 白石憲男 編 『ひとりでこなす外科系外来処置ガイド』 メジカルビュー社，2013
  （特に局所麻酔下の手術について，イラストが多く記載されている）

確認問題の正解	1	2	3	4	5	6
	○	×	×	×	○	○

Ⅱ 処置
4 呼吸・循環管理のための特殊手技
気管切開・輪状甲状靱帯切開ができる！

到達目標 （参考）日本外科学会「外科専門医修練カリキュラム」

気管切開・輪状甲状靱帯切開を安全に施行できる。

1 「できない」ところを探せ！〜自己診断〜
※【 】は対応するコンピテンシー

Q 正しいものに○，誤っているものには×をつけよ。
- (　) 1. アナフィラキシーによる喉頭浮腫に対しては気管切開の適応はない【C1】。
- (　) 2. 頸部手術既往がある患者には気管切開をしてはならない【C2】。
- (　) 3. Jackson安全三角とは，輪状軟骨下縁を底辺とし，頂点を胸骨上陥凹におく三角のことである【C3】。
- (　) 4. 気管切開時の電気メス使用は禁忌である【C4】。
- (　) 5. 経皮的気管切開では無菌操作は不要である【C5】。
- (　) 6. 経皮的気管切開において気管支鏡の使用は有用でない【C6】。
- (　) 7. 術後皮下気腫に対しては気管孔の縫縮が有用である【C7】。
- (　) 8. 気管チューブは感染しやすいため毎週交換する【C8】。
- (　) 9. 気管チューブ挿入後1週間を過ぎれば，合併症を起こすことはまれである【C9】。

※正解は次ページ下

2 「できない」から「できる」へのロードマップ（行動目標）

▶若き外科医の悩み
何ができたら，指導医の求める「気管切開・輪状甲状靱帯切開の手技ができる」になるのだろうか？

指導医は，若い外科医に何を期待しているのだろうか？〔コンピテンシー【C】一覧〕

- ✓ ☐ 【C1】 気管切開・輪状甲状靱帯切開の目的とその適応について説明できる。(⇒p.312)
- ☐ 【C2】 気管切開・輪状甲状靱帯切開の禁忌について説明できる。(⇒p.314)
- ☐ 【C3】 気管切開・輪状甲状靱帯切開に必要な解剖について説明できる。(⇒p.315)
- ☐ 【C4】 気管切開・輪状甲状靱帯切開に必要な器具の準備ができる。(⇒p.317)
- ☐ 【C5】 気管切開・輪状甲状靱帯切開時の消毒と無菌操作について説明できる。(⇒p.319)
- ☐ 【C6】 気管切開・輪状甲状靱帯切開の手順について説明できる。(⇒p.320)

処置

- ☐【C7】気管切開・輪状甲状靭帯切開の短期合併症とその対応について説明できる。(⇒p.324)
- ☐【C8】気管切開・輪状甲状靭帯切開の管理ができる。(⇒p.326)
- ☐【C9】気管切開・輪状甲状靭帯切開の長期合併症とその対応について説明できる。(⇒p.328)

3 これができれば合格！〜指導医の求める臨床能力(コンピテンシー)〜

【C1】気管切開・輪状甲状靭帯切開の目的とその適応について説明できる。

- 気管切開・輪状甲状靭帯切開の目的は気道確保である。気管切開は長期気道確保が気管挿管では困難なときに施行する。一方，輪状甲状靭帯切開は急性気道閉塞に施行する。

指導医から知識マスターのためのアドバイス

気管切開・輪状甲状靭帯切開の目的とその適応をマスターしよう！

気管切開・輪状甲状靭帯切開の目的が緊急気道確保であれば，躊躇してはいけません！　一時的な気管切開であれば，気管チューブ抜去のタイミングはいつなのか，治療をする前に考えておくべきです。

(1) 気管切開の目的と適応

- 気管切開の適応には①上気道閉塞，②長期間の人工呼吸器管理，③人工呼吸器離脱困難，④気道分泌物過多，⑤気道防御困難などである(図1，表1)。
- 上気道閉塞をきたす病態として，㋐異物，㋑浮腫(急性喉頭蓋炎，アナフィラキシーなど)，㋒腫瘍などがある。
- 長期間の人工呼吸器管理，人工呼吸器離脱困難をきたす病態としては，㋐原疾患治療の長期化，㋑難治性肺炎，重度気道熱傷，その他呼吸器疾患，㋒呼吸不全をきたす脳・神経疾患(脊髄損傷による呼吸筋麻痺，神経筋疾患による呼吸不全)，などがある。
- 気道分泌物過多をきたす病態は肺炎，慢性呼吸器疾患などがある。気道分泌物過多だけでは気管切開の適応とはならないが，体力の低下や脳神経障害などで痰の喀出が困難となり，誤嚥性肺炎を繰り返す病態には適応となる。
- 気道防御困難とは，さまざまな原因により嚥下機能の低下をきたし，誤嚥を繰り返す病態である。

図1　気管切開の適応となる病態

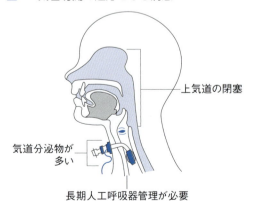

表1　気管切開の適応

①上気道閉塞
②長期間の人工呼吸器管理
③人工呼吸器離脱困難
④気道分泌物過多
⑤気道防御困難

自己診断の正解	1	2	3	4	5	6	7	8	9
	×	×	○	×	×	×	×	×	×

呼吸・循環管理のための特殊手技

（2）輪状甲状靱帯切開の目的と適応

● 輪状甲状靱帯切開は，マスク換気やその他の方法では気道確保が困難な症例に対し，緊急処置として行われる。

● その適応は，①外傷（上気道閉塞や頸椎固定のために喉頭展開が困難），②アナフィラキシーによる喉頭や舌の浮腫による気管挿管困難，③気道異物，④解剖学的構造の個体差による喉頭認識困難，⑤口腔内出血による視野展開困難，などがある（表2）。

表2 輪状甲状靱帯切開の適応

①外傷
②アレルギー反応
③気道異物
④解剖学的構造の個体差
⑤口腔内出血

（3）気管切開の長所と短所

● 長期経口（経鼻）気管チューブでの人工呼吸器管理は鎮静・鎮痛剤投与を必要とする。早期に気管切開を行うことで鎮静・鎮痛剤投与が不要となり，速やかにリハビリを開始できるというメリットがある。

● 一方，早期に気管切開をしても，長期経口（経鼻）気管チューブ挿入と比べて，合併症，予後は変わらないという報告もあり，気管切開の長所・短所を考慮してその適応を判断すべきである（表3，表4）。

表3 気管切開の長所・短所

長所	短所
口腔内の開放・清潔 気道吸引が容易 管理が容易 発声が可能（チューブの種類による）	手術合併症（出血，感染，気胸など） 気管チューブ除去後の気管狭窄・軟化症 気管チューブ除去後の食事摂取に訓練が必要

表4 気管切開のタイミングとその特徴［(急性期(＜7日)vs慢性期］

・早期のほうが人工呼吸器からの離脱が早い
・早期のほうが早い時期に鎮静剤が不要となる
・早期のほうがICU在室日数を短縮できる
・発声が可能（チューブの種類による）
・生命予後には寄与しない

(Journal of Critical Care 2017 より引用改変)

知識習得のためのランドマーク！

基本知識のまとめ

気管切開・輪状甲状靱帯切開の目的と適応！

①気管切開の適応は，㋐上気道閉塞，㋑長期間の人工呼吸器管理，㋒人工呼吸器離脱困難，㋓気道分泌物過多，㋔気道防御困難などである。

②輪状甲状靱帯切開の適応は，㋐外傷，㋑アナフィラキシーによる気管挿管困難，㋒気道異物，㋓解剖学的構造の個体差による認識困難，㋔口腔内出血による視野展開困難である。

③気管切開を行うことにより，鎮静・鎮痛剤投与が不要となることが多い。

【C2】気管切開・輪状甲状靭帯切開の禁忌について説明できる。

- 気管切開法には外科的気管切開と経皮的気管切開がある（詳細は後述）。
- 一般的な気管切開・輪状甲状靭帯切開の禁忌は，①他に低侵襲な気道確保法がある場合，②穿刺部位より体幹側に気道狭窄がある場合，③輪状甲状靭帯を明確に同定できない場合，④凝固能異常のある場合，⑤頸部腫瘍や血腫のある場合，⑥喉頭病変がある場合，⑦12歳以下の小児の場合である（表5）。
- 相対的禁忌は，①首が短い場合，②肥満，③甲状腺腫大，④頸部感染創がある場合，⑤頸部伸展困難な場合，⑥術野に拍動性血管がある場合，⑦頸部手術の既往，⑧高いPEEP（PEEP ≧ 20cmH$_2$O）などがある（表6）。

指導医から知識マスターのためのアドバイス

気管切開・輪状甲状靭帯切開の禁忌をマスターしよう！

気管切開・輪状甲状靭帯切開の絶対的禁忌・相対的禁忌の場合でも，対策次第では施行可能となります。必要性とリスクを十分理解したうえで適応を判断しましょう！

表5 気管切開・輪状甲状靭帯切開の禁忌

①ほかに低侵襲な方法がある
②穿刺部位より体幹側に気道狭窄がある
③輪状甲状靭帯を明確に同定できない
④凝固能異常がある
⑤頸部腫瘍や血腫がある
⑥喉頭病変がある
⑦12歳以下の小児

表6 気管切開・輪状甲状靭帯切開の相対的禁忌

①首が短い
②肥満
③甲状腺腫大
④頸部感染創がある
⑤頸部伸展困難
⑥術野に拍動性血管がある
⑦頸部手術の既往
⑧高いPEEP

- 上記の禁忌事項に該当しても，救命や生命予後を考慮した場合に気管切開・輪状甲状靭帯切開が必要となる事例も少なくない。以下の事項を踏まえたうえで改めて適応を判断する必要がある。
- 小児の気管壁は細く軟らかいため，気管チューブが迷入する危険性がある。
- 外科的気管切開より経皮的気管切開のほうが感染のリスクが低いという報告が多い。頸部感染創がある場合においては経皮的気管切開を検討する必要がある。
- 甲状腺腫大や頸部腫瘍などにより気管切開困難と思われる症例では，処置の前にCT検査や超音波検査などで解剖を認識し，外科的手技において温存すべき臓器を確実に認識しながら行うとよい。
- 凝固能異常がある症例では，可能であれば処置の前に抗凝固薬，抗血小板薬を中止し，必要に応じて凝固因子や血小板の輸血を行ってから処置に臨む。外科的気管切開より経皮的気管切開のほうが出血量が少ないという報告もある。
- 気管切開不成功時の準備を怠らない［麻酔科，救命科，呼吸器外科のバックアップ要請や，経皮的心肺補助装置（PCPS），体外膜型肺（ECMO）などの準備］。
- 高い気道内圧下で気管切開を行うと，皮下気腫の合併が懸念される。原因の一つとして処置時の気管膜様部損傷があり，損傷に注意する。

呼吸・循環管理のための特殊手技

> **基本知識のまとめ**
>
> **知識習得のためのランドマーク！**
>
> **気管切開・輪状甲状靱帯切開の禁忌！**
> ①気管切開・輪状甲状靱帯切開の禁忌には局所的な理由と全身的な理由がある。それぞれの理由を考えよう。
> ②気管切開・輪状甲状靱帯切開の禁忌に該当しても救命や生命予後を考慮し必要であれば，外科的方法か経皮的方法かを慎重に選択しよう。
> ③気管切開不成功であった場合に行う処置の準備をしておくことが重要である。

【C3】気管切開・輪状甲状靱帯切開に必要な解剖について説明できる。

- 気管は喉頭輪状軟骨に靱帯で連なる中空管で，第6頸椎の高さで始まる。

指導医から知識マスターのためのアドバイス

気管切開・輪状甲状靱帯切開に必要な解剖をマスターしよう！

頭頸部領域の手術に入る機会があれば，頸部CT検査と超音波検査を熟読して手術に臨みましょう。術前に頭の中でイメージした解剖を3D構築像として再現できればパーフェクトです。

(1) 気管の前壁

- 気管上部は頸部に浅在する（広頸筋，浅頸筋膜，左右の胸骨舌骨筋と胸骨甲状筋，甲状腺峡部が近接）（図2）。
- 胸腔内に入ると気管は次第に後退し，大血管（腕頭動・静脈など）の後をやや左へ弧を描きつつ下降し，下端は第4～5胸椎の高さで気管分岐櫛（carina tracheae）を形成して左右の主気管支に分かれる。
- 気管の全長は成人で10～13cm，直径は1.5～2.5cmである（図3）。

図2　浅頸・前頸筋群

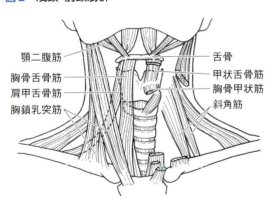

図3　気管の構造

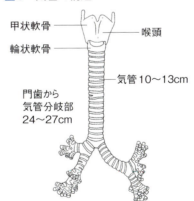

(2) 気管の側壁

- 動脈系は，下甲状腺動脈，鎖骨下動脈，内胸動脈，前縦隔動脈などからの分枝が分布，互いに吻合して血管網を形成する。気管切開時に気管壁から予想以上の出血を認めることがあるので注意する（図4）。
- 静脈系は，気管壁の血管網から上部は甲状腺静脈叢，上・下甲状腺静脈を経て内頸静脈に，胸郭内は気管支静脈，奇静脈，半奇静脈を経て上大静脈に流入する（図5）。

315

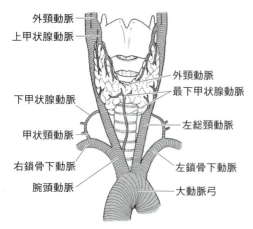

図4 頸部動脈群

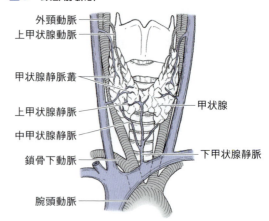

図5 頸部静脈群

- リンパ系は，粘膜層リンパ管は輪状靭帯や膜様部を通って上，下気管・気管支リンパ流，傍気管リンパ節を経て，鎖骨上リンパ節から鎖骨下静脈角部で静脈に流入する．
- 神経系は，頸部は反回神経の気管・食道への分枝と頸部交感神経が分布し，知覚，運動，腺分泌，血行を支配する．胸部は迷走神経本幹からの分枝と頸・胸部交感神経幹からの枝が気管・気管支周囲神経叢を形成して分布する（図6）．

図6 頸部神経群

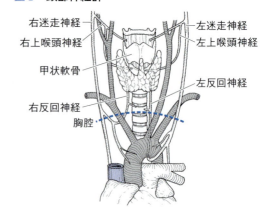

（3）Jackson安全三角

- Jackson安全三角（図7）とは，輪状軟骨下縁を底辺とし，頂点を胸骨上陥凹におく三角であり，その中に重要組織はなく比較的の気管切開が安全に行えると言われている領域である．
- ただし，次の点に注意が必要（気管切開前にCT検査や超音波検査を用いて解剖の確認をしよう）．
    ① Jackson安全三角の中に存在し，気管切開時に問題となる血管は，⑦中頸筋膜上に存在する前頸静脈，④気管前脂肪織に存在し甲状腺に出入りする動静脈（上・下甲状腺動脈，最下甲状腺動脈，上・中・下甲状腺静脈）である（図4, 5）．
    ② 第4, 5気管軟骨の高さの気管前面を無名動脈が走行する場合があるので注意が必要である．
    ③ さらに，胸骨上縁より頭側の高さの気管前面を大動脈弓・総頸動脈・腕頭動脈が走行する症例もあり，注意が必要である．

図7 Jackson安全三角

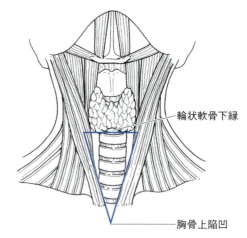

呼吸・循環管理のための特殊手技

> **知識習得のためのランドマーク！**
>
> **気管切開・輪状甲状靱帯切開に必要な解剖！**
> ①気管の解剖は，前壁の筋群，側壁の血管や神経，後壁の食道に分けて確認すると理解しやすい。
> ②気管切開前にCT検査や超音波検査を用いて解剖の確認をしよう。
> ③Jackson安全三角を気管切開の目印にする。

基本知識のまとめ

【C4】気管切開・輪状甲状靱帯切開に必要な器具の準備ができる。

- 気管切開・輪状甲状靱帯切開はその方法により，①外科的気管切開，②外科的輪状甲状靱帯切開，③経皮的輪状甲状靱帯切開，④経皮的気管切開術に大別される（**表7**）。
- ①②は頸部創から気管前面を露出し，気管切開をおいた後，気管チューブを挿入する方法である。施設によっては手術室に気管切開セットとして手術器具が準備されていることがある。
- ③④は気管支鏡もしくは超音波ガイド下に気管を穿刺し，気管穿刺孔を拡張した後，気管チューブを挿入する方法である。③④については挿入キットが市販されている。
- 外科的気管切開と経皮的気管切開の特徴を**表8**に示す。
- 外科的気管切開は手術室で行う場合や，ベッドサイドで行う場合がある。手術器具の他に，電気メスなどを準備しておく。気管チューブはカフ付を使用することが多い（**図8**）。
- 気管切開時の基本体位は仰臥位であり，肩下枕を入れ，患者の頸部を伸展させる（**図9**）。
- 経皮的気管切開キットは，以下の3つに大別される。いずれも気管支鏡下もしくは超音波ガイド下に行う。

> **指導医から手技マスターのためのアドバイス**
>
> **気管切開・輪状甲状靱帯切開に必要な器具の準備をマスターしよう！**
>
> 経皮的気管切開は，どの方法で行っても，手術時間や合併症などに差は認めないとする報告があります。使い慣れたキットで処置に臨むことを心がけましょう！

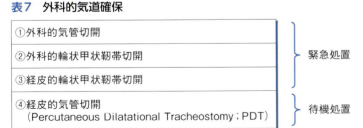

表7 外科的気道確保

①外科的気管切開	緊急処置
②外科的輪状甲状靱帯切開	
③経皮的輪状甲状靱帯切開	
④経皮的気管切開 （Percutaneous Dilatational Tracheostomy；PDT）	待機処置

表8 気管切開の特徴

外科的気管切開	経皮的気管切開
①確実な気管の同定 ②確実な気管チューブ挿入 ③事故抜去に対応しやすい	①出血が少ない ②術後創感染が少ない ③手術時間が短い ④切開創が小さい

図8 気管チューブ

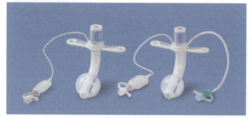

(GB気管切開チューブ　富士システムズ株式会社)

図9 気管切開時体位

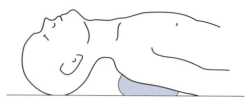

① Modified Ciaglia 法(Single step dilator tracheostomy)(図10, 11)
・1990年に太さの異なる複数のダイレーターを用いて気管穿刺孔を拡張するCiaglia法が確立。
・さらにその改良版として，1本のダイレーターで気管孔を拡げるキットが発売された。
・現在，最も行われる経皮的気管切開法である。

② Griggs 法(Guide wire dilating forceps)
・1990年にGriggsらにより報告された方法で，ガイドワイヤーの通る特殊鉗子で気管穿刺孔を拡張する方法。

③ PercuTwist 法(Rotational dilation tracheostomy)(図12)
・2002年に発売され，ねじ型のダイレーターで気管穿刺孔を拡げる方法。

図10 経皮気管切開キット

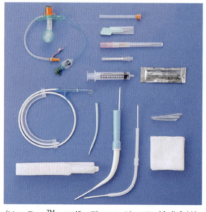

(Neo Perc™　コヴィディエンジャパン株式会社)

図11 経皮的気管切開用ダイレーターセット

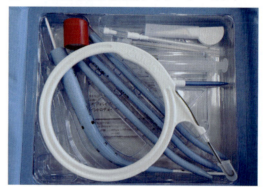

(Ciaglia Blue Rhino® G2　Cook Japan株式会社)

図12 Percu Twist キット

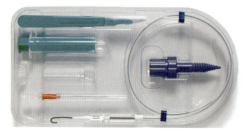

(テレフレックスメディカルジャパン株式会社)

> **手技習得のためのランドマーク！**
>
> **気管切開・輪状甲状靭帯切開に必要な器具の準備！**
> ①外科的気管切開は外科・救急の基本手技の一つである。手術に準じた準備を要する。
> ②経皮的気管切開キットは，一つの施設で何種類もあることは少ない。施設で採用されているキットの内容を確認しよう。
> ③経皮的気管切開の主な穿刺法は3種類あり，穿刺法に応じた穿刺キットを用意する。慣れた方法で施行することが望ましい。

【C5】気管切開・輪状甲状靭帯切開時の消毒と無菌操作について説明できる。

- 気管切開は，無菌操作ができかつ急変時の対応ができるように広めの部屋で行う。手術室やICU，救命室で行うことが多い。
- 下顎から前胸部までの範囲を消毒する。消毒液は，1％クロルヘキシジンアルコールか10％ポビドンヨードを用いる。使用後に残った消毒薬はすぐに破棄する（特に，1％クロルヘキシジンアルコールが透明な製品の場合，生理食塩水などと間違えないように注意する）。アルコールに対してアレルギーのある患者では，10％ポビドンヨードで消毒する。
- 手術に準じた高度無菌遮断予防策（Maximal sterile barrier precautions；MBP）を行う。手洗い，マスク，清潔グローブ，キャップ，清潔ガウンを着用し，患者の全身を覆う清潔ドレープを使って行う。
- 気管切開し，気管チューブを挿入した後は，気道からの痰の噴出や人工呼吸器との接続のため一部不潔操作となる。その中でも清潔器具と不潔器具を正しく認識し，チューブ挿入後の処置を継続する。

> **指導医から手技マスターのためのアドバイス**
>
> **気管切開・輪状甲状靭帯切開時の消毒と無菌操作をマスターしよう！**
> 気管切開・輪状甲状靭帯切開操作は，中心静脈カテーテルの挿入のように終始清潔操作が必要なわけではなく，切開後，一部不潔操作となります。気管切開までに大部分の清潔操作を終わらせておけば慌てることはありません！

> **手技習得のためのランドマーク！**
>
> **気管切開・輪状甲状靭帯切開時の消毒と無菌操作！**
> ①気管切開の操作は，無菌操作（高度無菌遮断予防策：MBP）によって行う。
> ②切開部位の消毒は，1％クロルヘキシジンアルコールか10％ポビドンヨードを用いる。
> ③アルコールに対してアレルギーのある患者では10％ポビドンヨードを用いる。

【C6】気管切開・輪状甲状靱帯切開の手順について説明できる。

指導医から手技マスターのためのアドバイス

気管切開・輪状甲状靱帯切開の手順をマスターしよう！

気管周囲には大血管や食道，甲状腺などの重要臓器があります。常に解剖を意識しながら安全な操作を心がけましょう！

(1) 体位
- 気管切開時の基本体位は外科的切開や経皮的切開に限らず，どちらも仰臥位である。
- 肩下枕を入れ，患者の頸部を伸展させる。首が太く，短い症例では特に最初の体位準備が重要である。

(2) 切開部位（図13）
- 気管切開であれば第2〜4気管軟骨上（目安：輪状軟骨下縁1横指尾側または胸骨上縁2横指頭側），輪状甲状靱帯切開であれば甲状軟骨下縁を目安に皮膚切開をおく。

図13 切開部位

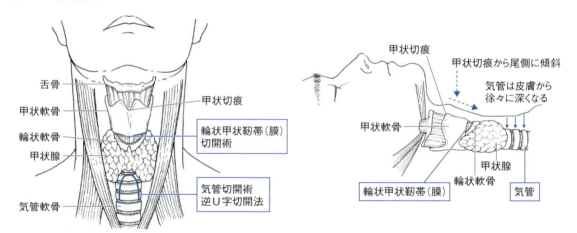

(3) 外科的気管切開（図14，15）
①第2〜4気管軟骨上に，1％リドカインで局所麻酔を行った後，4cm程度の皮膚を横切開する。以下の操作では常に正中を剥離するよう心がける。
②皮下組織，広頸筋と浅頸筋膜を剥離し，中頸筋膜および前頸筋群を同定する。この際，前頸静脈が術野を遮る場合は，結紮離断する。
③前頸筋群を左右に展開し，気管前脂肪織を剥離し，甲状腺峡部と甲状腺両葉下極を同定する。
④甲状腺峡部と気管前壁の間を剥離し，甲状腺を頭側に牽引する。牽引しても十分な視野が得られない場合は，甲状腺峡部を縫合結紮し正中を離断する（図14）。
⑤気管前面を露出し，気管切開を加える。気管切開の方法として，H字，I字，逆U字などがある。最も普及している方法は，逆U字切開である（一般的にはanteriorly based flap；Bjork flapとよぶ）。気管切開の前に気管壁に支持糸を1針かけ，気管切開チューブが挿入できる大きさで，逆U字型に気管を切開する。切開した気管壁はフラップとして形成し，事故抜去後の気管切開チューブ挿入時に利用する（図15）。

⑥経喉頭気管挿管チューブの先端が気管切開孔の頭側ぎりぎりの位置まで気管チューブを引き抜き，同時に気管切開チューブを挿入する．
⑦気管切開チューブ挿入後，気管切開チューブのカフを膨らませ，気管切開チューブと人工呼吸器回路を接続する．胸部挙上や呼気終末二酸化炭素モニターで正常に換気ができているか確認する．
⑧頸部ホルダーなどを用いて気管切開チューブを頸部にしっかり固定する．
⑨術後に胸部単純X線撮影を行い，気管切開チューブの先端位置を確認する．

図14 甲状腺峡部の処理

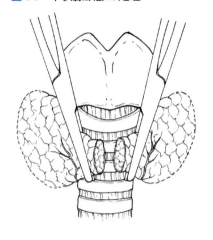

図15 気管軟骨と皮膚の縫合

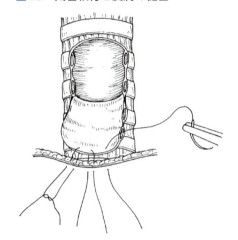

(4) 経皮的気管切開（PDT）（図16〜18）

- PDTには，いくつか術式がある．
- 現在では，角型のダイレーターで気管穿刺部を一気に拡張してチューブを挿置する方法（Ciaglia Blue Rhino technique, CBR法）が主流であり，本項ではCBR法について記載する．
- 基本的には気管支鏡下に手技を行うが，超音波ガイド下の手技も有用である．

①第1，第2気管軟骨間の皮膚を1.5〜2.0cm横切開する．この際，切開部位の周囲を触診し輪状靭帯を確認する．
②15G穿刺針を気管支鏡下に気管の正中線上に穿刺する（図16）．この際，気管後壁を穿刺しないよう注意する．
③穿刺針から気管内にガイドワイヤーを挿入する．穿刺針または外筒を抜去し，導入用ダイレーターをガイドワイヤーに沿って進め，プレダイレーションを行う（図17）．
④Ciaglia Blue Rhino® G2ダイレーターと白いガイディングカテーテルをガイドワイヤーに被せて，軽くカーブさせながら進め挿入部位を拡張する．
⑤使用する気管切開チューブの内径に合わせて，適切なサイズの気管切開チューブ用ダイレーターを選択する．気管切開チューブ用ダイレーターと気管切開チューブの先端がよくフィットしていることを確認した後，気管切開チューブ用ダイレーターと気管切開チューブ全体を潤滑させる．
⑥組み合わせた気管切開チューブ用ダイレーターと気管切開チューブを白いガイディングカテーテルとガイドワイヤーに沿って気管内に挿入する（図18）．
⑦気管切開チューブのみを残して，すべて抜去する．

⑧気管切開チューブのカフを膨らませて，チューブを固定する。
⑨胸部単純X線画像と気管支鏡により，気管切開チューブの位置を確認する。

図16　気管穿刺　　　　　図17　挿入口の拡張

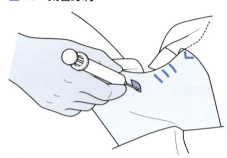
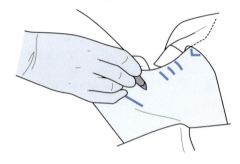

図18　気管チューブの挿入

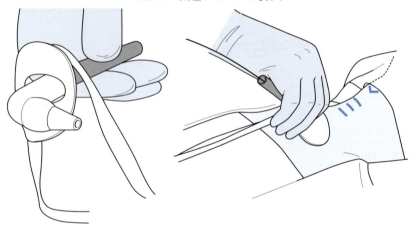

(5) 外科的輪状甲状靱帯切開(図19〜21)
- 緊急気道確保の際に行う手技である。小児用チューブ(カフなし)を使用するため，酸素投与は可能であるが，換気に制限がある。

①甲状軟骨と輪状軟骨を確認し，輪状甲状靱帯を確認する。
②輪状甲状靱帯の直上に先刃で皮膚から輪状甲状靱帯まで一気に切開を加える(図19)。
③無鉤の曲ペアンなどを用いて切開部分を鈍的に広げる(図20)。
④気管チューブを挿入する。なおチューブは小児用の細いチューブ(カフなし)を用いることが多い(図21)。
⑤挿入後は縫合糸を用いて固定する。

図19 皮膚切開	図20 切開孔の拡張	図21 気管チューブの挿入
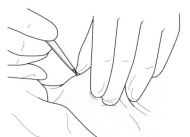	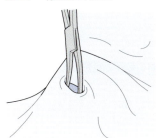	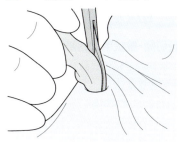

(6) 経皮的輪状甲状靱帯穿刺

- 輪状甲状靱帯にカテーテル類(静脈確保用のエラスター針等)を穿刺する方法である。輪状甲状靱帯切開と比較して容易であるが,換気能は輪状甲状靱帯切開と比べて著しく劣っている。
- 経皮的輪状甲状靱帯穿刺は,緊急避難的な気道確保法であり,他の確実な気道確保を行うために必要な時間的猶予を得ることが主目的である。専用のキット(図22)も発売されている。
- また,気道吸引用のキットも発売されている(図23)。これは,肺気腫などの呼吸器疾患や術後など,自己喀出困難なときに使用することが多い。穿刺法はこれまでに記載したセルジンガー法による気管切開・チューブ挿入と同様である。

図22 緊急用輪状甲状靱帯穿刺キット	図23 経皮的輪状甲状靱帯穿刺キット
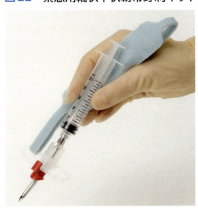	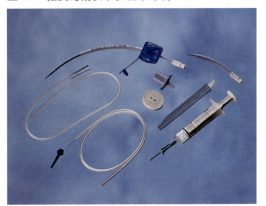
(クイックトラック　スミスメディカル・ジャパン株式会社)	(ミニトラックIIセルジンガーキット　スミスメディカル・ジャパン株式会社)

手技習得のためのランドマーク！

気管切開・輪状甲状靭帯切開の手順！

① 甲状軟骨と輪状軟骨を同定し気管前面に皮膚切開をおく。この際Jackson安全三角を外れないように十分注意する。
② 切開部がいつの間にか気管正中から外れ，横にそれることがある。常に正中を意識しながら剥離を進めることが重要である。
③ 安全に気管切開ができるようになるためには，その手技のみならず，気管支鏡や頸部超音波操作が確実にできる必要がある。

【C7】気管切開・輪状甲状靭帯切開の短期合併症とその対応について説明できる。

- 気管切開・輪状甲状靭帯切開の操作中，最も危険な合併症は気管切開時の引火事故である。
- 気管切開時の引火事故はひとたび起これば致死的事故ともなりうるため，その要因，防止策，事故発生時の対応については十分に理解しておく必要がある。医薬品医療機器総合機構（PMDA）の医療安全情報および日本外科学会医療安全管理委員会から下記のように注意喚起されている。

指導医から知識マスターのためのアドバイス

気管切開・輪状甲状靭帯切開の短期合併症とその対応をマスターしよう！

チューブの事故抜去，その他チューブトラブルは生命の危機に直結します。日頃から観察することで防げる合併症もあります。十分注意しましょう。

1. 気管切開術時の引火事故防止

- 高濃度酸素投与下の人工呼吸器管理中の患者に対して，電気メスを用いた気管切開術を施行する際，気管チューブへの引火が原因で発生する事故の防止策と事故発生後の対策について，気管切開術時の引火事故防止ガイドラインに以下のように記載されている。

（1）引火事故が発生する要因
　① 発火元（電気メス，レーザー）
　② 可燃物（アルコール系消毒剤，体脂肪や凝固血液，塩化ビニール製気管チューブなど）
　③ 助燃性の気体［高濃度酸素（room air以上）や笑気の併用］

（2）事故防止対策
　① 関係者全員への注意喚起と知識・情報共有
　② 高濃度酸素投与下における電気メスやレーザーなど引火の原因となる器具および気管チューブなどの可燃物となる材料の取り扱い
　③ 術野の酸素の管理
　　術野に漏れ出る酸素を遮断するため，下記のような術前準備を行う。
　　　㋐ カフは適切かつ十分に膨らませておく。
　　　㋑ 小児などカフ無しのチューブを使っている場合はカフ付きのものに交換しておく。

呼吸・循環管理のための特殊手技

⑰気管チューブのカフは引火しやすいため，事前に胸部単純X線写真や触診などで気管チューブのカフの位置と術野との関係を確認し，必要に応じてチューブを深めに挿入して術野からカフの位置を遠ざける。

㊂気管の切開時および気管開窓後には，原則的に，電気メスを使用してはならない。

＊気管の切開に使用しなくても，いったん気管孔を開けた後に，止血等で気管開窓部周囲組織に電気メスを使用した事例で事故が発生している。そのため，出血傾向のある患者等で，止血のために気管開窓部周囲組織を電気メスで触れなければならない状況が生じた場合，もしくは生じる可能性がある場合には，下記のような工夫をする。ただし，これらの方法は完全に引火事故を防ぐものではない。

●経皮的酸素飽和度をモニターして患者の状態を確認しながら酸素を可能な限り下げ，術野の酸素濃度が下がるまで数分待った後で使用する。

●術野に酸素が漏れていないか再確認する。たとえば，カフの膨らみを確認して適正にカフ圧を調整する。カフが破れている場合は気管チューブを交換する，なども考慮する。

●カフは特に引火しやすいため，電気メスが近づかないように，気管チューブを奥へ深めに挿入する。

●気管を切開する前に，あらかじめ，気管の予定切開ライン周囲にある血管を焼灼しておく。

●笑気は使用しない。

●覆布は，術野の近くで酸素が溜まり込むポケットを作らないように設置する。

●アルコール系の消毒剤を使用する場合は，覆布をかける前に十分に乾燥させる。

（3）事故発生後の迅速な対応手順

＜発火を確認後，即時‼＞※大声で人を呼び，マンパワー確保！

・生理食塩水か滅菌蒸留水をかけ，消火。

・気管チューブを抜去。

・酸素を止める。

＜消火後＞

・再挿管，マスク等で呼吸再開。可能であれば酸素や笑気は投与しない。

・気道内に燃え残った気管チューブが遺残していないか確認。

・気管支鏡で気道の状態を確認。

・救急部や専門診療科にコンサルトし，患者の状態を評価し，迅速に集学的治療を開始する。

2．気管切開・輪状甲状靭帯切開の短期合併症

●以下に，気管切開に伴う短期合併症およびその対応について述べる。

①**出血**：手術時に甲状腺を損傷すると術後も出血が持続するので，チューブ挿入前に十分止血処置を行う。

②**皮下気腫・縦隔気腫**：気管孔を密にすると皮下部に空気が漏れる。多くの場合は経過観察のみで軽快するが，胸部，顔面，縦隔にまで及ぶようであれば皮膚縫合糸を抜糸する。

325

③**気管後壁損傷**：特に超音波ガイド下の経皮的気管切開時に生じることがある。穿刺の際に十分針先（カテ先）を確認する必要がある。
④**食道損傷**：気管壁を貫き食道を損傷する可能性がある。対応は上記③と同様である。
⑤**一過性の低酸素血症**：気管切開後，気管チューブの挿入がうまくいかないときに生じる。気管切開をした後にもたつくことがないように，準備を十分行った後に気管壁を切開する。
⑥**チューブの誤挿入**：気管の横または前の軟部組織内にチューブを挿入することで，気管切開孔を塞ぐだけでなく，気管の圧排で本来の軌道も狭窄してしまう危険がある。また，胸膜を損傷し気胸になる危険もある。
⑦**チューブの閉塞**：加湿が十分でないと痰により閉塞が生じる。直ちにチューブの交換が必要となる。また，人工鼻が外れていると，下顎によりチューブを閉塞することもある。
⑧**チューブの脱落**：体動が激しくなると，チューブが偶発的に抜けてしまうことがある。頸紐だけでなく，たすき掛けにする方法もあるが，それでも脱落の危険が完全に回避されるわけではない。

> **知識習得のためのランドマーク！**
>
> **気管切開・輪状甲状靱帯切開の短期合併症とその対応！**
> ①気管開窓後の電気メス使用は原則的にしないこと！
> ②人工呼吸器と気管チューブをつなぐ回路チューブに不自然な力がかかると気管チューブ逸脱の原因となりうる。
> ③チューブ事故抜去時の再挿入の際，もたつくようであれば経口気管挿管を検討する。

【C8】気管切開・輪状甲状靱帯切開の管理ができる。

- 気管切開・輪状甲状靱帯切開後の管理については，気管チューブの固定，交換，吸引が重要である。

指導医から手技マスターのためのアドバイス

気管切開・輪状甲状靱帯切開の管理をマスターしよう！

通常，管理を行う機会は看護師さんが多いようです。しかし，看護師さんに任せっきりではなく，朝夕の回診時に観察し，看護師さんと情報共有を行うことが重要です。

（1）気管チューブの固定方法
- **縫合固定**：気管孔が完成するまで1週間程度かかる。この間に事故抜去が起こると再挿入が困難であるため，気管チューブの縫合固定が望ましい。
- **マジックテープのチューブホルダー（図24）**：軟らかい材質でできており皮膚障害を起こしにくい。比較的装着しやすい。
- **綿紐のチューブホルダー**：気管カニューレとセットになっている。安価だが，皮膚と擦れて皮膚障害を起こしやすい。

（2）気管チューブの交換
- 交換前に気管内吸引，カフ上部吸引ルーメンからの吸引を行う。
- 通常，2週間ごとの交換から開始し，チューブ内腔の狭窄の程度により1～4週間ごとに交換する。1週間以内に狭窄が認められる場合は，2重管のチューブを使用する。

- 交換時の消毒は必要なく，洗浄のみ行う。
- 交換後に，カフ圧の確認を行う。
- 誤挿入による死亡例の報告もあり，特に気管孔が完成していない1週間以内の再挿入には注意を要する。
- 可能であれば発声用気管チューブへの交換を検討する（図25）。

図24　マジックテープのチューブホルダー

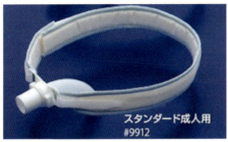

（コーケンカニューレホルダー　株式会社高研）

図25　発声用気管チューブ

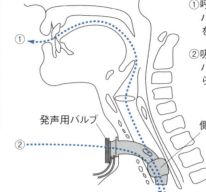

①呼気の流れを示す。発声用バルブを閉じると空気が声門を通過し，発声できる。
②吸気の流れを示す。発声用バルブを開くと気管切開孔から空気が入る。

（3）気管チューブの吸引
- 吸引チューブの刺激により，気管出血や肉芽を形成することがある。愛護的な吸引が必要である。
- 吸引チューブの挿入長や吸引圧が適切か確認する。
- 吸引物の性状を確認する（痰の性状，血液や組織混在の有無）。
- 吸引中も，患者のモニタリングを怠らない（チアノーゼはないか？ SpO_2 は下がっていないか？）。吸引刺激により血圧・心拍低下や気管支攣縮が誘発されることがあるので注意する。
- 定期的な吸引も必要であるが，必要以上の吸引は患者に苦痛を与える。
- 日本呼吸療法医学会より気道吸引ガイドラインも提唱されており，参考にしていただきたい。

手技習得のためのランドマーク！

気管切開・輪状甲状靱帯切開の通常の管理！
①痰で気管チューブが狭窄することはまれではない。気管内に吸引チューブを挿入する際に抵抗を感じたら，すぐにチューブを交換しよう。
②過度なカフ圧は気管粘膜損傷をきたす可能性があるので，適宜確認する。
③発声用気管チューブに交換することにより，患者のストレス軽減になる。

【C9】気管切開・輪状甲状靱帯切開の長期合併症とその対応について説明できる。

- 気管切開・輪状甲状軟骨切開の長期合併症としては，①気管狭窄，②気管内肉芽形成，③気管食道瘻，④気管腕頭動脈瘻，⑤気管切開孔の閉鎖不全がある。

指導医から知識マスターのためのアドバイス

気管切開・輪状甲状靱帯切開の長期合併症とその対応をマスターしよう！

気管切開・輪状甲状靱帯切開の長期合併症を忘れがちですが，いずれも重篤な合併症であり，対応によっては死に至る可能性があります。まれですが，発症する可能性のある合併症として認識しておく必要があります。

（1）気管狭窄
- 長期合併症で最も頻度が高い合併症である。
- 気道，気管孔の感染，肉芽形成が狭窄の原因となりうる。
- 治療としては，狭窄部位へのステロイド軟膏や抗生剤・抗真菌剤軟膏の塗布がある。
- 外科的治療には，気管支鏡下肉芽切除やYAGレーザーによる焼灼，気切孔からの肉芽切除等がある。狭窄が高度の場合，狭窄部位の気管部分切除・再建術や声帯合併切除術も報告されている。
- また経皮的気管切開のほうが声帯に近い位置で狭窄をきたしやすいため，外科的治療がより困難であるとの報告もある。外科的切開より経皮的切開のほうが狭窄が起こりやすい理由は，気管孔拡張や気管チューブ挿入により気管前壁を気管内腔に内反させることなどが一因と考えられている。

（2）気管内肉芽形成
- チューブの直上部に形成する場合と，チューブ先端部に形成される場合がある。
- 声門下腔に近い上気管切開の場合，粘膜下の結合織や血管が豊富であることから，機械刺激や感染により肉芽形成の傾向が強いとされる。
- 直上部肉芽に対しては気管切開孔の上部を切開して除去可能である。
- 先端部の肉芽に対しては長いチューブを使用したり，ガーゼの厚さを調節してチューブの先端が常時同じ部位を刺激しないように工夫する。

（3）気管食道瘻
- 気管チューブの慢性的な気管後壁圧挫により気管壁が損傷し生じる可能性がある。
- 定期的な気管チューブの位置調整や交換で回避できる。

（4）気管腕頭動脈瘻
- 気管前壁に接している動脈であり，チューブ先端部や吸引管による慢性的な刺激により肉芽が生じ瘻孔を形成する。
- いったん生じてしまうと致死的である。

（5）気管切開孔の閉鎖不全
- 気管チューブの長期留置で抜去後も孔が閉じずに開存したり，陥凹瘢痕を遺す。
- 感染や手術時の皮下組織の過剰切除なども原因となる。

呼吸・循環管理のための特殊手技

知識習得のためのランドマーク！

気管切開・輪状甲状靭帯切開の長期合併症とその対応！

①長期合併症としては，㋐気管狭窄，㋑気管内肉芽形成，㋒気管食道瘻，㋓気管腕頭動脈瘻，㋔気管切開孔の閉鎖不全がある。
②気管チューブ管理で回避できる合併症もあり，日頃から管理を怠らないことが重要である。
③狭窄や肉芽形成の治療においては，発生場所が重要である。

4 「できた！」の実感 〜確認問題〜

Q 正しいものに○，誤っているものには×をつけよ。

( ) 1. 早期に気管切開を行っても生命予後には寄与しないとする報告もある。
( ) 2. Jackson安全三角には主要臓器がない。
( ) 3. 気管開窓後の出血は気道内流入防止のため，電気メスを積極的に使用し止血すべきである。
( ) 4. 経皮気管切開において，気管支鏡下操作や超音波ガイド下操作は有用である。
( ) 5. 経皮的気管切開より外科的気管切開の方が術後感染症の頻度が高い。
( ) 6. 気管膜様部を損傷しないかぎり，気管食道瘻は形成されない。
( ) 7. 気管チューブによる慢性的な気管後壁の圧挫により気管腕頭動脈瘻を形成することがある。

※正解は次ページ下

指導医から

▶ **今だから語れる失敗談**

　今でいう後期研修医時代のことである。外科的気管切開を施行した後に，頸部皮下気腫を認めた。あわてて気管チューブを挿入し周囲を圧迫して空気が漏れないように四苦八苦していると，先輩が通りかかって「皮膚縫合がきつすぎるんだよ。ドレナージできるようにしたら」と助言をもらった。気管チューブ挿入部にかけた皮膚縫合糸を1本除去して様子をみると，以降の皮下気腫増悪はなかった。逆転の発想が重要なこともあると反省した。

▶ **アドバイス** 〜手技を習得するために〜

1. 機械・器具の準備，体位の準備を怠らない！
2. 十分な鎮痛・鎮静を確認した後，手技に臨もう！
3. 経皮的であっても外科的であっても，術前に超音波検査で気管の位置を確認しておこう！
4. 経皮的気管切開が困難であれば，無理せず外科的気管切開を行う！
5. どんなに習熟しても，合併症を起こす可能性はゼロではない。合併症に備えた対策をしておこう！

329

さらに勉強したいあなたへ ～指導医からの推薦図書～

- 丸川征四郎ほか 『気管切開－最新の手技と管理－ 改訂第2版』 医学図書出版，2011
  (解剖から手順，手技のコツなどわかりやすく解説してある)
- 村島浩二ほか 『気道管理ガイドブック改訂 第2版』 真興交易医書出版部，2013
  (救急処置を学ぶうえで初期研修医から後期研修医までを対象としてわかりやすく解説してある)

確認問題の正解	1	2	3	4	5	6	7
	○	○	×	○	○	×	×

4 呼吸・循環管理のための特殊手技
人工呼吸器管理ができる！

到達目標　(参考)日本外科学会「外科専門医修練カリキュラム」

人工呼吸器の仕組みを理解し，管理することができる。

1　「できない」ところを探せ！ ～自己診断～　※【　】は対応するコンピテンシー

Q 正しいものに○，誤っているものには×をつけよ。
(　) 1. 自発呼吸の停止は人工呼吸器管理の適応である【C1】。
(　) 2. 人工呼吸モードにおける補助/調節換気モード(A/C, Assist Control)は自発呼吸主体のモードである【C2】。
(　) 3. 換気様式の中で従量式(Volume Control)は圧損傷に注意する必要がある【C3】。
(　) 4. 人工呼吸器は人工呼吸器本体と呼吸回路から構成され，換気は吸気弁，呼気弁により制御される【C4】。
(　) 5. 健常人のおおよその1回換気量(tidal volume:TV)は，体重1kgあたり10mLほどである【C5】。
(　) 6. 一般的には吸気時間と呼気時間は同程度である【C6】。
(　) 7. 呼気終末時陽圧(positive end expiratory pressure：PEEP)を上げると血圧が上がる【C6】。
(　) 8. 同期型間欠的強制換気（Synchronized intermittent mandatory ventilation：SIMV）は人工呼吸からの離脱にも使用されるモードである【C8】。

※正解は次ページ下

2　「できない」から「できる」へのロードマップ (行動目標)

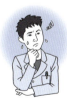

▶若き外科医の悩み
何ができたら，指導医の求める「人工呼吸器管理ができる」になるのだろうか？

指導医は，若い外科医に何を期待しているのだろうか？〔コンピテンシー【C】一覧〕

- ✓ □ 【C1】 人工呼吸器管理の目的と適応について説明できる。(⇒p.332)
- □ 【C2】 人工呼吸器の呼吸支援の方法（人工呼吸モード）について説明できる。(⇒p.333)
- □ 【C3】 病態に応じた適切な人工呼吸法の選択ができる。(⇒p.336)
- □ 【C4】 人工呼吸器の回路とその設定について説明ができる。(⇒p.337)

331

- ☐ 【C5】代表的な人工呼吸器の操作ができる。(⇒p.339)
- ☐ 【C6】人工呼吸器管理中のトラブルとその対処法について説明できる。(⇒p.341)
- ☐ 【C7】人工呼吸器からの離脱条件について説明できる。(⇒p.343)
- ☐ 【C8】人工呼吸器からの離脱方法について説明できる。(⇒p.343)

3 これができれば合格！〜指導医の求める臨床能力（コンピテンシー）〜

【C1】人工呼吸器管理の目的と適応について説明できる。

指導医から知識マスターのためのアドバイス

人工呼吸器管理の目的と適応についてマスターしよう！

まずは人工呼吸器管理が必要な病態か否かをしっかり判断しましょう！　管理に際しては，合併症予防に配慮した安全な管理を施行しましょう！

- 人工呼吸とは，換気の補助または代行をすることであり，気管チューブなどを留置して管理をする侵襲的な換気法と，マスクを用いて管理をする非侵襲的な換気法に分けられる。本項では，侵襲的な人工呼吸器管理を中心に説明する。
- 人工呼吸（陽圧換気）を要する理由は，①酸素化ができない，②換気が維持できない（pH維持ができない），③呼吸仕事量が過剰である，④循環動態が不安定（ショック）である，などである。
- 人工呼吸の目的は，①換気量の維持，②酸素化の改善，③呼吸仕事量の軽減である。
- 人工呼吸器管理の目標を達成するためには，合併症の予防と安全管理を十分に行いながら人工呼吸器管理を実施することが重要である。
- 人工呼吸器管理の対象は，①生命維持が危機的状況にある（自発呼吸の不足または停止）場合，②酸素投与のみでは酸素化が不十分な場合，③強い呼吸努力や呼吸困難がある場合などである。
- 人工呼吸器管理が適応となる呼吸不全の病態を**表1**に示す。

表1　人工呼吸器管理の適応

Ⅰ型呼吸不全
◆高炭酸ガス血症を伴わない低酸素血症→$PaCO_2 < 45$ torr ・肺胞性疾患…肺炎，心原性肺水腫，ARDSなど ・換気血流不均衡…COPDなど ・肺血管床減少…肺塞栓症など

Ⅱ型呼吸不全
◆高炭酸ガス血症を伴う低酸素血症→$PaCO_2 > 45$ torr（換気不全による） ・中枢からの換気刺激の低下…麻酔，脳幹部梗塞 ・呼吸筋筋力低下…神経筋疾患 ・胸郭コンプライアンス低下…フレイルチェストなど ・肺コンプライアンス減少と死腔の増加…肺線維症の末期など

自己診断の正解	1	2	3	4	5	6	7	8
	○	×	○	○	○	×	×	○

> **知識習得のためのランドマーク！**
>
> **基本知識のまとめ**
>
> **人工呼吸器管理の目的と適応！**
> ①人工呼吸の目的は，㋐適切な換気量の維持，㋑酸素化の改善，㋒呼吸仕事量の軽減である！
> ②人工呼吸器管理の対象は，㋐生命維持が危機的状況，㋑酸素化が不十分な場合，㋒強い呼吸努力や呼吸困難を呈する場合，などである！
> ③人工呼吸器管理の適応となる呼吸不全の病態には，Ⅰ型呼吸不全(高CO_2血症を伴わない)とⅡ型呼吸不全(高CO_2血症を伴う)がある。

【C2】人工呼吸器の呼吸支援の方法（人工呼吸モード）について説明できる。

- 人工呼吸器は，基本的に吸気の補助のみを行い，呼気は肺胸郭の弾性によって受動的に行われる。
- 人工呼吸器のモードとは，患者の呼吸を人工呼吸器がどのように補助するかで分類され，①自発呼吸主体モード，②強制換気主体のモード，③強制換気と自発呼吸を組み合わせたモードに大別できる。
- 代表的なモードとして，①自発換気モード(CPAP, PSV)，②補助／調節換気モード(A/C)，③同期型間欠的強制換気モード(SIMV)について説明する。

指導医から手技マスターのためのアドバイス

人工呼吸器の呼吸支援の方法をマスターしよう！

患者の病態に合わせた安全な呼吸管理を行うためには，人工呼吸モードと換気様式の特徴を理解することが重要です。

(1) 自発換気モード(CPAP, PSV)

◆ 持続気道陽圧(CPAP)は，呼吸サイクルを通して一定の陽圧をかけるモードである。
◆ 圧支持換気(PSV)は，呼吸回数の設定はなく，患者が始めた自発呼吸を補助するモードである。吸気支持圧を設定することにより，換気の部分的な補助を行う(図1)。

図1 圧支持換気(PSV)

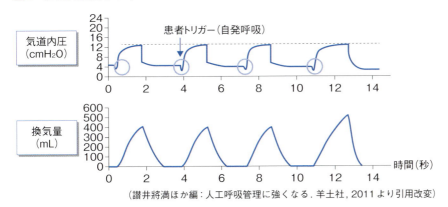

(讃井將満ほか編：人工呼吸管理に強くなる．羊土社，2011より引用改変)

(2) 補助／調節換気モード(A/C, Assist Control)

◆ 補助／調節換気モードとは，すべての1回換気が，人工呼吸器の決めたパターンで換気されるモードである。

- ◆ すなわち，設定された換気量もしくは圧，吸気フロー，吸気時間で換気を行う強制換気である．
- ◆ 一定時間内に患者の自発呼吸がない場合に設定されたものであり，時間間隔（呼吸サイクル）により強制換気を行う「調節換気」と，一定時間内に患者の自発呼吸を検知すると吸気に同期して強制換気を行う「補助換気」がある．
- ◆ 自発呼吸がなければ調節換気を一定のリズムで行い，自発が出ればそれを活かして補助換気を行う，というように，両者を行うため補助／調節換気モード（A/C）と呼ばれる．
- ◆ 換気様式として，換気量と吸気フローを設定して換気を行う従量式と吸気圧と，吸気時間を設定して換気を行う従圧式がある（表2）．
- ◆ 従量式（Volume Control：VC）とは，換気量と吸気流量（吸気の速さ）を設定して換気を行う様式である（図2）．設定した換気量のガスを送るので，回路などにリークがなければ設定された換気量は維持できる．しかしながら，気道内圧がさまざまな環境によって変化するため，圧損傷を起こす可能性がある．
- ◆ 従圧式（Pressure Control：PC）とは，吸気圧と吸気時間を設定して換気を行う様式である（図3）．設定した吸気圧を設定した吸気時間で維持するようにガスを送るので，設定圧以上の圧の上昇はないが，1回換気量は環境によって変化する．患者の肺や気道の状況によっては低換気や過膨張を起こす可能性がある．

表2 従量式と従圧式

従量式 VC（Volume Control）	設定した換気量を維持するようにガスを送る ⇒気道内圧の変化に注意⇒圧損傷の危険性
従圧式 PC（Pressure Control）	設定した吸気圧を吸気時間内の間，維持するようにガスを送る ⇒換気量の変化に注意⇒低換気の危険性

図2 従量式（Volume Control）

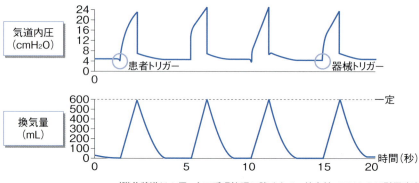

（讃井將満ほか編：人工呼吸管理に強くなる．羊土社，2011より引用改変）

図3 従圧式 (Pressure Control)

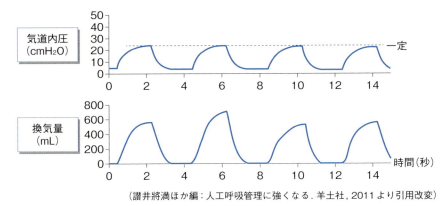

(讃井將満ほか編:人工呼吸管理に強くなる.羊土社,2011より引用改変)

(3) 同期型間欠的強制換気モード (Synchronized intermittent mandatory ventilation : SIMV)

- SIMVモードは強制換気と自発換気を組み合わせたモードで,設定換気回数で強制(補助)換気を行い,強制換気と強制換気の間は自発呼吸を行うモードである(図4).
- 自発呼吸回数がSIMVの設定の呼吸回数と同じか,もしくは少ない場合はすべて従量式(VC)または従圧式(PC)により決められた1回換気パターンでの強制換気となる.
- 逆に自発呼吸回数が,SIMVの設定呼吸回数より多い場合は,呼吸器は設定回数の分だけしか強制換気を行わず,残りは自発呼吸することになる.
- 多くの呼吸不全患者では,自発呼吸による1回換気量では十分でないことが多いので,圧支持 (pressure support : PS) をかけて,この自発呼吸を補助する.

図4 同期型間欠的強制換気モード (SIMV)

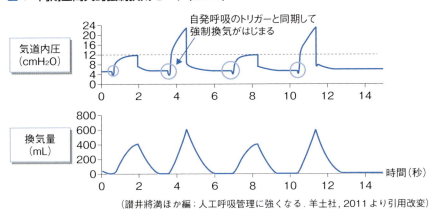

(讃井將満ほか編:人工呼吸管理に強くなる.羊土社,2011より引用改変)

> **知識習得のためのランドマーク！** 　　　　　　　　　　　　　基本知識のまとめ
>
> **人工呼吸器の呼吸支援の方法（人工呼吸モード）！**
> ①人工呼吸器の呼吸支援法には，㋐自発呼吸主体モード，㋑強制換気主体のモード，㋒強制換気と自発呼吸を組み合わせたモードがある！
> ②人工呼吸器の換気様式には換気量を設定する従量式と，吸気圧を設定する従圧式がある！
> ③人工呼吸器の呼吸支援法は，㋐換気量，㋑気道内圧，㋒時間（吸気／呼気），㋓自発呼吸または強制換気の区別で決まるため，これらについての条件設定が重要である！

【C3】病態に応じた適切な人工呼吸法の選択ができる。

● 各換気モードの対象となる病態を示す。

指導医から **手技マスター** のためのアドバイス

病態に応じた適切な人工呼吸法の選択をマスターしよう！
自発換気と強制換気の適応となる病態を理解しましょう！　また，疾患による人工呼吸器管理のコツを理解しましょう！

1. 換気モードの選択

（1）自発換気モード（CPAP，PSV）
- 自発呼吸による換気の維持はできているが，酸素化能が十分でない症例が対象となる。抜管する前のウィーニング評価のための自発呼吸試験などに用いられることが多い。
- 観察のポイントとして自発呼吸がある症例が対象となるため，①1回換気量が十分か，②呼吸回数は正常範囲内か（無呼吸や頻呼吸はないか），③自発呼吸と人工呼吸が同調しているかを観察する。

（2）補助／調節換気モード（A/C, Assist Control）
- 強制換気が主になるので，自発呼吸がないか，もしくは非常に少ない症例が対象となる。
- すなわち，①麻酔や筋弛緩薬から十分に覚醒していない症例や，②鎮痛鎮静薬の効果により自発呼吸が停止した症例，③心肺停止後など換気障害のある症例が対象になる。
- 観察のポイントとして自発呼吸がないか，呼吸の弱い症例が対象となるため，①十分な換気量が得られているか，②呼吸回数の設定値と実測値に差がないか（自発呼吸が少ない場合には設定換気回数を上げる，逆に，自発呼吸が多い場合には自発呼吸を温存したモードへ変更するなど），③自発呼吸との同調性が良好かを観察する。

（3）SIMVモード（SIMV）
- 自発呼吸だけでは十分な換気量が得られない症例が対象となる。
- ウィーニングに向けて徐々に設定換気回数を下げることで，自発呼吸の状態に移行する方法にも使用される。

2. 主な疾患別の人工呼吸器管理における注意点
①閉塞性肺疾患（COPD，気管支喘息）
- 呼気時間を十分にとる（呼吸回数を少なく設定し1回あたりの呼吸時間を長くする，吸気時間を短くする）。

- 従圧式（PC）換気では気道抵抗が高いため換気が保証されない。従量式（VC）で設定した場合に最高気道内圧（ピーク圧）は高くなるが，プラトー圧は比較的低く保たれる。
- ピーク圧とプラトー圧の両方を確認しながら呼吸管理を行う（図5）。

② 急性呼吸窮迫症候群（ARDS）
- ARDSの治療では肺を保護するためにあまり圧をかけないようにする。すなわち，1回換気量や分時換気量は少なめに設定する必要がある。
- 換気は1回換気量を6 mL/kgに制限して呼吸回数で調整する。酸素化についてはFiO_2を高くするだけでなく，PEEP（後述）も積極的に用いて調整する。

③ 肺炎，肺水腫
- 酸素化はFiO_2とPEEPで調整する。
- 換気は死腔換気も増えているため呼吸回数を少し多めに設定する。

④ 神経筋疾患
- 肺に障害がなければ，気道確保と最低限の換気を維持し，肺胞虚脱を予防する。

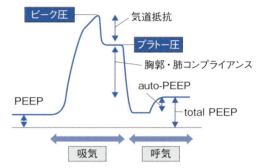

図5　ピーク圧とプラトー圧

（讃井將満ほか編：人工呼吸管理に強くなる．羊土社，2011より引用改変）

手技習得のためのランドマーク！ （手技基本のまとめ）

病態に応じた適切な人工呼吸法の選択！
① 自発換気モード（CPAP, PSV）は，自発呼吸による換気の維持はできているが，酸素化能が十分でない症例が対象となる。
② 補助／調節換気モード（A/C, Assist Control）は，自発呼吸がないか，もしくは非常に少ない症例が対象となる。
③ SIMVモードは自発呼吸だけでは十分な換気量が得られない症例が対象となる。

【C4】人工呼吸器の回路とその設定について説明ができる。

- 侵襲的陽圧換気を行う場合，気管内チューブを挿入し，人工呼吸器回路と接続して換気を行う。
- 小児や新生児などの特別な症例以外では，気管内チューブのカフを膨らませ，人工呼吸器から送られたガスが外に漏れないようにする必要がある。

（1）人工呼吸器と呼吸回路の設定
- 現在使用されている人工呼吸器は図6のような構造から成り立っており，ガス供給機能のある本体と患者を接続する呼吸回路とに分かれる。
- 人工呼吸器本体には通常酸素と空気が供給され，酸素ブレンダーにより酸素濃度が設定される。

> **指導医から 知識マスターのためのアドバイス**
>
> **人工呼吸器の回路とその設定をマスターしよう！**
>
> 人工呼吸器の利用に際し，必要な操作，設定を行うためには，まず人工呼吸器回路の仕組みを理解することが重要です！

- 酸素と空気は送気機構に入り，常時送気される状態になるが，吸気弁により制御される。吸気弁が開くと，その弁口面積に比例して流速がコントロールされる。
- 呼吸回路ではまず加温・加湿器でガスに温度と湿度を与え，Yピースを経て気管チューブに接続される。
- 呼吸回路の呼気側には回路内の水滴に対するウォータートラップがあり，人工呼吸器本体に接続される。ガスは呼気弁を経て人工呼吸器から排出される。
- 人工呼吸器を使用する際には，電源や圧縮空気，圧縮酸素の配管を接続する。

(2) 人工呼吸器の設定の点検
- 患者に使用する前にテストラングにて作動点検を行う。
- 人工呼吸器や加温・加湿器が正常に作動していること，ならびに呼吸回路などに異常（閉塞やリーク）がないことを確認する。
- 吸気時には吸気弁が開き呼気弁が閉じた状態になり，吸気側の回路を介して吸気動作が行われる。一方，呼気時には吸気弁が閉じ，呼気弁が開いた状態になり，呼気側の回路を介して呼気動作が行われる。

図6　人工呼吸器の構造

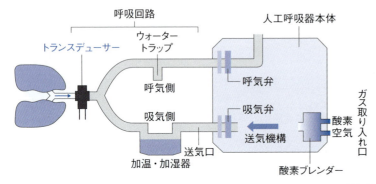

（安本和正著：図と動画で学ぶ換気モード．アトムス，2013より引用改変）

知識習得のためのランドマーク！

人工呼吸器の回路とその設定！
①人工呼吸器を使用する際には，電源や圧縮空気，圧縮酸素の配管を接続する！
②人工呼吸器本体では酸素ブレンダーによる酸素濃度の調整および吸気弁，呼気弁による換気の調節が行われる！
③使用前の作動点検により，人工呼吸器本体および呼吸回路本体の異常を確認する！

呼吸・循環管理のための特殊手技

【C5】代表的な人工呼吸器の操作ができる。

- 人工呼吸器の設定項目には次のようなものがある。確認しておこう（図7）！

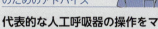

指導医から**手技マスター**のためのアドバイス

代表的な人工呼吸器の操作をマスターしよう！

人工呼吸器の回路の仕組みと人工呼吸モードを理解したら，設定すべき項目が決まることを理解しましょう！

(1) 基本的な人工呼吸の設定項目

- 設定すべき項目は酸素化機能と換気機能に影響する項目である（従量式，従圧式ともに設定が必要）。

＜PaO_2に関わるO_2関係項目＞
・吸入酸素濃度（FiO_2）
・PEEP圧

＜$PaCO_2$に関わる換気量関係の項目＞
・1回換気量
・呼吸回数
・吸気流量
・吸気時間
・I/E比

図7 人工呼吸器の設定

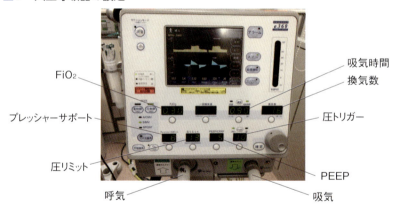

（ニューポートベンチレータ　モデルe360　コヴィディエンジャパン株式会社）

(2) モード別の設定パラメーター

- 表3にモード別に設定すべきパラメーターを示す。

表3 設定すべきパラメーター

Assist Control モード	CPAP	SIMV
●1回換気量（VC）または換気圧（PC） ●換気回数 ●吸気時間，もしくはI：E比 ●酸素濃度 ●PEEP	●CPAP圧 ●酸素濃度	●酸素濃度 ●PEEP **強制換気部分** 　●VCかPCの選択 　●1回換気量（VC）または換気圧 　●換気回数 　●吸気時間，もしくはI：E比 **自発呼吸部分** 　●PS圧

339

（3）覚えておくべきパラメーターの基礎知識

①FiO$_2$（吸入気酸素濃度）

- 100％酸素であればFiO$_2$＝100％，もしくはFiO$_2$＝1.0と表現する。Room airだとFiO$_2$＝21％，もしくはFiO$_2$＝0.21になる。
- Ⅰ型呼吸不全を解決するには吸気中の酸素濃度（FiO$_2$）自体を上げて，供給量を増やす必要がある。

②1回換気量（Tidal Volume：TV）

- 健常人のおおよそのTVは，体重1kgあたり10mLほどだが，必ずしもこの通りの設定になるとは限らない。基準値として知っておく。
- 1回換気量を増やすと気道内圧が上昇する。
- ARDS，肺線維症，肺切除後などでは拘束性障害をきたすため1回換気量は少なめに設定する。

③呼吸回数・吸気時間・呼気時間・I/E比（吸気時間I/呼気時間E）

- 呼吸回数は標準的には12～15回/分，吸気時間は1秒前後である。呼気は吸気よりも時間を要し，呼気時間は2秒前後である。
- 呼吸のリズムは吸気と呼気，その間のポーズが入るので，1回あたりの呼吸時間＝吸気時間1秒＋呼気時間2秒＋αで，4～5秒ほどである。
- 呼吸回数を増やすと，死腔換気が増える。

④分時換気量（Minute Volume：MV）

- 1分間に換気する量を分時換気量という。
- 1回換気量×呼吸回数＝分時換気量
- 従圧式では吸気圧と吸気時間を設定する。かける圧レベルと吸気時間，あるいはI/E比と呼吸回数を決めれば，分時換気量が決まる。
- 分時換気量はPaCO$_2$と強く関わっており，PaCO$_2$が高い場合は，分時換気量を増やす必要があり，逆にPaCO$_2$が異常高値でなければ分時換気量は少なくてもよい。

⑤呼気終末時陽圧（positive end expiratory pressure：PEEP）

- 肺胞が虚脱している時間は，肺胞での換気がほぼゼロになり肺内に換気血流不均衡が生じる。そこで，肺胞の虚脱を防ぐために呼気の最後に少しかける陽圧を呼気終末時陽圧（PEEP）という。

⑥トリガー

- トリガーにはあらかじめ設定された時間に従って吸気が開始されるタイムトリガー（time trigger）と，患者の呼吸開始を感知して開始する患者トリガー（patient trigger）がある。
- 患者トリガーには主にフロートリガー（flow trigger）と圧トリガー（pressure trigger）がある。
- 一般的にフロートリガーは圧トリガーに比較して反応速度が若干速く，呼吸仕事量が小さくて済むので第一選択になることが多い。

（4）一般的な人工呼吸器の初期設定
● 一般的な人工呼吸器の初期設定を以下に示す。

```
FiO₂：1.0
PEEP：2～5cmH₂O 程度
換気モード：SIMV（+PS）
1回換気量：10（8～12）mL/kg
I/E比：1：2～1：3
吸気流速：30（～70）L/分
呼吸回数：12（10～20）回/分（機械回数）
圧支持（PS）：10cmH₂O
トリガー：－1～－2cmH₂O
```

手技習得のためのランドマーク！

代表的な人工呼吸器の操作！

①A/Cモードで設定すべき5項目は，㋐1回換気量（VC）または換気圧（PC），㋑換気回数，㋒吸気時間（もしくはI：E比），㋓酸素濃度，㋔PEEPである。
②CPAPモードで設定すべき2項目は㋐CPAP圧，㋑酸素濃度である。
③SIMVで設定すべき項目は，㋐強制換気部分での1回換気量または換気圧，換気回数，吸気時間（もしくはI：E比）と㋑自発呼吸部分でのPS圧や酸素濃度である。

【C6】人工呼吸器管理中のトラブルとその対処法について説明できる。

（1）人工呼吸器管理中のトラブルの初期対応
● 讃井らは，人工呼吸器管理中のトラブルに対する初期対応として次のようにまとめている（**表4**）。

表4 人工呼吸器管理中に突如発生した呼吸困難への対応

①患者の人工呼吸器の回路を外す。
②酸素を十分に流したアンビューバッグで用手換気を行う。
　注意点：CO₂検知器を気管チューブに接続し，呼気中のCO₂排出を確認する。
　　　　　圧損傷を防ぐために換気圧を通常に保つ。
　　　　　もし呼吸器に高いPEEP（≧10cmH₂O）が設定されていたならPEEPバルブを使用するのを忘れずに。
③用手換気をしながら，コンプライアンスと気道抵抗を評価する。
④迅速に患者を診察し，周囲のモニターやアラームをチェックする。
⑤吸引カテーテルで気管内吸引し，気道の開存を確認する。
⑥もし瀕死の状態なら，気胸や気道閉塞を疑い，治療する。
⑦患者の状態が落ち着いたなら，詳細な評価および追加治療を施す。
⑧もし人工呼吸器に問題があり，解決できなければ呼吸器を交換する。

（讃井將満ほか編：人工呼吸管理に強くなる．羊土社，2011より引用改変）

指導医から知識マスターのためのアドバイス

人工呼吸器管理中のトラブルとその対処法についてマスターしよう！
人工呼吸器管理中に生じる合併症を理解し，その対策をマスターしましょう！

処置

（2）人工呼吸器管理中の関連合併症

● 人工呼吸器管理中に発症し得る代表的な合併症と，それぞれの合併症に対する対応を以下に示す。

①血圧低下

● 気道内が陽圧になり，その陽圧で心臓や大静脈が圧迫されて，静脈還流，心拍出量が減少することに起因する。
● なお，PEEP圧を上げると，さらに気道内圧が高まり，その分，血圧も下がるので注意する。

②気道や肺胞の圧損傷

● 気道内の陽圧が限度を超えると組織障害が発生する。その結果，気道や肺胞が破れる。
● 予防のためには，気道内圧，特に末梢気道や肺胞にかかる圧であるプラトー圧を $30cmH_2O$ 以下に保つことが重要である。
● 気胸になると，従量式では気道内圧が急に上昇し，従圧式では1回換気量が急に低下する。
● また，胸腔に漏れた空気が縦隔を圧迫すると緊張性気胸となり，血圧が低下する。万一，高度の循環不全を伴う緊張性気胸を疑った場合は，第2肋間，鎖骨中線上，かつ肋骨上縁にて14〜16G針で穿刺を行う。

③痰による閉塞

● 痰による気道の閉塞では無気肺を生じる。
● 従圧式では気道内圧が急に上昇し，従量式では1回換気量が急に低下する。また，酸素飽和度も低下する。
● 吸引や体位変換で気道内の痰を除去するが，吸引チューブは右気管支に入りやすく，左には入りにくいため，適宜，気管支鏡を用いて痰を吸引除去する。

④気道のトラブル

● 体位変換や体動によって気管内チューブの屈曲や位置がずれることがある。
● チューブの上方逸脱や，チューブが入りすぎた場合の片側挿管側では気胸や無気肺と同様の現象が起こる。
● 挿管チューブもやはり右に入りやすい。胸部X写真での位置確認を怠らない。

⑤酸素中毒

● 高い吸入酸素濃度が肺障害の原因になるため，FiO_2 はなるべく60％以下に保つべきである。

知識習得のためのランドマーク！

基本知識のまとめ

人工呼吸器管理中のトラブルとその対処法！

①人工呼吸器管理中のトラブルには血圧低下，圧損傷，痰による閉塞，気管内チューブのトラブル，酸素中毒などがある！
②いずれのトラブルも緊急の処置を要するため，病状の迅速な判断を要する！
③人工呼吸器管理中に急な呼吸困難を発症したら，まずは人工呼吸回路を外して用手換気を行いつつ，原因を検索しよう！

【C7】人工呼吸器からの離脱条件について説明できる。

- 人工呼吸器からの離脱の前提条件として①循環動態の安定，②感染の鎮静化，③酸塩基平衡の是正，④意識レベルの改善，⑤栄養状態の改善が得られていること，が挙げられる。

（1）急性呼吸不全の人工呼吸器からの離脱

次の3つの呼吸機能を検討する。①換気予備力[努力性肺活量（FVC），最大吸気圧（MIP）]，②酸素化能（PaO_2，PaO_2/FiO_2），③換気能力：$PaCO_2$（V_D/V_T）

- 現在，多用されている人工呼吸器離脱の基準を表5に示す。

（2）慢性呼吸不全の人工呼吸器からの離脱

慢性呼吸不全症例では，急性増悪をきたす前の平常時がすでに安全基準レベルを逸脱していることが多く，より厳しい条件下における離脱の基準が必要とされる。

指導医から知識マスターのためのアドバイス

人工呼吸器からの離脱条件についてマスターしよう！

人工呼吸器からの離脱条件を理解し，安全に離脱ができるようにしましょう！

表5 人工呼吸器離脱の基準

換気予備力	呼吸数（回/分） 肺活量（mL/kg） 最大吸気圧（絶対値 cmH_2O） 分時換気量（L/分）	$10 < < 30$ $> 12 \sim 15$ > 25 < 10
酸素化能	PaO_2（$FiO_2 = 0.4$）（mmHg） $A-aDO_2$（$FiO_2 = 1.0$）（mmHg）	> 70 < 350
換気能力	$PaCO_2$（mmHg） V_D/V_T	$35 < < 45$ < 0.58

（安本和正：図と動画で学ぶ換気モード．アトムス，2013より引用）

知識習得のためのランドマーク！

人工呼吸器からの離脱条件！ （基本知識のまとめ）

① 人工呼吸器からの離脱の前提条件として㋐循環動態の安定，㋑感染の鎮静化，㋒酸塩基平衡の是正，㋓意識レベルの改善，㋔栄養状態の改善が必要である。

② 急性呼吸不全の人工呼吸器からの離脱には，㋐呼吸不全の改善の評価として換気予備力，㋑酸素化能，㋒換気能力の検討が必要である。

③ 慢性呼吸不全症例ではより厳しい人工呼吸器からの離脱条件が必要である！

【C8】人工呼吸器からの離脱方法について説明できる。

（1）離脱に使用するモード

- 人工呼吸器から離脱をするにあたり，人工呼吸器の設定として次の2つの方法がある。
① SIMVにて，強制換気回数を徐々に下げる。
② PSVにて，PSの圧を徐々に下げる，という方法がとられる。
- Tピース，SIMV，PSVの3つの方法で人工呼吸器離脱までの期間を比較した研究では，SIMVよりPSVの方が離脱までの期間が短かったという報告がある。
- また，自発呼吸トライアル（Spontaneous Breathing Trial：SBT）も行われ，その有用性が報告されている。
◆ 自発呼吸トライアルとは，人工呼吸器からのサポートが最小限の状態（CPAP ≦

指導医から手技マスターのためのアドバイス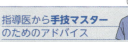

人工呼吸器の離脱方法をマスターしよう！

人工呼吸器からの離脱ステップの設定操作をマスターし，安全に人工呼吸器から離脱ができるようになりましょう！

5cmH$_2$O），あるいはサポートがない状態（Tピース）で患者の自発呼吸を評価する方法である。
- ◆SBTの方法として，一般的に1日1回30～120分実施する。
- ◆前述の設定を行い，表6に示すSBT成功基準を用いて評価する。
- ●早期離脱を目指すためには，下記のことを心がける。
  - ◆適切な鎮静・鎮痛をはかる。
    - −特に過鎮静を避ける。
    - −持続鎮静を中断して患者の覚醒を毎日確認する（Sedation Vacation）。
    - −鎮痛を十分に行う。
  - ◆人工呼吸器からの離脱の手順（プロトコル）を定めて定期的に（毎日）評価を行う。

表6　SBT成功基準

a. SpO$_2$≧90％　かつ/またはPaO$_2$≧60Torr
b. 自発1回換気量≧4mL/kg予測体重
c. 呼吸回数≦35回/分
d. pH≧7.3
e. 以下の呼吸促拍の徴候がない（2項目以上あれば呼吸促拍）
　・脈拍がベースラインの120％以上
　・重度の副呼吸筋使用
　・奇異性腹筋使用
　・冷汗
　・重度の呼吸苦

（讃井將満ほか編：人工呼吸管理に強くなる．羊土社，2011より引用）

手技習得のためのランドマーク！

人工呼吸器からの離脱方法！

①人工呼吸器から離脱をする際の人工呼吸器の設定として，SIMVで強制換気回数を徐々に下げる方法やPSVでPSの圧を徐々に下げる方法がある。
②人工呼吸器の補助を最小限にして評価する自発呼吸トライアル（SBT）という方法もある。
③早期離脱のためには適切な鎮痛・鎮静，離脱のプロトコルに沿った毎日の評価が重要である。

4 「できた！」の実感 ～確認問題～

Q 正しいものに○，誤っているものには×をつけよ。

- （　）1. 換気不全による高炭酸ガス血症は人工呼吸器管理の適応である。
- （　）2. 閉塞性肺疾患に対する人工呼吸器管理では呼気時間を短くする必要がある。
- （　）3. ARDSに対する人工呼吸器管理では1回換気量や分時換気量は少なめにするほうがよい。
- （　）4. 人工呼吸器管理中の気胸の予防のためには，プラトー圧を10cmH$_2$O以下に保つ必要がある。
- （　）5. 自発呼吸トライアルとは，人工呼吸器からのサポートが最小限の状態（CPAP≦5cmH$_2$O），あるいはサポートがない状態（Tピース）で患者の自発呼吸を評価する方法である。
- （　）6. 早期に人工呼吸器管理を離脱するためには過鎮静を避けることが望ましい。

※正解は次ページ下

呼吸・循環管理のための特殊手技

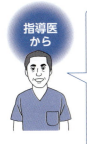

指導医から

▶ **今だから語れる失敗談**

　研修医の頃，初めて術後に人工呼吸器管理を要する患者さんを担当した．人工呼吸器のアラームが何度も繰り返し鳴ることを看護師さんに伝えられ，原因がわからず，先輩をコールして相談することが度々あった．幸い患者さんは順調に経過し離脱したが，人工呼吸器管理の大変さを痛感し，人工呼吸器管理に興味を持った日々であった．

▶ **アドバイス** ～手技を習得するために～

1. 人工呼吸器管理の適応かどうかの判断は難しい．適応をしっかり判断しよう！
2. 最近の人工呼吸器は新しいモードが組み込まれ，さらに複雑になっている．しかしながら，基本をしっかり習得することが重要です！
3. 人工呼吸器管理中のトラブルの際は，あわててしまう．しかしながら，冷静になれば必ず解決する！　起こり得るトラブルをいつも意識しながら管理しよう！
4. 人工呼吸器の離脱はすぐにうまくいくものではない．粘り強さも大事です！

BOOK

さらに勉強したいあなたへ ～指導医からの推薦図書～

- 安本和正　『図と動画で学ぶ換気モード』　アトムス，2013
  （図と動画で学べ，換気モードをとても理解しやすい）
- 長尾大志　『やさしイイ血ガス・呼吸管理』　日本医事新報社，2016
  （イラストが多く，とてもわかりやすい記載で理解しやすい）
- 讃井將滿ほか編　『人工呼吸管理に強くなる』　羊土社，2011
  （初学者が知りたいことをエビデンスに基づき丁寧に解説している）

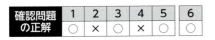

4 呼吸・循環管理のための特殊手技
スワンガンツ・カテーテル検査の手技と読影ができる!

到達目標 （参考）日本外科学会「外科専門医修練カリキュラム」

スワンガンツ・カテーテル検査の適応を決定し安全に施行できる。

1 「できない」ところを探せ！〜自己診断〜
※【 】は対応するコンピテンシー

Q 正しいものに○，誤っているものには×をつけよ。

（　）1. 手術症例に対して術中・術後にスワンガンツ・カテーテルを使用する場合は，心臓超音波検査は不要である【C1】。

（　）2. 長期臥床症例に対するスワンガンツ・カテーテル挿入部位の第一選択は大腿静脈である【C2】。

（　）3. スワンガンツ・カテーテルの挿入・留置が困難な症例に対しては，動脈圧心拍出量測定により代替することがある【C3】。

（　）4. 心不全の治療中は，血行動態の変化やうっ血の改善に伴い，スワンガンツ・カテーテル先端位置が変化する【C4】。

（　）5. 右房圧波形は，右房収縮によるa波，三尖弁閉鎖に伴うc波，右室収縮によるv波の3成分からなる【C5】。

（　）6. Forrester分類は肺動脈楔入圧（PAWP）と心拍出量（CO）から算出した心係数（CI）を用いて左心不全の病態を5つの群に分類したものである【C6】。

※正解は次ページ下

2 「できない」から「できる」へのロードマップ（行動目標）

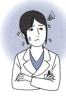

▶若き外科医の悩み

何ができたら，指導医の求める「スワンガンツ・カテーテル検査の適応を決定し安全に施行できる」になるのだろうか？

指導医は，若い外科医に何を期待しているのだろうか？〔コンピテンシー【C】一覧〕

- ☑【C1】スワンガンツ・カテーテル検査の目的と適応について説明できる。(⇒p.347)
- ☐【C2】スワンガンツ・カテーテル検査の方法について説明できる。(⇒p.348)
- ☐【C3】スワンガンツ・カテーテル検査の器具について説明できる。(⇒p.349)
- ☐【C4】スワンガンツ・カテーテル留置時の注意点について説明できる。(⇒p.351)
- ☐【C5】スワンガンツ・カテーテル検査の圧波形について説明できる。(⇒p.351)
- ☐【C6】スワンガンツ・カテーテル検査から病態を評価できる。(⇒p.352)

3 これができれば合格！〜指導医の求める臨床能力（コンピテンシー）〜

【C1】スワンガンツ・カテーテル検査の目的と適応について説明できる。

（1）スワンガンツ・カテーテル検査の開発とその測定項目

- スワンガンツ・カテーテルは，Harold James SwanとWilliam Ganzがカテーテルの先端にバルーンをつけた「肺動脈カテーテル」として発表し，その後，術中術後管理や心不全の管理のために臨床応用されてきた。
- スワンガンツ・カテーテル検査により，客観的な血行動態を把握することが可能となる。
- スワンガンツ・カテーテルは内頸静脈や大腿静脈から挿入し，肺動脈に留置する。本カテーテルは肺動脈に留置することにより，右心系のみならず左心系の情報をモニタリングできる。
- すなわち，右心系の圧（右房圧，右室圧，肺動脈圧）と，左心系の情報（肺動脈楔入圧，心拍出量：CO）の測定ができる。
- これらの検査データにより病態を解明し，治療選択を行うことが可能となる。

指導医から知識マスターのためのアドバイス

スワンガンツ・カテーテル検査の目的と適応をマスターしよう！

スワンガンツ・カテーテル検査は，循環動態の把握のために重要な検査です。重度の心疾患を有する症例，循環不全がある症例，心臓手術を受ける症例に対して用いられる特殊な検査です。ぜひ，その目的と適応をマスターしておきましょう！

（2）スワンガンツ・カテーテル検査の適応

- スワンガンツ・カテーテル検査は循環動態を詳細に把握できるが，侵襲のある方法である。それゆえ，その適応は，非侵襲的な心臓超音波検査，動脈ライン，中心静脈ラインのみでは循環動態把握が不十分で，適切な治療方針が立てられない場合に適応となる。
- スワンガンツ・カテーテル検査の適応は大きく3つに分類される。
①ショック症例や重症心不全の集中治療
②難治性慢性心不全や肺高血圧症などの病態把握のための一時的な検査
③心臓手術や重症心疾患症例の非心臓手術の術中，術後管理
- 具体的な適応を**表1**に示す。
- スワンガンツ・カテーテル検査は，主に重症心不全，特に急性期治療において使用する。
- 心臓弁膜症や先天性心疾患，肺高血圧症などでは，心臓超音波検査を補完する目的で使用する。
- 外科診療領域におけるスワンガンツ・カテーテル検査の目的は，㋐術中，術後のモニタリング・管理，㋑術後心不全の治療である。
- 観血的モニタリングであるため，穿刺部位での末梢血管損傷や感染，心臓内での操作による大静脈や心房の損傷，心タンポナーデなどの合併症の危険性がある。
- 他の処置と同様に，処置前に適切な説明・インフォームド・コンセントが必要である。

表1　スワンガンツ・カテーテル検査の適応

①補助循環下で心原性ショックを認める症例
②両室関連を認めない心不全症例
③大量の強心薬，血管拡張薬を要する重症心不全症例
④偽性敗血症が疑われる症例
⑤可逆性収縮障害を認める症例
⑥肺高血圧症の診断・分類
⑦前毛細血管性肺高血圧症例に対する治療効果判定
⑧心臓移植の術前検査

（Circulation 119, 2009より引用改変）

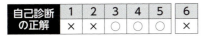

> **知識習得のためのランドマーク！**
>
> **スワンガンツ・カテーテル検査の目的と適応！**
> ①スワンガンツ・カテーテル検査は観血的で侵襲のある検査であり，代替できる非侵襲の検査がないか検討する。
> ②スワンガンツ・カテーテル検査では，右心系のみならず左心系の情報をモニタリングすることができる。
> ③外科診療領域におけるスワンガンツ・カテーテル検査の目的は，㋐術中，術後のモニタリング・管理，㋑術後心不全の治療である。

【C2】スワンガンツ・カテーテル検査の方法について説明できる。

（1）スワンガンツ・カテーテルの挿入手技

- 消毒・局所麻酔の後，内頸静脈（第一選択は右内頸静脈）もしくは，大腿静脈，右肘静脈から静脈シースを留置しカテーテルを挿入する（セルジンガー法：中心静脈穿刺手技に準ずる）。
- 静脈が十分太くなった時点でカテーテル先端のバルーンを膨らませる。
- そのまま血流に乗せて，カテーテル先端のバルーンが肺動脈末梢で血管壁にトラップされ，圧波形がモニター上，肺動脈圧波形（PA波形）から肺動脈楔入圧波形（PAWP波形）に変化するまで進めていく。
- バルーンをへこませて，カテーテルを固定する。
- 大腿静脈からのアプローチの場合には，右室から肺動脈へカテーテルが上がりにくい。必ず透視下で先端部分を右室流出路近傍まで進め，カテーテルの進行方向に向かって時計方向に回転を加えながらさらに進める。
- 内頸静脈もしくは右肘静脈からのアプローチの場合には，自然に肺動脈まで進むことが多いので，透視を使用せずにベッドサイドで圧波形をモニタリングしながらの施行が可能である。

指導医から手技マスターのためのアドバイス

スワンガンツ・カテーテル検査の方法をマスターしよう！

スワンガンツ・カテーテル検査は，循環不全を伴う患者さんに行う検査です。検査の手順，器具，合併症を十分に理解し，安全な検査が行えるようにマスターしておきましょう！

（2）スワンガンツ・カテーテル検査からのデータ収集

- スワンガンツ・カテーテル検査により，①右心系の圧（中心静脈圧，右室圧，肺動脈圧），②肺動脈楔入圧，③心拍出量（CO）のデータから算出された心係数（CI）⇒Forrester分類（急性心不全の評価）による心機能評価，および，④血液酸素飽和度が測定できる。

＜心拍出量の測定法＞

- カテーテル先端を肺動脈主幹部に位置させると，青ライン（青ルート）（【C3】参照）は右房内に開口している。
- その状態で青ラインから0℃の食塩水を短時間で一定注入し，血液の温度変化から心拍出量（CO）を自動測定（熱希釈法）する。
- 複数回記録し，2回の誤差が10％以内に収まっていればその平均値を測定値とする。

呼吸・循環管理のための特殊手技

（3）スワンガンツ・カテーテル挿入が困難な場合

● スワンガンツ・カテーテルがうまく進まないときは，まず，その原因を考える。

● 挿入困難が想定される場合は，透視下での手技が良い。

● 透視が使えない集中治療室（ICU）や手術室などでは，経食道心臓超音波検査（TEE）などでガイドする。

● 心拡大が著明な場合や，肺動脈弁逆流や三尖弁逆流が強い場合は，バルーンのエアーを半分くらい抜くと，進みやすくなることがある。

● 0.025インチのガイドワイヤーを内腔に通すとカテーテルにコシがでるので挿入しやすくなる。

● 挿入困難で手技に時間がかかると，カテーテルが熱で柔らかくなって操作が難しくなる。その際には，一度カテーテルを抜いてバッド上で冷ヘパリン加生食で冷却するか，カテーテル内に冷ヘパリン加生食を満たして，カテーテルのコシを戻す。

● どうしても挿入不可の場合は動脈圧心拍出量測定などで代替する（【C3】参照）。

手技習得のためのランドマーク！

手技基本
の
まとめ

スワンガンツ・カテーテル検査の方法！

① スワンガンツ・カテーテルの挿入は，内頸静脈（第一選択は右内頸静脈），大腿静脈，右肘静脈からセルジンガー法にて行う。

② スワンガンツ・カテーテル検査により，中心静脈圧，右室圧，肺動脈圧，肺動脈楔入圧と心拍出量（CO）のデータを収集でき，心係数（CI）を算出できる。

③ スワンガンツ・カテーテルの挿入操作がうまくいかないときは，透視下の施行，経食道心臓超音波下の施行，カテーテルの性状（バルーン，コシなど），動脈圧心拍出量測定による代替などを考慮する。

【C3】 スワンガンツ・カテーテル検査の器具について説明できる。

（1）スワンガンツ・カテーテル

● 発明者にちなんで，肺動脈カテーテル（pulmonary artery catheter）をスワンガンツ・カテーテルとよぶ。

● スワンガンツ・カテーテルは，一般的にカテーテル先端にバルーンと温度測定用トランスデューサーを持つ多孔構造である（図1）。

処置

図1　スワンガンツ・カテーテルの構造とその特徴

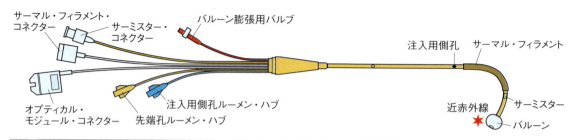

<スワンガンツ・カテーテルの構造上の特徴>
①バルーン付きカテーテルで，基本は3つのラインを持つ
　　　黄ライン：先端に開口
　　　赤ライン：先端のバルーンを拡張
　　　青ライン：先端から26cmの側孔に開口
②オプションとして
　　　サーマル・フィラメント：側孔と先端との間に加熱用フィラメント
　　　サーミスター：温度センサーで先端から4cmの部位
　　　オプティカル・モジュール：近赤外線を発信し受光するファイバー

（2）動脈圧心拍出量の測定

- 観血的検査であることはスワンガンツ・カテーテル検査の短所である。
- 近年では，低侵襲のモニタリング機器として動脈圧心拍出量測定（arterial pressure-based cardiac output：APCO）というモニタリングシステムが臨床応用されている。
- このシステムは動脈圧トランスデューサーであるフロートラック センサーとモニター本体であるビジレオ モニターから構成される（図2）。
- 動脈圧ラインを必要とするため非侵襲ではないものの，動脈圧ラインのみで連続的に心拍出量が計測可能となった。
- スワンガンツ・カテーテルが留置困難な場合では有用性が高い。

図2　フロートラック™ センサーとビジレオ™ モニター

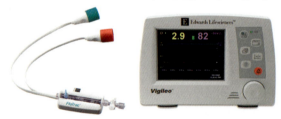

フロートラック™ センサー　　ビジレオ™ モニター

（エドワーズライフサイエンス株式会社）

知識習得のためのランドマーク！

基本知識のまとめ

スワンガンツ・カテーテルの構造を理解しよう！
①スワンガンツ・カテーテルはカテーテル先端にバルーンと温度測定用トランスデューサーを持つ。
②スワンガンツ・カテーテルには3つのラインがあり色分けしている。それぞれのラインの役割を確認しよう！
③心拍出量測定には，動脈圧心拍出量測定で代替することも可能！

【C4】スワンガンツ・カテーテル留置時の注意点について説明できる。

スワンガンツ・カテーテル留置時の注意点
- スワンガンツ・カテーテルは心臓を経由して肺動脈に留置するものであり，偶発症の発生を予防することが重要である。
- 感染などの合併症を避けるため，必要最低時間の留置にとどめる。
- カテーテル先端での肺血管損傷に注意する。
- 波形に常に注意し，適宜胸部単純X線検査でカテーテルの先端位置を確認する。
- 心不全の治療中は，血行動態の変化やうっ血の改善に伴い，カテーテル先端位置が変化するため，適宜カテーテルの先端位置の調整を行う。
- バルーンを拡張したまま放置すると肺梗塞を起こすので注意が必要である。
- カテーテル刺激による心室性不整脈の発症の可能性あり。
- カテーテル留置中に非侵襲的な心臓超音波検査による測定値と互換性を確認する。
- 三尖弁逆流からの推定肺動脈や左室流出路での速度時間積分値から計算する心拍出量（CO）を実際の測定値と比較することで，抜去後の血行動態管理に役立つ。

> **知識習得のためのランドマーク！**
>
> **スワンガンツ・カテーテル留置時の注意点！**
> ①カテーテルの先端確認は，波形変化の把握と胸部単純X線検査によって行う。
> ②心臓超音波検査の測定値との互換性を把握する。
> ③感染などの合併症を避けるため，必要最低時間の留置にとどめる。

【C5】スワンガンツ・カテーテル検査の圧波形について説明できる。

それぞれの圧波形
- スワンガンツ・カテーテル検査の主なモニタリング項目は，①右心系の圧（右房圧，右室圧，肺動脈圧），②肺動脈楔入圧（PAWP＝左室の前負荷），③心拍出量（CO），④血液酸素飽和度の4つである。
- 特に，それぞれの圧波形は重要であり，波形のパターンは，①カテーテルの先端位置判断と，②病態の把握に有用である（図3～6）。
- 右房圧波形では，a波は右房収縮による波形，c波は三尖弁閉鎖に伴う波形，v波は右室収縮による波形の3成分を認める（図3）。
- 肺動脈楔入圧波形は左房圧波形に類似するが，僧帽弁閉鎖に伴うc波は消失することがある（図6）。
- 右室圧波形（図4）および肺動脈圧波形（図5）もイメージできるようにしておく。
- また，圧の絶対値も心機能の評価に重要である。

指導医から知識マスターのためのアドバイス

スワンガンツ・カテーテル検査の圧波形をマスターしよう！
スワンガンツ・カテーテル検査は右心系の圧と左心系の情報を得るための検査です。それぞれの波形から得られる情報を理解し，病態を把握できるようになりましょう！

処置

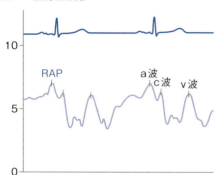

図3 右房圧波形

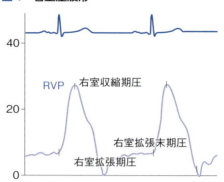

図4 右室圧波形

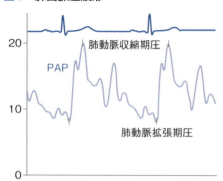

図5 肺動脈圧波形

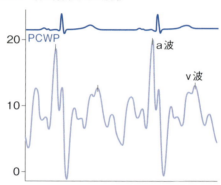

図6 肺動脈楔入圧波形

知識習得のためのランドマーク！

スワンガンツ・カテーテル検査の圧波形！
①スワンガンツ・カテーテル検査では，㋐圧波形パターンと，㋑圧測定値に着目する！
②圧波形のパターンにより，カテーテル先端の位置の把握が可能となり，正確なカテーテル挿入ができる。
③正常波形と圧測定値の理解が病態の把握・発見に大切である！

【C6】スワンガンツ・カテーテル検査から病態を評価できる。

1．スワンガンツ・カテーテル検査で得られる情報
（1）圧測定
①中心静脈圧
◆青ラインで測定。正常値は0～8mmHg。
◆右室前負荷の指標である。
◆輸液を負荷しても圧は不変だが，充満すると圧が急に上昇する。
②右室圧
◆挿入中に測定できるが，留置中は測定できない。正常値15～33／0mmHg。

352

③肺動脈圧
- 先端孔で測定。正常値は15～25／9～15mmHg。
- 収縮期圧上昇は肺高血圧の指標である。
- 波形が呼吸性に変動する場合はhypovolemiaを疑う。

④肺動脈楔入圧(PAWP：pulmonary arterial wedge pressure)
- バルーンを拡張し先端孔で測定する。正常値は5～13mmHg。
- バルーンを拡張すると，カテーテル先端圧，左房圧，左室拡張終期圧がほぼ同値と判断できる(肺血管が正常であることが前提)。
- 圧上昇は肺うっ血を示す。
- 連続測定できないため，近似値として肺動脈拡張期圧を使用する。

(2) 圧以外の測定

①心拍出量(CO：cardiac output)
- 正常値は3～5L/min。
- 心係数(CI：cardiac index)を算出できる(心係数＝CO/体表面積)。
- 心係数は心臓のポンプ機能を示す。
- 心係数の正常値は2.5～3.5L/min/m^2。

②Forrester分類の判定
- 肺動脈楔入圧と心係数を用いて評価する(図7)。

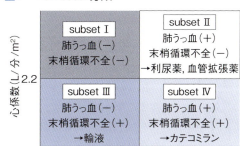

図7 Forrester分類

2. Forrester分類(図7)

- 「肺動脈楔入圧(PAWP)」と「心拍出量(CO)から算出した心係数(CI)」を用いて左心不全の病態を4つの群に分類したものをForrester分類という。
- 従来は急性心筋梗塞による急性心不全の分類に用いられていたが，現在では他の心疾患による急性心不全などにも，この分類が適応される。
- すなわち，Forrester分類はほぼ正常の心機能であった心臓が，冠動脈の閉塞により急激に心機能が悪化する場合を想定したものである。そのため慢性心不全の増悪では他の臨床所見も考慮し総合的に判断する。
- Forrester分類での評価に基づき，治療方針が決定される。

知識習得のためのランドマーク！

スワンガンツ・カテーテル検査結果からの病態の評価！

①スワンガンツ・カテーテル検査から得られた肺動脈楔入圧と心係数により，Forrester分類の評価が可能となる。
②Forrester分類による評価は，急性心不全治療の方針決定に有用である。
③慢性心不全の急性増悪では，Forrester分類のみではなく，他の臨床所見も考慮し総合的に判断する。

4 「できた！」の実感 〜確認問題〜

Q 正しいものに○，誤っているものには×をつけよ。

（ ）1. スワンガンツ・カテーテル検査は侵襲的検査であり，処置前に適切な説明や十分なインフォームドコンセントが必要である。
（ ）2. スワンガンツ・カテーテル先端を肺動脈主幹部に位置させると，黄ラインは右房内に開口している。
（ ）3. スワンガンツ・カテーテルは4つのラインで構成される。
（ ）4. スワンガンツ・カテーテル検査において肺動脈末梢でバルーンを拡張すると，肺動脈破裂を起こすことがある。
（ ）5. 肺動脈楔入圧波形は左房圧波形に類似するが，僧帽弁閉鎖に伴うc波は消失することがある。
（ ）6. スワンガンツ・カテーテル検査にて右室圧は測定可能であるが，留置中は測定できない。

※正解はページ下

指導医から

▶今だから語れる失敗談

卒後3年目の頃，担当患者が消化器外科の手術後に心筋梗塞を発症しICU管理となった。ICUの医師がスワンガンツ・カテーテル検査の結果を用いて私に説明してくれるが，ピンとこない。ただただ，わかったふりをすることで精一杯だった。医局に帰って書物を探すが，外科医の私の書棚には，スワンガンツ・カテーテル検査のことを記載した書籍がなく，それ以来，循環器アレルギーを呈してしまった。

高齢化が進む中，心疾患を有する手術症例数は増加傾向にある。スムーズな術中・術後の循環動態管理のためには，スワンガンツ・カテーテル検査の目的，意義，検査データの評価について知識を再度整理しておきたいと思う。

▶アドバイス 〜手技を習得するために〜

1. スワンガンツ・カテーテル検査は緊急を要する検査だからこそ，日頃から目的と手技を体に染み込ませておこう！
2. スワンガンツ・カテーテル検査は侵襲的な検査であることを認識して習得しよう！
3. スワンガンツ・カテーテル検査から得られる圧波形・測定値を理解しよう！
4. スワンガンツ・カテーテルを留置している時の管理を適切に行い，留置時合併症の発生を防ぐことが重要である！

📖BOOK さらに勉強したいあなたへ 〜指導医からの推薦図書〜

● 北風政史 編 『循環器臨床サピア8 心不全の急性期対応』 中山書店，2010
　（病態の説明が詳しく，実用的な書物である）
● 四維東州 『一気に上級者になるための麻酔科のテクニック 第2版』 三輪書店，2011
　（スワンガンツ・カテーテルを実際に挿入する際のコツが丁寧に述べられている）

確認問題の正解	1	2	3	4	5	6
	○	×	×	○	○	○

Ⅱ 処置

5 麻酔手技

局所・浸潤麻酔ができる！

> **到達目標** （参考）日本外科学会「外科専門医修練カリキュラム」
>
> 局所・浸潤麻酔を安全に施行できる。

1 「できない」ところを探せ！〜自己診断〜　　※【 】は対応するコンピテンシー

Q 正しいものに○，誤っているものには×をつけよ。

- （　）1. 局所麻酔薬は，細胞内で局所麻酔薬がNa⁺チャネルと結合して脱分極を抑制し，神経伝導をブロックする【C1】。
- （　）2. 神経ブロックは麻酔注入量が少なく，局所・浸潤麻酔より容易である【C2】。
- （　）3. エステル型は血漿コリンエステラーゼで，アミド型は腎臓で代謝される【C3】。
- （　）4. 局所麻酔薬にエピネフリンを加えると，作用時間延長や出血抑制の効果がある【C4】。
- （　）5. 短時間の処置の局所・浸潤麻酔にはキシロカイン®を使うことが多い【C5】。
- （　）6. 局所麻酔薬注入時の痛みは必ずあり，患者に我慢させるしかない【C6】。
- （　）7. 局所麻酔中毒は中枢神経症状と循環器症状を引き起こす【C7】。

※正解は次ページ下

2 「できない」から「できる」へのロードマップ（行動目標）

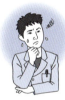

▶若き外科医の悩み
何ができたら，指導医の求める「局所・浸潤麻酔ができる」になるのだろうか？

指導医は，若い外科医に何を期待しているのだろうか？〔コンピテンシー【C】一覧〕

- ✓ ☐ 【C1】局所・浸潤麻酔の目的と作用機序について説明できる。(⇒p.356)
- ☐ 【C2】局所・浸潤麻酔と神経ブロックの相違について説明できる。(⇒p.357)
- ☐ 【C3】局所・浸潤麻酔薬の種類を挙げ，その特徴について説明できる。(⇒p.357)
- ☐ 【C4】局所・浸潤麻酔の適応と注意点について説明できる。(⇒p.358)
- ☐ 【C5】局所・浸潤麻酔に必要な器具と薬剤の準備ができる。(⇒p.359)
- ☐ 【C6】局所・浸潤麻酔の手順について説明できる。(⇒p.360)
- ☐ 【C7】局所・浸潤麻酔の合併症とその対応について説明できる。(⇒p.361)

3 これができれば合格！〜指導医の求める臨床能力（コンピテンシー）〜

【C1】局所・浸潤麻酔の目的と作用機序について説明できる。

- 局所・浸潤麻酔は術野に直接局所麻酔薬を浸潤させて麻酔効果を得るものであり，麻酔効果を比較的容易に得ることができる。
- 局所・浸潤麻酔は手術中の意識を保つことができ，麻酔後の回復も早いため，外来処置や小手術に適している。
- 局所麻酔薬は，非イオン型の局所麻酔薬が細胞膜を通過して細胞内でイオン型となり，細胞の内側からNa^+チャネルと結合することで脱分極を抑制し，神経伝導をブロックして麻酔作用を発現する（図1）。
- 局所麻酔薬の物理化学的な3つの特性（①脂質への溶解度，②タンパクへの結合能，③酸解離定数pKa）がそれぞれの薬剤の作用強度・作用発現時間・作用持続時間・毒性（極量）を決めている。

指導医から知識マスターのためのアドバイス

局所・浸潤麻酔の目的と作用機序をマスターしよう！

局所・浸潤麻酔ができなくてはその先にある処置や手術にたどり着けません。まず，局所・浸潤麻酔の目的と作用機序をしっかり理解しておきましょう。

図1 局所麻酔薬の作用機序

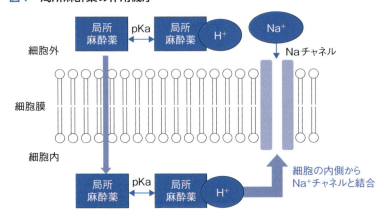

（岡崎 睦編：特集 How to 局所麻酔＆伝達麻酔, PEPARS No.127. 全日本病院出版会, 2017より引用改変）

知識習得のためのランドマーク！

局所・浸潤麻酔の目的と作用機序！
①局所・浸潤麻酔は外来処置や小手術に適している。
②局所麻酔薬は脱分極を抑制し，神経伝導をブロックして麻酔作用を発現する。
③局所麻酔薬の種類によって薬剤の作用強度・作用発現時間・作用持続時間・毒性（極量）が異なる。

基本知識のまとめ

【C2】局所・浸潤麻酔と神経ブロックの相違について説明できる。

- 局所・浸潤麻酔は局所麻酔薬を直接術野に浸潤させて麻酔作用を得る方法であり，神経ブロック（伝達麻酔）は末梢神経のできる限り近くに局所麻酔薬を注入し，神経支配領域の麻酔作用を得る方法である。
- 神経ブロックは，局所・浸潤麻酔より広い範囲（神経支配領域）の麻酔作用を得ることができるが，解剖学的な知識に基づく麻酔薬の適切な投与を必要とする。
- 神経を直接穿刺したり，神経内に直接薬液を注入すると，永久的な神経障害を残すことがある。電撃痛などがあれば，神経ブロックをすぐに中止する必要がある。
- また神経ブロックでは，麻酔効果が不十分な場合に備えて他の麻酔法をあらかじめ準備しておく必要がある。
- 指先の処置の際に行う「手指ブロック」は頻用する神経ブロックの一つである。左手第3指であれば，図2の×印の2カ所に局所・浸潤麻酔薬を注入し，指の根部に全周性に麻酔を浸潤させる。

指導医から知識マスターのためのアドバイス
局所・浸潤麻酔と神経ブロックの相違をマスターしよう！
神経ブロックは局所・浸潤麻酔の特殊型として有効な場合があり，習得すべき麻酔法の一つです。

図2　手指ブロックの薬液注入点

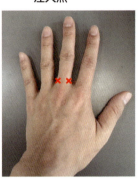

知識習得のためのランドマーク！
局所・浸潤麻酔と神経ブロックの相違！
①局所・浸潤麻酔は直接術野に麻酔薬を浸潤させる方法であり，神経ブロックは末梢神経の近くに麻酔薬を注入し，神経支配領域の麻酔作用を得る方法である。
②神経ブロックは解剖学的な知識が必要であり，神経障害などの合併症の危険性がある。

基本知識のまとめ

【C3】局所・浸潤麻酔薬の種類を挙げ，その特徴について説明できる。

- 局所・浸潤麻酔薬は共通の分子構造（芳香環－中間鎖－アミノ基）を有し，共通の機序で作用する（図3）。

図3　局所・浸潤麻酔薬の分子構造（エステル型およびアミド型）

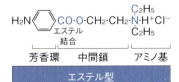

指導医から知識マスターのためのアドバイス

局所・浸潤麻酔薬の種類と特徴をマスターしよう！
局所・浸潤麻酔にはキシロカイン®やリドカイン®などが使われ，伝達麻酔（神経ブロック）にはカルボカイン®やマーカイン®などが使用されます。薬物の作用機序，強度，持続時間を確認しておくことが重要です！

- 中間鎖がエステル結合しているエステル型とアミド結合しているアミド型に分けられる。
- エステル型は血漿コリンエステラーゼで，アミド型は肝臓で代謝される。
- 表1に挙げる局所・浸潤麻酔薬が頻用されている。特徴と極量を確認しよう！

表1　実際に使用される局所・浸潤麻酔薬

一般名	リドカイン	メピバカイン	ブピバカイン	プロカイン	ロピバカイン
商品名	キシロカイン® リドカイン®	カルボカイン®	マーカイン®	ノボカイン®	アナペイン®
作用強度 （相対力価）	1	1	8	0.5	8
作用発現時間	早い （2〜4分）	早い （2〜4分）	中間 （5〜8分）	遅い （14〜18分）	中間 （5〜8分）
作用持続時間	中等度 （1〜1.5時間）	中等度 （1〜3時間）	長い （3〜8時間）	短い （0.5〜1時間）	長い （2〜4時間）
成人極量 （毒性）	200 mg	500 mg	2 mg/体重1 kg	1,000 mg	300 mg
型	アミド型	アミド型	アミド型	エステル型	アミド型

（清水孝徳ほか編：確実に身につく！縫合・局所麻酔．羊土社，2009より引用改変）

知識習得のためのランドマーク！

局所・浸潤麻酔薬の種類と特徴！
①局所・浸潤麻酔薬の分子構造は，芳香環－中間鎖－アミノ基で構成されている。
②局所・浸潤麻酔薬の種類には，エステル型とアミド型がある。
③代表的な局所・浸潤麻酔薬の特徴と極量を覚えておこう。

基本知識のまとめ

【C4】 局所・浸潤麻酔の適応と注意点について説明できる。

- 局所・浸潤麻酔の適応は，①手術部位が限局し全身麻酔が不要な場合，②手術中に患者の覚醒が必要な場合，③全身状態不良で全身麻酔が危険な場合，である。
- 局所・浸潤麻酔の手技的な適応は，①手術時間は2時間程度の場合，②手術範囲が筋層まででかつ範囲は10×10 cmまで，である。
- 局所・浸潤麻酔の使用に際し，以下の点に注意する。
  - **手術前**：①局所麻酔歴やアレルギー歴を問診する。
  - ②バイタルサインのモニタリングを開始し，点滴，救急カートを準備しておく。
  - ③指の切創などの一般的な外傷では，知覚神経の切断を見逃さないように知覚所見を確認し麻酔を行う。
  - **麻酔中**：①直接血管内に局所・浸潤麻酔薬が注入されていないことを確認する。

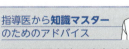

指導医から知識マスターのためのアドバイス

局所・浸潤麻酔の適応と注意点をマスターしよう！

どのような場合に局所・浸潤麻酔が適応になるかを再確認しましょう！　使用に際しては，処置前の問診と，投与量の確認を欠かさないようにし，投与時には局所麻酔中毒を発生しないように注意しましょう。

②局所麻酔薬の投与量が極量を超えないようにする。

- 局所・浸潤麻酔薬にエピネフリンを加えると，血管収縮によって，①血管内吸収抑制による作用時間延長や②出血を抑える効果がある。10万倍エピネフリン添加1％キシロカイン®は日常的に使用されているが，指趾，陰茎，鼻尖部，耳垂部などの末端部には壊死のリスクがあり禁忌である。
- 表2に局所・浸潤麻酔薬が極量を超えないための工夫を示す。

表2 局所・浸潤麻酔薬が極量を超えないための工夫

①作用時間の長い局所麻酔薬の使用。（マーカイン®，カルボカイン®）
②エピネフリンを局所麻酔薬に混ぜ，麻酔薬が長時間作用するようにする。
③局所・浸潤麻酔薬を生食で2倍程度に希釈する。
④局所・浸潤麻酔薬を少しずつ使用し，時間をあけて追加していく。
⑤静脈麻酔や伝達麻酔を併用する。

（清水孝徳ほか編：確実に身につく！縫合・局所麻酔．羊土社，2009より引用改変）

知識習得のためのランドマーク！　　　　　基本知識のまとめ

局所・浸潤麻酔の適応と注意点！

①局所・浸潤麻酔の適応は，㋐手術部位が限局し全身麻酔が不要な場合，㋑手術中に患者の覚醒が必要な場合，㋒全身状態不良で全身麻酔が危険な場合，であり，手技的には，㋐手術時間は2時間程度まで，㋑手術範囲は筋層までで，かつ範囲は10×10cm以内である。

②局所・浸潤麻酔の使用に際し，局所麻酔中毒（血管内投与，過剰量投与）に注意し，問診とモニタリングを欠かさないようにする。

③局所・浸潤麻酔薬にエピネフリンを加えると，㋐血管収縮による作用時間延長や㋑出血抑制効果がある。

【C5】局所・浸潤麻酔に必要な器具と薬剤の準備ができる。

- 以下のものを準備する（図4）。
  - 目的に合った局所・浸潤麻酔薬
  - 穿刺針：皮膚表面の痛点をできるだけ避けるため，25G以上の

図4　局所・浸潤麻酔の際に準備する器具と薬剤

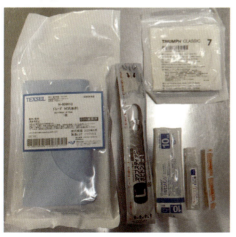

指導医から知識マスターのためのアドバイス

局所・浸潤麻酔に必要な器具と薬剤の準備をマスターしよう！

外来での処置や小手術などでは，局所・浸潤麻酔を行うことが多いと思います。局所・浸潤麻酔薬としては1％キシロカイン®が頻用されています。まずはキシロカイン®の特徴，極量，使用法をマスターしましょう。

細い針を使用する。
- 局所・浸潤麻酔用のシリンジ
- 滅菌手袋，消毒薬，穴あき滅菌ドレープ
- 血圧計，救急用品
- 実際には局所・浸潤麻酔後の処置に使用する器具も同時に準備する。
- 局所・浸潤麻酔薬のほかに生理食塩水や造影剤，ハイポアルコール®などの透明な液体を多数使用する際は，誤認しないようにシリンジやコップの種類で区別する。
- 小児ではバスタオルでの体幹固定など，処置する部位が固定できるように工夫する。また，介助するスタッフの確保が必要である。

知識習得のためのランドマーク！

局所・浸潤麻酔に必要な器具と薬剤の準備！
① 25G以上の細い針を準備しよう（皮膚の痛点を避けるため）。
② 局所・浸潤麻酔薬などの液体薬物を他の薬剤と誤認しないようにシリンジなどを区別しよう。
③ 血圧計や救急用品も準備しておこう。

【C6】局所・浸潤麻酔の手順について説明できる。

- 処置を行いやすい体位を選択する。
- 必要であれば切開創や病変部位をマーキングする。
- 広めに消毒し，穴あきの滅菌ドレープで覆う。
- 局所・浸潤麻酔薬の注射では，注入する前に血液の逆流がないことを確認して注入する。
- 局所・浸潤麻酔薬の注入の際は，痛みの少ない注射を心がける（表3）。
- リキャップはしない。
- 十分に麻酔が効いたことを確認して，処置を開始する。

指導医から手技マスターのためのアドバイス

局所・浸潤麻酔の手順をマスターしよう！
局所・浸潤麻酔に際し，①細い針での穿刺，②1回目の穿刺以外は痛い思いをさせないこと，③ゆっくりと局所・浸潤麻酔薬を注入すること—この3つは必ず心がけたいポイントです。

表3　痛みの少ない局所・浸潤麻酔のポイント

① 会話で緊張を緩和し，少しだけ痛いことを説明する。
② 可能ならば，処置する前につねったり，圧迫したりする。
③ 麻酔薬は体温と同じぐらいにする。
④ 25G以上の細い針を使う。
⑤ 針の穿刺回数が少なくなるように，穿刺部位を工夫する。
⑥ ゆっくり皮下に注射する。

（清水孝徳ほか編：確実に身につく！縫合・局所麻酔．羊土社，2009より引用改変）

手技習得のためのランドマーク！

局所・浸潤麻酔の手順！
① 処置を行いやすい体位にする。
② 処置前の会話，痛みの少ない麻酔法を心がけ，患者との信頼関係を構築する。
③ 局所麻酔中毒の発生を回避する（局所麻酔薬注入前に血液の逆流のないことを確認する）。

【C7】局所・浸潤麻酔の合併症とその対応について説明できる。

● 局所・浸潤麻酔薬が直接原因になる合併症として，①投与量依存性の局所麻酔中毒，②投与量非依存性のアナフィラキシーショックがある。局所・浸潤麻酔薬が直接の原因にならないものとして③心因性反応，④血管迷走神経反射がある。

指導医から知識マスターのためのアドバイス

局所・浸潤麻酔の合併症とその対応をマスターしよう！

局所・浸潤麻酔の重篤な合併症はまれですが，常に生じる可能性を念頭に置いておくことが大切です。局所麻酔中毒，アナフィラキシーショック，血管迷走神経反射の機序と症状をマスターしておきましょう！また，局所・浸潤麻酔時には，救急カートの準備などを怠らないようにしましょう。

（1）局所麻酔中毒（表4）

局所・浸潤麻酔薬は神経細胞膜のNa^+チャネルをブロックするが，神経や心筋のNa^+チャネルは同様の構造をしており，脳や心臓で局所麻酔中毒が起こる。局所・浸潤麻酔の血中濃度が上がりすぎると，まず大脳皮質の抑制系ニューロンが抑制され，非特異的な興奮から痙攣までさまざまな症状を呈する。血中濃度がさらに上昇すると興奮系ニューロンも抑制され，呼吸抑制と昏睡状態が起こる。治療は対症療法で，酸素投与，痙攣に対する投薬が必要である。

表4　局所麻酔中毒の症状

中枢神経症状	大脳皮質の抑制系のブロックによる興奮症状
初期	多弁，興奮状態，脈拍・呼吸数増加，血圧上昇 口唇・舌のしびれ，頬部・四肢・指先などの細かい痙攣
中期	精神錯乱，意識消失，痙攣，チアノーゼ
末期	昏睡，循環虚脱，呼吸停止
循環器症状	低血圧，徐脈，心停止

（清水孝徳ほか編：確実に身につく！縫合・局所麻酔．羊土社，2009より引用改変）

（2）アナフィラキシーショック

アナフィラキシーショックはアミド型ではまれで，エステル型を使用した場合に生じる。しびれ感や口内違和感などの前駆症状から皮膚症状（口唇・舌の腫脹，発赤，掻痒感），呼吸器症状（気道浮腫による呼吸困難，喘息），循環器症状（血圧低下）などの症状を呈する。治療は呼吸管理が中心で，酸素投与，点滴，気道確保，人工呼吸，昇圧薬が必要となる。

知識習得のためのランドマーク！

局所・浸潤麻酔の合併症とその対応！

①局所・浸潤麻酔の合併症には，㋐投与量依存性の局所麻酔中毒，㋑投与量非依存性のアナフィラキシーショック，㋒血管迷走神経反射などがある。
②局所麻酔中毒は中枢神経症状と循環器症状を引き起こす。
③局所・浸潤麻酔時は救急カートを準備して行う。

4 「できた！」の実感 〜確認問題〜

Q 正しいものに○，誤っているものには×をつけよ。

( ) 1. 局所・浸潤麻酔は術野に直接局所麻酔薬を浸潤させ，比較的容易に麻酔効果が得られる。
( ) 2. 神経ブロックは確実な麻酔法で，他の麻酔法と併用することはない。
( ) 3. 局所・浸潤麻酔には作用時間の長いカルボカイン®やマーカイン®を使用することが多い。
( ) 4. エピネフリンを局所麻酔薬に加えると，麻酔薬の作用時間が延長する。
( ) 5. 局所・浸潤麻酔薬の穿刺針は25G以上の細い針がよい。
( ) 6. 局所・浸潤麻酔薬は注入する前に血液の逆流がないことを確認して注入する。
( ) 7. 局所・浸潤麻酔薬によるアナフィラキシーショックは投与量に依存する。

※正解はページ下

指導医から

▶ 今だから語れる失敗談

　局所・浸潤麻酔の効果が得られないということはまずありません。ただし，一見，簡単そうな手技に見えますが，経験を重ね，常に患者さんの様子を見ながら，痛みの少ない手技を実践していると上手になります。「先生がすると痛くないね」と言われると，何年めになってもうれしいものです。局所・浸潤麻酔を若手の医師に指導すると，「今さら」と煙たがられそうなので，なかなか指導はできませんが……。また，局所麻酔中毒やアナフィラキシーショックは致死的な合併症です。油断せずに，問診や救急カートの準備を怠らないこと，そして異常が発生した際には早期に診断と処置を行うことが大切です。

▶ アドバイス 〜手技を習得するために〜

1. 局所・浸潤麻酔薬の機序，特徴，極量を理解しましょう！
2. 極量を超えないための工夫を覚えましょう！
3. 常に痛くない麻酔法を考えましょう！
4. 局所麻酔中毒，アナフィラキシーショック，血管迷走神経反射を常に念頭に置き，注意しましょう！

📖 さらに勉強したいあなたへ 〜指導医からの推薦図書〜

- 清水孝徳，吉本信也 編 『確実に身につく！縫合・局所麻酔』 羊土社，2009
  （詳しい解説と写真とが掲載され，初学者に最適）
- 岡崎睦 編 『PEPARS No.127特集 How to 局所麻酔＆伝達麻酔』 全日本病院出版会，2017
  （局所麻酔の基礎と伝達麻酔の詳細が掲載されている）

確認問題の正解	1	2	3	4	5	6	7
	○	×	×	○	○	○	×

Ⅱ 処置

5 麻酔手技

脊椎麻酔と硬膜外麻酔ができる！

到達目標 （参考）日本外科学会「外科専門医修練カリキュラム」

脊椎麻酔と硬膜外麻酔の必要性を判断し，安全に施行できる。

1 「できない」ところを探せ！〜自己診断〜　※【　】は対応するコンピテンシー

Q 正しいものに○，誤っているものには×をつけよ。

(　) 1. 脊椎麻酔は，原則的にカテーテルを留置して持続的に麻酔を行うことはできない【C1】。
(　) 2. 硬膜外麻酔は，麻酔以外の用途で用いられることはない【C1】。
(　) 3. わが国での脊椎麻酔では，ジブカイン（ペルカミン®）を用いることが多い【C2】。
(　) 4. わが国での硬膜外麻酔では，ロピバカイン（アナペイン®）を用いることが多い【C2】。
(　) 5. 脊椎麻酔には，通常太い針（21 Gなど）を用いることで脊麻後頭痛を予防できる【C3】。
(　) 6. 脊椎麻酔を行う目安としては，腸骨稜上縁を結ぶ線（Jacoby線）が有用である【C4】。
(　) 7. 脊椎麻酔では，脳脊髄液の逆流を認めた場合には，針の向きを動かさずに静かに薬液を注入する【C5】。
(　) 8. 硬膜外麻酔では，注射器を押す抵抗が消失（抵抗消失法）で硬膜外腔を確認する【C6】。
(　) 9. 脊麻後頭痛は通常男性に多い【C7】。
(　)10. 硬膜外麻酔後に硬膜外血腫を認めた場合には，止血剤の投与により保存的治療を行うことを優先する【C7】。

※正解は次ページ下

2 「できない」から「できる」へのロードマップ（行動目標）

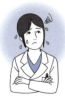

▶若き外科医の悩み
何ができたら，指導医の求める「脊椎麻酔と硬膜外麻酔ができる」になるのだろうか？

指導医は，若い外科医に何を期待しているのだろうか？〔コンピテンシー【C】一覧〕

✓ □ 【C1】 脊椎麻酔と硬膜外麻酔の適応と禁忌を説明できる。(⇒p.364)
　□ 【C2】 脊椎麻酔と硬膜外麻酔で用いる麻酔薬について説明できる。(⇒p.365)
　□ 【C3】 脊椎麻酔と硬膜外麻酔に必要な器具の準備ができる。(⇒p.366)
　□ 【C4】 脊椎麻酔と硬膜外麻酔を行う部位と麻酔高について説明できる。(⇒p.368)

363

- ☐ 【C5】 脊椎麻酔の手順について説明できる。(⇒p.370)
- ☐ 【C6】 硬膜外麻酔の手順について説明できる。(⇒p.371)
- ☐ 【C7】 脊椎麻酔と硬膜外麻酔の合併症とその対応について説明できる。(⇒p.373)

3 これができれば合格！ ～指導医の求める臨床能力（コンピテンシー）～

【C1】脊椎麻酔と硬膜外麻酔の適応と禁忌を説明できる。

1．脊椎麻酔
（1）脊椎麻酔の適応
- 脊椎麻酔（脊髄くも膜下麻酔ともよぶ）は，泌尿器科手術，婦人科手術，下肢の手術，臍以下の腹部手術のうち，2時間以内で確実に終了する手術の麻酔法として用いられる。
- 硬膜外麻酔のようにカテーテルを挿入し持続的に麻酔を行うことは原則的に不可能である。

指導医から知識マスターのためのアドバイス

脊椎麻酔と硬膜外麻酔の適応と禁忌をマスターしよう！

脊椎麻酔，硬膜外麻酔は腹部外科領域ではなくてはならない麻酔法です。麻酔可能な領域，持続時間，禁忌を確認し，それぞれの適応を理解しておきましょう！

（2）脊椎麻酔の禁忌
- 循環血液量減少（ショック）
- 高度貧血・脱水
- 活動性神経疾患
- 刺入経路の感染症
- 敗血症
- 出血傾向（抗凝固剤内服中など）
- 患者の同意が得られない場合

2．硬膜外麻酔
（1）硬膜外麻酔の適応
- 硬膜外麻酔は，単独の麻酔として用いられるだけでなく，全身麻酔との併用や手術以外の目的（除痛）にも用いられる。

①単独の麻酔
- 泌尿器科手術，婦人科手術，下肢の手術，会陰部の手術，腹部の手術，上肢の手術，頸部・甲状腺の手術などの麻酔法として用いられる。

②全身麻酔との併用
- 胸部手術・腹部手術では，術後の疼痛管理として用いられる。
- 術後疼痛のため呼吸が浅薄となり，無気肺の原因になることを予防できる。
- 全身麻酔中の硬膜外麻酔の併用により，全身麻酔を浅く維持することが可能となる。そのため，全身麻酔薬の使用を制限でき，全身麻酔薬による肝機能障害などの副作用を軽減できる。
- 特にハイリスク患者や高齢者では全身麻酔との併用が有用である。

③手術以外の目的（除痛）
- 無痛分娩，術後疼痛管理，血管性有痛疾患，帯状疱疹後神経痛，癌性疼痛などの疼痛管理に用いられる。

自己診断の正解	1	2	3	4	5	6	7	8	9	10
	○	×	×	○	×	○	○	○	×	×

(2) 硬膜外麻酔の禁忌

- 脊椎麻酔の禁忌と同様に以下が禁忌である。
  - 循環血液量減少（ショック）
  - 高度貧血・脱水
  - 活動性神経疾患
  - 刺入経路の感染症
  - 敗血症
  - 出血傾向（抗凝固剤内服中など）
  - 患者の同意が得られない場合
- 表1に脊椎麻酔と硬膜外麻酔の適応，特徴，禁忌を示す。

表1　脊椎麻酔と硬膜外麻酔の相違点

	脊椎麻酔	硬膜外麻酔
適応	下腹部手術，下肢手術	上・下腹部手術，上・下肢手術 頸部・甲状腺手術
麻酔単独以外の用途	なし	全身麻酔との併用 除痛
カテーテル留置による持続注入	原則的に不可	可
制限時間	2時間	原則的になし
禁忌	循環血液量減少（ショック），高度貧血・脱水，活動性神経疾患，刺入経路の感染症，敗血症，出血傾向，患者の同意が得られない場合	

知識習得のためのランドマーク！

脊椎麻酔と硬膜外麻酔の適応と禁忌！
①脊椎麻酔は，臍以下の腹部手術や下肢の手術で確実に2時間以内で終了する場合に用いられる麻酔法である！
②硬膜外麻酔は，上腹部や上肢および頸部の手術にも用いられる！
③硬膜外麻酔は麻酔単独のみでなく，全身麻酔との併用や除痛にも用いられる！

【C2】脊椎麻酔と硬膜外麻酔で用いる麻酔薬について説明できる。

- 表2に脊椎麻酔および硬膜外麻酔で使用される麻酔薬を示す。
- わが国では，脊椎麻酔薬として，以前はジブカイン（ペルカミン®）を用いる頻度が高かったが，麻酔作用が強いこと，また馬尾症候群（p.373，【C7】参照）発症の報告があることから，近年ではブピバカイン（マーカイン®）を用いる施設が多い。
- わが国では，硬膜外麻酔薬として，以前はブピバカイン（マーカイン®）を用いることが多かった。近年では，ブピバカイン（マーカイン®）と同等の麻酔効果と作用時間を持ち，心毒性の低いロピバカイン（アナペイン®）が2001年から臨床応用され，それ以降はロピバカイン（アナペイン®）を使用する施設が多くなった。

処置

表2 脊椎麻酔と硬膜外麻酔で用いる麻酔薬

		臨床使用	作用発現	作用持続（時間）	備考
アミド型	リドカイン（キシロカイン®）	浸潤麻酔 硬膜外麻酔 脊椎麻酔	速い	中等度	表面麻酔 抗不整脈薬でも用いられる
	ブピバカイン（マーカイン®）	浸潤麻酔 硬膜外麻酔 脊椎麻酔	遅い	長い	分離麻酔*
	メピバカイン（カルボカイン®）	硬膜外麻酔 脊椎麻酔	速い	中等度	エピネフリン追加で作用時間延長
	ジブカイン（ペルカミン®）	脊椎麻酔	速い	長い	麻酔作用強い 馬尾症候群
	ロピバカイン（アナペイン®）	主に硬膜外麻酔	遅い	長い	分離麻酔* 心毒性が低い
エステル型	プロカイン（オムニカイン®）	浸潤麻酔 硬膜外麻酔 脊椎麻酔	速い	中等度	アレルギー反応多い
	テトラカイン（テトカイン®）	脊椎麻酔	速い	長い	中毒性大

＊運動神経より知覚神経の麻痺が強い麻酔効果のこと　（注）ペルカミン®とオムニカイン®は，現在製造中止
（小栗顕二編著：麻酔の研修ハンドブック．金芳堂，1999より引用改変）

知識習得のためのランドマーク！

脊椎麻酔と硬膜外麻酔で用いる麻酔薬！
①わが国では，脊椎麻酔にはブピバカイン（マーカイン®）を用いることが多い！
②わが国では，硬膜外麻酔にはロピバカイン（アナペイン®）を用いることが多い！
③脊椎麻酔は2時間以内で終了する手術に用いられる麻酔法である！

基本知識のまとめ

【C3】脊椎麻酔と硬膜外麻酔に必要な器具の準備ができる。

1．脊椎麻酔の器具の準備

- 脊椎麻酔に必要な器具を図1 に示した（下記番号は図中番号と一致）。
- ①穴あきシーツ，②脊椎麻酔用穿刺針，③注射器，④麻酔薬，⑤ガーゼなどを用意する。
- 脊椎麻酔前に局所・浸潤麻酔を行う場合には，⑥局所・浸潤麻酔薬と注射器，注射針も用意する。
- 脊椎麻酔には通常23〜25Gの脊椎麻酔用穿刺針を用いる。
- 通常，細い穿刺針（25Gなど）を用いることで，脊麻後頭痛（後述）を予防できるが，高齢者では靱帯が硬化しており，時には21Gが必要になることもある。

指導医から手技マスターのためのアドバイス

脊椎麻酔，硬膜外麻酔に必要な器具の準備をマスターしよう！

脊椎麻酔，硬膜外麻酔は患者が覚醒した状態で行うことが多い手技です。それゆえ，患者に不安と苦痛を伴う手技です。円滑に手技を行えるように，必要な器具を確実に準備できるようにしておきましょう！

図1　脊椎麻酔の器具の準備

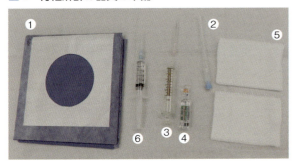

2．硬膜外麻酔の器具の準備

- 硬膜外麻酔に必要な器具を図2，3に示した。
- ①穴あきシーツ，②消毒用綿球，③鉗子（綿球把持用），④ガーゼ，⑤穿刺用器具を用意する（図2）。
- 穿刺用器具として，⑥薬杯2個（局所麻酔薬用と生食用），⑦5mmシリンジ（局所麻酔用と生食用），⑧注射針（局所麻酔用），⑨硬膜外麻酔針，⑩留置用カテーテル，⑪コネクターなどを用意する（図3）。

図2　硬膜外麻酔用器具（1）

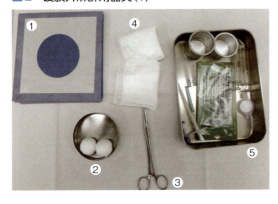

図3　硬膜外麻酔用器具（2）

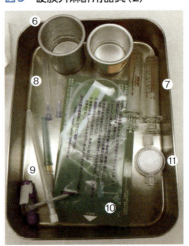

手技習得のためのランドマーク！

脊椎麻酔と硬膜外麻酔に必要な器具の準備！
①脊椎麻酔には，通常23～25Gの細い穿刺針を用いる！
②硬膜外麻酔には，局所麻酔用針と硬膜外麻酔針が必要である！

【C4】脊椎麻酔と硬膜外麻酔を行う部位と麻酔高について説明できる。

- 脊椎麻酔と硬膜外麻酔では，穿刺深度が重要である。
- 脊椎麻酔と硬膜外麻酔の穿刺深度の相違について図4に示す。
- 麻酔を行う部位と麻酔高について以下に詳述する。

1．脊椎麻酔を行う部位と麻酔高

- 脊椎麻酔は，通常第2腰椎以下，第2,3または第3,4あるいは第4,5棘突起間を選択する。
- 腸骨稜上縁を結ぶ線（Jacoby線）は第4腰椎棘突起または第4,5腰椎の椎間を通るので，指標にする（図5）。
- 外科手術に必要な麻酔高を表3に示す。
- また一般的に麻酔高の判定に用いられるデルマトームを図6に示す。
- 一般的に脊椎麻酔が用いられることが多い下腹部の手術では，Th10（臍）までの麻酔高が必要である。

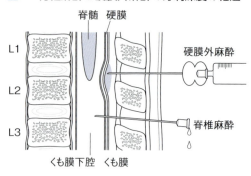

図4 脊椎麻酔と硬膜外麻酔の穿刺深度の相違

図5 脊椎麻酔を行う部位（Jacoby線）

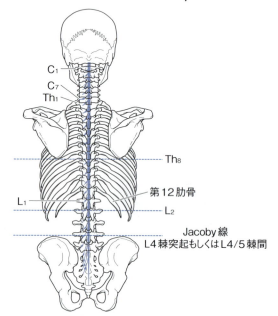

表3 手術に必要な麻酔高

手術種類	麻酔高（体表のランドマーク）
上腹部	胆嚢摘出術 / 胃切除術	Th4（乳嘴線）
中下腹部	小腸切除術 / 虫垂切除術 / 腸閉塞手術 / 腎摘出術	Th6（剣状突起）
下腹部	子宮・直腸・肛門 / 鼠径，骨盤，睾丸 / 無痛分娩	Th10（臍）
下肢	整形外科手術 / 下腿静脈瘤手術	Th12（前上腸骨稜）

（小栗顕二編著：麻酔の研修ハンドブック．金芳堂，1999より引用改変）

図6 デルマトーム

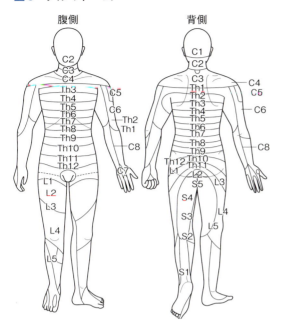

2. 硬膜外麻酔を行う部位と麻酔高

- 脊椎麻酔は一般的に臍下の下半身全体の麻酔であるのに対し、硬膜外麻酔は必要な麻酔域のみを目指して行う麻酔法である（図7）。
- 表4に手術部位と穿刺部位および麻酔高を示す。

図7 硬膜外麻酔と脊椎麻酔の相違点

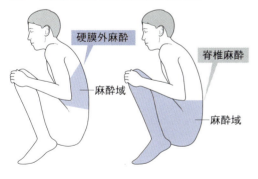

表4 硬膜外麻酔の穿刺部位と麻酔高

	穿刺部位	麻酔高
頸部	C5-6	C2-Th1
上肢	Th1-2	C4-Th4
胸部	Th5-6	Th1-10
上腹部	Th7-8	Th4-12
下腹部	Th12-L1	Th6-L3
鼠径部・殿部	L1-2	Th10-S5
下肢	L4-5	L1-S5
直腸・会陰部	仙骨	S1-5

（小栗顕二編著：麻酔の研修ハンドブック．金芳堂，1999より引用改変）

知識習得のためのランドマーク！

脊椎麻酔と硬膜外麻酔を行う部位と麻酔高！
①脊椎麻酔はJacoby線を指標にする！
②脊椎麻酔で下腹部手術を行う際には，Th10（臍）までの麻酔高が必要である！
③硬膜外麻酔は手術に必要な麻酔域のみの麻酔法である！

【C5】脊椎麻酔の手順について説明できる。

- 脊椎麻酔では，①体位，②穿刺部位，③穿刺角度，④穿刺深度が重要である。
- 麻酔をかけたい側を下方にした側臥位をとり（脊椎麻酔薬は比重が高いものが多い），背中は手術台に垂直になるように位置（両骨盤の位置と両肩の軸が手術台に対して垂直）させ，さらにエビ状に背部を突き出すように体位をとる（棘間を開ける）。
- 脊椎麻酔は，通常第2腰椎以下，第2,3または第3,4あるいは第4,5棘間に行う。
- 前述のように，側臥位では腸骨稜上縁を結ぶ線（Jacoby線）は第4腰椎棘突起または第4,5腰椎の椎間を通るので指標になる（図8）。
- 広範囲に背部を消毒後，必要ならば浸潤麻酔（必ずしも必要ない）を行った後，棘突起間の中央部に腰椎麻酔針を穿刺する（図9）。この際，背中に対して垂直に穿刺する。
- 硬膜を貫く際に，紙を貫くような感触を感じることがある（可能であればCT画像で深さを測定しておく）。
- 硬膜を通過した後，内筒を抜き，脳脊髄液の逆流を認めた場合には，ベベル（針の先端）が完全にくも膜下腔に入っているのを確認する目的で針の向きを90°ずつ変え，どの角度でも逆流を認めることを確認する（図10）。
- その後，麻酔薬を注入する（図11）。

図8　脊椎麻酔の手順（1）
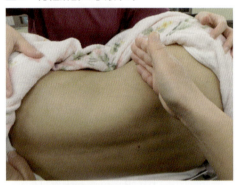

図9　脊椎麻酔の手順（2）
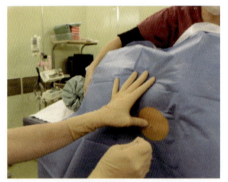

図10　脊椎麻酔の手順（3）
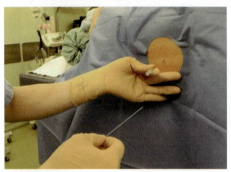

図11　脊椎麻酔の手順（4）
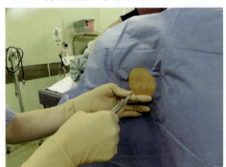

手技習得のためのランドマーク！

脊椎麻酔の手順！
① 脊椎麻酔では，⑦体位，④穿刺部位，⑨穿刺角度，④穿刺深度が重要である。
② 最も重要なのは体位であり，⑦側臥位，④背中を手術台と垂直位，⑨エビ状に背中を突き出す姿勢をとる！
③ 次に重要なのは穿刺の角度である。背中に垂直に穿刺する！

【C6】硬膜外麻酔の手順について説明できる。

- 硬膜外麻酔では，①体位，②穿刺部位，③穿刺角度，④穿刺深度，⑤カテーテル留置が重要である。
- 体位は側臥位が基本である（図12）。
- できる限り，患者に両膝を上肢で抱え込むような前屈位をとらせる。
- 両骨盤の位置と両肩の軸が手術台に対して垂直となるように心がける。
- 次に，穿刺部位を触診にて確認する（図13）。
- 特にカテーテルを留置する場合には，カテーテルを清潔に保つように広範に消毒を行う（図14）。
- 棘突起間の穿刺針通過経路に浸潤麻酔（局所麻酔）を行う（図15）。
- 硬膜外麻酔針を棘間靭帯まで進める（可能であればCT画像で深さを測定しておく）。
- 硬膜外麻酔針の内筒を抜き，生理食塩水を入れた注射器を接続し（図16），右手の拇指で注射器に一定の圧をかけながら針を進める（図17）。
- 針が硬膜外腔に入ると同時に抵抗が消失する（抵抗消失法による硬膜外腔の確認）。
- 注射器をはずし，カテーテルを挿入し（図18），硬膜外穿刺針を抜く（図19）。
- 注射器接続用アダプターなどを接続し，血液や髄液が逆流しないことを確認し，局所麻酔薬を注入する。

図12 硬膜外麻酔の手順（1）

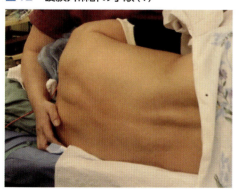

図13 硬膜外麻酔の手順（2）

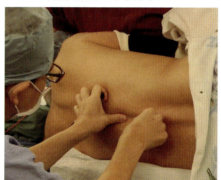

処置

図14 硬膜外麻酔の手順(3)

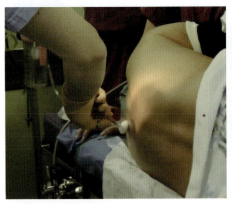

図15 硬膜外麻酔の手順(4)

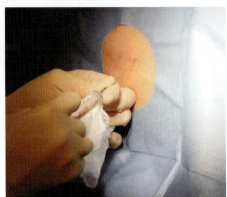

図16 硬膜外麻酔の手順(5)

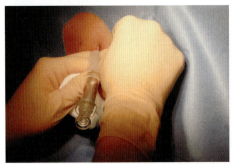

図17 硬膜外麻酔の手順(6)

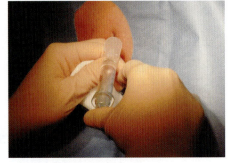

図18 硬膜外麻酔の手順(7)

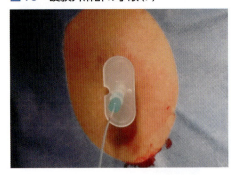

図19 硬膜外麻酔の手順(8)

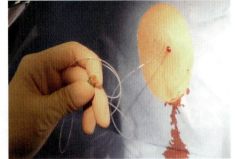

手技習得のためのランドマーク！

硬膜外麻酔の手順！
①硬膜外麻酔では，㋐体位，㋑穿刺部位，㋒穿刺角度，㋓穿刺深度，㋔カテーテル留置が重要である。
②針が硬膜外腔に入ったかの確認は抵抗消失法が一般的に用いられている！
③カテーテル留置後は，血液や髄液が逆流しないかの確認を怠らないこと！

手技基本のまとめ

【C7】脊椎麻酔と硬膜外麻酔の合併症とその対応について説明できる。

1. 脊椎麻酔の合併症

(1) 麻酔中合併症

①血圧低下
- 交感神経節前線維のブロックにより，血管運動神経の麻痺領域が広がるため生じる。
- 麻酔効果範囲がTh10より頭側に及ぶと発症する頻度が高くなる。
- 治療は輸液，昇圧剤投与，アトロピン投与（徐脈を伴う場合），下肢挙上など。

②悪心・嘔吐
- 血圧低下，呼吸抑制による低酸素血症が嘔吐中枢を刺激する。
- また迷走神経優位状態下での内臓刺激，腸管蠕動亢進が原因となる。
- 治療は，酸素吸入，昇圧剤投与，輸液など。

③呼吸抑制・呼吸困難
- 高位麻酔による横隔膜呼吸運動の抑制により生じる。
- 治療は人工呼吸など。

④徐脈
- ブロックの範囲が心臓神経の中枢（Th2～4）に及ぶと徐脈を生じることがある。
- 治療はアトロピン投与など。

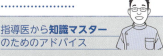

指導医から知識マスターのためのアドバイス

脊椎麻酔と硬膜外麻酔の合併症とその対応をマスターしよう！

脊椎麻酔，硬膜外麻酔による合併症として循環不全や呼吸抑制が生じることがあります。これらは致死的な合併症や重篤な後遺症に繋がることがあるので，その対応を正しく理解しておきましょう！

(2) 麻酔後合併症

①脊麻後頭痛

㋐低脳脊髄圧性
- 脳脊髄液が硬膜穿刺孔より硬膜外腔へ漏出することに起因する（低脳脊髄圧性）。
- 頻度が高く，若年女性に多い。
- 術後早期の坐位や離床により増悪し，1週間程度続く。
- 治療は，頭部低位，輸液の増量，鎮痛剤投与など。

㋑高脳脊髄液圧性頭痛
- 脳脊髄膜刺激症状によるもの（無菌性もあれば感染によるものもある）。
- 治療は利尿剤投与，抗生剤投与，鎮痛剤投与など。

②尿閉
- 仙骨部副交感神経遮断による排尿障害。
- 治療は，経過観察もしくは導尿。

③馬尾症候群
- 脊椎麻酔後に生じる下半身の知覚異常，運動異常，膀胱直腸障害などの症状を馬尾症候群という。
- 穿刺針や薬剤による馬尾神経の刺激，損傷，血行不全，炎症で生じる。
- 特にジブカイン（ペルカミン）を使用した場合に頻度が高いとする報告がある。

2. 硬膜外麻酔の合併症

- 脊椎麻酔の合併症と同様に血圧低下，悪心・嘔吐，呼吸抑制が生じる。

- 硬膜外麻酔に特徴的な合併症として，以下のものがある。

（1）全脊麻（脳幹部麻酔）
- 硬膜の穿刺により大量の局所麻酔薬が脊髄管内に注入されると，脊髄管全体だけでなく大孔を通って脳底まで達し，意識消失，呼吸停止，徐脈，低血圧が生じる。
- 治療は気管挿管，人工呼吸，昇圧剤投与など。

（2）カテーテル異常
① カテーテル抜去困難症
- 皮膚切開し抜去する。または氷水を注入しながら抜くなど。
② カテーテル先端の離断・遺残
- 原則的に経過観察（症状が出現することは少ない）。

（3）硬膜外出血（血腫），硬膜外膿瘍
- 神経症状が出現した場合には，CT検査，MRI検査を行う。
- 血腫や膿瘍の存在を認めた場合には速やかに椎弓切除し，血腫（膿瘍）の除去を行う。
- 硬膜外血腫のCT画像を示す（図20）。

図20　硬膜外血腫のCT画像

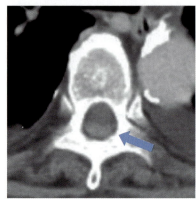

硬膜外腔に高吸収域を認め，血腫を認める。

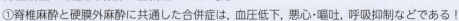

知識習得のためのランドマーク！

基本知識のまとめ

脊椎麻酔と硬膜外麻酔の合併症とその対応！
① 脊椎麻酔と硬膜外麻酔に共通した合併症は，血圧低下，悪心・嘔吐，呼吸抑制などである！
② 脊椎麻酔に特徴的な麻酔後合併症は，脊麻後頭痛，尿閉，馬尾症候群である！
③ 硬膜外麻酔に特徴的な合併症は，全脊麻（脳幹部麻酔），カテーテル異常，硬膜外血腫・膿瘍である！

4 「できた！」の実感 〜確認問題〜

Q 正しいものに○，誤っているものには×をつけよ。

( ) 1. 脊椎麻酔は原則的に3時間以内に確実に終了する手術に用いられる麻酔法である。
( ) 2. 硬膜外麻酔は癌性疼痛管理などにも用いられることがある。
( ) 3. 全身麻酔に硬膜外麻酔を併用することにより，それぞれの麻酔効果が増大するため，麻酔の危険性が増加する。
( ) 4. 脊椎麻酔により下腹部手術を行う際には，通常Th4までの麻酔高が必要である。
( ) 5. デルマトームでは，乳嘴線は通常Th1の高さである。
( ) 6. 硬膜外麻酔では抵抗消失法で硬膜外腔の位置を確認する。
( ) 7. 脊麻後頭痛は高齢の女性に多い。

※正解はページ下

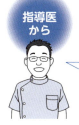
指導医から

▶ 今だから語れる失敗談

麻酔の研修中，初めて全身麻酔を行うチャンスがやってきた。指導医から，「じゃあ，エピ（硬膜外麻酔）やってみて！」と言われ，初体験！　ゆっくりと硬膜外針を進めていくも，なかなか抵抗消失（loss of resistance）が感じられない。徐々に硬膜外麻酔針を進め内筒を抜いた際，大量の脳脊髄液の逆流とともに，体に多量の汗が噴き出したのを感じた。初めての硬膜外麻酔は，いわゆるデュラパン（硬膜穿刺）であった。

▶ アドバイス 〜手技を習得するために〜

1. 手技をパターン化し，体に染み込ませよう！
2. 手技を成功させるために最も重要なことは患者の体位である。「成功は体位から」と言い聞かせよう。
3. 穿刺で重要なのは，①穿刺部位，②穿刺方向，③穿刺深度である。
4. 慣れてきても，重篤な合併症が生じる危険のある手技だと認識しよう！
5. 偶発症や合併症が発生した場合には，焦らず，適切な処置をしよう！

📖 さらに勉強したいあなたへ 〜指導医からの推薦図書〜

● 讃岐美智義 『麻酔科研修チェックノート 第6版』 羊土社，2018
（書き込み式であり，知識が頭に残りやすい）
● 萩平哲 『レジデントノート増刊 Vol.15(5) あらゆる科で役立つ！麻酔科で学びたい技術』 羊土社，2013
（記載内容が実践的でわかりやすい）
● 槇田浩史 『麻酔科必修マニュアル』 羊土社，2006
（記載がシンプルであり，初学者向けの書物である）

確認問題の正解	1	2	3	4	5	6	7
	×	○	×	×	×	○	×

Ⅱ 処置

5 麻酔手技
気管挿管による全身麻酔ができる！

> **到達目標**　(参考)日本外科学会「外科専門医修練カリキュラム」
>
> 気管挿管による全身麻酔を安全に施行できる。

1 「できない」ところを探せ！〜自己診断〜　※【　】は対応するコンピテンシー

Q 正しいものに○，誤っているものには×をつけよ。

( )　1. 全身麻酔の目的は，薬物により一定時間，無痛・意識消失・反射喪失の状態を作り出すことである【C1】。
( )　2. 気管挿管が可能な症例に対するマスク麻酔は禁忌である【C2】。
( )　3. 吸入麻酔薬は，そのほとんどが体内で代謝・分解される【C3】。
( )　4. 脱分極性筋弛緩薬には，拮抗薬(リバース)は存在しない【C4】。
( )　5. 吸入麻酔薬にも十分な鎮痛作用が含まれるため，全身麻酔に併用される鎮痛薬は非オピオイド鎮痛薬が選択される【C5】。
( )　6. 麻酔回路の多くは，半閉鎖循環式回路である【C6】。
( )　7. スニッフィングポジションとは，咽頭と喉頭の軸を一直線にすることで気管挿管を容易にする体位のことである【C7】。
( )　8. 気管挿管が困難な場合は，時間をかけてでも挿管できるまで試みる【C8】。
( )　9. 気道確保・バッグマスク換気が困難な場合は，筋弛緩薬は投与しない【C9】。
( )　10. 麻酔導入から手術開始までは，痛み刺激や侵襲が加わらないため，バイタルサインは安定しやすい【C10】。
( )　11. 麻酔からの覚醒が不十分でも，自発呼吸が十分であれば抜管してよい【C11】。
( )　12. 重症の喉頭浮腫に対しては，再挿管や緊急気管切開による気道確保が必須である【C12】。

※正解は次ページ下

2 「できない」から「できる」へのロードマップ(行動目標)

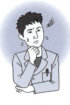

> ▶若き外科医の悩み
> 何ができたら，指導医の求める「気管挿管による全身麻酔ができる」になるのだろうか？

指導医は，若い外科医に何を期待しているのだろうか？〔コンピテンシー【C】一覧〕

✔ ☐ **【C1】** 全身麻酔の目的とその原理について説明できる。(⇒p.377)

376

麻酔手技

- □ 【C2】 全身麻酔の適応と禁忌について説明できる。(⇒p.378)
- □ 【C3】 吸入麻酔薬と静脈麻酔薬の特徴について説明できる。(⇒p.378)
- □ 【C4】 全身麻酔に用いられる筋弛緩薬の特徴（リバース薬も含む）について説明できる。(⇒p.380)
- □ 【C5】 全身麻酔に併用される鎮痛薬の特徴について説明できる。(⇒p.381)
- □ 【C6】 全身麻酔器および回路の原理と使用法について説明できる。(⇒p.382)
- □ 【C7】 気管挿管に必要な器具と気管挿管手順について説明できる。(⇒p.384)
- □ 【C8】 気管挿管が困難な患者の予測ができ，困難症例に対する対策を説明できる。(⇒p.388)
- □ 【C9】 全身麻酔（導入）の手順について説明できる。(⇒p.390)
- □ 【C10】全身麻酔の維持法について説明できる。(⇒p.391)
- □ 【C11】抜管可能であることの評価と抜管の方法について説明できる。(⇒p.392)
- □ 【C12】気管挿管と全身麻酔の合併症とその対応について説明できる。(⇒p.393)

3 これができれば合格！〜指導医の求める臨床能力（コンピテンシー）〜

【C1】 全身麻酔の目的とその原理について説明できる。

- ● 全身麻酔の目的：中枢神経系に薬物を作用させて麻酔状態を得るものである。すなわち，薬物作用により，一定時間，無痛・意識消失・反射喪失の状態を作り出すことである。
- ● 全身麻酔には，**表1**の4要素が必要である（1957年George Woodbridgeが提唱）。
- ● 麻酔薬（➡意識の消失），鎮痛薬（➡痛みのコントロール），筋弛緩薬（➡文字通り筋の弛緩）を組み合わせて行う。
- ● 全身麻酔には，手術により生じる身体的・精神的ストレスから患者を守るという目的もある。

表1 全身麻酔に必要な4大要素（George Woodbridge）

①意識の消失 (unconsciousness)
②無痛 (anesthesia)
③筋弛緩 (muscle relaxation)
④有害反射の抑制 (reflex blockade of the respiratory, cardiovascular, or gastrointestinal tract)

知識習得のためのランドマーク！

基本知識のまとめ

全身麻酔の目的とその原理！

①全身麻酔の4大要素は，㋐意識の消失，㋑無痛，㋒筋弛緩，㋓有害反射の抑制である。

②意識の消失には麻酔薬，痛みのコントロールには鎮痛薬，筋弛緩には筋弛緩薬を用いる。また，有害反射の抑制には自律神経作動薬を用いる。

③全身麻酔には，手術により生じる身体的・精神的ストレスから守る目的もある。

自己診断の正解	1	2	3	4	5	6	7	8	9	10	11	12
	○	×	×	○	×	○	○	×	○	×	×	○

処置

【C2】全身麻酔の適応と禁忌について説明できる。

（1）全身麻酔の適応

- 多くの全身麻酔は，気管挿管下に行われる。しかしながら，上手に行われたマスク麻酔は気管麻酔より優れているとされている。それゆえ，本来は気管麻酔を乱用すべきではない。
- 全身麻酔は，身体のどの部分の手術においても適応がある。麻酔が必要と考えられたときに選択される。
- 代表的な全身麻酔の適応を**表2**に示す。

表2　全身麻酔の適応

①開胸・心臓手術
②顔面・頭部・頸部手術
③腹部手術
④特殊体位の手術
⑤長時間麻酔

（2）全身麻酔の禁忌

- 全身麻酔の禁忌は，①全身麻酔を行うことによってバイタルサインが維持できない可能性のあるショック状態の患者，

  ②気管挿管が困難な患者，

  ③気道確保が不可能な患者，などである。
- 必ずしも禁忌ではないが，
  - ・バイタルサインのコントロール不良な不安定な病態
  - ・上気道感染
  - ・術前6時間以内の固形物の食事摂取などは，予定手術の延期や中止を選択する。

知識習得のためのランドマーク！

基本知識のまとめ

全身麻酔の適応と禁忌！

①全身麻酔は，全身状態が良ければ，身体のどの部分の手術も適応となる。

②全身麻酔の禁忌は，㋐全身麻酔でバイタルサインの維持ができないショック患者，㋑気管挿管困難な患者，㋒気道確保が不可能な患者である。

③バイタルサインの不安定な患者，上気道感染を生じている患者，術前6時間以内の食事摂取の患者には，手術の延期や中止を選択する。

【C3】吸入麻酔薬と静脈麻酔薬の特徴について説明できる。

- 全身麻酔で使用される薬剤には，（1）吸入麻酔薬と（2）静脈麻酔薬がある。
- 共に，鎮静作用は強いものの，鎮痛作用は弱い。

（1）吸入麻酔薬

- 麻酔薬の吸入により肺を経由して血液に溶解し，中枢神経に作用する。現在まで吸入麻酔薬による全身麻酔の作用機序は解明されていない。
- 吸入麻酔薬はほぼ化学的に不活性であり，体内で代謝・分解されることが少なく，大部分がそのまま呼気に排出される。
- 吸入麻酔薬は，①ガス性吸入麻酔薬（亜酸化窒素：笑気）と②揮発性

指導医から知識マスターのためのアドバイス

吸入麻酔薬と静脈麻酔薬の特徴をマスターしよう！

吸入麻酔薬と静脈麻酔薬の長所・短所を理解し，患者に最適な麻酔薬を選択することが大切です。特に，静脈麻酔薬には各々の薬剤に使用禁忌もあるため，これらを十分理解して使用しましょう！

吸入麻酔薬（イソフルランなど）に大別される。

● 以下に，代表的な吸入麻酔薬の種類と特徴を示す（**表3**）。

表3　代表的な吸入麻酔薬の種類と特徴

	亜酸化窒素（笑気）	イソフルラン	セボフルラン	デスフルラン
麻酔の強さ (*1MAC %)	非常に弱い 105	非常に強い 1.15	強い 1.71	やや弱い 7.25
麻酔の導入・覚醒 (*2血液／ガス分配係数)	早い 0.47	最も遅い 1.41	やや早い 0.63	最も早い 0.42
筋弛緩作用	—	+	+	+
気道刺激	—	+	—	+
気管支拡張	—	+	+	—
特徴	・単独では麻酔をかけられない ・腸閉塞，気胸，副鼻腔炎などは禁忌である ・鎮痛作用は強い ・循環抑制はない	・導入が遅く，使用しづらい ・脳血流量減少，頭蓋内圧低下が強いため，脳外科手術に適している ・肝障害をきたしやすい	・導入が早く，肝障害も少ない ・現在最も使用されている	・導入・覚醒が最も早い ・わが国で最も新しい吸入麻酔薬

＊1 MAC：Minimum alveolar concentration。最小肺胞濃度。50％の人に麻酔がかかる濃度。小さいほど麻酔作用が強い。

＊2 血液／ガス分配係数：平衡状態に達した吸入麻酔薬の濃度に対する血液中の吸入麻酔薬の濃度の比。小さいほど，麻酔の導入と覚醒が早い。

（2）静脈麻酔薬

● 麻酔の導入目的に用いられる。

● 静脈麻酔薬とオピオイドの持続投与にて行う麻酔を，全静脈麻酔（Total Intravenous Anesthesia：TIVA）という。

● 以下に，代表的な静脈麻酔薬の種類と特徴を示す（**表4**）。

表4　代表的な静脈麻酔薬の種類と特徴

	プロポフォール	ベンゾジアゼピン系	バルビツール酸系	ケタミン
鎮痛作用	—	—	—	+ （特に体性痛）
呼吸抑制	++	+	+	
特徴	・循環抑制（低血圧，徐脈）あり ・妊産婦，授乳中は禁忌	・健忘作用強い ・拮抗薬（フルマゼニル）あり ・緑内障症例は禁忌	・呼吸，循環抑制あり ・ポルフィリン症，気管支喘息症例は禁忌	・血圧の上昇を生じる ➡ 高血圧・脳血管障害症例は禁忌

> **知識習得のためのランドマーク！**　　　　　　　　　　　　　基本知識のまとめ
>
> **吸入麻酔薬と静脈麻酔薬の特徴！**
> ①全身麻酔で使用される薬剤には，吸入麻酔薬と静脈麻酔薬があり，鎮静作用は強いものの鎮痛作用は弱いものが多い。
> ②吸入麻酔薬は，ガス性吸入麻酔薬と揮発性吸入麻酔薬に大別される。
> ③静脈麻酔薬は，麻酔の導入目的に用いられ，各々の薬剤に禁忌を有する。

【C4】全身麻酔に用いられる筋弛緩薬の特徴（リバース薬も含む）について説明できる。

（1）筋弛緩薬について

- 筋弛緩薬は神経筋遮断薬とも言われ，気管挿管を容易にし，適正な換気を可能にすることにより，外科医の手術操作を可能にすることから，多くの外科手術に必要不可欠である。
- 筋弛緩薬は，神経筋接合部のシナプス後受容体に作用し，アセチルコリンを拮抗・阻害する。
- 筋弛緩薬は，脱分極性と非脱分極性に分類される。

①脱分極性筋弛緩薬：アセチルコリン受容体と結合したまま持続的な脱分極を引き起こし，筋弛緩をもたらす。
　拮抗薬（リバース）は存在しない。
　現在，臨床で用いられているのはスキサメトニウムのみである。
　＊スキサメトニウム……迅速に作用し（60秒），速やかに代謝されるのが特徴。神経筋接合部機能は，5〜10分で回復可能。線維束攣縮（fasciculation）を認める。一過性の高カリウム血症を生じる（特に重症熱傷・外傷患者では重篤になることがある）。悪性高熱症（まれであるが，重篤な合併症）の原因となることもある。その他，筋肉痛，眼圧・脳圧・胃内圧の上昇などの副作用があるため，近年，麻酔時の使用頻度は減少している。

②非脱分極性筋弛緩薬（表5）：アセチルコリン受容体と結合し，アセチルコリンの作用を阻害して，筋弛緩をもたらす。短時間作用型，中等度作用型，長時間作用型に分類され，排泄経路もさまざまである。線維束攣縮は認めない。また，リバースが存在する。

> **指導医から 知識マスターのためのアドバイス**
>
> **全身麻酔に用いられる筋弛緩薬（リバース薬も含む）の特徴をマスターしよう！**
>
> 筋弛緩薬は，全身麻酔および手術には必要不可欠なものです。現在，主に使用されている非脱分極性筋弛緩薬には，各々特徴や副作用があり，これらを頭に入れて使用することが重要です。また，リバース薬の2種類は，アトロピンの要・不要が異なるので注意してください。

表5　主な非脱分極性筋弛緩薬の種類と特徴

	作用発現時間（分）	作用持続時間（分）	分解排泄	副作用
パンクロニウム	3.0	60〜90	90％腎	血圧・心拍数上昇
ベクロニウム	2.5	30〜60	80％肝 20％腎	徐脈
ロクロニウム	1.5	30〜60	90％肝	遷延性呼吸抑制
クラーレ	5.0	50〜60	60％腎	血圧低下・徐脈・気管支喘息 （ヒスタミン遊離作用）

麻酔手技

（2）リバース薬について

● 非脱分極性弛緩薬に対する拮抗薬。術後の速やかで確実な筋弛緩からの回復を可能にする。

● 主なリバース薬には，ネオスチグミンとスガマデクスが挙げられる。

・ ネオスチグミン……アセチルコリンを分解するコリンエステラーゼを阻害することでアセチルコリンを増加させる抗コリンエステラーゼ薬。ムスカリン様作用（徐脈・低血圧・気管支痙攣）を伴うため，アトロピンの併用が必須。

・ スガマデクス……非脱分極性筋弛緩薬を選択的に直接不活化し，神経節接合部の筋弛緩薬の濃度を減少させるという，新しい作用機序をもった拮抗薬。ネオスチグミンより作用発現が早く，ムスカリン様作用を伴わない。よってアトロピンの併用は不要である。

知識習得のためのランドマーク！

基本知識
の
まとめ

全身麻酔に用いられる筋弛緩薬（リバース薬も含む）の特徴！

①筋弛緩薬は，アセチルコリンを拮抗・阻害することで筋弛緩を惹起する。また，脱分極性と非脱分極性に分類される。

②脱分極性筋弛緩薬は，迅速に作用し速やかに代謝されるが，線維性攣縮を伴い，リバースは存在しない。

③非脱分極性筋弛緩薬は，作用時間，排泄経路が多様であり，線維性攣縮は認めず，また，リバースが存在する。

④主なリバース薬には，ネオスチグミンとスガマデクスがあり，ネオスチグミンはアトロピンの併用が必須であるが，スガマデクスはアトロピンの併用は不要である。

【C5】全身麻酔に併用される鎮痛薬の特徴について説明できる。

● 全身麻酔では，麻酔薬や筋弛緩薬のみならず，鎮痛薬も組み合わせて使用される。

● 全身麻酔の導入および維持における鎮痛では，最も鎮痛効果が高いと考えられているオピオイド鎮痛薬が使用される。

● 麻酔薬は鎮静作用は強いものの，鎮痛作用は弱いため，これを補う目的にオピオイド鎮痛薬が使用される。

● 主なオピオイド鎮痛薬としては，①フェンタニルと②レミフェンタニルがある。

①フェンタニル

・ モルヒネの100倍強い鎮痛効果を有する。

・ 短時間作用性（持続時間1〜2時間）の麻薬である。

・ 悪心，嘔吐，掻痒感，腸管運動抑制はモルヒネより弱い。

・ 呼吸抑制，副交感神経刺激作用はモルヒネより強い。

・ 急速投与にて鉛管現象（筋肉が硬直する）を生じる。

・ 術後疼痛にも使用できる（呼吸抑制は軽度あるものの，循環への影響は少ない）。

②レミフェンタニル

・ 鎮痛効果はフェンタニルの5倍と強い。

・ 鎮痛作用の発現（約1分）と消失（約5〜10分）が速やかで調節性に優れる。

- 術中持続投与にて疼痛のコントロールが可能である。
- 術後疼痛には使用できない（呼吸・循環への影響が大きいため）。

> **知識習得のためのランドマーク！**
>
> **全身麻酔に併用される鎮痛薬の特徴！**
> ①全身麻酔では，最も鎮痛効果が高いとされるオピオイド鎮痛薬が併用される！
> ②主なオピオイド鎮痛薬には，フェンタニルとレミフェンタニルがある！
> ③フェンタニルは，循環への影響が少ないため，術後疼痛にも使用できる！
> ④レミフェンタニルは作用の発現と消失が早く，疼痛のコントロールが容易である！

【C6】全身麻酔器および回路の原理と使用法について説明できる。

1. 全身麻酔器について（図1）
- 全身麻酔器は，揮発性麻酔薬と酸素やその他のガス（亜酸化窒素，治療用空気）の供給を調整する機器である。
- 何らかの理由（医師の誤操作や配管の破損など）によって，酸素ガスが患者に供給されない場合は，亜酸化窒素の供給を中止する安全装置がついている。
- 使用にあたっては麻酔前に必ずチェックする。

指導医から知識マスターのためのアドバイス

全身麻酔器および回路の原理と使用法をマスターしよう！
麻酔器や回路には，安全装置や警報装置などが装備されています。しかし，使用前点検などを怠れば，重大な事故を招くおそれもあります。どんな麻酔であっても，麻酔前に必ず麻酔器の点検をしておきましょう！

2. 麻酔回路について（図1）
- 麻酔回路とは，全身麻酔器で調整された麻酔ガスを患者に投与する回路のことである。
- 麻酔回路の多くは，半閉鎖循環式回路である。
  半閉鎖：供給されたガスは，APL（Adjustable Pressure Limiting）バルブの開閉を通して余剰ガスとして排出される（回路内に循環するガスが過剰になると，気道内圧上昇・肺損傷の危険があるため）。
  循環式：患者の呼気の一部は，二酸化炭素吸収装置を通ることで二酸化炭素が除去され，麻酔器から供給される麻酔ガスと共に再び患者へ投与される。

3. 麻酔器の使用法
（1）使用前点検……まず必ず使用前点検を行う。麻酔器の使用前点検については，日本麻酔科学会の使用前点検リストがある。また，全身麻酔導入前には，以下のようなチェックも行う必要がある。
- 麻酔器の酸素流量を5L/分にし，患者にマスク下に深呼吸をさせる。それにより，次の①～③のチェックを行う。
  ①バッグの大きさが変化しているか
  ②吸気弁・呼気弁がスムーズに動いているか
  ③呼気終末二酸化炭素の波形がきちんと描出されているか

図1　麻酔器および麻酔回路のしくみ

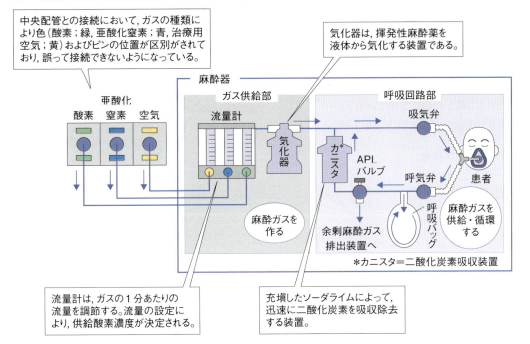

(2) 麻酔器の位置……麻酔導入時は，通常麻酔器は患者の右上にセッティングし，患者の身体に触れながら自分の手が届き操作できる位置に置いておく。

知識習得のためのランドマーク！　　　　　　　　　　　　　　　　　　　　　　基本知識のまとめ

全身麻酔器および回路の原理と使用法！
①全身麻酔器は，揮発性麻酔薬，酸素，亜酸化窒素，治療用空気などの供給を調整する機器である！
②麻酔回路とは，全身麻酔器で調整された麻酔ガスを患者に投与する回路のことであり，多くは半閉鎖循環式回路である！
③全身麻酔器，麻酔回路は，必ず使用前に「閉塞や漏れがなく，換気ができること」を確認する！

【C7】気管挿管に必要な器具と気管挿管手順について説明できる。

1. 気管挿管に必要な器具

- 気管挿管とは……口腔または鼻腔から，咽頭・喉頭を経て，気管までチューブを通し，気道を確保し人工呼吸を行える状態にすること。気道確保の中で，最も有効な方法である。
- 経口気管挿管に必要な器具を以下に示す(図2, 表6)。

図2 気管挿管に必要な器具

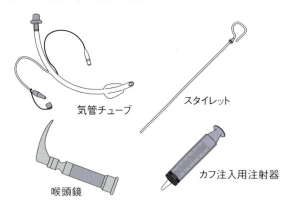

指導医から手技マスターのためのアドバイス

気管挿管に必要な器具と気管挿管手順をマスターしよう！

気管挿管のコツは，咽頭と喉頭の軸を一直線にし，気管挿管を容易にするスニッフィングポジションをとることです。また，気管挿管前にバッグマスク法にて十分な酸素化を行っておけば時間的余裕も生まれます。気管挿管後は，必ず気管内のチューブの先端位置を確認し，疑わしい場合は迷わず再試行しましょう！

表6 経口気管挿管に必要な器具

- 防護用具（手袋・マスク・ゴーグルなど）
- 潤滑剤（ゼリー・スプレーなど）
- 喉頭鏡
- スタイレット
- 気管チューブ
- カフ注入用注射器
- 固定用テープ
- バイトブロック
- 聴診器

2. 気管挿管の手順

(1) 準備

- 気管挿管前には，器具が揃っているか，故障や破損がないか，必ず確認しておく。

①喉頭鏡のチェック
・ブレードが確実にセットされているか。
・ライトが点灯するか。また明るさは十分か(実際に点灯させて確認する)。

②気管チューブのチェック
・気管チューブを取り出し，カフをカフ注入用注射器にて実際に膨らませて，破損の有無をチェックする。
・スタイレットを使用する際(表7)には，スタイレットをあらかじめ，気管チューブに挿入しておく(軽度の弯曲をつけておくこともある)。

表7 スタイレット使用を考慮する例

① 緊急時
② 気管挿管困難が予想される
③ 1度目の気管挿管が不成功であった場合
④ 気管挿管を急ぐ場合(誤嚥の防止)

※必ずスタイレットの先端が気管チューブから出ないようにする(気道損傷の防止)。
・潤滑剤(ゼリーやスプレーなど)をカフ付近に塗布しておく。

(2)実際の気管挿管手順

①患者の体位
・台を水平にし,気管挿管を行いやすい高さに調節する。
・患者の頭の下に枕を置き,スニッフィングポジション(sniffing position;図3)をとる。

②前酸素化
・気管挿管前にバッグマスク法(図4)で十分酸素化を行っておく。
・困難な場合は,経鼻・経口エアウェイの挿入や,2人でのバッグマスク法を考慮する。

③喉頭鏡操作
・必ず手袋を着用する。
・頭部伸展を強め,クロスフィンガー法(図5)にて十分開口する。
・口腔内の舌の右側に喉頭鏡挿入のためのスペースをつくる。
・喉頭鏡のブレードを右口角から口腔内に挿入し,舌を左側に圧排する[挿入の際,ブレードの先端は真下を向く(図6)]。
・ブレードを舌表面の周りにて圧迫・回転させ,舌全体をすくい上げるようにしながら,喉頭鏡の先端を舌根部まで進め,喉頭蓋を確認する。
・喉頭蓋谷にブレードの先端を進める。

図3 スニッフィングポジション

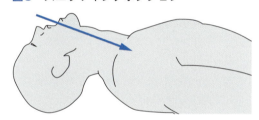

咽頭と喉頭の軸を一直線にし,挿管を容易にする

図4 バッグマスク法

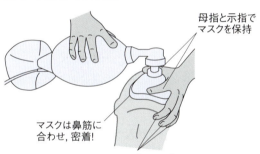

母指と示指でマスクを保持
マスクは鼻筋に合わせ,密着!
残った3指で下顎を引き上げる

左手=下顎挙上・頭部後屈(気道確保),マスクの保持
右手=バッグによる換気

図5 クロスフィンガー法

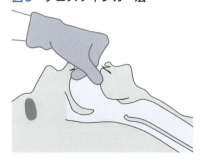

図6 喉頭鏡の口腔内挿入時のブレードの方向

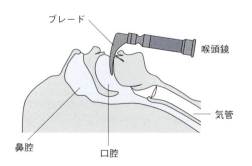

④喉頭展開
- 喉頭鏡を前方約45°の方向に挙上し，ブレードで舌根を持ち上げる(図7)。
- 舌根を持ち上げると，靱帯で結合している喉頭蓋も持ち上がり，声門が観察できる。
- 声門が確認できない場合は，甲状軟骨部分を上から圧迫すると確認できることがある。

⑤気管チューブの挿入
- 右手に気管チューブを持ち，咽頭から声門，気管内への挿入を行う。
- 気管チューブのカフが声門を通過するのを確認する(スタイレットを挿入している場合は，チューブが声門を1〜2cm通過した直後に，介助者に抜去してもらう)。
- 喉頭鏡をゆっくり抜去し，気管チューブを保持する。

⑥カフ注入
- 気管チューブと気管との間隙からのエアリークを防ぐため，必要最小限量(通常3〜8mL程度)の空気を注入。
- 至適注入量はかなりの個人差があるため，カフ圧計にて至適カフ圧(20〜25mmHg)に調節するのが望ましい。

⑦気管挿管の確認(詳細は次項)
⑧バイトブロック挿入
⑨気管チューブ固定
⑩換気再開

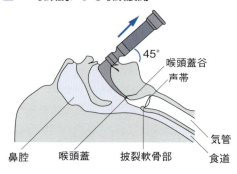

図7　喉頭鏡による喉頭展開

3. 気管挿管の確認

● 挿管後は，必ず気管挿管されているか確認する必要がある。
● 以下の2点に留意する。

(1) 本当に気管内にチューブが入っているか？
- 最も注意すべきは，食道挿管である(図8)。
- チューブが声門を通過せず，下側や横にそれると容易に食道挿管になる。
- すぐに気づいて，気管挿管を再施行すれば問題はない。

(2) 気管の正しい位置に入っているか？
①気管支内挿管
- 気管チューブが気管内には入っているものの，深く挿入されており，先端が気管分岐部を越え，右または左の気管支内に入る。
- 多くの場合は，右主気管支内に入る(右のほうが解剖学的に角度が小さいため)。

②声門内カフ
- チューブが浅く気管内に入っているため，カフが声門に位置する。
- エアリークが多い場合，これを防ぐためにカフを過膨張させ，声帯を損傷する可能性もあるので注意する。

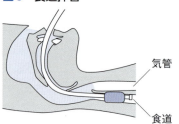

図8　食道挿管

●気管挿管の確認には，以下の方法がある。

(1) 身体診察法
①視診：・換気（バッグによる加圧・解除）に同調した両側胸郭の上下運動を確認する。この際，腹部（胃）の膨隆がない（食道挿管ではない）ことも確認する。
・気管チューブ内に呼気による曇りを認める。
②聴診：両側胸部での均等な呼吸音を聴取する。この際，上腹部（胃）では水泡音が聴取されない（食道挿管ではない）ことも確認する。

(2) 器具を使用した確認法
①呼気二酸化炭素モニター
・気管挿管されているかを確認できる最も確実な方法である。食道挿管であれば二酸化炭素は検出されない。
・気管チューブと蘇生バッグの間に専用のコネクターを装着し，呼気中の二酸化炭素を測定する。
・気管に挿管されているかの確認のみならず，人工呼吸中常に二酸化炭素の濃度を測定できる。
②定期的呼気二酸化炭素検知器
・二酸化炭素に反応して色が変わる簡易な検知器。
・あまり普及していない。
③食道挿管検知器
・凹ませたゴム製の気球をチューブに装着し，呼気を利用して膨らみを確認する（4秒以内で再膨張）。食道挿管であれば，気球は膨らまない（もしくは非常にゆっくり再膨張する）。

●身体診察法では，気管挿管の確認が難しい場合もある。
●上記で難しい場合は，気管支ファイバースコープを用いて確認する方法もある。
●それでも疑わしい場合は，迷わず抜管する（再挿管する）。

手技習得のためのランドマーク！

気管挿管に必要な器具と気管挿管手順！
①気管挿管は最も有効な気道確保の方法であり，必要な器具は，喉頭鏡・スタイレット・気管チューブ・カフ注入用注射器などである！
②気管挿管手順はスニッフィングポジション➡酸素化（バッグマスク）➡喉頭鏡操作による喉頭展開➡気管チューブの気管内への挿入➡カフ注入➡確認・チューブ固定である！
③気管挿管後は，気管内への確実なチューブ挿入とチューブの留置位置を必ず確認する！

【C8】気管挿管が困難な患者の予測ができ，困難症例に対する対策を説明できる。

1. 気管挿管困難な患者
- 予期せぬ気管挿管困難を回避するためには，術前評価を行い気管挿管困難の予想を行っておく。
- バッグマスク換気と直視型喉頭鏡による喉頭展開の両方が困難であることを予測する危険因子を表8に示す。
- 一般的な気管挿管困難因子には以下のようなものが挙げられる。
① 開口制限（2横指以上口が開かない）
② 脆弱な歯牙，差し歯，義歯が前面にある
③ 首の長さが短い（オトガイ～甲状切痕間の距離が6cm未満）
④ 大きく長い舌
⑤ 頸部腫瘤（気管を圧排するようなもの）

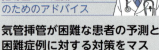

指導医から知識マスターのためのアドバイス

気管挿管が困難な患者の予測と困難症例に対する対策をマスターしよう！

術前に気道の評価を行わずに，麻酔の導入を行うのは非常に危険です。バッグマスク換気と気管挿管を各々に分けて評価しましょう。気管挿管困難症例の際には，無理をせず，同じ方法に執着せず，助けを求めることもお忘れなく！

表8　バッグマスク換気と喉頭展開がともに困難な危険因子

Mallampati分類＊　Ⅲ or Ⅳ類	46歳以上
頸部放射線後，頸部腫瘤	アゴひげの存在
男性	太い首
短い甲状オトガイ間距離	睡眠時無呼吸の診断
歯牙の存在	頸椎の不安定性や可動制限
Body Mass Index 30 kg/m² 以上	下顎の前方移動制限

（日本麻酔科学会：気道管理ガイドライン2014より引用改変）

＊Mallampati分類（図9）……喉頭展開の難易度を予想する評価方法。口腔内の舌の相対的な大きさを推測するもの。座位で正面を向かせて，発声はせずに，舌を完全に突出させて評価する。この分類でⅢ類以上であれば喉頭展開が困難な可能性が高いと判断する。

図9　Mallampati分類

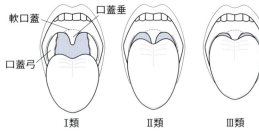
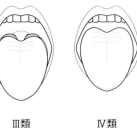

Ⅰ類：口蓋弓・軟口蓋・口蓋垂が見える
Ⅱ類：口蓋弓・軟口蓋は見えるが，口蓋垂は舌根に隠れて，一部しか見えない
Ⅲ類：軟口蓋のみが見える
Ⅳ類：軟口蓋も見えない

2. 気管挿管困難症例への対応

- まず，喉頭展開にて視野が得られない場合は，無理をしない。
- 同じ方法に固執しない（何度も試みると，上気道の損傷や出血・浮腫をきたし，その後の対応にも支障をきたす恐れがあるため）。
- 気管挿管困難時は，図10のアルゴリズムに沿って，酸素供給を怠らないようにし，以下のような処置に切り替える。

図10 麻酔導入時の気道管理アルゴリズム（JSA-AMA）

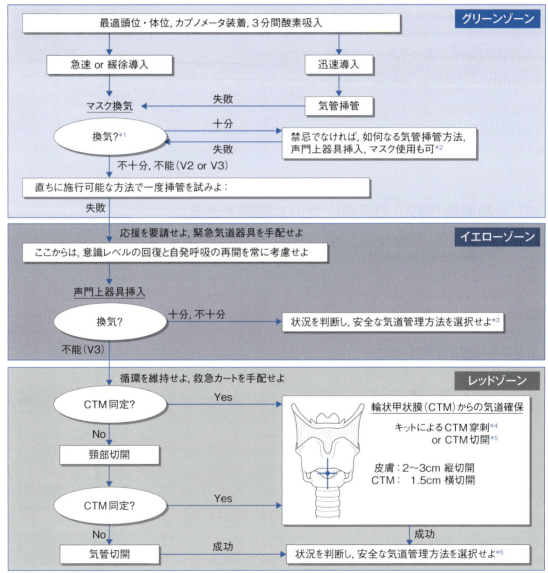

（日本麻酔科学会：気道管理ガイドライン2014より引用改変）

*1. 種々の方法にてマスク換気を改善するよう試みる。
　➡①用手的な気道確保，②酸素流量の増加，③経口や経鼻エアウェイの挿入，④CPAPまたはPEEPの負荷など。
*2. 同一施行者による操作や同一器具を用いた操作は避ける。

＊3. 安全な気道管理法には，①意識と自発呼吸の回復，②ファイバースコープの援助下の挿管，③声門上器具（ラリンジアルマスク，ラリンゲルチューブなど）の変更，④外科的気道確保，などがある。
＊4. 大口径の静脈留置針による穿刺や緊急ジェット換気は避けるべきである。
＊5. 輪状甲状膜穿刺・切開を行い，小口径の気管チューブを挿入する。
＊6. 安全な気道管理方法には，①意識と自発呼吸の回復，②気管切開，③気管挿管を再度試みる，などがある。

> **知識習得のためのランドマーク！**　　　　　　　　　　　　　　　　　　　　基本知識のまとめ
>
> **気管挿管が困難な患者の予測と困難症例に対する対策！**
> ①予期せぬ気管挿管困難を回避するためにも，綿密な術前評価による挿管困難の予想を行っておく！
> ②全身麻酔時の気管挿管困難症例に対しては，麻酔導入時の気道管理アルゴリズムに従って対応する！
> ③気管挿管困難症例に備えて，声門上器具（ラリンジアルマスク，ラリンゲルチューブなど）による気道確保や外科的気道確保の方法も習得しておく！

【C9】全身麻酔（導入）の手順について説明できる。

1. 麻酔（導入）の手順の概要
- 図11に全身麻酔の手順の概略を示した。
- 全身麻酔は，体位をとった後，静脈麻酔にて鎮静し，バッグマスク換気（酸素化）を行う。次に筋弛緩薬を投与した後，気管挿管を行い，麻酔ガスを投与開始する。
- 麻酔中は必要に応じて筋弛緩薬を投与する。

2. 全身麻酔（導入）の実際（図11）
①患者の体位
・台を水平にし，気管挿管が行いやすい高さに調節する。
・患者の頭の下に枕を置き，スニッフィングポジションをとる。
②前酸素化
・マスク下に，100％酸素で深呼吸をさせる。
③少量の非脱分極性筋弛緩薬の前投与（特殊な時のみ）
・スキサメトニウムを用いる場合などの必要時のみ行う。
・投与後は酸素を投与し，2〜3分待つ。
④静脈麻酔薬の投与（全身麻酔の導入）
・30秒程度で入眠する。
・呼びかけに応答がない，睫毛反射の消失などにて入眠を確認する。
⑤気道確保・バッグマスク換気の施行
・気道確保が困難な場合は，経鼻や経口エアウェイの挿入を考慮する。
・バッグマスク換気が困難な場合は，2人によるバッグマスク換気を行う，もしくは麻酔から覚醒させる。
⑥筋弛緩薬の投与（気道確保・バッグマスク換気が困難な場合は投与し

図11　全身麻酔の手順

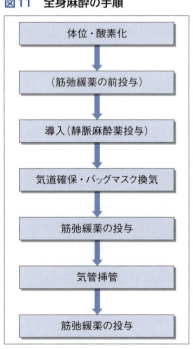

ない)
⑦バッグマスク換気の継続
⑧筋弛緩薬の効果発現の確認
・気道確保の操作や開口が容易になる，神経刺激装置を用いたモニターによる確認などを行う．
⑨気管挿管
・必要時には，気管挿管前に静脈麻酔薬の追加投与を行う．
・気管挿管不成功時には，バッグマスク換気を再開し，2回目の気管挿管手技を行う．
⑩人工呼吸器換気を開始する．

知識習得のためのランドマーク！

全身麻酔(導入)の手順について説明できる！
①全身麻酔導入の手順は，鎮静と酸素化⇒筋弛緩⇒気管挿管(ガス麻酔)である．
②全身麻酔導入のコツは，体位と十分な酸素化である．
③全身麻酔導入に使用する薬物(静脈麻酔薬，筋弛緩薬，ガス麻酔薬)の使用法について習得しよう．

【C10】全身麻酔の維持法について説明できる．

- 全身麻酔は，必要な鎮痛薬量・鎮静薬量を把握・調節しながら維持する．
- 通常は鎮静薬の濃度を変化させる必要はなく，手術による侵襲の変化に応じて鎮痛薬でコントロールする．

(1) 吸入麻酔施行時の麻酔維持：通常，吸入麻酔薬(セボフルランなど)の濃度は固定する．術中の侵襲ストレスの増減に対しては，鎮痛薬投与で調節する．筋弛緩薬は適宜使用する．
(2) 静脈麻酔施行時の麻酔維持：静脈麻酔薬(プロポフォールなど)は，麻酔(特に催眠)深度の調節性に富む．よって，術中のバイタルサインの変動に応じて，静脈麻酔薬の投与速度を増減する．痛みに対しては，鎮痛薬を投与することによって維持する．

指導医から手技マスターのためのアドバイス

全身麻酔の維持法をマスターしよう！
実際の全身麻酔の手順を頭に入れ，シミュレーションして臨みましょう！　全身麻酔の維持では，ABC(気道確保・呼吸・循環)と鎮痛・鎮静度，および筋弛緩状態を適正に保つことを心がけましょう！

- 特に麻酔導入から手術開始までは，痛み刺激や侵襲は加わらないが，バイタルサインに変動が生じやすいため，以下の対応が必要となる．
①血圧低下・脈拍減少 ➡ ・麻酔深度を浅くする
　　　　　　　　　　　・昇圧薬を使用する
②血圧上昇・脈拍増加・呼吸数増加・呼吸の乱れ(バッキング・咳反射)・体動
　　　　　　　➡ ・麻酔深度が不十分であり，麻酔深度を深くする

- 適正な麻酔維持のために，以下の点について留意する．
①適正な気道確保(Airway)，呼吸(Breathing)，循環(Circulation)を保つ(ABC)

②適正な鎮痛・鎮静度，筋弛緩状態を保つ
③表9に示す項目を評価するために，各種モニター利用に加え，視・触・聴診を怠らない
④気管チューブのトラブル（チューブの屈曲による換気障害，事故抜管など）
　➡特に，頭頸部・口腔内・気道内の手術，側臥位・腹臥位の手術，体位変換時などは，気管チューブトラブルが起きやすい
⑤体位変換時の急激なバイタルサインの変動（急激な血圧低下など）
⑥不自然な体位による神経損傷や眼球の圧迫

表9　全身麻酔維持のための評価項目

- バイタルサイン（血圧・心拍数）
- BIS*値
- BISの波形
- 自発呼吸（呼吸数，呼吸の深さ）
- 体動の有無
- 瞳孔径
- 手術侵襲　など

*BIS：bispectral index。催眠・鎮静レベルを数値化し，連続表示した解析脳波指数である。

手技習得のためのランドマーク！

全身麻酔の維持法！
①筋弛緩薬の投与は慎重に行い，気道確保・バッグマスク換気が不十分な場合は，筋弛緩薬の投与は行わない！
②吸入麻酔を用いた全身麻酔の維持においては，基本的には鎮静薬の濃度を変化させる必要はなく，手術侵襲に応じて鎮痛薬を用いてコントロールする！
③特に麻酔導入から手術開始まではバイタルサインに変動が生じやすいため，視・触・聴診，モニター監視による適正な麻酔維持を心がける！

【C11】抜管可能であることの評価と抜管の方法について説明できる。

1. 抜管可能であることの評価

- 全身麻酔から覚醒し，筋弛緩作用からの回復が十分で，かつ呼吸・循環・代謝状態が安定していることが気管チューブ抜管可能な条件となる（表10）。
- 筋弛緩薬が残存している場合には，リバース薬である抗コリンエステラーゼ薬（ネオスチグミン）を投与する。
　（この際，ネオスチグミンのムスカリン様作用（徐脈・気道分泌物の増加）を防止するため，

表10　抜管可能評価基準の一例

①全身麻酔からの覚醒の評価	・呼名による開眼が可能 ・「うなずき」などの指示に応じることが可能 ・咳反射が十分にある
②筋弛緩作用からの回復の評価	・十分な握力 ・深呼吸による1回換気量が5mL/kg以上 ・吸気圧（−50cmH$_2$O）
③呼吸・循環・代謝状態の安定の評価	・動脈血二酸化炭素分圧（PaCO$_2$）50mmHg未満 ・呼吸数20〜25回未満 ・心拍数≦100（〜120）回／分 ・収縮期血圧≧100mmHg　など

ネオスチグミン：アトロピン＝2：1の割合で併用投与する）

2. 抜管の方法
● 抜管時には，必ず，バッグマスク換気もしくは再挿管ができるように準備をしておく。
① 気管，鼻腔，口腔，さらに胃内容をよく吸引する。この際，咳反射の有無，分泌物の量・性状もチェックしておく。
② 純酸素を1分吸入させる（バッグで必ず気道内・肺を加圧する）。
③ 介助者に気管チューブのカフ内の空気を抜いてもらい，静かに抜管する（口腔・咽頭の弯曲に合わせて抜管）。
④ 抜管後は，マスク（またはネブライザー）にて，酸素投与を行う。この際，再度口腔内分泌物の吸引を十分に行う。
⑤ 頸部・胸部の聴診を行う（上気道閉塞の有無，両肺への十分な換気，異常呼吸音の有無などをチェックする）。
⑥ 呼吸・循環動態の安定化，術後疼痛の鎮痛を行う。
⑦ 最低10分以上は観察する。

> **知識習得のためのランドマーク！**
>
> **抜管可能であることの評価と抜管の方法！**
> ① 抜管可能の条件は，㋐全身麻酔からの覚醒，㋑筋弛緩作用からの回復，㋒呼吸・循環・代謝の安定，である！
> ② 抜管時には，必ずバッグマスク換気か再挿管の準備をしておく！
> ③ 抜管後，最低10分は観察し，問題ないことを確認する！

【C12】気管挿管と全身麻酔の合併症とその対応について説明できる。

1. 気管挿管の合併症とその対応
● 合併症（表11）を知るのみならず，その対応を知る必要がある。

表11 気管挿管の合併症とその時期

時期	合併症
挿管時 挿管中	・外傷 ・呼吸器合併症 ・心血管合併症
挿管直後	・気管チューブ関連合併症 ・換気困難
抜管時	・喉頭痙攣，気管支痙攣 ・上気道閉塞
抜管後	・咽頭痛，嗄声 ・反回神経麻痺

指導医から知識マスターのためのアドバイス

気管挿管と全身麻酔の合併症とその対応をマスターしよう！

全身麻酔においては，麻酔導入・気管挿管時および覚醒前・抜管時にトラブルや事故が発生しやすいようです。常に患者のそばにいて，患者とモニターを絶え間なく観察しましょう！ また，急変時に備えて，患者に最も近い薬剤投与のためのルートを確保しておきましょう！

処置

● 以下に，主な合併症とその対応を示す。

（1）気管挿管時や気管挿管中に起こりうる合併症とその対応

【外傷】

①喉頭損傷・喉頭浮腫……最も危険性の高い合併症の一つ。粗雑な操作や頻回の挿管試行にて起こる。

➡ （対応）予防が最も大切。スタイレットによる喉頭損傷にも留意する。重症例への対応としては，再挿管や緊急気管切開による気道確保が必須である。

②歯牙損傷……頻度の高い合併症の一つ。粗暴な操作が原因となるが，元来脆弱な歯牙によっても起こりうる。

➡ （対応）注意深い挿管操作による予防が必要不可欠。損傷した場合は，誤嚥に留意し，歯科医にコンサルトすることが望ましい。

③口唇・舌・口腔内・咽頭損傷……頻度の高い合併症。

➡ （対応）注意深い挿管操作による予防が必要。大半は，数日で軽快する。

【呼吸器合併症】

①低酸素血症・高二酸化炭素血症……頻度の高い合併症の一つ。気管挿管に長時間要した場合に起こりうる。

➡ （対応）短時間での挿管を心がける。挿管に時間を要した場合，あるいは低酸素血症（SpO_2の低下）を認めた場合は，いったん速やかにバッグマスク換気に切り替える。

②喉頭痙攣（声門閉鎖）……挿管操作による刺激によって生じる一過性の防御反射。

➡ （対応）バッグマスク換気に切り替え，声門の閉鎖が解除されるのを待つ。表面麻酔を十分に追加する。

③誤嚥……頻度は低いが危険性は高い。食後（フルストマック）症例や腸閉塞患者などで生じやすい。

➡ （対応）吸引の準備を忘れない。挿管前に胃管を挿入しておく。誤嚥のリスクの高い症例では輪状軟骨圧迫操作（食道を圧迫し，胃内容の逆流を防ぐ）などの予防策を行う。（ただし，輪状軟骨圧迫操作には，誤嚥を予防できるか否かの明確なエビデンスはない）

【心血管系合併症】

①異常高血圧……頻度の高い合併症の一つ。操作による刺激が原因であり，多くは一過性である。

➡ （対応）降圧薬を使用する。

②頻脈・不整脈……操作による刺激が原因。多くは一過性である。

➡ （対応）βブロッカーや抗不整脈薬を投与する。

（2）気管挿管直後に起こりうる合併症とその対応

【気管チューブに関する合併症】

①食道挿管……頻度の高い合併症の一つ。不注意な操作が原因。また，食道挿管を疑うことも重要である。

➡ （対応）早期に発見し，再気管挿管を行う。チューブが声門を通過するまで目を離さない。

②気管支内挿管➡ （対応）チューブを1〜3cm引き抜く。

③声門内カフ➡ （対応）チューブを適切な位置まで進める。

④気管チューブの閉塞……換気が困難となる。血液,分泌物や喀痰,異物などが原因となる。

➡(対応)気管内吸引,気管支ファイバースコープによる原因検索と除去,チューブ交換を行う。

【換気困難】
①気管支痙攣・喘息発作……操作による刺激が原因。一過性の場合もある。

➡(対応)必要に応じて気管支拡張薬を投与する。

(3)抜管時に起こりうる合併症とその対応
①喉頭痙攣➡(対応)多くは一過性であり,消失するまでバッグマスク換気を行う。
②気管支痙攣➡(対応)気管支拡張薬投与。
③上気道閉塞……分泌物や嘔吐・誤嚥などによって起こる。

➡(対応)吸引(咽頭内・気管内),経鼻・経口エアウェイ挿入,必要であれば再挿管を行う。

(4)抜管後に起こりうる合併症とその対応
①咽頭痛・嗄声……操作によるものが多い➡(対応)多くは数日で軽快するので経過観察。
②反回神経麻痺……チューブのカフが原因であることが多いが,原因が不明のこともある。

➡(対応)耳鼻科医コンサルト。ステロイド投与を行うこともある。

2. 全身麻酔の合併症とその対応

(1)悪性高熱症
……イソフルラン・セボフルラン・デスフルラン・スキサメトニウムなどの麻酔薬・筋弛緩薬によって引き起こされる。高い死亡率を伴う重篤な合併症。骨格筋の代謝亢進が原因の病態。

【頻度】:成人4〜5万人に1人(小児1.5万人に1人)。家族内発症(常染色体優性遺伝)がある。

【症状】:手術中もしくは術後24時間以降に発症。

①急激な体温上昇・40°以上の高熱	②骨格筋の強直
③頻呼吸(筋弛緩薬投与後も自発呼吸あり)	④高血圧
⑤頻拍・不整脈(心室性期外収縮など)	⑥褐色尿

【検査所見】:代謝性アシドーシス,高K血症,高Ca血症,血中酵素(LDH・AST・CPK)の増加,尿中ミオグロビン高値

【治療】:①速やかにダントロレン1〜2mg/kgを10〜15分で投与。症状改善まで追加投与する。

②吸入麻酔薬の投与中止,高流量の純酸素に切り替える。

③体を冷却する。

④電解質異常(高K血症),アシドーシスの補正を行う。

⑤不整脈の治療を行う。

⑥発症後72時間までは,症状の再燃,肺水腫,DIC(播種性血管内凝固症候群),急性尿細管壊死などの発生に留意する。

(2)悪心・嘔吐
……大脳皮質性(疼痛・低血圧・低酸素症),内臓性(胃拡張,術中の臓器牽引),さらに麻薬による嘔吐中枢の刺激などが原因。

【頻度】:約30%とされる(特に思春期前,女性,肥満患者に多い)。

【治療】:①プロクロルペラジン(ドパミン拮抗薬)投与(4〜6時間ごと10mg静注)。

処置

②オンダンセトロン4mg静注（重症例）。

【予防】：バッグマスク換気の際に胃の膨満を避ける（経鼻胃管の挿入など）。

（3）**低体温**……全身麻酔の導入➡末梢血管の拡張➡末梢温の上昇➡中心温の直線的な低下
にて低体温をきたす。

【治療】：受動的保温（体表の露出面の被覆など），能動的保温（加温器の使用）など。

（4）**神経損傷**……不適切な体位や，機械的な圧迫（不十分な緩衝材）などによって起こる。
障害は長期化・不可逆化のおそれもあり，十分な予防（適切な体位・十分な緩衝材の使用）
を行う。

（5）**尿閉**……全身麻酔後，1〜3％の頻度で起こる。
保存的治療（排尿時座位・立位，早期歩行），積極的治療（膀胱カテーテル留置）。

知識習得のためのランドマーク！

基本知識
の
まとめ

気管挿管と全身麻酔の合併症とその対応！

①気管挿管の合併症は，挿管時や挿管中，挿管直後や抜管時などさまざまに存在する。

②気管挿管における最も危険な合併症は喉頭浮腫であり，最も頻度の高い合併症は食道挿管などによる
低酸素血症である！

③全身麻酔の最も危険な合併症は悪性高熱症であり，速やかなダントロレン投与と麻酔薬の投与中止が
重要である！

---

4 「できた！」の実感 〜確認問題〜

Q 正しいものに○，誤っているものには×をつけよ。

（　）1. 全身麻酔の4大要素は，意識の消失・無痛・筋弛緩・有害反射の抑制である。

（　）2. 吸入麻酔薬の強さは，最小肺胞濃度（MAC）で決まり，大きいほど強い。

（　）3. リバース薬のネオスチグミンは，ムスカリン様作用を伴なわないため，アトロピンの併用は
不要である。

（　）4. レミフェンタニルは，鎮痛効果がフェンタニルより強く，調節性にも優れるため，術後疼痛に
対しても使用できる。

（　）5. 全身麻酔器は，麻酔ガス作成・供給部と呼吸回路部に分けられる。

（　）6. 気管挿管時にスタイレットを使用する場合は，必ずスタイレットの先端が気管チューブから
出るようにする。

（　）7. 気管挿管困難症例に対する安全な気道管理方法には，気管切開も含まれる。

（　）8. 吸入麻酔を用いた全身麻酔の維持では，基本的には鎮静薬の濃度を変化させる必要はなく，
手術侵襲に応じて鎮痛薬にてコントロールする。

（　）9. 悪性高熱症は，非脱分極性筋弛緩薬によってのみ引き起こされる。

※正解は次ページ下

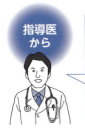

▶ 今だから語れる失敗談

　気管挿管は，外科医のみならず，すべての医師が習得しておくべき手技である．医師臨床研修制度においても，経験するべき基本的手技として，「臨床研修の到達目標」にも含まれている．本来であれば，医師1年目に習得しておかなければいけない手技にもかかわらず，臨床研修制度のなかった時代に研修した私は，恥ずかしながら医師3年目まで気管挿管を行う機会にめぐまれなかった．3年目に赴任した救急病院の院長に「挿管はできるんだろう？」と言われ，「したことがありません！」と恥ずかしげもなく宣言し，あきれられたものである．その後，教科書を読み直し，指導医に手取り足取り教えていただき，習得することができた．卒後3年目で気管挿管ができないなど，今の研修医からみれば，恥ずかしい話であり，そして恐ろしい話である．もし，習得していない2年間の当直中に，気管挿管を必要とする急患が来ていたらと思うと，今でも背筋が凍る思いである．今の研修医がうらやましいと思う．

▶ アドバイス ～手技を習得するために～

1. 全身麻酔の4大要素を理解しておこう！
2. 吸入麻酔薬と静脈麻酔薬，それぞれの特徴を理解しておこう！
3. 筋弛緩薬のみならず，リバース薬の特徴も理解しておこう！
4. 全身麻酔に使用するオピオイド鎮痛薬の特徴を理解しておこう！
5. 全身麻酔器および回路の原理を理解し，使用前には必ず点検をしよう！
6. 気管挿管では，スニッフィングポジション，バッグマスク換気，気管チューブの確認が重要！
7. 術前評価にて気管挿管困難が予想される場合には，気道管理アルゴリズムを確認しておこう！
8. 全身麻酔の手順を十分頭に入れてシミュレーションしてから，実際の麻酔に臨もう！
9. 抜管可能な条件を満たしていても，抜管時には必ずバッグマスク換気か再挿管の準備をしておこう！
10. 時間帯ごとに起こりうる合併症を常に想定して患者を観察し，即座に対応できるようにしよう！

さらに勉強したいあなたへ ～指導医からの推薦図書～

- 槇田浩史 編 『スーパーローテート各科研修シリーズ麻酔科必修マニュアル』
  羊土社，2006
  （手技的なもののみならず実際の現場で役に立つエッセンスが記載されている）
- 讃岐美知義 『やさしくわかる！麻酔科研修』 学研プラス，2015
  （わかりやすい記述であり，外科専攻医にとっても有用である）

確認問題の正解	1	2	3	4	5	6	7	8	9
	○	×	×	×	○	×	○	○	×

II. 処置　章末問題

II-1　血管確保の手技

Q1. 65歳の男性。食道癌に対する術前化学療法目的に入院となった。
中心静脈カテーテル挿入を行ううえで適切な対応を2つ選べ。

a. 左内頸静脈穿刺が第一選択である。

b. 右内頸静脈穿刺では胸管穿刺の危険性を考慮する必要がある。

c. 鎖骨下静脈穿刺ではpinch-off syndromeの可能性を考慮する。

d. 化学療法目的のPICC（peripherally inserted central catheter）は適応外である。

e. 中心静脈カテーテルの先端は左右腕頭静脈合流部から上大静脈上部の間に留置するべきである。

[正解はp.398の下]

Q2. 18歳の女性。呼吸困難と両手足のしびれを自覚し，救急車にて搬送された。来院時，不安様顔貌を呈し，両手指は硬直している。血液ガス分析を行うために，動脈穿刺を施行した。橈骨動脈から穿刺を行うこととし，動脈の走行を目視で確認した。動脈の穿刺針の太さは18Gを選択した。穿刺針と皮膚との角度は30〜45°を保ち，シリンジのピストンに十分な陰圧をかけながら採血した。止血のため，穿刺部より近位側の動脈を動脈血流そのものを遮断する強さで圧迫した。
この患者に対する動脈穿刺法について正しい記載はどれか。1つ選べ。

a. 動脈の走行を目視で確認。

b. 穿刺針の太さは18Gを選択。

c. 穿刺針と皮膚との角度は30〜45°を保つ。

d. ピストンに十分な陰圧をかけながら採血。

e. 穿刺部より近位側の動脈を動脈血流そのものを遮断する強さで圧迫。

[正解はp.398の下]

II-1の正解 ▶ **Q1** c, e　**Q2** c

II-2 体腔穿刺の手技

Q1. 心臓超音波検査にて心タンポナーデの診断を得た。
これから行う心嚢穿刺の手技について適当でないものを1つ選べ。
a. 上半身を15°程度挙上する。
b. 穿刺点としては，剣状突起左縁と左肋骨弓の交差する点(Larry point)が一般的である。
c. エコーガイド下に穿刺するのが安全だが，できない場合は，穿刺針の角度を体表面から45°にして，左肩の烏口突起の方向に向けて穿刺する。
d. 穿刺針を進めすぎて心筋に触れると不整脈が出現することがある。
e. 心臓超音波検査にてより安全に穿刺できそうな部位があれば胸骨左縁第5肋間などでも穿刺が可能である。

[正解はp.400の下]

Q2. 外傷性気胸の患者に胸腔ドレーンを留置し，ドレーンに水封式陰圧持続吸引器（図1）を接続した。
図1について正しいものを1つ選べ。
a. 肺が虚脱していると，①の液面に呼吸性移動を認める。
b. 肺が虚脱していると，②の液面に呼吸性移動を認める。
c. 胸腔ドレーンが閉塞していると，②の液面に呼吸性移動を認める。
d. 胸腔ドレーンが閉塞していると，③の液面に呼吸性移動を認める。
e. 肺が虚脱していると，③の液面に呼吸性移動を認める。

図1 水封式陰圧持続吸引器　　　　　　　　　　　　　　　　[正解はp.400の下]

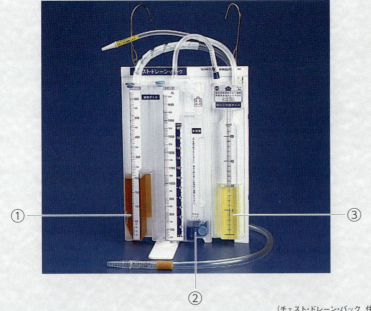

（チェスト・ドレーン・バック，住友ベークライト株式会社）

Q3. 65歳の男性。腹部膨満を主訴に来院し，画像検査で腹水を多量に認めた。入院したうえで，診断と治療を兼ねた腹腔穿刺を行う方針とした。2年前に他院で胃癌に対する幽門側胃切除術を受けた既往がある。
腹腔穿刺を行う際に，正しいものは次のうちどれか。2つ選べ。
a. 腹部膨満が著明であり，急いで盲目的にperitoneal four quadrant tapを行う。
b. 血性腹水であれば手術が必要である。
c. 腹部超音波検査で癒着のない部位を確認する。
d. 可能な限りすべて腹水を除去する。
e. 緊急時に備え，輸液とモニタリングの準備をする。

［正解はp.400の下］

II-3　切開・縫合の手技

Q1. 46歳の男性。右殿部腫瘤を認め来院した。粉瘤の診断で局所浸潤麻酔下に腫瘍摘出術を施行後，ドレーンを留置し，創を縫合した（図2）。
図2について正しいものを1つ選べ。
a. 創は連続縫合で閉鎖されている。
b. 創は皮膚用スキンステープラーで縫合されている。
c. 創は埋没縫合で閉鎖されている。
d. 創は結節縫合で閉鎖されている。
e. 殿部の縫合創であり緊張がかからないため，縫合後3〜5日目の抜糸が可能である。

［正解はp.401の下］

図2　右殿部粉瘤手術後

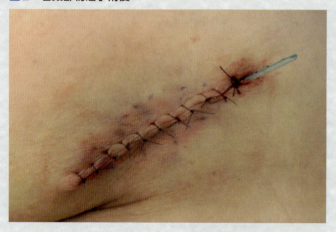

II-2の正解　Q1　a　　Q2　b　　Q3　c, e

Ⅱ-4 呼吸・循環管理のための特殊手技

Q1. 70歳の男性。筋萎縮性側索硬化症の進行により，呼吸筋低下を認めたため，気管切開を行う方針となり紹介となった。
気管切開を行ううえで適切な対応を1つ選べ。
a. 慢性的な経過であり，呼吸不全になるまで様子を見る。
b. 輪状甲状靭帯穿刺を行う。
c. 経皮的気管切開を試みたが困難であり，外科的気管切開を行った。
d. 気管孔より空気の漏れを認めたため，気管チューブ挿入部を縫縮した。
e. 気管孔周囲の皮下より出血を認め，電気メスで十分止血した。

［正解はp.402の下］

Q2. 78歳の男性。高度のCOPDの既往のある症例であり，進行胃癌に対し胃全摘術を行った。術後に肺炎を発症し，酸素投与にても十分な酸素化が得られないため人工呼吸器管理を行うこととした。気道内圧および換気量波形を図3に示す。
本症例の人工呼吸器管理について正しいものを1つ選べ。
a. 換気モードはPSVである。
b. 換気モードはA/Cモード（従圧式）である。
c. 1回換気量を維持しにくく，低換気を起こしやすい。
d. 換気量は保てるが，特に圧損傷に注意が必要である。
e. 呼気時間は短めに設定したほうがよい。

［正解はp.402の下］

図3　気道内圧と換気量波形

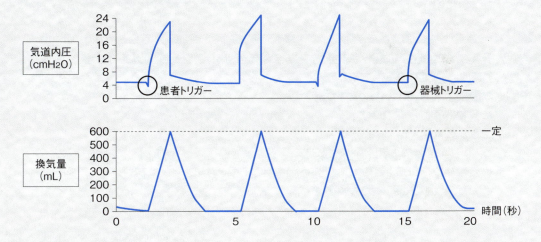

Ⅱ-3の正解　Q1　d

Q3. 72歳の男性。幼少期からの拡張型心筋症による心不全の既往がある。直腸癌に対する開腹手術のため，術前にスワンガンツ・カテーテルの挿入・留置を行った。術後のスワンガンツ・カテーテル検査で肺動脈楔入圧（PCWP）が19mmHg，心係数が1.8L/min/m²であった。

次のa～eの中で適切なものはどれか。1つ選べ。

a. Forrester分類Ⅱ群である。

b. Forrester分類Ⅲ群である。

c. 心係数＜2.2はうっ血，PCWP＞18は末梢循環不全を示す。

d. PCWPの正常値は12～20 mmHgである。

e. 心係数の正常値は2.5～3.5 L/min/m²である。

［正解はp.402の下］

Ⅱ-5 麻酔手技

Q1. 60歳の男性。背部に5cmの皮下腫瘤を認め，局所浸潤麻酔下に切除する方針とした。腫瘍が大きく切除に時間を要した。もう少しで切除終了というところで，舌のしびれやめまいを訴えた。

適切でない対応を1つ選べ。

a. 痙攣に対する薬剤を準備する。

b. 静脈路を確保する。

c. 酸素投与や気道確保ができる準備をする。

d. 局所麻酔を追加し，急いで切除する。

e. 医療スタッフを集める。

［正解はp.403の下］

Q2. 85歳男性。右下腹部痛で来院した。CT検査で急性虫垂炎と診断し，手術を行う方針となった。既往歴に慢性心不全があり，全身麻酔は高リスクと判断した。また手術時間は1時間を予定している。

本症例について正しいものを1つ選べ。

a. 脊椎麻酔は不可能である。

b. 硬膜外麻酔は不可能である。

c. Th4（乳嘴）までの麻酔高が必要である。

d. 高齢なので21Gなどの太い脊椎麻酔穿刺針が必要となることがある。

e. 高齢男性なので脊麻後頭痛の頻度が高い。

［正解はp.403の下］

Ⅱ-4の正解 **Q1** c **Q2** d **Q3** e

Ⅱ. 処置　章末問題

Q3. 72歳の男性。胃癌に対する開腹手術のため，静脈麻酔薬（プロポフォール）および非脱分極性筋弛緩薬（ロクロニウム）を投与して，気管挿管を行った。加圧によって胸郭は動くが，聴診で呼吸音が弱いと感じられた。

気管チューブが気管内に挿入されているのを確認するのに最も適切な指標はどれか。1つ選べ。

a. 脈拍数

b. 気道内圧

c. 血圧

d. 呼気終末二酸化炭素濃度

e. 中心静脈圧

［正解はp.403の下］

Ⅱ-5の正解　　**Q1** d　　**Q2** d　　**Q3** d

403

索 引

あいうえお

悪性胸膜中皮腫	161
悪性リンパ腫	159
アナフィラキシー	58,361
アミノ酸	21
アルコール性肝障害	15
アルブミン	14,23,49
アンチトロンビンⅢ製剤	45
胃癌	171,209
胃癌肉眼分類	209
胃十二指腸潰瘍病期分類	212
一次止血	28
遺伝性疾患	39
糸結び	306
胃病変	208
インスリン	23
咽頭鏡	385
咽頭局所麻酔	187
炎症所見	10
炎症性疾患の皮膚切開	304
男結び	306
女結び	306

か

海綿状血管腫	173
拡散障害	73
下行結腸	225
下部消化管内視鏡検査	216
下部消化管内視鏡検査の合併症	230
カラードプラ法	80
カルチノイド腫瘍	155
肝炎	15,131
肝外胆管癌	134
肝癌	132,173
換気血流不均等	73
換気障害	66
肝機能異常	15
肝機能評価	12
肝血管腫	131
肝硬変	131,173
肝細胞癌	131,173
肝臓	130
肝臓病変	172
肝内胆管癌	131,173
肝内胆汁のうっ滞	15
肝彎曲部通過法	226

き

気管	151
気管支	149
気管支鏡検査	185
気管支鏡検査の合併症	197
気管支原生嚢胞	159
気管支喘息	336
気管切開	311,320,321
気管切開術時の引火事故	324
気管切開の合併症	325,328
気管挿管	376
気管挿管確認	386
気管挿管困難な患者	388
気管挿管の合併症	393
気管内麻酔	190
気胸	161
奇形腫	158
逆流性食道炎肉眼分類	212
急性肝炎	131
急性呼吸窮迫症候群	337
急性心不全	91
急性膵炎	135,175
急性胆嚢炎	133,176
急性虫垂炎	140,172
急性腹症	140
吸入麻酔薬	378
胸郭内甲状腺腫	159
胸腔穿刺	280
胸腔穿刺の合併症	290
胸腔穿刺の手順	285
胸腔穿刺の排液	288
胸腔ドレナージ	280
胸腔ドレナージチューブ抜去	291
胸腔ドレナージの合併症	290
胸腔ドレナージの手順	286
凝固	26
凝固因子産生低下	41
凝固系カスケード	29
胸腺癌	159
胸腺腫	158
胸部CT検査	145
胸部臓器の位置	148
胸膜・胸壁病変	161

胸膜腫瘍	161
胸膜播種	161
局所麻酔	187,355
局所麻酔中毒	361
局所麻酔薬	358
筋弛緩薬	380
筋層内筋腫	139

くけ

クレアチニンクリアランス	17,19
クロスマッチ試験	52
経皮的気管切開	321
経皮的輪状甲状靭帯切開	323
外科的気管切開	320
外科的心嚢ドレナージ術	276
外科的輪状甲状靭帯切開	322
外科結び	306
血液ガス検査	63
血液ガス検査分析法	71
血液型	51
血液型検査	52,54
血液凝固因子	29
血液検査	1,6,26
血管確保	3
血管病変	160
血算	6
血小板凝集	30
血小板粘着	30
血小板濃厚液	49
血清	54
血清クレアチニン値	17,18
結節縫合	305
血栓溶解剤	46
結腸憩室炎	140,171
血糖	22
血友病	39

こ

硬癌	118
抗凝固薬	45,187
抗血小板薬	44,187
交叉適合試験	52,55
後天性凝固・線溶系異常	40
喉頭局所麻酔	187
後腹膜病変	178
後方散乱	110

INDEX

硬膜外麻酔·······················363
硬膜外麻酔の合併症···········373
硬膜外麻酔の穿刺部位と麻酔高
·······························369
硬膜外麻酔薬·····················366
抗リン脂質抗体症候群········· 40
呼気二酸化炭素モニター·······387
呼吸管理······························ 4
呼吸機能検査······················ 63
呼吸窮迫症候群···················337
コリンエステラーゼ············ 24

さ

細菌性肺炎·························156
採血································· 7
サイドローブ······················110
鎖骨下静脈·········244,246,250
酸塩基平衡························· 73
三尖弁狭窄症······················ 99
三尖弁閉鎖不全症················ 98
酸素分圧··························· 71
3大栄養素························· 20

し

子宮································139
子宮筋腫························139,177
子宮頸癌··························139
子宮体癌··························139
糸球体濾過量···················17,19
止血······························ 27
自己血輸血························· 59
自己免疫性膵炎···················135
シスタチンC···················17,19
自発換気モード·············333.336
脂肪······························ 21
脂肪肝························131,173
脂肪肉腫··························178
シャント··························· 73
縦隔病変··························158
充実腺管癌·························119
重炭酸緩衝系······················ 74
腫瘍性病変摘出時の皮膚切開···304
腫瘤形成性病変···········111,117
循環管理···························· 4
漿液性嚢胞·························179
漿液性嚢胞腫瘍···················175

消化管穿孔·························172
消化管病変·························171
小球性貧血························· 9
小細胞癌··························155
上部消化管内視鏡検査···········200
上部消化管内視鏡検査の合併症
·······························213
漿膜下筋腫·························139
静脈血栓症························· 46
静脈麻酔薬·························379
上腕静脈··············245,246,253
上腕動脈穿刺·······················265
食道······························151
食道病変··························208
女性化乳房·························115
腎盂腎炎··························177
腎盂腫瘍··························137
心窩部アプローチ···············275
腎機能異常························· 18
腎機能評価························· 16
真菌感染··························157
心筋虚血··························· 93
神経筋疾患·························337
神経原生腫瘍·······················159
神経鞘腫··························179
神経ブロック·······················357
腎血管筋脂肪腫····················137
人工呼吸器からの離脱···········343
人工呼吸器管理···················331
人工呼吸器管理中のトラブル···341
人工呼吸器の初期設定···········341
腎細胞癌························137,177
浸潤麻酔··························355
浸潤麻酔薬·························358
新鮮凍結血漿······················ 49
心尖部アプローチ···············276
心臓······························150
腎臓······························137
心臓腫瘍··························101
心臓超音波検査···················· 77
心タンポナーデ············100,273
心嚢穿刺··························271
心嚢穿刺の合併症················277
心嚢ドレナージ···················276
心不全····························· 91

す

膵炎···························135,175
膵癌···························135,174
膵管内乳頭状粘液性腫瘍········175
推算GFR·······················17,19
水腎症····························137
膵臓······························134
膵臓病変··························174
垂直マットレス縫合··············305
膵嚢胞性腫瘍·······················135
水封式陰圧持続吸引器···········287
スクリーニング検査··············· 35
スコープ··························188
スニッフィングポジション·····385
スパイロメトリー················· 64
スペックルパターン··············110
スワンガンツ・カテーテル検査
·······························346

せ

生化学検査························· 6
正球性貧血························· 9
正常乳房超音波画像··············108
生理検査解析····················· 1
赤沈······························ 11
脊椎麻酔··························363
脊椎麻酔の合併症················373
脊椎麻酔薬·························366
切開······························ 3
赤血球沈降速度····················· 11
赤血球濃厚液······················ 48
赤血球浮遊液······················ 54
線維腺腫··························114
腺癌······························154
全身麻酔··························376
全身麻酔の合併症················395
全身麻酔器·························382
全身麻酔4大要素················377
先天的異常························· 39
線溶系···························· 33
線溶系検査························· 38
前立腺····························138
前立腺癌··························138
前立腺肥大症·················138,177

405

そ

造影CT検査 ……………………… 167
総コレステロール ……………… 23
創傷治癒過程 ……………………… 308
総胆管結石症 ……………… 134,176
総蛋白 ……………………………… 23
僧帽弁狭窄症 ……………………… 97
僧帽弁閉鎖不全症 ……………… 96

た

体外撮影の画像読影 ……………… 2
大球性貧血 ………………………… 10
体腔穿刺 …………………………… 3
体腔内観察 ………………………… 2
大血管 ……………………………… 150
大細胞癌 …………………………… 155
大腿静脈 …………… 244,246,252
大腿動脈穿刺 ……………………… 264
大腸癌 ……………………… 155,171
大動脈解離 ………………………… 160
大動脈弁狭窄症 …………………… 95
大動脈弁閉鎖不全症 ……………… 94
大動脈瘤 …………………………… 160
多重反射 …………………………… 110
胆管 ………………………………… 132
胆石症 ……………………………… 133
胆道系酵素 ………………………… 15
胆道系の閉塞 ……………………… 15
胆道病変 …………………………… 175
胆嚢 ………………………………… 132
胆嚢炎 ……………………… 133,176
胆嚢癌 ……………………… 133,176
胆嚢結石症 ………………………… 176
胆嚢腺筋症 ………………… 134,176
胆嚢ポリープ ……………… 133,176

ち

中心静脈ルート確保 …………… 240
中心静脈ルート確保の確認方法
………………………………… 254
中心静脈ルート確保の合併症 … 255
中心静脈ルート確保のための
　超音波検査 …………………… 245
虫垂炎 ……………………… 140,171
中性脂肪 …………………………… 23

超音波ガイド下吸引式組織生検
………………………………… 122
超音波ガイド下生検 …… 120,121
超音波ガイド下穿刺 …………… 120
超音波ガイド下穿刺吸引細胞診 … 121
超音波検査
　………… 77,104,120,126,245
腸間膜病変 ………………………… 178
直腸S状部 ………………………… 223
鎮痛薬 ……………………………… 381

てと

デルマトーム ……………………… 369
転移性肝癌 ………………… 132,173
転移性胸膜腫瘍 …………………… 161
転移性肺腫瘍 ……………………… 155
糖 …………………………………… 20
同期型間欠的強制換気モード
………………………………… 335,336
橈骨動脈穿刺 ……………………… 263
動脈穿刺 …………………………… 259
動脈穿刺の合併症 ………………… 267
動脈穿刺の失敗原因 ……………… 266
特発性間質性肺炎 ………………… 157
トランスアミナーゼ ……………… 15
トリグリセライド ………………… 23
努力性肺活量 ……………………… 66
トロンボモジュリン製剤 ………… 46

なにね

内頸静脈 …………… 243,246,251
二酸化炭素分圧 …………………… 71
二次止血 …………………………… 28
乳癌 ………………………………… 116
乳管内乳頭腫 ……………………… 114
乳腺悪性疾患 ……………………… 116
乳腺炎 ……………………………… 116
乳腺疾患スクリーニング ………… 107
乳腺腫瘍 …………………………… 120
乳腺症 ……………………………… 114
乳腺の構造 ………………………… 108
乳腺良性疾患 ……………………… 114
乳頭腺管癌 ………………………… 119
乳房超音波ガイド下生検の
　合併症 ………………………… 122
乳房超音波検査 …………………… 104

尿管結石 …………………………… 177
尿管腫瘍 …………………………… 137
尿素窒素 ………………………… 16,18
尿路結石 …………………………… 137
粘液性嚢胞腫瘍 …………………… 175

は

肺 …………………………………… 148
肺アスペルギルス症 ……………… 157
肺炎 ………………………… 156,337
肺活量 ……………………………… 65
肺活量分画 ………………………… 65
肺癌 ………………… 155,161,196
肺癌のTNM分類 ………………… 162
肺結核症 …………………………… 156
肺梗塞 ……………………………… 160
肺腫瘍 ……………………………… 155
肺水腫 ……………………………… 337
肺塞栓症 …………………………… 160
肺動静脈 …………………………… 149
肺動脈血流 ………………………… 99
肺胞気動脈血酸素分圧較差 ……… 72
肺門型扁平上皮癌 ………………… 154
肺野炎症性病変 …………………… 156
肺野型扁平上皮癌 ………………… 154
肺野腫瘤形成性病変 ……………… 154
播種性血管内凝固症候群 ………… 41
抜管可能評価基準 ………………… 392
バッグマスク法 …………………… 385
白血球数 …………………………… 10
抜糸法 ……………………………… 307
パルスドプラ法 …………………… 79

ひ

非アルコール性脂肪性肝疾患 … 15
脾腫 ………………………… 136,177
脾臓 ………………………………… 136
非早期肺癌 ………………………… 196
脾臓病変 …………………………… 175
ビタミンK依存性凝固因子 …… 32
泌尿器病変 ………………………… 177
皮膚切開 …………………………… 301
皮膚縫合 …………………………… 301
皮膚用ステープラー ……………… 305
ビリルビン ………………… 14,16
脾彎曲部通過法 …………………… 226

INDEX

貧血·····················8

ふ へ ほ

フィブリン血栓·············33
腹腔穿刺················294
腹腔穿刺の合併症···········299
腹腔穿刺の排液············298
腹部CT検査·············165
腹部臓器の位置···········168
腹部超音波検査···········126
婦人科病変···············177
プレアルビミン············24
プローブ··· 78,81,105,128,245
フローボリューム曲線·········67
プロカルシトニン値··········12
閉塞性肺疾患·············336
ヘモグロビンA1c··········22
縫合·····················3
膀胱··················138
膀胱癌·················138
補助/調節換気モード··· 333,336

ま も

埋没縫合···············305
麻酔
····· 4,187,190,355,363,370
麻酔薬········ 358,366,378,379
末梢静脈···············245
慢性ウイルス性肝炎··········15
慢性肝炎···············131
慢性膵炎···············135
慢性胆嚢炎·············133
マンモグラフィ············105
門脈造影下CT···········168

ゆ よ

輸血··················26,48
輸血関連急性肺障害··········58
輸血後GVHD·············58
輸血有害事象·············57
輸血量·················50
葉状腫瘍···············115

ら り れ

卵巣··················139
卵巣茎捻転·············140

卵巣腫瘍···············139
卵巣嚢腫···············177
リバース薬··············381
輪状甲状靭帯切開
·············311,322,323
輪状甲状靭帯切開の短期合併症
······················325
輪状甲状靭帯切開の長期合併症
······················328
連続波ドプラ法············80

A B

AaDO$_2$················72
ABO血液型··············51
Alb··················14,23
allen's test··············70
ALP··················14,15
ALT···················13
ARDS·················337
AST···················13
attenuation·············110
back attenuation··········110
Bモード法···············79

C

C-reactive protein (CRP) 値···11
CCr··················17,19
ChE··················14,24
CNB··················121
COPD·················336
Cr値·················17,18
CT arteriography (CTA)·····168
CTAP·················168
CT検査····· 145,165,167,168

D E F G H

DIC···················41
D抗原··················51
eGFR·················17,19
FNAC·················121
Forrester分類············353
GFR··················17,19
GIST·················171

HDLコレステロール··········23

I J L M N

IPMN·················174
Jackson安全三角··········316
Jacoby線··············368
LDLコレステロール··········23
Mallampati分類··········389
MCN·················174
Modified Seldinger法·····247
multiple reflection········110
Mモード法···············79
NAFLD·················15

P R S

PaCO$_2$···············71
PaO$_2$················71
PCT値··················12
PT····················14
Rh血液型···············51
SD junction············224
Seldinger法············247
side lobe··············110
S状結腸···············223

T U V

TC····················23
TG····················23
Through-the needle/cannula法
······················248
TP··················14,23
TRALI·················58
UN··················16,18
VAB··················122
von Willebrand病··········40

その他

γ-GTP···············14,15

407

外科専門医への検査・処置手技のfundamentals

2018年10月10日　第1版第1刷発行

- ■監　修　　北野正剛　　きたの　せいごう
- ■編　集　　白石憲男　　しらいし　のりお
- 　　　　　　二宮繁生　　にのみや　しげお
- ■編集協力　藤島　紀　　ふじしま　はじめ
- ■発行者　　三澤　岳
- ■発行所　　株式会社メジカルビュー社

　　　　　〒162-0845　東京都新宿区市谷本村町2-30
　　　　　電話　03（5228）2050（代表）
　　　　　ホームページ　http://www.medicalview.co.jp/

　　　　　営業部　FAX 03（5228）2059
　　　　　E-mail　eigyo@medicalview.co.jp

　　　　　編集部　FAX 03（5228）2062
　　　　　E-mail　ed@medicalview.co.jp

- ■印刷所　　株式会社加藤文明社

ISBN978-4-7583-1535-7　C3047

©MEDICAL VIEW, 2018.　Printed in Japan

・本書に掲載された著作物の複写・複製・転載・翻訳・データベースへの取り込みおよび送信（送信可能化権を含む）・上映・譲渡に関する許諾権は，（株）メジカルビュー社が保有しています．
・ JCOPY 〈（社）出版者著作権管理機構 委託出版物〉
本書の無断複写は著作権法上での例外を除き禁じられています．複写される場合は，そのつど事前に，（株）出版者著作権管理機構（電話 03-3513-6969，FAX 03-3513-6979，e-mail：info@jcopy.or.jp）の許諾を得てください．

・本書をコピー，スキャン，デジタルデータ化するなどの複製を無許諾で行う行為は，著作権法上での限られた例外（「私的使用のための複製」など）を除き禁じられています．大学，病院，企業などにおいて，研究活動，診察を含み業務上使用する目的で上記の行為を行うことは私的使用には該当せず違法です．また私的使用のためであっても，代行業者等の第三者に依頼して上記の行為を行うことは違法となります．